NS-Erbgesundheitsgerichte und Zwangssterilisation in der Provinz Brandenburg

Schriftenreihe zur Medizin-Geschichte des Landes Brandenburg, Bd. 7

Herausgegeben vom Landesamt für Soziales und Versorgung für die Landeskliniken Brandenburg/Havel, Eberswalde, Lübben und Teupitz sowie für die Ruppiner Kliniken GmbH

Annette Hinz-Wessels

NS-Erbgesundheitsgerichte und Zwangssterilisation in der Provinz Brandenburg

be.bra wissenschaft verlag

Bibliografische Information der Deutschen Bibliothek
Die Deutsche Bibliothek verzeichnet diese Publikation in der Deutschen Nationalbibliografie; detaillierte bibliografische Daten sind im Internet über http://dnb.ddb.de abrufbar.

KulturBrauerei Haus S
Schönhauser Allee 37, 10435 Berlin
post@bebraverlag.de
Redaktion des Bandes: Matthias Zimmermann
Redaktion der Reihe: Dr. Kristina Hübener
Umschlaggestaltung: hawemannundmosch, bureau für gestaltung, berlin
Satz: Eleonora & Michael Haas, Berlin
Schrift: Walbaum 9,5 pt, DIN Mittelschrift
Druck und Bindung: Hubert & Co., Göttingen

ISBN 3-937233-11-3
ISSN 1611-8456

www.bebraverlag.de

Inhalt

Einleitung

Am 20. Oktober 1934 erstattete der Eberswalder Stadtmedizinalrat Dr. Hans Müller dem zuständigen Kreisarzt in Bad Freienwalde, Dr. Gerhard Zerbe, eine Anzeige aufgrund des Gesetzes zur Verhütung erbkranken Nachwuchses. Müller meldete darin die 22-jährige Gertrud K. aus Eberswalde als „erbkrank“: Seiner Auffassung nach litt die ledige Arbeiterin an der anzeigepflichtigen Krankheit „angeborener Schwachsinn“ und neigte darüber hinaus zum „Vagabundieren“.[1]

Mit dem Hinweis, dass bei Nichtbefolgung der Ladung ihre Vorführung angeordnet würde, bestellte Dr. Zerbe die junge Frau daraufhin schriftlich ohne Angabe von Gründen für den 11. Januar 1935 in sein Kreisarztbüro ein. Die dort am anberaumten Termin vorgenommene ärztliche Untersuchung verlief offensichtlich nur oberflächlich, denn das von Dr. Zerbe anschließend verfasste amtsärztliche Gutachten enthält kaum Angaben zur Vorgeschichte oder zum körperlichen und psychischen Befinden der Betroffenen. Festgehalten ist jedoch, dass Gertrud K. bereits wegen Bettelns bestraft wurde und in der Landesanstalt Potsdam in Behandlung gewesen war. Zudem gab Dr. Zerbe in seinem Gutachten an, dass Gertrud K. im dritten Monat schwanger sei und ihr Bräutigam nach eigener Aussage viele Kinder mit ihr haben wollte. Der Kreisarzt kam zu dem Schluss, dass die junge Frau an der als erblich geltenden Krankheit „angeborener Schwachsinn“ litt, und stellte noch am gleichen Tag beim zuständigen Erbgesundheitsgericht in Prenzlau einen Antrag auf ihre Unfruchtbarmachung. Seine Diagnose begründete er mit dem schlechten Abschneiden der Betroffenen bei der von ihm durchgeführten Intelligenzprüfung; den Hinweis des bei der Untersuchung anwesenden Bräutigams auf ihre Aufregung angesichts der ungewohnten Situation ließ er nicht gelten.

Nach Eingang des Sterilisationsantrages und des amtsärztlichen Gutachtens forderte das Erbgesundheitsgericht Prenzlau zusätzlich ihre Krankenakte aus der Landesanstalt Potsdam sowie ihre Fürsorgeakte beim Amtsgericht Eberswalde an. Weil man Gertrud K. die Fähigkeit absprach, ihre Rechte im Erbgesundheitsverfahren selbst wahrzunehmen, wurde zudem die Bestellung eines Pflegers angeordnet.

Ohne Anhörung der Betroffenen, nur aufgrund des amtsärztlichen Gutachtens und der eingesehenen Fürsorge- und Krankenakten, beschloss das Prenzlauer Erbgesundheitsgericht am 4. April 1935 die Unfruchtbarmachung der 23-jährigen Arbeiterin. Es begründete die Sterilisationsanordnung mit ihren geringen Schulleistungen, der früheren Fürsorgeerziehung, ihrer Vorstrafe,

1 BLHA Br. Pr. Rep. 5 N Erbgesundheitsgericht Prenzlau Nr. 52.

dem fast dreijährigen Anstaltsaufenthalt in der Landesanstalt Potsdam und der vom Kreisarzt vorgenommenen Intelligenzprüfung.

Der vom Gericht bestellte Pfleger ließ die zur Einreichung einer Beschwerde festgelegte Frist ohne Widerspruch verstreichen, so dass der Sterilisationsbeschluss gegen Gertrud K. am 23. Mai 1935 rechtskräftig wurde. Doch die junge Frau, die während des Sterilisationsverfahrens geheiratet hatte, weigerte sich hartnäckig, die beschlossene Unfruchtbarmachung freiwillig vornehmen zu lassen. Mehrere Monate ignorierte sie die Aufforderungen des Kreisarztes, sich zwecks Vornahme des Eingriffs im Auguste-Victoria-Krankenhaus in Eberswalde zu melden, bis dieser am 23. September 1935 bei der örtlichen Polizeibehörde schließlich ihre zwangsweise Überführung in das genannte Krankenhaus veranlasste. Am 7. Oktober 1935 erfolgte ihre Aufnahme in das Auguste-Victoria-Heim und eine Woche später die Sterilisationsoperation. Gleichzeitig mit der Unfruchtbarmachung wurde bei Gertrud K. – angeblich mit ihrer Einwilligung – eine Schwangerschaftsunterbrechung vorgenommen. Der ärztliche Bericht über den Eingriff schließt mit dem lapidaren Satz „Die Operierte wurde am 25. Oktober 1935 als geheilt entlassen."

Das Beispiel Gertrud K. steht stellvertretend für hunderttausende Menschen, die in der Zeit des Nationalsozialismus als „erbkrank" stigmatisiert und nach einem gesetzlich geregelten Verfahren – angeblich im Interesse eines höheren Gutes – unfruchtbar gemacht wurden: Mit dem Ziel, „den Volkskörper zu reinigen und die krankhaften Erbanlagen allmählich auszumerzen"[2] verabschiedete die nationalsozialistische Reichsregierung am 14. Juli 1933 das „Gesetz zur Verhütung erbkranken Nachwuchses" (GzVeN), das in acht verschiedenen Krankheitsfällen sowie bei schwerem Alkoholismus die Sterilisation von Menschen – auch gegen ihren Willen – ermöglichte. Es bildete den Auftakt einer Reihe weiterer Gesetzesmaßnahmen, mit deren Hilfe das NS-Regime seine Vorstellungen von einem „erbgesunden" und „rassereinen" deutschen Volk durchzusetzen suchte.

In der Forschung wird von insgesamt 350 000 bis 400 000 Opfern des GzVeN ausgegangen, von denen nur wenige in ihre Unfruchtbarmachung eingewilligt hatten. Die Zahl der Menschen, die an den Folgen des Sterilisationseingriffs starben, wird auf über 5 000 geschätzt. Nach 1945 fielen die vom GzVeN Betroffenen jedoch weder unter die bundesdeutsche Entschädigungsgesetzgebung, noch gelang ihnen die Anerkennung als Verfolgte des Naziregimes in der DDR. Aus Scham und Angst vor weiterer Diskriminierung verschwiegen die Opfer häufig den durchgeführten Eingriff, mit dem sie bereits im Dritten Reich als „minderwertige" Menschen diffamiert und ausgegrenzt worden waren. Viele litten psychisch und körperlich unter den Folgen und zogen sich verbittert in die Isolation zurück.[3]

Die vorliegende Arbeit, die im Rahmen des Forschungsprojektes „Fürsorge und Wohlfahrtspflege in Brandenburg im 19. und 20. Jahrhundert" an der Universität Potsdam entstanden ist, will die Durchführung des Sterilisationsgeset-

2 Arthur Gütt, Ernst Rüdin, Falk Ruttke, Das Gesetz zur Verhütung erbkranken Nachwuchses vom 14. Juli 1933, München 1934, S. 5.

3 Vgl. die Lebensschicksale zwangssterilisierter Patientinnen nach 1945, in: Corinna Theresia Horban, Gynäkologie und Nationalsozialismus: Die zwangssterilisierten, ehemaligen Patientinnen der I. Universitätsfrauenklinik heute – eine späte Entschuldigung, München 1999, S. 68ff.

zes, seine Opfer und die Tätigkeit der nationalsozialistischen Erbgesundheitsgerichte in der Provinz Brandenburg näher untersuchen. Diese weniger dicht besiedelte preußische Provinz war 1933 noch deutlich von der Landwirtschaft geprägt, zugleich jedoch in vielfältiger Form mit der benachbarten Reichshauptstadt Berlin verflochten.[4] Enge Verbindungen bestanden auch auf politisch-rechtlichem Gebiet: Aufgrund der gültigen Gerichtsverfassung zählten Teile der an Berlin angrenzenden brandenburgischen Landkreise noch während des Dritten Reiches zum Landgerichtsbezirk Berlin[5] und unterlagen damit der Zuständigkeit des Erbgesundheitsgerichts Berlin-Charlottenburg. Gleichwohl konzentriert sich die vorliegende Arbeit vor allem auf die sieben in der Provinz Brandenburg gelegenen Erbgesundheitsgerichte in Cottbus, Guben, Frankfurt/Oder, Landsberg/Warthe, Neuruppin, Potsdam und Prenzlau.

Im Vordergrund der Untersuchung steht zunächst die praktische Umsetzung des Sterilisationsgesetzes ab 1934 in der brandenburgischen Provinz. Die Darstellung beleuchtet die Einrichtung und Besetzung der Erbgesundheitsgerichte durch die zuständigen Verwaltungsorgane, die Bedeutung der brandenburgischen Provinzialanstalten bei der Durchführung des GzVeN und zeigt die allgemeine Rolle der Gesundheitsämter in der nationalsozialistischen Erbgesundheitspolitik auf. In einem weiteren Schritt wird die Rechtsprechung der brandenburgischen Erbgesundheitsgerichte zu den einzelnen „Erbkrankheiten“ näher untersucht.

Ein wesentlicher Schwerpunkt der Bearbeitung liegt auf der Beschreibung der Opfer des Sterilisationsgesetzes in der Provinz Brandenburg. Die Untersuchung stellt die Betroffenen, ihre Reaktionen und Proteste in den Mittelpunkt und fragt darüber hinaus nach der Haltung der brandenburgischen Landbevölkerung zu den durchgeführten Verfahren. Des weiteren sollen die Durchführung der Sterilisationen in den Krankenanstalten, insbesondere in der Brandenburgischen Landesfrauenklinik in Berlin-Neukölln, und die dabei aufgetretenen Komplikationen näher beschrieben werden. Schließlich soll versucht werden, die Zusammenhänge zwischen Zwangssterilisation und „Euthanasie“ am Beispiel der Provinz Brandenburg aufzuzeigen. Die Dokumentation schließt mit einem vergleichenden Ausblick auf den Umgang mit den Opfern des GzVeN in Ost- und Westdeutschland nach 1945.

Insgesamt strebt die Darstellung nicht nur eine quantitative Erfassung der nationalsozialistischen Sterilisationsverbrechen in der Provinz Brandenburg an – soweit dies aufgrund der Quellenlage überhaupt möglich ist –, sondern legt zugleich großen Wert auf die exemplarische Beschreibung von Einzel-

4 Erst mit dem Groß-Berlin-Gesetz von 1920 erhielt Berlin seine heutige Ausdehnung zu Lasten der umliegenden Provinz. Brandenburg verlor mit dem Gesetz nicht nur 800 qkm Boden und 1,9 Millionen Einwohner, sondern auch einen erheblichen Teil seiner Wirtschaftskraft. Das Steueraufkommen ging um 2/3 zurück. Vgl. Kurt Adamy, Kristina Hübener, Provinz Brandenburg – Gau Kurmark. Eine verwaltungsgeschichtliche Skizze, in: Dietrich Eichholtz (Hg.), Brandenburg in der NS-Zeit. Studien und Dokumente, Berlin 1993, S. 11–31.

5 Bis 1933 gab es in Berlin drei Landgerichte, die durch das am 15.7.1933 in Kraft getretene Gesetz zur Umgestaltung des Gerichtswesens in Berlin vom 26.4.1933 mit ihren Gerichtssprengel zum Landgericht Berlin zusammengeschlossen wurden. Vgl. auch LAB A Rep. 356 Erbgesundheitsgericht Berlin Nr. 45569: Verzeichnis der außerhalb der Stadtgemeinde Berlin belegenen zur Zuständigkeit des Erbgesundheitsgericht Berlins gehörenden Ortschaften und größeren Wohnstätten. Zusammengestellt im Januar 1935.

schicksalen, die oft in viel größerem Ausmaß und eindringlicher als eine rein statistische Auswertung das Geschehene veranschaulichen können.

Literaturüberblick und Quellenlage

Die nationalsozialistische Sterilisationspolitik rückte erst in den achtziger Jahren des 20. Jahrhunderts stärker in den Blickpunkt des Forschungsinteresses. Als Standardwerk, wenn auch in Teilen widerlegt, gilt noch heute die 1986 von Gisela Bock vorgelegte Habilitationsschrift „Zwangssterilisation im Nationalsozialismus", deren Thesen und frauenspezifischer Ansatz jedoch erheblichen Widerspruch provozierten.[6] Fast gleichzeitig erschien die von Christian Ganssmüller erarbeitete Studie zur Erbgesundheitspolitik des Dritten Reiches, die erstmals aus juristischer Sicht die Durchführung des GzVeN ausführlich beschrieb.[7] Schon vor Veröffentlichung dieser grundlegenden Werke waren erste lokalgeschichtliche Studien auf der Basis überlieferter Akten von einzelnen Gesundheitsämtern oder Erbgesundheits(ober)gerichten entstanden. Hervorzuheben sind besonders die älteren Arbeiten zu Köln und Bremen[8], denen bis heute eine Vielzahl weiterer Untersuchungen auf lokaler und regionaler Ebene folgten, unter anderem für Hamburg, Frankfurt am Main, Offenbach, Celle und Sachsen-Anhalt.[9]

Mit der Haltung der christlichen Kirchen zur Sterilisationspolitik setzten sich vor allem Kurt Nowak, Jochen-Christoph Kaiser, Uwe Kaminsky und Ingrid Richter auseinander.[10] Erst in den letzten Jahren sind die den Sterilisati-

6 Gisela Bock, Zwangssterilisation im Nationalsozialismus. Studien zur Rassen- und Frauenpolitik, Opladen 1986.

7 Christian Ganssmüller, Die Erbgesundheitspolitik des Dritten Reiches. Planung, Durchführung und Durchsetzung, Köln u. Wien 1987.

8 Wilfent Dalicho, Sterilisation in Köln auf Grund des Gesetzes zur Verhütung erbkranken Nachwuchses vom 14. Juli 1933 nach den Akten des Erbgesundheitsgerichts von 1934 bis 1943, Köln 1971; Norbert Schmacke u. Hans-Georg Güse, Zwangssterilisiert – verleugnet – vergessen. Zur Geschichte der nationalsozialistischen Rassenhygiene am Beispiel Bremen, Bremen 1984.

9 Elisabeth Fenner, Zwangssterilisation im Nationalsozialismus. Zur Rolle der Hamburger Sozialverwaltung, Hamburg 1988; Christiane Rothmaler, Sterilisationen nach dem „Gesetz zur Verhütung erbkranken Nachwuchses" vom 14. Juli 1933. Eine Untersuchung zur Tätigkeit des Erbgesundheitsgerichtes und zur Durchführung des Gesetzes in Hamburg in der Zeit zwischen 1934 und 1944 (= Abhandlungen zur Geschichte der Medizin und der Naturwissenschaften, H. 60), Husum 1991; Monika Daum u. Hans-Ulrich Deppe, Zwangssterilisation in Frankfurt am Main 1933–1945, Frankfurt am Main 1991; Jessika Hennig, Zwangssterilisation in Offenbach am Main 1934–1944, Frankfurt am Main 2000; Sabine Kramer, „Ein ehrenwerter Verzicht auf Nachkommenschaft". Theoretische Grundlagen und Praxis der Zwangssterilisation im Dritten Reich am Beispiel der Rechtsprechung des Erbgesundheitsobergerichts Celle, Baden-Baden 1999; Ute Hoffmann, Psychiatrie des Todes. NS-Zwangssterilisation und „Euthanasie" im Freistaat Anhalt und in der Provinz Sachsen, Magdeburg 2001.

10 Kurt Nowak, „Euthanasie" und Sterilisierung im „Dritten Reich". Die Konfrontation der evangelischen und katholischen Kirche mit dem „Gesetz zur Verhütung erbkranken Nachwuchses" und der „Euthanasie"-Aktion, Göttingen 1978; Jochen-Christoph Kaiser, Sozialer Protestantismus im 20. Jahrhundert. Beiträge zur Geschichte der Inneren Mission 1914–1945, München 1989; Uwe Kaminsky, Zwangssterilisation und „Euthanasie" im Rheinland. Evangelische Erziehungsanstalten sowie Heil- und Pflegeanstalten 1933–1945, Köln 1995; Ingrid Richter, Katholizismus und Eugenik in der Weimarer Republik und im Dritten Reich. Zwischen Sittlichkeitsreform und Rassenhygiene (= Veröffentlichungen der Kommission für Zeitgeschichte, Reihe B, Bd. 88), Paderborn u.a. 2001.

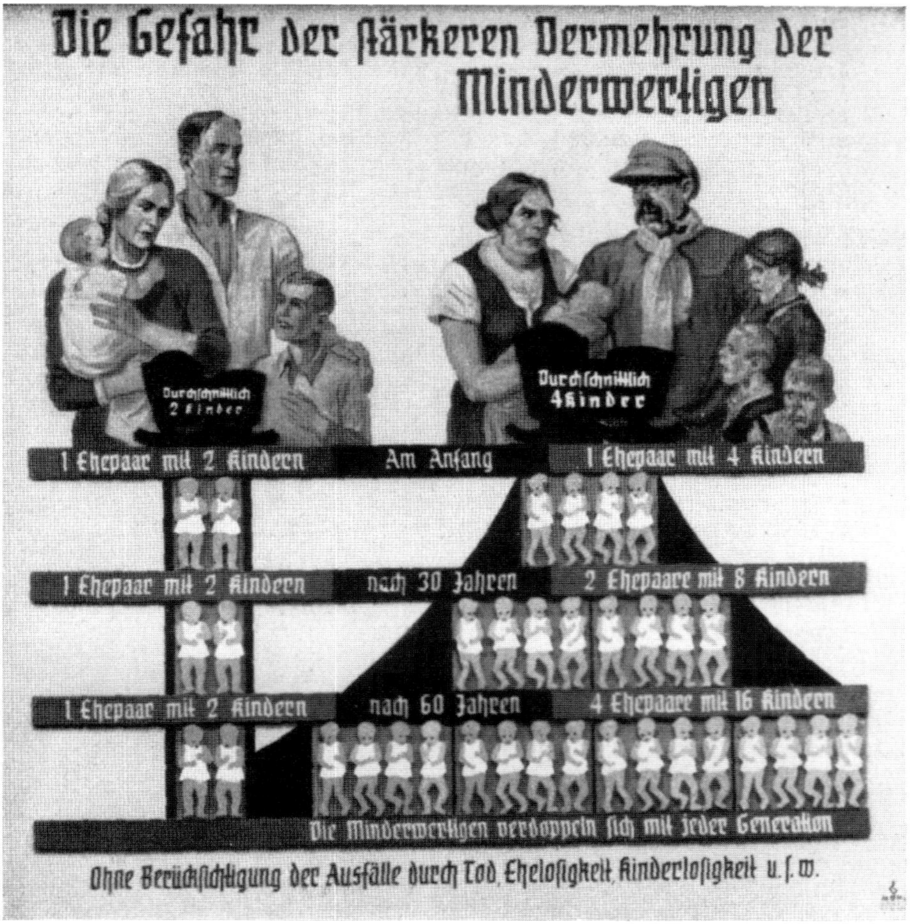

Ausstellungsbild des Reichnährstandes.

onsbeschluss ausführenden Krankenhäuser, insbesondere die Bedeutung der Universitätsfrauenkliniken, stärker in den Blick der Forschung gelangt.[11]

Ferner liegen einzelne Untersuchungen zu den Auswirkungen der nationalsozialistischen Sterilisationspolitik auf bestimmte Opfergruppen vor, so die Studie Reiner Pommerins zur Sterilisierung der so genannten „Rheinlandbastarde“ oder Hansjörg Riecherts Darstellung der Verfolgung von Sinti und Roma.[12]

11 Thomas Koch, Zwangssterilisation im Dritten Reich: das Beispiel der Universitätsklinik Göttingen, Frankfurt am Main 1994; Gunther Link, Eugenische Zwangssterilisation und Schwangerschaftsabbrüche im Nationalsozialismus. Dargestellt am Beispiel der Universitätsfrauenklinik Freiburg, Frankfurt am Main u.a. 1999; Horban, Gynäkologie und Nationalsozialismus.
12 Reiner Pommerin, Sterilisierung der Rheinlandbastarde, Düsseldorf 1979; Hansjörg Riechert, Im Schatten von Auschwitz: die nationalsozialistische Sterilisationspolitik gegenüber Sinti und Roma, Münster 1995.

Die Umsetzung des GzVeN in der Provinz Brandenburg ist bisher nur wenig erforscht. Einen ersten Überblick über die Durchführung der Zwangssterilisation in brandenburgischen Heil- und Pflegeanstalten bieten die Untersuchungen von Kristina Hübener[13], die ergänzt werden durch Hinweise zu einzelnen Anstalten in den Beiträgen des 2002 erschienenen Sammelbandes „Brandenburgische Heil- und Pflegeanstalten in der NS-Zeit"[14].

Ebenso ist die Tätigkeit des Berliner Erbgesundheitsgerichts, das aufgrund der Abgrenzung der Gerichtsbezirke auch für Teile der Provinz Brandenburg zuständig war, oder die Rechtsprechung des Berliner Erbgesundheitsobergerichts, das die Beschwerden gegen die Beschlüsse brandenburgischer Erbgesundheitsgerichte verhandelte, weitgehend unbekannt.[15] Zum Themenkomplex „Zwangssterilisation in Berlin" liegen generell nur einige Detailstudien vor, so unter anderem für die Brandenburgische Landesfrauenklinik in Berlin-Neukölln[16], für die Wittenauer Heilstätten[17] und für die Gesundheitsämter in den Bezirken Steglitz und Wilmersdorf[18].

Die vorliegende Darstellung stützt sich vor allem auf die Auswertung des Bestandes „Erbgesundheitsgerichte" im Brandenburgischen Landeshauptarchiv, der die Sterilisationsakten von insgesamt 733 Personen[19] sowie acht Beschwerdeakten wegen Verweigerung des Ehetauglichkeitszeugnisses umfasst. Der Bestand dokumentiert damit lediglich einen Bruchteil der Einzelfälle, die während des Dritten Reiches vor brandenburgischen Erbgesundheitsgerichten verhandelt wurden. Zudem weist der Überlieferungsumfang zu den einzelnen Gerichten große Unterschiede auf. So ist das Erbgesundheitsgericht in Landsberg/Warthe lediglich mit einer Sterilisationsakte vertreten, Cottbus dagegen mit insgesamt 374. Für das Erbgesundheitsgericht Prenzlau liegen 181, für Neuruppin 79, für Frankfurt/Oder 60, für Potsdam 28 und für Guben 10 Einzelfallakten vor.

13 Kristina Hübener, Heilen, Pflegen, Töten. Brandenburgische Provinzialanstalten im Nationalsozialismus, in: Menora. Jahrbuch für deutsch-jüdische Geschichte 1993, S. 334–359; dies.: Brandenburgische Heil- und Pflegeanstalten in der NS-Zeit. Sterilisation und „Vernichtung lebensunwerten Lebens", in: Dietrich Eichholtz (Hg.), Verfolgung – Alltag – Widerstand. Brandenburg in der NS-Zeit. Studien und Dokumente, Berlin 1993, S. 230–246.

14 Kristina Hübener (Hg.), Brandenburgische Heil- und Pflegeanstalten in der NS-Zeit (= Schriftenreihe zur Medizin-Geschichte des Landes Brandenburg, Bd. 3), Berlin 2002.

15 Für das Erbgesundheitsgericht Berlin liegt eine an der Freien Universität Berlin betreute Magisterarbeit vor, die jedoch lediglich drei Sammelbände mit Gerichtsbeschlüssen aus dem Jahr 1934 auswertet. Siehe Iris Winkler, Zwangssterilisation in Berlin, Magisterarbeit, Berlin 1991.

16 Bernhard Bremberger, „Die kinderreiche, erbgesunde, rassisch wertvolle deutsche Familie – der einzige Wegweiser der deutschen Hebamme". Die brandenburgische Landesfrauenklinik in Neukölln unter der Leitung von Prof. Dr. Benno Ottow (1933–1945), in: Der erste Schrei oder: Wie man in Neukölln zur Welt kommt. Begleitband zur Ausstellung des Heimatmuseums Neukölln, Berlin 2000, S. 24–28.

17 Arbeitsgruppe zur Erforschung der Geschichte der Karl-Bonhoeffer-Nervenklinik (Hg.), Totgeschwiegen 1933–1945. Zur Geschichte der Wittenauer Heilstätten. Seit 1957 Karl-Bonhoeffer-Nervenklinik, 3. erw. Aufl., Berlin 2002.

18 Doris Fürstenberg, Aber gegen die Bezeichnung Erbkrankheit wehren wir uns. Die Beratungsstelle für Erb- und Rassenpflege im Gesundheitsamt Steglitz, in: Bezirksamt Steglitz (Hg.), Steglitz im Dritten Reich, Berlin 1992, S. 16–61; Martin Rudnick, Zwangssterilisation – Behinderte und sozial Randständige, Opfer nazistischer Erbgesundheitspolitik, in: ders., (Hg.), Aussondern – Sterilisieren – Liquidieren: die Verfolgung Behinderter im Nationalsozialismus, Berlin 1990, S. 93–100; ders., Behinderte im Nationalsozialismus. Von der Ausgrenzung und der Zwangssterilisation zur „Euthanasie", Weinheim und Basel 1985.

19 Tatsächlich umfasst der Bestand „Erbgesundheitsgerichte" 735 „Sterilisationsakten". In einem Fall handelt es sich jedoch nicht um ein Verfahren nach dem GzVeN, in einem weiteren Fall wurden für eine Person zwei Akten angelegt.

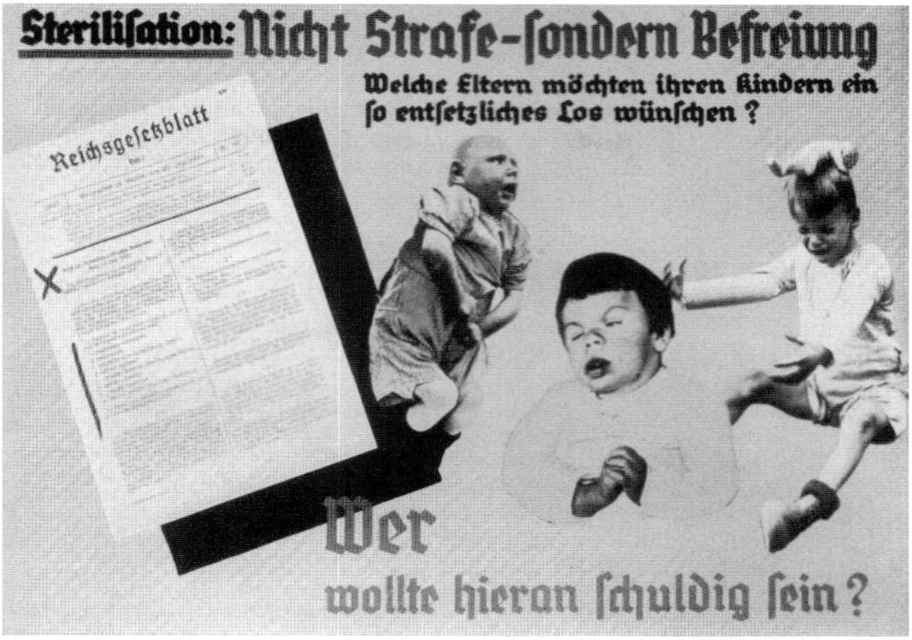

Ausstellungsbild des Rassenpolitischen Amtes.

Unterlagen des ebenfalls für Teile Brandenburgs zuständigen Erbgesundheitsgerichts Berlin befinden sich heute nicht mehr im Brandenburgischen Landeshauptarchiv. Die bis zu ihrer Abgabe an das Landesarchiv Berlin im Jahre 2001 in Potsdam verwahrten 14 Sterilisationsakten des Berliner Erbgesundheitsgerichts wurden jedoch in die Untersuchung einbezogen, da sie vor allem Patienten der Brandenburgischen Landesanstalt Teupitz betreffen. Insgesamt standen somit 747 personenbezogene Einzelfallakten für eine quantitative und qualitative Auswertung zur Verfügung.

Einbezogen wurden darüber hinaus die überlieferten General- und Sachakten einzelner brandenburgischer Erbgesundheitsgerichte in den Beständen „Landgerichte" und „Amtsgerichte" im Brandenburgischen Landeshauptarchiv. Diese liegen in nennenswertem Umfang jedoch nur für die Erbgesundheitsgerichte in Neuruppin und Potsdam vor und decken keinesfalls den gesamten Untersuchungszeitraum ab. So ist auch eine Übersicht über die insgesamt vor brandenburgischen Erbgesundheitsgerichten durchgeführten Sterilisationsverfahren und über die vorsitzenden Richter und ärztlichen Beisitzer aufgrund des lückenhaften Quellenmaterials nicht möglich.

Um die Rolle der Gesundheitsämter in der nationalsozialistischen Erbgesundheitspolitik zu beschreiben, wurden die Akten des Bestandes „Kreisärzte" und die relevanten Überlieferungen der Regierungsbezirke Potsdam und Frankfurt/Oder im Brandenburgischen Landeshauptarchiv herangezogen, die jedoch erhebliche Lücken aufweisen. In weit größerem Umfang liegen dagegen Akten der Provinzialverwaltung vor, die vor allem die Durchführung des GzVeN in den brandenburgischen Landesanstalten beschreiben.

Verschiedene Akten im Bestand „Reichsinnenministerium" im Bundesarchiv Berlin enthalten ebenfalls wichtige Hinweise zur Zwangssterilisation in Brandenburg, unter anderem eine Übersicht über die Mitglieder sämtlicher brandenburgischen Erbgesundheitsgerichte aus dem Jahr 1934. Im Bundesarchiv befinden sich ferner im Bestand „Kanzlei des Führers" mehrere Akten von brandenburgischen Opfern der Zwangssterilisation, die in den Jahren 1940 und 1941 im Rahmen der Krankenmordaktion „T4" in speziellen Tötungsanstalten vergast wurden. Am Beispiel dieser Akten soll unter anderem aufgezeigt werden, unter welchen Umständen Menschen, die in den dreißiger Jahren zunächst Opfer der NS-Zwangssterilisation wurden, später auch in das nationalsozialistische „Euthanasie"-Programm gegen so genanntes lebensunwertes Leben einbezogen wurden.

Die Überlieferungen des „Ministeriums der Justiz" und des „Ministeriums für Gesundheitswesen" der ehemaligen DDR im Bundesarchiv Berlin, die von der Stiftung Archiv der Parteien und Massenorganisationen der DDR im Bundesarchiv verwahrten Protokolle der Ausschüsse „Opfer des Faschismus" sowie der Bestand „Ministerium für Justiz/ HA Justiz" im Brandenburgischen Landeshauptarchiv Potsdam geben zudem Aufschluss über den Umgang mit Sterilisationsopfern nach 1945 in Ostdeutschland.

Zur Auswertung der Einzelfallakten

Eine zentrale Fragestellung der vorliegenden Untersuchung lautet „Wer waren die Opfer des nationalsozialistischen Sterilisationsgesetzes in der Provinz Brandenburg?" Zur Klärung dieser Frage standen vor allem die 747 überlieferten Einzelfallakten im Brandenburgischen Landeshauptarchiv sowie im Landesarchiv Berlin zur Verfügung. Jede einzelne dieser personenbezogenen Akten enthüllt ein individuelles Lebensschicksal und zeigt den Zwangscharakter des Gesetzes auf. In seiner Gesamtheit vermittelt der Aktenbestand aber auch einen Einblick in den Personenkreis, der vorrangig von der Durchführung des Sterilisationsgesetzes in Brandenburg betroffen war.

Sämtliche 747 Einzelfallakten wurden zu diesem Zweck mittels eines Datenerhebungsbogen quantitativ erfasst und statistisch ausgewertet. Dabei wurden folgende personengebundenen Merkmale der Betroffenen untersucht:
- Geschlecht
- Alter bei Antragstellung
- Alter bei Durchführung der Sterilisation
- ehelich/unehelich geboren
- Familienstand
- Anzahl der Kinder
- Religion
- Staatsbürgerschaft
- Schulbildung
- Berufsausbildung
- Stellung im Erwerbsleben
- Fürsorgeerziehung

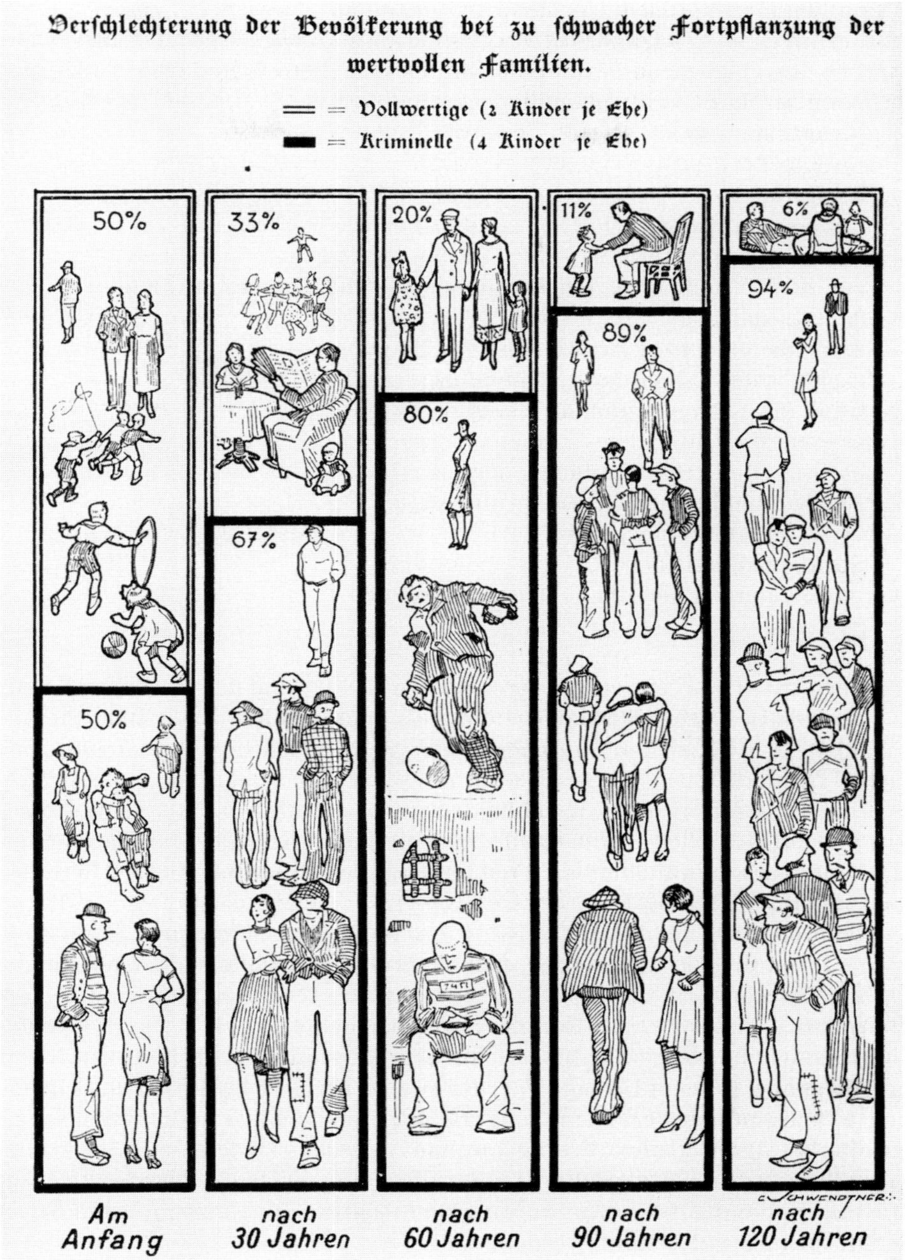

NS-Propaganda, 1933.

- familienanamnestische/soziale Auffälligkeiten

Weiterhin wurden folgende Informationen zum Antrags- und Gerichtsverfahren, zu den vielfältigen Formen des Protests der Betroffenen und zur Durchführung der Sterilisation ebenfalls quantitativ erfasst:

- Antragsdiagnose
- Antragsteller
- Antragsdatum
- Intelligenzprüfung
- Schulzeugnis
- Persönliches Gehör bei den Sitzungen des Erbgesundheitsgerichts
- Pflegerbestellung
- Anstaltsbeobachtung zur Klärung der Diagnose
- Beschluss des Erbgesundheitsgerichts
- Datum des Erbgesundheitsgerichts
- Beschwerde beim Erbgesundheitsobergericht
- Beschluss des Erbgesundheitsobergerichts
- Eingaben bei Partei- und Regierungsstellen
- Ort des Eingriffs
- Datum des Eingriffs
- Komplikationen bei und nach der Operation
- Schwangerschaftsunterbrechung

Ferner wurden die Namen der vorsitzenden Richter und der ärztlichen Beisitzer sowohl des Erbgesundheitsgerichts als auch des Erbgesundheitsobergerichts aufgenommen und Besonderheiten wie NSDAP-Mitgliedschaft und ähnliches vermerkt.

Eine Auswertung der Einzelfallakten unter qualitativen Aspekten erfolgte vor allem im Hinblick auf die Sterilisationsbegründungen der Erbgesundheitsgerichte und die individuellen Argumente in den Beschwerden der Betroffenen und ihrer Angehörigen.

Generell muss bei der Auswertung und den daraus gezogenen Schlussfolgerungen berücksichtigt werden, dass die in den Sterilisationsakten dokumentierten Einzelschicksale nur einen geringen Teil der tatsächlich vom GzVeN Betroffenen in der Provinz Brandenburg ausmachen. Auch liegen die für die verschiedenen Erbgesundheitsgerichte überlieferten Einzelfallakten zum Teil nur in ganz geringem Umfang vor, der einen Vergleich zwischen den einzelnen Erbgesundheitsgerichten nicht erlaubt. Trotzdem lassen die statistischen Ergebnisse der Aktenauswertung durchaus Aussagen zu dem betroffenen Personenkreis und der Umsetzung des Sterilisationsgesetzes in Brandenburg zu, die durch die qualitative Auswertung und Analyse der Einzelfall- und Sachakten ergänzt und gestützt werden.

Zur Vorgeschichte der nationalsozialistischen Sterilisations- und Erbgesundheitspolitik

Ideengeschichtliche Hintergründe

Die ideengeschichtlichen Wurzeln der nationalsozialistischen Zwangssterilisation, mit der Fortpflanzung „minderwertigen“ Erbgutes verhindert werden sollte, reichen bis zu der Abstammungslehre des britischen Naturforschers Charles Darwin (1809–1882) zurück. In seinem 1859 erschienenen Hauptwerk „On the origin of species by means of natural selection, or preservation of favoured races in the struggle of life” hatte Darwin seine bahnbrechende Theorie über die Entstehung der Arten formuliert, die auf der Annahme einer erblichen Veränderlichkeit von Tier- und Pflanzenformen und einer „natürlichen Zuchtwahl“ der im ständigen Ringen um die knappen Ressourcen am besten an die Umwelt Angepassten beruhte. Im Laufe der Erdgeschichte, so Darwins Selektionstheorie, habe die natürliche Auslese der geeignetsten Lebewesen zu einem allmählichen Wandel und zur Höherentwicklung der Organismenarten geführt.

Darwin bezog sein wegweisendes Erklärungsmodell des Evolutionsprozesses lediglich auf die Natur und nicht auf die menschliche Gesellschaft; im weiteren Verlauf des 19. Jahrhunderts wurden die grundlegenden Prinzipien seiner Selektions- und Evolutionstheorie – Kampf ums Dasein („struggle for life“), natürliche Auslese („natural selection“) und Überleben der Tüchtigsten („survival of the fittest“) – jedoch von anderen Wissenschaftlern auch auf die Entwicklung und die Existenzbedingungen der Menschheit übertragen. In Deutschland fand diese als Sozialdarwinismus bezeichnete Theorie vor allem durch den Zoologen und Naturforscher Ernst Haeckel (1834–1919) Verbreitung. Ausgehend von der Ungleichheit der Menschen und des Überlebens des Stärkeren im menschlichen Daseinskampf lehnten die Sozialdarwinisten jegliche fürsorgerische oder medizinische Unterstützung der Schwachen im Zeitalter des sich entwickelnden Sozialstaates ab, da sie aus ihrer Sicht einer natürlichen Auslese der Tüchtigsten entgegen wirkte und damit eine Weiterentwicklung der menschlichen Gesellschaft verhinderte.[1]

Als praktische Anwendung des Sozialdarwinismus verstand sich die von dem britischen Naturforscher Francis Galton (1822–1911) begründete Eugenik, die auf die Verbesserung der menschlichen Erbanlagen zielte. Galton, ein begeisterter Verfechter der Evolutionstheorie seines Vetters Charles Darwin, beschrieb die Eugenik als eine „Wissenschaft, welche sich mit allen Einflüssen

1 Gunther Link, Eugenische Zwangssterilisation und Schwangerschaftsabbrüche im Nationalsozialismus. Dargestellt am Beispiel der Universitätsfrauenklinik Freiburg, Frankfurt am Main u.a. 1999, S. 3f.; Ganssmüller, Die Erbgesundheitspolitik des Dritten Reiches, S. 10ff.

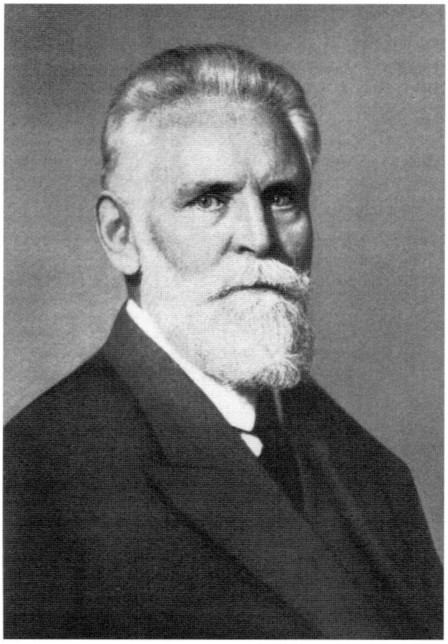
Alfred Ploetz, 1930er Jahre.

beschäftigt, welche die angebornen Eigenschaften einer Rasse verbessern und diese Eigenschaften zum größtmöglichen Vorteil zur Entfaltung bringen"[2].

In Deutschland wurden die eugenischen Gedanken erst in den neunziger Jahren des 19. Jahrhunderts hauptsächlich durch den Mediziner Alfred Ploetz (1860–1940) populär, der für seine Lehre statt des im angelsächsischen Raum verbreiteten Begriffs Eugenik in seiner 1895 erschienenen Schrift „Die Tüchtigkeit unsrer Rasse und der Schutz der Schwachen" den Terminus Rassenhygiene einführte. Dabei verwendeten Ploetz und andere Rassenhygieniker wie Wilhelm Schallmayer (1857–1919)[3] den Begriff „Rasse" in Abgrenzung zum anthropologischen Rassenbegriff eines Joseph Arthur Comte de Gobineau (1816–1882) oder Houston Stewart Chamberlain (1855–1927) „einfach als Bezeichnung einer durch Generationen lebenden Gesammtheit von Menschen in Hinblick auf ihre körperlichen und geistigen Eigenschaften"[4], also weitgehend im Sinne eines biologischen Rassenbegriffes. Völkische Rassentheorien, die die Ungleichheit der menschlichen „Rassen" untereinander behaupteten, gewannen allerdings im ausgehenden 19. Jahrhundert durch die engen persönlichen Verbindungen führender Rassenhygieniker zu völkisch-nationalen

2 Francis Galton, Fortpflanzungs-Hygiene (Eugenik): Ihre Definition, ihr Zweck, ihre Ziele, in: Archiv für Rassen- und Gesellschaftsbiologie 2, 1905, S. 812-829 (S. 812). Den Begriff Eugenik führte Galton bereits in seinem 1883 erschienenen Hauptwerk „Inquiries into Human Faculty and Its Development" ein.

3 Wilhelm Schallmayers Broschüre „Über die drohende körperliche Entartung der Kulturmenschheit" aus dem Jahr 1891 gilt als die erste rassenhygienische Publikation in Deutschland.

4 Alfred Ploetz, Die Tüchtigkeit unsrer Rasse und der Schutz der Schwachen. Ein Versuch über Rassenhygiene und ihr Verhältnis zu den humanen Idealen, besonders zum Socialismus, Berlin 1895, S. 2; vgl. auch Peter Weingart, Jürgen Kroll, Kurt Bayertz, Rasse, Blut und Gene. Geschichte der Eugenik und Rassenhygiene in Deutschland, Frankfurt am Main 1988, S. 41.

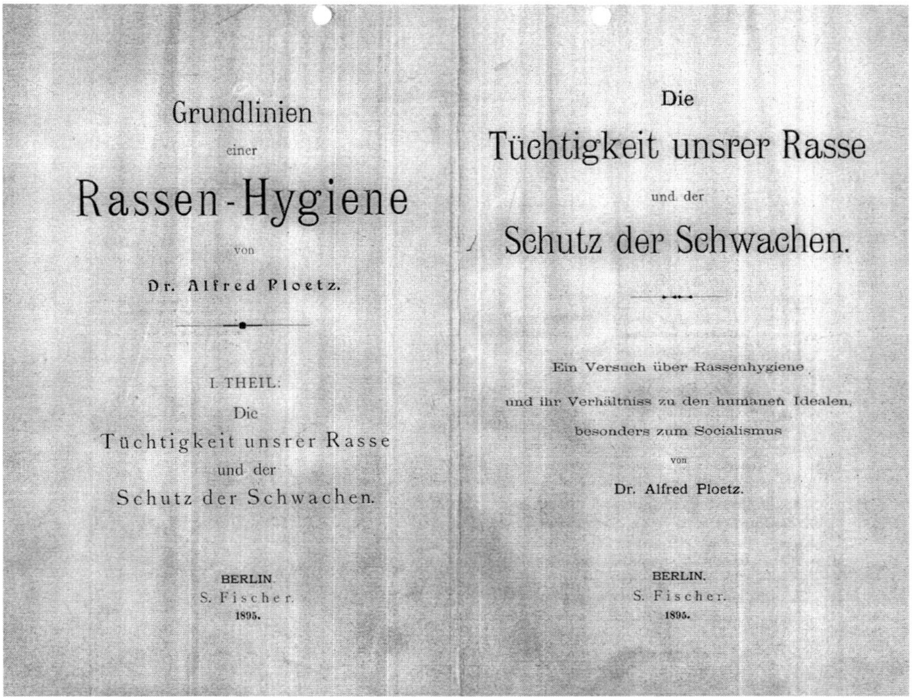
Grundlinien
einer
Rassen-Hygiene
von
Dr. Alfred Ploetz.

I. THEIL:
Die
Tüchtigkeit unsrer Rasse
und der
Schutz der Schwachen.

BERLIN.
S. Fischer.
1895.

Die
Tüchtigkeit unsrer Rasse
und der
Schutz der Schwachen.

Ein Versuch über Rassenhygiene
und ihr Verhältniss zu den humanen Idealen,
besonders zum Socialismus
von
Dr. Alfred Ploetz.

BERLIN.
S. Fischer.
1895.

Hauptwerk Alfred Ploetz, des Begründers der deutschen Rassenhygiene, 1895.

Gruppen zunehmend und dauerhaft an Einfluss auf die deutsche Rassenhygiene.[5]

Anders als Galton und seine Anhänger in England forderten die vor allem aus Medizinern bestehenden deutschen Verfechter der Eugenik bzw. Rassenhygiene nicht nur Maßnahmen zur Erhaltung und Förderung hochwertiger Erbanlagen (positive Eugenik), sondern auch Eingriffe zur Eindämmung der Fortpflanzungsfähigkeit minderwertiger Erbmasse (negative Eugenik).[6] Hinter diesen Forderungen verbarg sich die Furcht, der zivilisatorische Fortschritt in Form von medizinischen und sozialen Errungenschaften gefährde das bisherige Selektionsprinzip und die natürliche Auslese der „Erbtüchtigen" und leiste so durch die überdurchschnittliche Vermehrung von „minderwertiger Erbmasse" der Degeneration (Entartung) der Bevölkerung Vorschub. Als mögliche Maßnahmen zur Beschränkung der Vermehrung von Trägern „minderwertiger Erbanlagen" im Sinne einer qualitativen Bevölkerungspolitik sah die rassenhygienische Programmatik unter anderem Asylierung, Eheverbote oder Sterilisation vor; die Fortpflanzung von Trägern „höherwertigen Erbgutes" wollte man dagegen durchaus „künstlich", d.h. mit Mitteln des Sozialstaates wie Ehestandsdarlehen, Kinderbeihilfen usw. unterstützen.[7]

5 Weingart, Kroll, Bayertz, Rasse, Blut und Gene, S. 91ff.
6 Joachim Müller, Sterilisation und Gesetzgebung bis 1933 (= Abhandlungen zur Geschichte der Medizin und der Naturwissenschaften, H. 49), Husum 1985, S. 31.
7 Link, Eugenische Zwangssterilisation und Schwangerschaftsabbrüche, S. 8f.

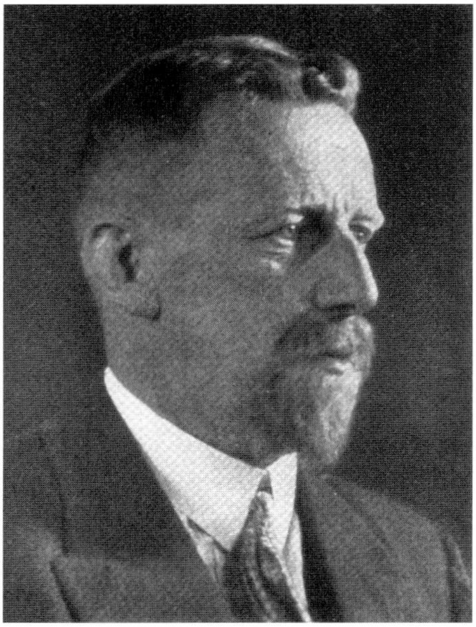

Eugen Fischer,1930er Jahre.

Mit Beginn des 20. Jahrhunderts setzte ein erfolgreicher Konsolidierungs- und Institutionalisierungsprozess der rassenhygienischen Bewegung in Deutschland ein, der mit einer wachsenden Durchdringung von Wissenschaft und Politik mit eugenischen Gedanken und Zielsetzungen einherging. 1904 erschien die erste Ausgabe des „Archivs für Rassen- und Gesellschafts-Biologie“[8], des späteren Publikationsorgans der 1905 gegründeten „Gesellschaft für Rassenhygiene“, die 1910 in „Deutsche Gesellschaft für Rassenhygiene“ umbenannt wurde. Die 1911 vom Dresdner Hygiene-Institut veranstaltete Internationale Hygiene-Ausstellung bot den Rassenhygienikern erstmals die Gelegenheit, eine größere Öffentlichkeit in einer Sonderschau mit ihrer Programmatik zu konfrontieren.

Nach 1918 stieg das Interesse an rassenhygienischen Fragestellungen angesichts der veränderten bevölkerungspolitischen Verhältnisse in Deutschland weiter an. Der mit Sorge beobachtete Geburtenrückgang, der millionenfache Tod der „Besten, Tapfersten, Gesündesten“ auf dem Schlachtfeld und die ökonomische Krisensituation nach dem verlorenen Weltkrieg begünstigten die Akzeptanz rassenhygienischer Forderungen nach einer negativ-auslesenden Eugenik. Zur Verbreitung der Lehren – nicht nur in akademischen Fachkreisen, sondern auch in der interessierten Laienwelt – trug auch das von Erwin Baur (1875–1933), Eugen Fischer (1874–1967) und Fritz Lenz (1887–1976) verfasste Standardwerk, der 1921 erstmals herausgegebene „Grundriß der menschlichen Erblichkeitslehre und Rassenhygiene“, kurz „Baur-Fischer-Lenz“ genannt, bei. Anhänger der rassenhygienischen Lehren fanden sich vor allem unter Berufen, die sich täglich mit medizinischen, sozial- und gesund-

8 Weingart, Kroll, Bayertz, Rasse, Blut und Gene, S. 199f.

heitspolitischen Fragestellungen befassten, also unter den Ärzten, Sozialbeamten, Lehrern und Juristen. Schließlich gelang die Anerkennung als eigenständige Wissenschaftsdisziplin: 1923 erhielt Fritz Lenz den ersten Lehrstuhl für Rassenhygiene in München, vier Jahre später gründeten Eugen Fischer und Hermann Muckermann (1877–1962) in Berlin das Kaiser-Wilhelm-Institut für Anthropologie, menschliche Erblehre und Eugenik.

Dank des Zustroms aus ganz unterschiedlichen gesellschaftlichen Gruppen präsentierte sich die rassenhygienische Bewegung in der Weimarer Republik keineswegs als „monolithische Einheit“ mit einem fest gefügten „Parteiprogramm“, vielmehr vereinigte sie unter ihrem Dach eine Vielzahl von Anhängern eugenischer Ideen mit durchaus unterschiedlichen Zielvorstellungen.

Auch Hitler griff die wesentlichen Gedanken und Theorien der Rassenhygiene und ihre negativ-eugenischen Forderungen seit Mitte der zwanziger Jahre auf und machte sie zu einem Kernstück der NS-Ideologie. Energisch traten die Nationalsozialisten „im Interesse der Volks- und Rasseverbesserung“ schon vor 1933 für eine zwangsweise Sterilisierung von „Minderwertigen“ ein.[9] Unterstützung fanden negativ-eugenische Maßnahmen der Bevölkerungspolitik aber nicht nur am rechten politischen Rand, sondern – mit Einschränkungen – in allen politischen Parteien. So setzten sich die Sozialdemokraten 1931 für eine freiwillige Sterilisation von sicherheitsverwahrten Gewohnheitsverbrechern ein, „wenn nach fachärztlichem Gutachten zu befürchten ist, daß seine schlechten Erbanlagen bei der Nachkommenschaft wieder auftreten“[10]. Auch in der katholischen Zentrumspartei plädierte man für gemäßigte negativ-eugenische Forderungen wie den Austausch von Gesundheitszeugnissen oder eine eugenische Eheberatung.[11] Negativ-auslesende Eingriffe, die die körperliche Integrität des Menschen antasteten, wurden allerdings unter dem Einfluss der päpstlichen Enzyklika „Casti Connubii“ vom 31. Dezember 1930[12] von katholischer Seite bis zur „eugenische[n] Wende des preußischen Zentrums“[13] im Jahre 1932 fast ausnahmslos abgelehnt, während sie in evangelischen Kreisen bereits zu Beginn der 30er Jahre durchaus Fuß gefasst hatten.[14]

Mithin bleibt festzuhalten, dass sich die Rassenhygiene mit ihren unterschiedlichen Strömungen und eugenischen Forderungen als eine Leitidee in der Gesundheits- und Bevölkerungspolitik bereits am Ende der Weimarer Republik fest etabliert hatte.

9 Bock, Zwangssterilisation im Nationalsozialismus, S. 23ff.
10 Zitiert nach Michael Schwartz, „Proletarier“ und „Lumpen“. Sozialistische Ursprünge eugenischen Denkens, in: Vierteljahrshefte für Zeitgeschichte, 42. Jg., 1994, S. 537–570 (S. 567). Zur Haltung der Sozialdemokraten zur Eugenik-Debatte siehe Michael Schwartz, Sozialistische Eugenik. Eugenische Sozialtechnologien in Debatten und Politik der deutschen Sozialdemokratie 1890–1933 (= Forschungsinstitut der Friedrich-Ebert-Stiftung Reihe Politik- und Gesellschaftsgeschichte, Bd. 42), Bonn 1995.
11 Richter, Katholizismus und Eugenik in der Weimarer Republik und im Dritten Reich, S. 510ff.
12 Ebd., S. 259ff.
13 Ebd., S. 517.
14 So bezeichnete die Fachtagung des Central-Ausschusses für Innere Mission“ am 31.1.1931 in Treysa die Forderung nach künstlicher Unfruchtbarmachung in gewissen Fällen als „religiös-sittlich gerechtfertigt“, siehe Nowak, „Euthanasie“ und Sterilisierung, S. 91ff.

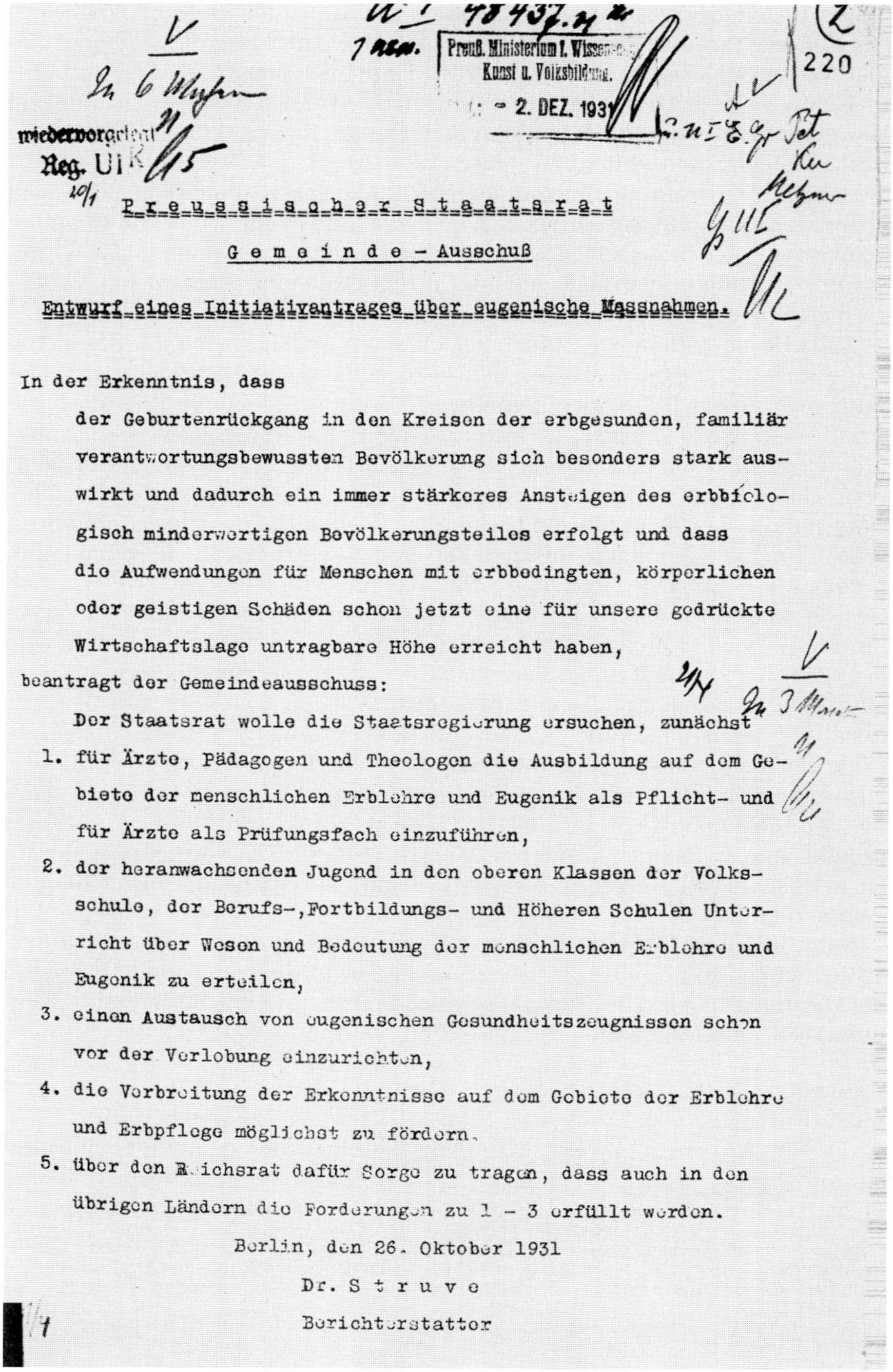

Preussischer Staatsrat

Gemeinde – Ausschuß

Entwurf eines Initiativantrages über eugenische Massnahmen.

In der Erkenntnis, dass

der Geburtenrückgang in den Kreisen der erbgesunden, familiär verantwortungsbewussten Bevölkerung sich besonders stark auswirkt und dadurch ein immer stärkeres Ansteigen des erbbiologisch minderwertigen Bevölkerungsteiles erfolgt und dass die Aufwendungen für Menschen mit erbbedingten, körperlichen oder geistigen Schäden schon jetzt eine für unsere gedrückte Wirtschaftslage untragbare Höhe erreicht haben,

beantragt der Gemeindeausschuss:

Der Staatsrat wolle die Staatsregierung ersuchen, zunächst

1. für Ärzte, Pädagogen und Theologen die Ausbildung auf dem Gebiete der menschlichen Erblehre und Eugenik als Pflicht- und für Ärzte als Prüfungsfach einzuführen,
2. der heranwachsenden Jugend in den oberen Klassen der Volksschule, der Berufs-,Fortbildungs- und Höheren Schulen Unterricht über Wesen und Bedeutung der menschlichen Erblehre und Eugenik zu erteilen,
3. einen Austausch von eugenischen Gesundheitszeugnissen schon vor der Verlobung einzurichten,
4. die Verbreitung der Erkenntnisse auf dem Gebiete der Erblehre und Erbpflege möglichst zu fördern,
5. über den Reichsrat dafür Sorge zu tragen, dass auch in den übrigen Ländern die Forderungen zu 1 – 3 erfüllt werden.

Berlin, den 26. Oktober 1931

Dr. S t r u v e

Berichterstatter

Entwurf eines Initiativantrags über eugenische Maßnahmen für den Preußischen Staatsrat, 1931.

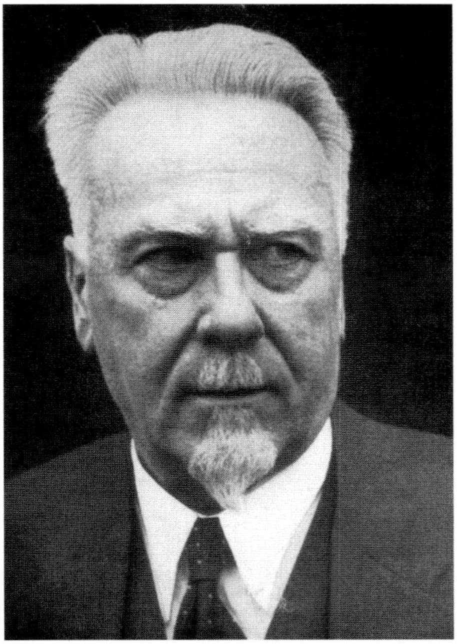

Ernst Rüdin, 1930er Jahre.

Die Sterilisationsdebatte in Deutschland vor 1933

Erste Forderungen nach einer Sterilisation „aus eugenischer Indikation" wurden in Deutschland bereits vor Etablierung der rassenhygienischen Ideen laut.[15] So postulierte der Colditzer Psychiater Ernst Naecke schon 1889 eine staatliche Pflicht zur Unfruchtbarmachung bestimmter „Entarteter". Seit Beginn des 20. Jahrhunderts traten auch führende Rassenhygieniker öffentlich für Sterilisationen bestimmter Bevölkerungsgruppen ein. Auf dem Internationalen Alkoholismuskongress 1903 in Bremen forderte der Psychiater und Rassenhygieniker Ernst Rüdin (1874–1952) eine Unfruchtbarmachung unheilbarer Alkoholiker. Seine Ausführungen stießen zwar in der Öffentlichkeit und in Kollegienkreisen auf erheblichen Widerspruch, die Sterilisierungsdebatte in Deutschland war jedoch eröffnet und erhielt insbesondere durch die Sterilisierungsgesetzgebung in mehreren US-amerikanischen Bundesstaaten weiteren Auftrieb. Der Erste Weltkrieg bedeutete daher eine deutliche Zäsur der bisherigen Diskussion, die bereits zur Vorlage eines Gesetzentwurfs über die Unfruchtbarmachung und Schwangerschaftsunterbrechung durch die Reichsregierung unter Reichskanzler Bethmann-Hollweg geführt hatte. Kriegsbedingt wurde dieser Entwurf, der lediglich die Freigabe der Sterilisation aus medizinischer Indikation vorsah, jedoch nicht weiter verfolgt.

15 Vgl. im Folgenden Ganssmüller, Die Erbgesundheitspolitik des Dritten Reiches. S. 12ff; Weingart, Kroll, Bayertz, Rasse, Blut und Gene, S. 283ff; Müller, Sterilisation und Gesetzgebung bis 1933, S. 47ff.

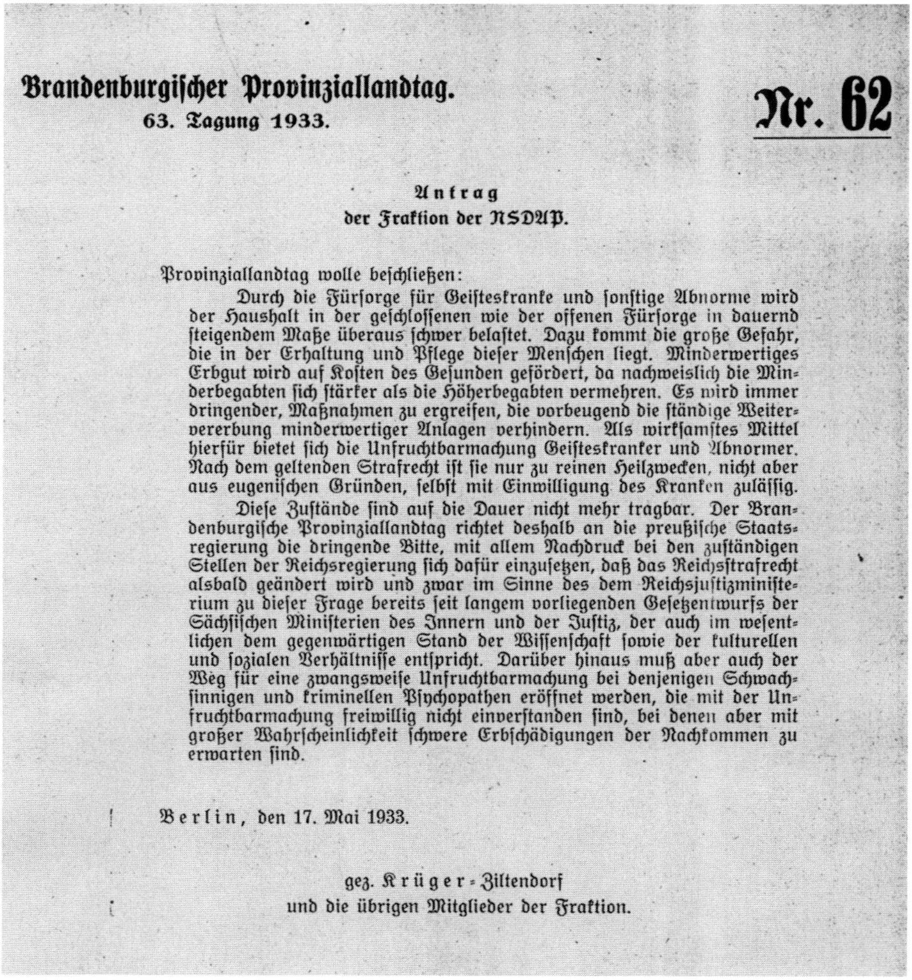

Brandenburgischer Provinziallandtag.
63. Tagung 1933.

Nr. 62

Antrag
der Fraktion der NSDAP.

Provinziallandtag wolle beschließen:

Durch die Fürsorge für Geisteskranke und sonstige Abnorme wird der Haushalt in der geschlossenen wie der offenen Fürsorge in dauernd steigendem Maße überaus schwer belastet. Dazu kommt die große Gefahr, die in der Erhaltung und Pflege dieser Menschen liegt. Minderwertiges Erbgut wird auf Kosten des Gesunden gefördert, da nachweislich die Minderbegabten sich stärker als die Höherbegabten vermehren. Es wird immer dringender, Maßnahmen zu ergreifen, die vorbeugend die ständige Weitervererbung minderwertiger Anlagen verhindern. Als wirksamstes Mittel hierfür bietet sich die Unfruchtbarmachung Geisteskranker und Abnormer. Nach dem geltenden Strafrecht ist sie nur zu reinen Heilzwecken, nicht aber aus eugenischen Gründen, selbst mit Einwilligung des Kranken zulässig.

Diese Zustände sind auf die Dauer nicht mehr tragbar. Der Brandenburgische Provinziallandtag richtet deshalb an die preußische Staatsregierung die dringende Bitte, mit allem Nachdruck bei den zuständigen Stellen der Reichsregierung sich dafür einzusetzen, daß das Reichsstrafrecht alsbald geändert wird und zwar im Sinne des dem Reichsjustizministerium zu dieser Frage bereits seit langem vorliegenden Gesetzentwurfs der Sächsischen Ministerien des Innern und der Justiz, der auch im wesentlichen dem gegenwärtigen Stand der Wissenschaft sowie der kulturellen und sozialen Verhältnisse entspricht. Darüber hinaus muß aber auch der Weg für eine zwangsweise Unfruchtbarmachung bei denjenigen Schwachsinnigen und kriminellen Psychopathen eröffnet werden, die mit der Unfruchtbarmachung freiwillig nicht einverstanden sind, bei denen aber mit großer Wahrscheinlichkeit schwere Erbschädigungen der Nachkommen zu erwarten sind.

Berlin, den 17. Mai 1933.

gez. Krüger-Ziltendorf
und die übrigen Mitglieder der Fraktion.

Antrag der NSDAP-Fraktion im Brandenburgischen Provinziallandtag vom 17. Mai 1933.

Während des Weltkrieges, als aus zeitgenössischer Sicht militärische und wirtschaftliche Gründe eher für ein verstärktes Bevölkerungswachstum sprachen, ruhte die rassenhygienische Sterilisationsdebatte und brach erst in der ersten Hälfte der zwanziger Jahre aufgrund der vehementen Agitation des Zwickauer Medizinalrates Gerhard Boeters wieder öffentlich auf. Boeters hatte der sächsischen Staatsregierung am 21. Mai 1923 in einer Eingabe neun Leitsätze für eine gesetzliche Regelung von Sterilisationen unterbreitet, in denen er unter anderem eine Unfruchtbarmachung bei blind und taubstumm Geborenen, bei Epileptikern, „Geisteskranken" und „Blödsinnigen" forderte.[16] Ferner sah der Gesetzentwurf, den Boeters auch in der Sächsischen Staatszeitung

16 Wortlaut der Denkschrift bei Müller, Sterilisation und Gesetzgebung bis 1933, S. 60f.

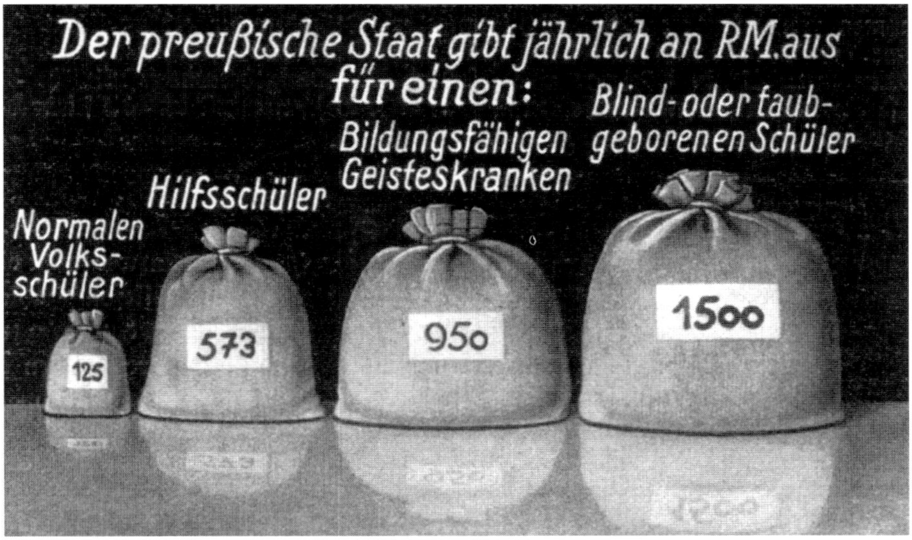

NS-Propaganda, 1933.

und im Ärztlichen Vereinsblatt veröffentlichen ließ, eine Unfruchtbarmachung von Sittlichkeitsverbrechern sowie von Frauen vor, die zwei oder mehr uneheliche Kinder mit zweifelhafter Vaterschaft geboren hatten. Boeters vielfältige Propagandatätigkeit verfehlte trotz des Widerspruchs, den er in der Öffentlichkeit und in Fachkreisen hervorrief, nicht ihre Wirkung: Seine Forderungen wurden nicht nur im Sächsischen Landesgesundheitsamt, sondern auch im Preußischen Ministerium für Volkswohlfahrt, im Thüringischen Wirtschaftsministerium und im Reichsgesundheitsamt lebhaft diskutiert, letztendlich wegen ihrer Radikalität jedoch einmütig verworfen. In einem dem Ausschuss für Rassenhygiene und Bevölkerungspolitik des Preußischen Landesgesundheitsrates am 8. Dezember 1923 erstatteten Gutachten zu den Vorschlägen Boeters[17] wandte sich der Berliner Psychiater Karl Bonhoeffer (1868–1948) gegen ein Eingreifen des Staates „im Sinne der zwangsweisen Sterilisierung“ angesichts der geringen Zahl an Individuen, bei denen seiner Ansicht nach tatsächlich mit erheblicher Wahrscheinlichkeit eine „das Staats- und Gesellschaftsinteresse schädigende Nachkommenschaft zu erwarten“ sei. Eine freiwillige Unfruchtbarmachung erschien ihm im Einzelfall bei entsprechender Indikation dagegen durchaus zulässig „und in manchen Fällen wünschenswert“, sofern bei der Ausführung „die nötigen Sicherungen gegen Mißbrauch gegeben“ seien.

Boeters, der im Oktober 1925 dem Deutschen Reichstag einen weiteren „Entwurf zu einem Gesetz über die Verhütung unwerten Lebens durch operative Maßnahmen“ („Lex Zwickau“) vorgelegt hatte, scheiterte zwar mit seinen Vorstößen, die Frage der eugenisch begründeten Sterilisation blieb jedoch in den parlamentarischen Debatten, insbesondere in den Beratungen der Straf-

17 Abgedruckt in: Klinische Wochenschrift, 3. Jg., 1924, S. 798–801.

rechtsreform seit 1925, aktuell. Als Katalysatoren weiterer eugenischer Diskussionen und erneuter Gesetzesinitiativen wirkten schließlich in materieller Hinsicht die verheerenden ökonomischen und sozialen Folgen der Weltwirtschaftskrise seit 1929, aber auch die vermeintlichen Fortschritte in der Vererbungswissenschaft, die als Beleg für die zentrale Bedeutung des Erbfaktors gerade auch bei der Entstehung von psychischen Erkrankungen dienten.[18]

So schien im Sommer 1932 die Zeit für eine gesetzliche Regelung in der Tat reif, als der Preußische Landesgesundheitsrat nach ausführlichen Beratungen den Entwurf eines Sterilisationsgesetzes als Anregung für eine reichseinheitliche Lösung erarbeiten ließ.[19] Zu dem dreizehnköpfigen Gremium, das die Ausarbeitung übernommen hatte, zählten auch die anerkannten Eugenikexperten Eugen Fischer, Hermann Muckermann und Johannes Lange (1891–1938). Wie die Mehrheit früherer Gesetzesvorschläge sah auch der preußische Entwurf von 1932 – im Widerspruch zur nationalsozialistischen Auffassung[20] – lediglich eine freiwillige Sterilisation bei anerkannten „Erbkrankheiten“ vor, sofern bei der Nachkommenschaft des Betroffenen „mit großer Wahrscheinlichkeit schwere körperliche und geistige Erbschäden vorauszusehen sind“[21]. Über die Zulässigkeit der Sterilisation sollte ein von der obersten Landesbehörde eingesetzter Ausschuss, bestehend aus zwei Ärzten und einem Vormundschaftsrichter, mit Stimmenmehrheit entscheiden.

Die Initiative des Landesgesundheitsrates traf innerhalb der deutschen Ärzteschaft auf große Zustimmung, und auch in evangelischen Kreisen war eine positive Reaktion zu verzeichnen.[22] Die katholische Seite präsentierte sich dagegen gespalten: Während die Fuldaer Bischofskonferenz den Gesetzentwurf noch im Juni 1933 unter Berufung auf die päpstliche Eheenzyklika „Casti connubii“ von 1930 ablehnte, warb die zentrumsnahe Ministerialbürokratie in Preußen für eine Zustimmung.[23]

Zu einer parlamentarischen Beratung und Verabschiedung des Entwurfs als Rechtsgrundlage für ein Sterilisierungsgesetz auf Reichsebene kam es im Zuge des Auflösungsprozesses der Weimarer Republik und der nationalsozialistischen Machtübernahme nicht mehr[24]; wenige Monate später diente er jedoch dem NS-Regime als Vorlage für das am 14. Juli 1933 verabschiedete „Gesetz zur Verhütung erbkranken Nachwuchses“.

18 Müller, Sterilisation und Gesetzgebung vor 1933, S. 79ff; Thomas Saretzki, Der Reichsgesundheitsrat und der preussische Landesgesundheitsrat in der Weimarer Republik, Berlin 1999, S. 307ff.
19 Die Protokolle der vorbereitenden Tagung sowie der Gesetzentwurf sind abgedruckt in: Die Eugenik im Dienst der Volkswohlfahrt. Bericht über die Verhandlungen eines zusammengesetzten Ausschusses des Preußischen Landesgesundheitsrats vom 2. Juli 1932 (= Veröffentlichungen aus dem Gebiet der Medizinalverwaltung, 39. Bd, 5. H.), Berlin 1932.
20 Siehe die Erklärung Leonardo Contis auf der Tagung, in: ebd., S. 59.
21 Ebd., S. 107.
22 Nowak, „Euthanasie“ und Sterilisierung, S. 94f.
23 Richter, Katholizismus und Eugenik in der Weimarer Republik und im Dritten Reich, S. 288ff.
24 Auf der Ebene der Landesregierungen wurde der Entwurf allerdings weiterhin diskutiert und dabei auch für die Zulassung einer Sterilisation gegen den Willen des Betroffenen plädiert. Siehe hierzu GStAPK I. HA Rep. 84 a Nr. 871, Bl. 80ff.

Das Gesetz zur Verhütung erbkranken Nachwuchses vom 14. Juli 1933

Die nationalsozialistische Reichsregierung begann unmittelbar nach der Machtübernahme mit der Umsetzung ihrer erbgesundheitspolitischen Zielvorstellungen. Bereits am 28. Juni 1933 legte Reichsinnenminister Wilhelm Frick (1877–1946) dem neu gegründeten „Sachverständigenbeirat für Bevölkerungs- und Rassenpolitik" den Entwurf eines Sterilisationsgesetzes vor, den der im Innenministerium zuständige Referent für Bevölkerungspolitik, Erb- und Rassenpflege, Arthur Gütt (1891–1949), der Psychiater und Rassenhygieniker Ernst Rüdin und der Jurist Falk Ruttke (1894–1955) im Frühjahr 1933 erarbeitet hatten. Nur zwei Wochen später, am 14. Juli 1933, verabschiedete das Reichskabinett unter Hitler gegen den Widerspruch des stellvertretenden Reichskanzlers Franz von Papen das „Gesetz zur Verhütung erbkranken Nachwuchses" (GzVeN), das am 1. Januar 1934 in Kraft trat.[1]

Das Gesetz sah für acht Krankheiten die Unfruchtbarmachung eines Menschen vor, „wenn nach den Erfahrungen der ärztlichen Wissenschaft mit gro-

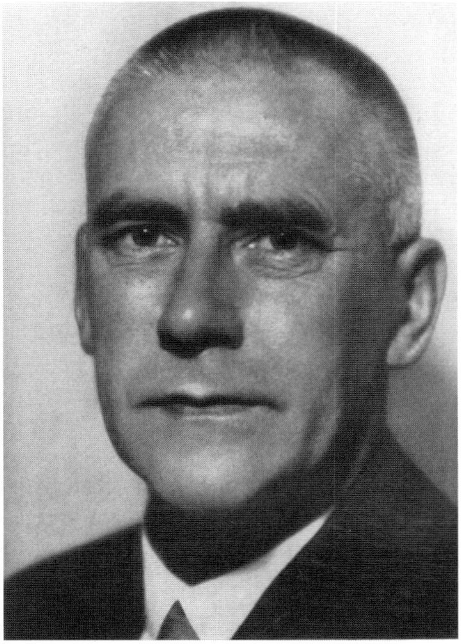

Reichsinnenminister Wilhelm Frick, 1930er Jahre.

1 RGBl. 1933 I, S. 529ff.

ßer Wahrscheinlichkeit zu erwarten ist, daß seine Nachkommen an schweren körperlichen oder geistigen Erbschäden leiden werden" (§1). Als „erbkrank" im Sinne des GzVeN galten Personen, die an 1. angeborenem Schwachsinn, 2. Schizophrenie, 3. zirkulärem (manisch-depressivem) Irresein, 4. erblicher Fallsucht, 5. erblichem Veitstanz (Huntingtonsche Chorea), 6. erblicher Blindheit, 7. erblicher Taubheit oder 8. schwerer erblicher körperlicher Missbildung litten. Ferner sah das Gesetz die Möglichkeit einer Sterilisation bei schwerem Alkoholismus vor (§ 1).

Der wesentliche Unterschied zu dem Entwurf des preußischen Landesgesundheitsrates von 1932 bestand in der Einführung der Zwangssterilisation: Sofern ein Gericht die Unfruchtbarmachung endgültig beschlossen hatte, war diese auch gegen den Willen des Betroffenen möglich (§ 12).

Einen Antrag auf Unfruchtbarmachung konnten entweder der Betroffene selbst, sein gesetzlicher Vertreter, ein beamteter Arzt oder ein Anstaltsleiter an die eigens hierfür geschaffenen „Erbgesundheitsgerichte" stellen (§§ 2,4). Die dem Antrag zu Grunde liegenden Fakten mussten bei Antragstellung „durch ein ärztliches Gutachten oder auf andere Weise" glaubhaft gemacht werden (§ 4). Das Erbgesundheitsgericht, das einem Amtsgericht angegliedert werden sollte, bestand aus einem Amtsrichter als Vorsitzenden, einem beamteten Arzt und einem für das Deutsche Reich approbierten Arzt, „der mit der Erbgesundheitslehre besonders vertraut ist" (§§ 6,7). Über die Anträge wurde in einem nichtöffentlichen Verfahren mit Stimmenmehrheit entschieden, nachdem das Erbgesundheitsgericht die hierfür notwendigen Ermittlungen angestellt hatte: Es konnte Zeugen und Sachverständige vernehmen, das persönliche Erscheinen und eine ärztliche Untersuchung des Betroffenen anordnen bzw. bei dessen Nichterscheinen seine Zwangsvorführung veranlassen (§ 7).

Die Entscheidung des Erbgesundheitsgerichts musste mit schriftlicher Begründung sowohl dem Betroffenen, gegebenenfalls seinem gesetzlichen Vertreter sowie dem Antragsteller und dem zuständigen beamteten Arzt zugestellt werden. Gegen den Beschluss konnte binnen eines Monats Beschwerde beim Erbgesundheitsobergericht eingelegt werden, das über die Beschwerde endgültig entschied. Das Erbgesundheitsobergericht war einem Oberlandesgericht anzugliedern und umfasste dessen Bezirk. Analog zur Besetzung der Erbgesundheitsgerichte bestand es aus einem Mitglied des Oberlandesgerichts, einem beamteten Arzt und einem für das Deutsche Reich approbierten Arzt, der ebenfalls „mit der Erbgesundheitslehre besonders vertraut" sein sollte.

Die Unfruchtbarmachung hatte durch einen chirurgischen Eingriff zu erfolgen, der nur in einer Krankenanstalt von einem für das Deutsche Reich approbierten Arzt ausgeführt werden durfte (§ 11). Die Kosten des gerichtlichen Verfahrens gingen zu Lasten der Staatskasse, für Kosten des ärztlichen Eingriffs kamen je nach finanzieller Situation des Betroffenen entweder die Krankenkasse, der zuständige Fürsorgeverband oder ebenfalls die Staatskasse auf (§ 13). Die an dem Verfahren oder an der Ausführung des chirurgischen Eingriffs beteiligten Personen waren zur Verschwiegenheit verpflichtet, bei Bruch der Schweigepflicht drohte ihnen eine Geldstrafe, in schwereren Fällen eine Gefängnisstrafe bis zu einem Jahr (§ 15). Der Vollzug des Gesetzes wurde den Landesregierungen übertragen. Sie bestimmten Sitz und Bezirk der entscheidenden Gerichte und ernannten deren Mitglieder sowie deren Vertreter.

In der Verordnung zur Ausführung des GzVeN vom 3. Dezember 1933[2] wurden diese Gesetzesvorschriften weiter konkretisiert. Als beamtete Ärzte im Sinne des GzVeN galten danach der örtlich zuständige Amtsarzt (Kreisarzt, Bezirksarzt usw.) sowie der Gerichtsarzt und sein Stellvertreter. Ferner legte die Verordnung eine Anzeigepflicht mutmaßlicher „Erbkranker" gegenüber dem zuständigen Amtsarzt fest. Eine solche bestand unter Androhung einer Geldstrafe für alle Personen, die sich „mit der Heilbehandlung, Untersuchung oder Beratung von Kranken" befassten. Sofern der Amtsarzt eine Unfruchtbarmachung des Angezeigten für geboten hielt, war er verpflichtet, zunächst auf dessen eigene Antragstellung hinzuwirken. Sollte dies verweigert werden, so hatte der Amtsarzt den Antrag zu stellen.

Ein Antrag sollte nicht gestellt werden, wenn der Betroffene dauerhaft in einer geschlossenen Anstalt verwahrt würde. In diesem Fall hatte die Anstalt dafür zu sorgen, dass die Fortpflanzung unterblieb. Die Entlassung oder Beurlaubung eines fortpflanzungsfähigen Anstaltspatienten, der an einer der im Gesetz aufgeführten „Erbkrankheiten" litt, war nur nach einem abgeschlossenen Sterilisationsverfahren vor einem Erbgesundheitsgericht möglich.[3] Anderseits konnte das Erbgesundheitsgericht die Ausführung des Sterilisationseingriffs aussetzen, wenn der Betroffene sich auf eigene Kosten in einer geschlossenen Anstalt aufnehmen ließ.

Die Verordnung bestimmte weiter, dass die Erbgesundheits(ober)gerichte die Beobachtung des Betroffenen für eine Dauer von bis zu sechs Wochen in einer Krankenanstalt anordnen konnten. Die Sterilisationsoperation war auf Anweisung der Gerichte zudem auszusetzen, wenn durch ein amtsärztliches Zeugnis nachgewiesen wurde, dass der Eingriff mit einer Lebensgefahr für den Betroffenen verbunden war.

Ein Mindestalter für den Sterilisationseingriff wurde nicht gesetzlich festgelegt. Die Verordnung enthielt hierzu lediglich den Hinweis, dass eine Unfruchtbarmachung nicht vor Vollendung des zehnten Lebensjahres vorgenommen werden sollte (Art. 1). Ausdrücklich verboten war nur der Sterilisationseingriff „unter Anwendung unmittelbaren Zwangs" bei Jugendlichen unter vierzehn Jahren.

Flankierende Propaganda

In der offiziellen Begründung des Sterilisationsgesetzes[4] griff man die bekannten Forderungen und Argumente der Rassenhygiene wieder auf. So wurde zunächst auf den zunehmenden Geburtenrückgang und den damit verbundenen quantitativen Bevölkerungsverlust hingewiesen, um dann auf die in gleichem Maße gefährdete qualitative „Erbverfassung" des deutschen Volkes zu spre-

2 RGBl. 1933 I, S. 1021ff.
3 Diese Bestimmung wurde durch Art. 1 Abs. 1 der Dritten Durchführungsverordnung vom 25.2.1935 (RGBl. 1935 I, S. 289) dahingehend gelockert, dass ein „fortpflanzungsfähiger Erbkranker" mit Zustimmung des Amtsarztes aus besonderen Gründen aus einer geschlossenen Anstalt ausnahmsweise entlassen oder beurlaubt werden konnte. Von dieser Möglichkeit sollte jedoch mit größter Zurückhaltung Gebrauch gemacht werden, siehe Erich Ristow, Erbgesundheitsrecht, Stuttgart und Berlin 1935, S. 323.
4 Abgedruckt in: Gütt, Rüdin, Ruttke, GzVeN, 1934, S. 59–62.

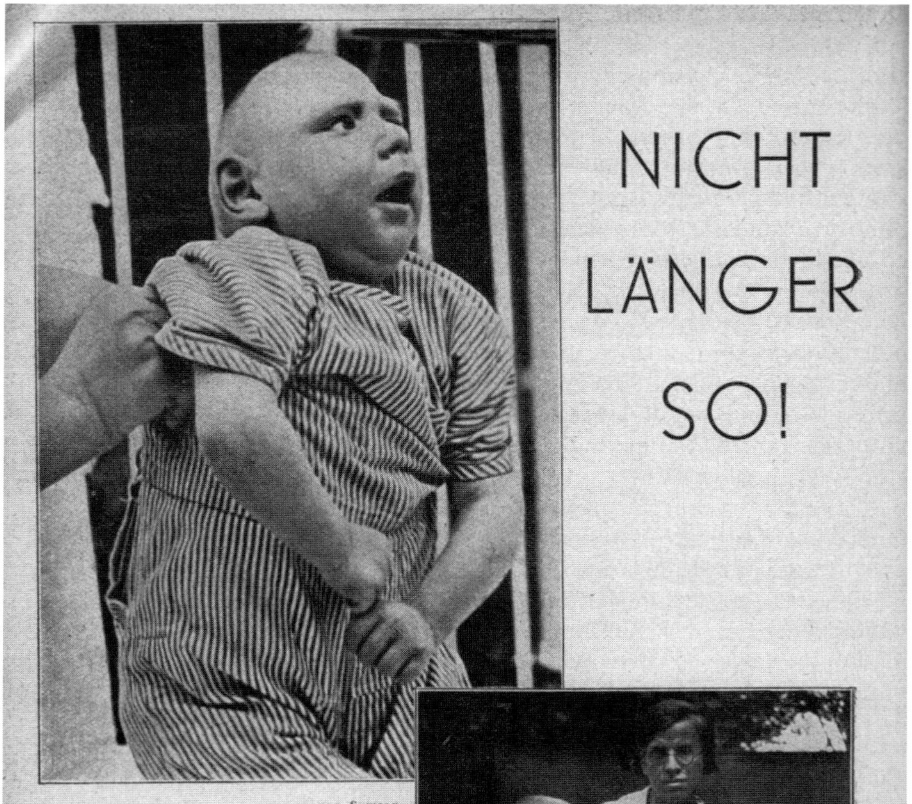

NICHT LÄNGER SO!

von Samson

Dreijähriger Junge, taub, verkrüppelt, vollständig verblödet, schielt und kann kaum sehen. ***Kostet der Stadt Berlin täglich 8 Mark.*** *Eine fünfköpfige Familie mit arbeitslosem Ernährer erhält wöchentlich etwa 24 Mark Unterstützung und muß davon noch die Miete bezahlen*

rechts:
Zweimal verheiratete minderwertige Mutter. Kind aus erster Ehe eines Säufers (zwei mal in Anstalten), psychopatisch

10

von Samson

Propaganda des Aufkärungsamtes für Bevölkerungspolitik und Rassenpflege für das Sterilisationsgesetz, 1933 (oben und rechts).

NUR NOCH SO!

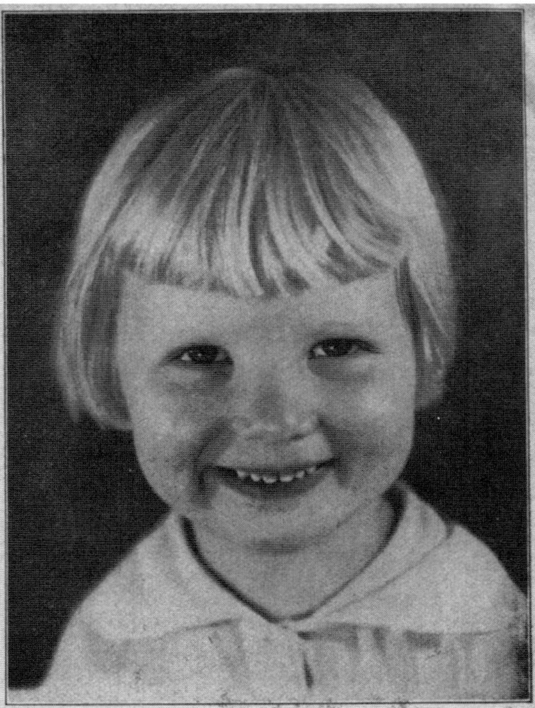

Diese Bilder bedürfen keiner Erklärung

A. Palmer

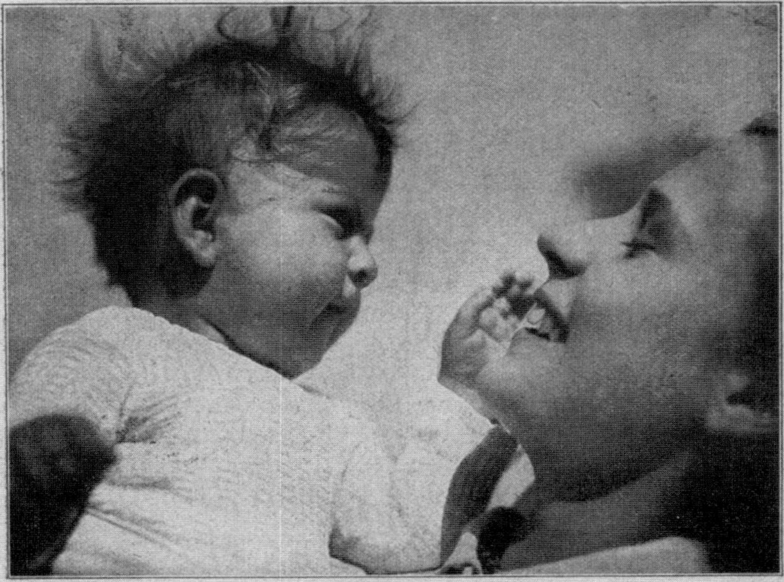

Mauritius

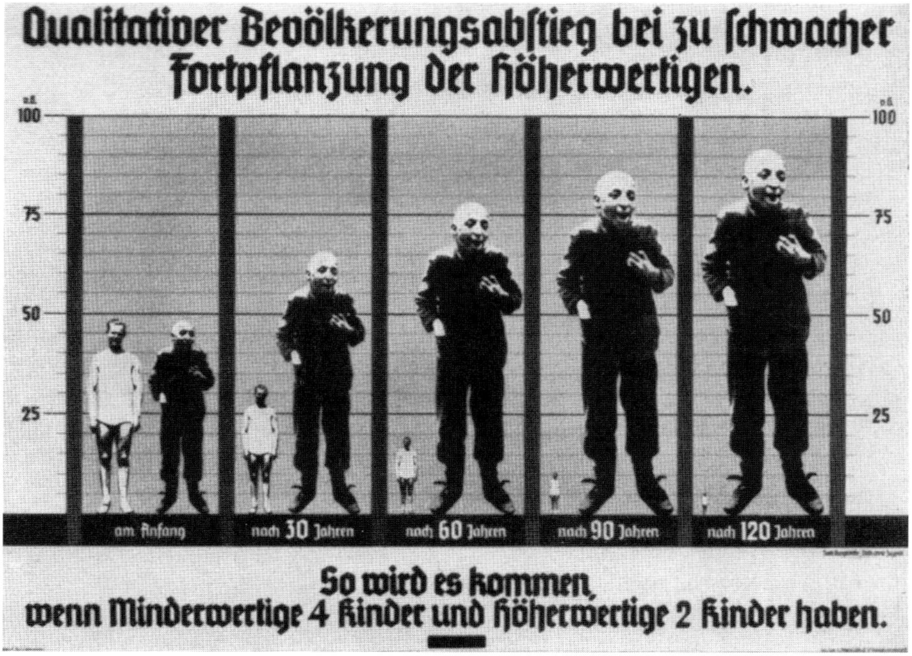

Ausstellungsbild des Reichsausschusses für Volksgesundheit.

chen zu kommen. Dieser drohe, so die Begründung, vor allem Gefahr durch den Geburtenrückgang bei erbgesunden Familien, während sich die „Minderwertigen“ und „erblich Belastete[n]“ gleichzeitig hemmungslos fortpflanzen und durch ihren „kranken“ und „asozialen“ Nachwuchs der Gesamtheit zur Last fallen würden. Bei den derzeitigen Geburtenziffern seien in etwa drei Geschlechterfolgen die wertvolle Schicht von der minderwertigen völlig überwuchert. Mit dem Aussterben der hochwertigen Familien ständen jedoch, so der pathetische Appell, die Zukunft des deutschen Volkes auf dem Spiel.

Weiter folgte ein Verweis auf die Vererbungswissenschaftler, die seit Jahrzehnten vor der drohenden Entartung von Kulturvölkern durch den Verlust „wertvoller Erbmasse“ warnen würden, und die Zustimmung in der Bevölkerung zu erbpflegerischen Maßnahmen: „Von weiten Kreisen des deutschen Volkes wird darum heute die Forderung gestellt, durch Erlaß eines Gesetzes zur Verhütung erbkranken Nachwuchses das biologisch minderwertige Erbgut auszuschalten. So soll die Unfruchtbarmachung eine allmähliche Reinigung des Volkskörpers und die Ausmerzung von krankhaften Erbanlagen bewirken.“

Zur weiteren Rechtfertigung verwies man darauf, dass die Sterilisierung das einzig sichere Mittel sei, um die Vererbung von Geisteskrankheiten und schweren Erbleiden zu verhüten. Aus diesem Grunde müsse sie als eine Tat der Nächstenliebe und Vorsorge für die kommende Generation und eine soziale Tat für die betroffenen „erbkranken“ Familien angesehen werden. Schließlich erinnerte man daran, dass bereits der Preußische Landesgesundheitsrat

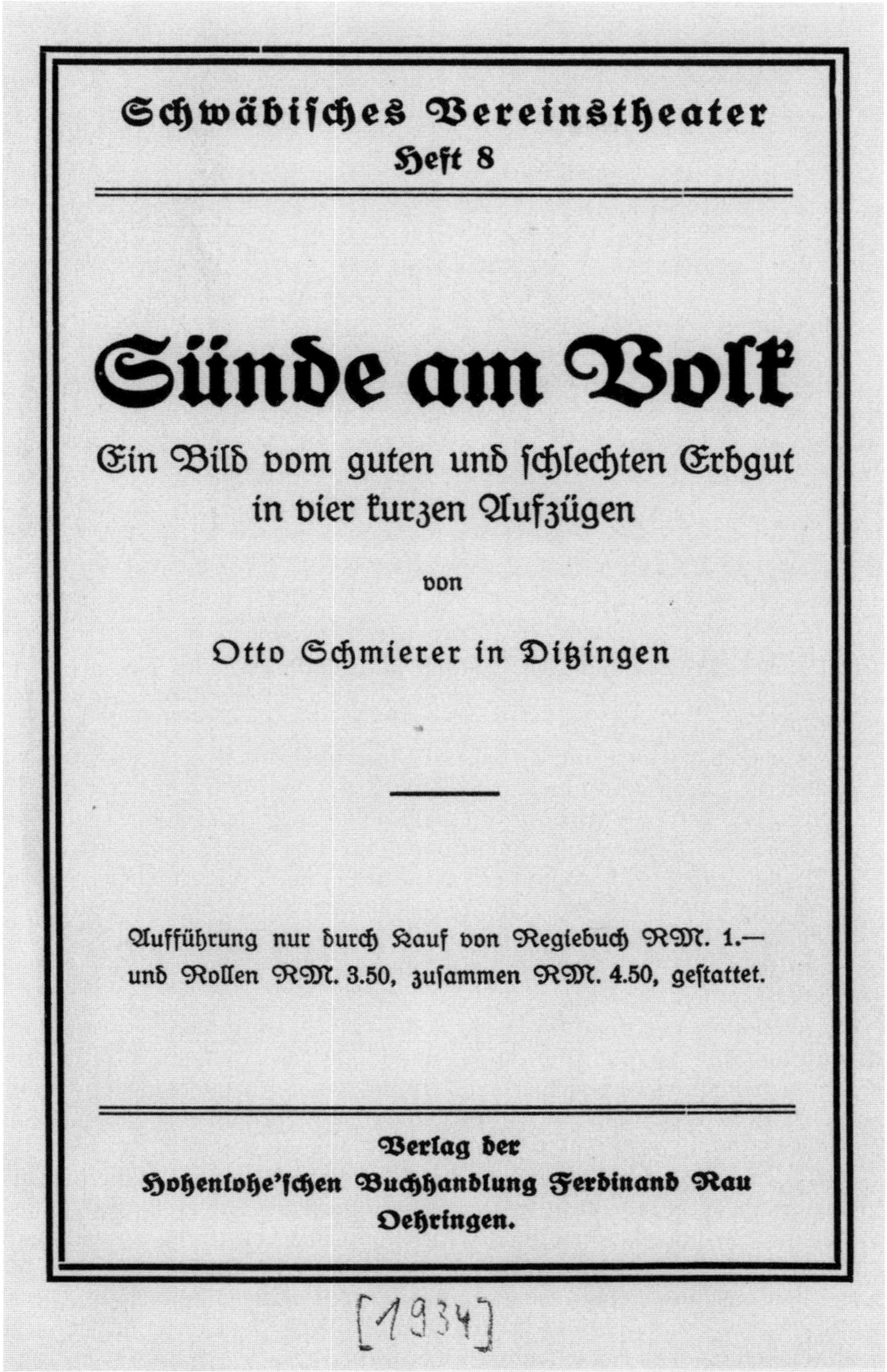

Schwäbisches Vereinstheater
Heft 8

Sünde am Volk

Ein Bild vom guten und schlechten Erbgut
in vier kurzen Aufzügen

von

Otto Schmierer in Ditzingen

Aufführung nur durch Kauf von Regiebuch RM. 1.—
und Rollen RM. 3.50, zusammen RM. 4.50, gestattet.

Verlag der
Hohenlohe'schen Buchhandlung Ferdinand Rau
Oehringen.

[1934]

Theaterstücke wie „Erbstrom“ und „Sünde am Volk“ tragen zur Verbreitung eugenischen Gedankengutes bei (oben und nächste Seite).

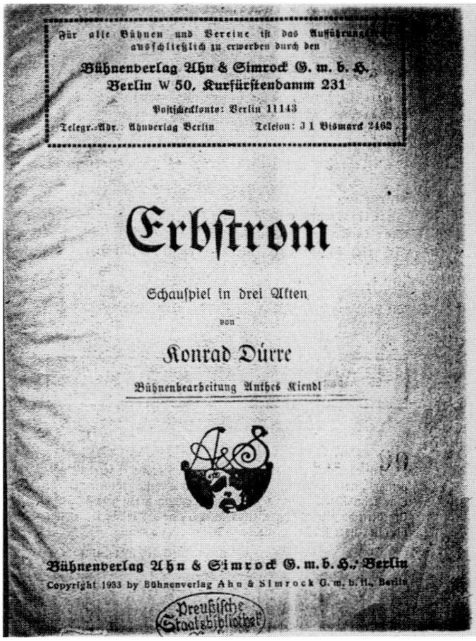

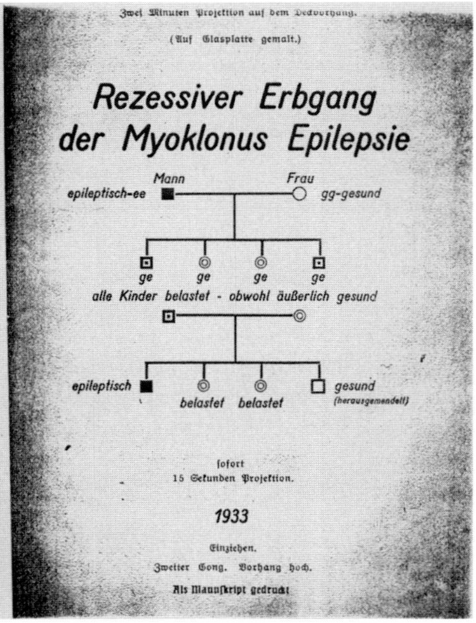

1932 Sterilisationsmaßnahmen gebilligt hatte und auch der neu gebildete Sachverständigenbeirat für Bevölkerungs- und Rassenpolitik für eine baldige Einführung eingetreten war.

Dass der Eingriff im grundsätzlichen Unterschied zum Gesetzesentwurf des preußischen Landesgesundheitsrates auch gegen den Willen des Betroffenen durchgeführt werden durfte, wurde nicht näher begründet. Lapidar hieß es dazu lediglich: „Ist die Unfruchtbarmachung durch einen endgültigen Beschluß angeordnet, so kann auf die Ausführung auch dann nicht verzichtet werden, wenn die freiwillige Duldung des chirurgischen Eingriffs nicht zu erreichen ist ... Äußerstenfalls wird, soweit andere Maßnahmen nicht ausreichen, auch auf die Anwendung unmittelbaren körperlichen Zwanges nicht verzichtet werden können.“

Im offiziellen, von den drei „Vätern“ des GzVeN verfassten Gesetzeskommentar begründeten die Autoren das nationalsozialistische Sterilisationsgesetz eingehend mit den gesicherten Erkenntnissen der Erblichkeitsforschung, wonach „es heute möglich ist, in bestimmten Fällen, z. B. bei gewissen Anlagen, Zuständen und Missbildungen, die zukünftige Beschaffenheit des Nachwuchses vorauszusagen“. Auf mehr als 40 Seiten breitete der Kommentar die in den „letzten drei Jahrzehnte[n]“ vor allem durch die „Erforschung von Bastarden und Zwillingen“ gewonnenen Ergebnisse der Vererbungswissenschaft aus, um die Behauptung zu untermauern: „Wir kennen den Erbgang vieler Krankheitszustände bereits so sicher, daß wir mit großer Wahrscheinlichkeit voraussagen können, ob und in welchem Maße die Nachkommen von erbkranken Personen an Erbschäden leiden werden“[5].

5 Gütt, Rüdin, Ruttke, GzVeN, 1934, S. 14.

Diese Behauptung entsprach keineswegs dem tatsächlichen Kenntnisstand der noch jungen Wissenschaftsdisziplin Genetik. Die wissenschaftliche Erforschung der Erbfaktoren und ihre Wechselwirkung mit der Umwelt steckte noch in den Anfängen[6] und ein Nachweis der Erblichkeit von Geisteskrankheiten mit Hilfe der Genetik war keinesfalls möglich. Vielmehr versuchten die Rassenhygieniker mit Hilfe der Zwillingsmethode und „empirischer Erbprognosen" die Krankheitswahrscheinlichkeit statistisch zu berechnen. Die so erhaltenen Ergebnisse, die andere Faktoren wie Mutationen oder Umwelteinflüsse völlig unberücksichtigt ließen, bildeten allein die wissenschaftliche Begründung für die Erblichkeit der Erkrankung und die Notwendigkeit des Sterilisationsgesetzes. Alternative wissenschaftliche Theorien und Erklärungsversuche über die Entstehung und Vererbung von psychischen Erkrankungen, die gleichfalls existierten, wurden nicht zur Kenntnis genommen.[7] Auch mathematisch-statistische Analysen von Selektionsprozessen wie das Hardy-Weinberg-Gesetz, das die Berechtigung eugenisch begründeter Sterilisationen generell zweifelhaft erscheinen ließ, fanden bei den Verfechtern des GzVeN keine Resonanz.[8]

Mit einem enormen publizistischen Aufwand warb das NS-Regime in der Öffentlichkeit für eine Zustimmung zum Sterilisierungsgesetz. Um etwaige Bedenken gegen die Zwangsregelung zu zerstreuen, wurde die freiwillige Unfruchtbarmachung eines „Erbkranken" zum Nutzen der Volksgesundheit als eigentliches Leitbild des Gesetzes betont.[9]

Zeitschriften und Broschüren, die der Verbreitung der nationalsozialistischen „Erb- und Rassenpflege" und der Rechtfertigung der ergriffenen Gesetzesmaßnahmen dienten, erschienen in hoher Auflage. Die Propagandatätigkeit wurde wesentlich vom Rassenpolitischen Amt der NSDAP (bis Mai 1934 Aufklärungsamt für Bevölkerungspolitik und Rassenpflege) unter der Leitung von Walter Groß (1904–1945) gesteuert, das bis 1938 rund 64 000 öffentliche Veranstaltungen zu Fragen der „Erb- und Rassenpflege" durchführte und hierfür rund 3 600 ständige Mitarbeiter ausbilden ließ.[10] Immer wieder wurde auf diesen Kundgebungen die angebliche Gefahr der „Entartung" beschworen, die dem deutschen Volk durch die wachsende Zahl an „Minderwertigen" und den Rückgang an „hochwertigem" Erbgut drohe und ein Eingreifen des Staates zum Schutz der kommenden Generation notwendig mache.

Auch Massenmedien wie Film und Theater wurden für propagandistische Zwecke eingespannt. Schulen erhielten die ministerielle Empfehlung zum Besuch von Bühnenstücken mit rassenhygienischen Motiven wie dem Drama „Erbstrom" von Konrad Dürre.[11] In der gesamten Bildungs- und Erziehungs-

6 1933 erhielt der amerikanische Zoologe Thomas Hunt Morgan (1866–1945) den Nobelpreis für Medizin für seine bahnbrechenden Forschungen an der Taufliege Drosophila melanogaster. Morgan hatte u.a. nachgewiesen, dass die Träger der Erbanlagen (Gene) auf den Chromosomen liegen.
7 Hennig, Zwangssterilisation in Offenbach, S. 36ff.
8 Weingart, Kroll, Bayertz, Rasse, Blut und Gene, S. 338ff.
9 Kramer, Ein ehrenwerter Verzicht auf Nachkommenschaft, S. 92.
10 Hans-Walter Schmuhl, Rassenhygiene, Nationalsozialismus, Euthanasie. Von der Verhütung zur Vernichtung „lebensunwerten Lebens" 1890 – 1945, 2. durchges. Aufl., Göttingen 1992, S. 173ff.
11 Zum Volksschauspiel „Erbstrom" siehe den Beitrag von H. Ulich, „Erbstrom". Ein Beitrag zur bevölkerungspolischen Aufklärung, in: Der Öffentliche Gesundheitsdienst, Teilausgabe A, 1. Jg., 1935/36, S. 132f.

arbeit des nationalsozialistischen Staates wurde erb- und rassenhygienische Aufklärung – insbesondere der Jugend – obligatorisch.

Diese breit angelegte Propaganda schien dem NS-Regime offensichtlich notwendig, da vor allem die katholische Kirche der Umsetzung des Gesetzes kritisch gegenüber stand. Auf ihrer Tagung Ende August 1933 hatte sich die Fuldaer Bischofskonferenz ausdrücklich gegen eine Sterilisierung aus eugenischer Indikation, aber für eine Asylierung von „erblich Belasteten" als Mittel zur „Verhütung erbkranken Nachwuchses" ausgesprochen.[12] Ihre Eingabe an den Reichsinnenminister enthielt zudem die Bitte, katholische Ärzte, Richter und Schwestern von der Mitwirkung an Sterilisierungsverfahren freizustellen. Die anschließenden Bemühungen, in Verhandlungen mit Regierungsvertretern ein Milderung der Durchführungsbestimmungen zu erreichen, verliefen jedoch aus katholischer Sicht erfolglos. Am 14. Januar 1934 ließen die katholischen Bischöfe in einer Kanzelabkündigung daher erklären, dass die katholische Lehre einen Antrag auf Sterilisierung eines Menschen verbiete. Die nationalsozialistische Reichsregierung erkannte in der Erklärung eine Aufforderung zum Ungehorsam gegen das GzVeN und reagierte mit Drohungen auf die Verlesung, die jedoch der einzige öffentlich geäußerte Widerspruch des deutschen Episkopats zum GzVeN bleiben sollte. Stattdessen bemühten sich die Bischöfe, in internen Verhandlungen weiterhin um eine Freistellung kirchlichen Personals von der Mitwirkung am Sterilisierungsverfahren sowie – gemeinsam mit der evangelischen Kirche – um eine Regelung, die Geistliche und Ordensleute vor eine Anwendung des GzVeN schützen sollte. Aber auch hier blieben die bischöflichen Bemühungen letztlich erfolglos, zumal der Einfluss der katholischen Kirche ab 1936 generell deutlich zurückging. In den gesamten Verhandlungen hatte sich die Reichsregierung zu keinen Zugeständnissen bereit gefunden, sondern mit Drohungen und Einschüchterungen reagiert. Dazu zählte auch die Anweisung des Reichsinnenministers an die Landesregierungen und nachgeordneten Behörden vom Juli 1935, gegen „Hetze" und „Sabotage" gegen das GzVeN wegen Verstoßes gegen § 110 StGB (Widerstand gegen die Staatsgewalt) vorzugehen. Dieser vertrauliche Erlass traf in der Folgezeit auch einzelne katholische Geistliche, die öffentlich Kritik an dem GzVeN geäußert hatten.[13]

Die umfangreiche Propaganda des NS-Regimes für das GzVeN ging einher mit einer intensiven Schulung des an der Durchführung des Sterilisationsgesetzes beteiligten Personenkreises. Träger dieser Fortbildungen waren neben Einrichtungen der NSDAP unter anderem auch Universitäten und Forschungsinstitute wie das Kaiser-Wilhelm-Institut für Anthropologie, menschliche Erblehre und Eugenik in Berlin oder die neu gegründeten staatsmedizinischen Akademien in München und Berlin, die unter anderem mehrtägige Kurse über Erblehre und Rassenhygiene für die im öffentlichen Dienst beschäftigten Ärzte durchführten.[14]

Auch die an Sterilisationsverfahren beteiligten Richter erhielten besondere Schulungen und Fortbildungen. Vom 12. bis 14. Februar 1934 fand an der

12 Richter, Katholizismus und Eugenik, S. 390f.
13 Ganssmüller, Die Erbgesundheitspolitik des Dritten Reiches, S. 78f.
14 Ebd., S. 59.

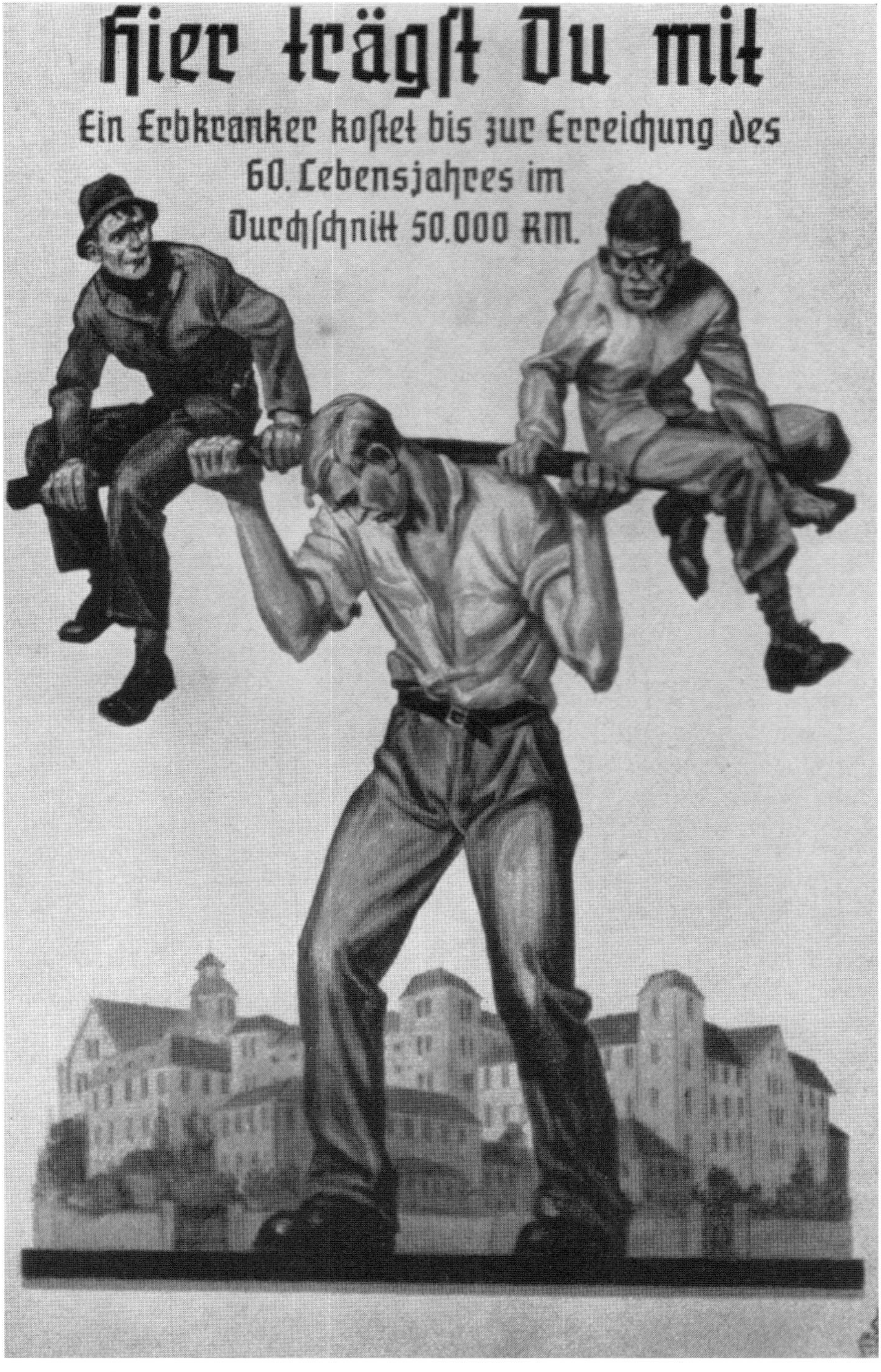

Ausstellungsbild des Reichsnährstandes.

Staatsmedizinischen Akademie Berlin-Charlottenburg ein dreitägiger Sonderlehrgang zur Einführung in die menschliche Erblehre und Rassenhygiene statt, zu dem der Preußische Justizminister insgesamt 100 Richter und 24 Strafanstaltsdirektoren abordnete, im Bereich des Kammergerichts Berlins nahmen auch die stellvertretenden Vorsitzenden der Erbgesundheitsgerichte in Berlin und Potsdam teil.[15] Zu den Dozenten des Lehrgangs, der im Hörsaal des Harnack-Hauses in Berlin-Dahlem stattfand, zählten bekannte Vertreter der Erb- und Rassenforschung wie Eugen Fischer, Fritz Lenz und Otmar von Verschuer, sowie die Ministerialräte Arthur Gütt und Leonardo Conti. Im Juni 1936 trafen sich alle Vorsitzenden der Erbgesundheitsgerichte aus dem nördlichen Teil des Deutschen Reiches drei Tage in Berlin (15. – 17. Juni 1936), die übrigen vom 22. bis 24. Juni 1936 in München.[16] Auf lokaler und regionaler Ebene fanden auf Anregung des Reichsinnenministers vom 19. Oktober 1936 zudem Aussprachen zwischen den Amtsärzten und den vorsitzenden Richtern der Erbgesundheitsgerichte statt.[17] Diese Tagungen und Kurse dienten nicht nur der erb- und rassenpflegerischen Schulung oder dem Erfahrungsaustausch unter Kollegen, sondern auch der gezielten Steuerung der Rechtsprechung.[18]

Ergänzungen und weitere Maßnahmen zur Durchsetzung der nationalsozialistischen Erbgesundheitspolitik

Die bei der praktischen Anwendung gesammelten Erfahrungen veranlassten das NS-Regime zu weiteren Ergänzungen bzw. Änderungen des GzVeN. Bereits die Zweite Verordnung zur Ausführung des GzVeN vom 29. Mai 1934 brachte eine Änderung der territorialen Zuständigkeit von Gerichten und Amtsärzten, die sich bis dahin nach dem Wohnort des Betroffenen gerichtet hatte. Zukünftig waren für die Insassen von Kranken-, Heil- oder Strafanstalten auch dasjenige Erbgesundheitsgericht und derjenige Amtsarzt zuständig, in deren Bezirk die Anstalt lag. In der Praxis bedeutete dies einen deutlichen Arbeitsanstieg für diejenigen Erbgesundheitsgerichte, in deren Zuständigkeitsbereich sich derartige Einrichtungen befanden. Die Auswirkungen dieser Änderung dürften auch in Brandenburg spürbar gewesen sein, da die Sterilisationsanträge für die zahlreichen Berliner Patienten in den Provinzialanstalten jetzt von brandenburgischen Amtsärzten und Erbgesundheitsgerichten bearbeitet wurden.

Schwierigkeiten, die sich im Verfahrensablauf durch Kompetenzstreitigkeiten mit Vormundschaftsgerichten ergeben hatten, sollten durch die Dritte Ausführungsverordnung vom 25. Februar 1935 behoben werden. Sie regelte unter

15 GStAPK I HA Rep. 84 a Nr. 872, Bl.127ff.
16 Verfügung des Reichsministers der Justiz vom 11.5.1936, in: BLHA Br. Pr. Rep. 12 A Potsdam Nr. 441 Bl. 165.
17 Der Kammergerichtspräsident in Berlin, Heinrich Hölscher, erteilte daraufhin den in seinem Bereich tätigen Vorsitzenden der Erbgesundheitsgerichte die Genehmigung zu einem alljährlich stattfindenden Erfahrungsaustausch mit den Amtsärzten. Siehe BLHA Br. Pr. Rep. 5 E Amtsgericht Neuruppin Nr. 415, Bl. 31ff. Eine solche Besprechung fand unter anderem am 10.12.1937 in Berlin statt. Siehe BLHA Br. Pr. Rep. 12 A Landgericht Neuruppin 1268 Bl. 71c.
18 Ganssmüller, Die Erbgesundheitspolitik des Dritten Reiches, S. 61f.

anderem die Pflegerbestellung für das Sterilisationsverfahren vor Erbgesundheitsgerichten, falls der Betroffene „wegen seines krankhaften Geisteszustandes seine Belange nicht selbst wahrnehmen“ konnte (Art. 2).[19]

Eine erhebliche Verschärfung der Sterilisationsgesetzgebung brachte das Gesetz zur Änderung des GzVeN vom 26. Juni 1935.[20] Es verkürzte nicht nur die bisherige Beschwerdefrist von einem Monat auf 14 Tage, sondern führte darüber hinaus die Möglichkeit einer Schwangerschaftsunterbrechung ein, falls die Unfruchtbarmachung der betroffenen Frau rechtskräftig festgestellt war, die Schwangere ihre Einwilligung gegeben hatte und die Frucht noch nicht lebensfähig war. Als nicht lebensfähig galt ein Embryo oder Foetus, wenn der Abbruch vor Ablauf des sechsten Schwangerschaftsmonats erfolgte. Darüber hinaus schuf die Gesetzesnovelle die Möglichkeit zur Entfernung der Keimdrüsen beim Mann, sofern der Betroffene einwilligte und die Kastration nach amts- und gerichtsärztlichem Gutachten erforderlich war, „um ihn von einem entarteten Geschlechtstrieb zu befreien, der die Begehung weiterer Verfehlungen im Sinne der §§ 175 bis 178, 183, 223 bis 226 des Strafgesetzbuchs befürchten läßt“.

Die Fünfte Ausführungsverordnung des GzVeN vom 25. Februar 1936 erklärte schließlich auch eine Unfruchtbarmachung bei Frauen durch Strahlenbehandlung (Röntgen- oder Radiumbestrahlung) für zulässig, wenn die Frau über 38 Jahre alt war oder ein chirurgischer Eingriff ein besonderes Gesundheitsrisiko für die Frau bedeutete. Vor der Durchführung einer Strahlenbehandlung war die Zustimmung der Betroffenen oder gegebenenfalls ihres Pflegers einzuholen.

Dem GzVeN folgten weitere Gesetzesregelungen, die ebenfalls der Durchsetzung der erbgesundheitspolitischen Zielsetzungen des NS-Regimes dienten. Sie sollen im Folgenden kurz genannt und ihre Bedeutung für das GzVeN aufgezeigt werden.[21]

Nach dem Gesetz über die Vereinheitlichung des Gesundheitswesens vom 3. Juli 1934 (GVG) [22] waren in jedem Stadt- und Landkreis in Anlehnung an die unteren Verwaltungsbehörden Gesundheitsämter einzurichten, deren Leiter ein staatlicher Amtsarzt war. Das Gesetz diente in erster Linie der besseren und einheitlichen Durchsetzung der nationalsozialistischen „Erb- und Rassenpflege“. In § 4 der Ersten Durchführungsverordnung vom 6. Februar 1935 hieß es zum Aufgabenbereich der Gesundheitsämter erläuternd: „Das Gesundheitsamt hat die natürliche Bevölkerungsbewegung in seinem Bezirk zu verfolgen, das wertvolle Erbgut in unserem Volke zu pflegen und hierauf insbesondere bei der Eheberatung zu achten. Es hat die im Gesetz zur Verhütung erbkranken Nachwuchses dem beamteten Arzt übertragenen Aufgaben zu erfüllen und bei der Bekämpfung des Geburtenrückgangs nachdrücklich mitzuwirken“[23]. In weiteren Regelungen wurden diese Anweisungen konkretisiert; so wurden aufgrund der Dritten Durchführungsverordnung vom 30. März 1935 bei den Gesundheitsämtern so genannte „Beratungsstellen für Erb- und

19 RGBl. 1935 I, S. 289ff. Siehe Kramer, Ein ehrenhafter Verzicht auf Nachkommenschaft, S. 156ff.
20 RGBl. 1935 I, S. 773.
21 Siehe ausführlich hierzu S. 63ff und S. 189ff.
22 RGBl. 1934 I, S. 531f.
23 RGBl. 1935 I, S. 178.

Rassenpflege“, eingerichtet, die unter anderem für die Aufstellung von Sippentafeln und der Anlage einer Kartei als Grundlage für eine erbbiologische Bestandsaufnahme der Gesamtbevölkerung verantwortlich waren.[24]

Von ebenfalls grundlegender Bedeutung für die Durchsetzung der nationalsozialistischen Erbgesundheitspolitik war das „Gesetz zum Schutze der Erbgesundheit des Deutschen Volkes (Ehegesundheitsgesetz)“ vom 18. Oktober 1935, das das Verbot von Eheschließungen beim Vorliegen bestimmter „Krankheitsfälle“ festsetzte.[25] Danach bestand unter anderem ein Eheverbot, wenn einer der Verlobten an einer mit Ansteckungsgefahr verbundenen Krankheit litt, die eine erhebliche gesundheitliche Schädigung des Partners oder der Nachkommen befürchten ließ. Ebenfalls als Ehehindernis galt es, wenn einer der Verlobten an einer „geistigen Störung litt, die die Ehe für die Volksgemeinschaft unerwünscht erscheinen“ ließ oder wenn einer der Verlobten an einer Erbkrankheit im Sinne des GzVeN litt.

Bei „begründeten Zweifeln“ des Standesbeamten mussten die Heiratswilligen nach einem Runderlass des Reichsinnenministers vom 16. Oktober 1935 durch ein Zeugnis des Gesundheitsamtes vor der Eheschließung nachweisen, dass ein im Ehegesundheitsgesetz genanntes Ehehindernis nicht vorlag.[26] Bei Verweigerung des so genannten Ehetauglichkeitszeugnisses stand es den Verlobten nach der Ersten Durchführungsverordnung zum Ehegesundheitsgesetz frei, das für das Gesundheitsamt zuständige Erbgesundheitsgericht anzurufen.[27] Gegen dessen Beschluss war analog dem Sterilisationsverfahren Beschwerde beim Erbgesundheitsobergericht möglich.

Formaler Ablauf eines Sterilisationsverfahrens

Zu Beginn des Verfahrens stand in der Regel die Anzeige eines „Erbkranken“, die von sämtlichen in der Heilbehandlung, Untersuchung oder Beratung von Kranken tätigen Personen erfolgen konnte. Zu diesem Kreis zählten Ärzte, Hebammen, Krankenschwestern, Erzieher, Pädagogen oder in der Fürsorge Beschäftigte. Tatsächlich eingeleitet wurde das Sterilisationsverfahren durch den schriftlichen Antrag einer im GzVeN genannten berechtigten Person, gleichzeitig wurde ein ärztliches bzw. amtsärztliches Formgutachten erstellt. Der Betroffene oder gegebenenfalls sein gesetzlicher Vertreter musste über das Wesen und die Folgen der Unfruchtbarmachung aufgeklärt werden, zudem wurde ihnen ein Merkblatt ausgehändigt. Die Aufklärung über die Sterilisation und die Aushändigung des Merkblatts war von dem untersuchenden Arzt schriftlich zu bescheinigen. Erfolgte der Antrag aufgrund der Diagnose „angeborener Schwachsinn“, so musste sich der Betroffene zugleich einer Intelligenzprüfung unterziehen, die der Arzt schriftlich dokumentierte.[28]

24 Reichs- und Preußisches Ministerium des Innern (Hg.), Grundsätze für die Errichtung und Tätigkeit der Beratungsstellen für Erb- und Rassenpflege, o.O. 1935.
25 RGBl. 1935 I, S. 1246.
26 Ganssmüller, Die Erbgesundheitspolitik des Dritten Reiches, S. 140.
27 RGBl. 1935 I, S. 1419ff.
28 Die Intelligenzprüfung wurde teilweise auch beim Krankheitsbild „erbliche Fallsucht“ vorgenommen, da man so die für den Krankheitsverlauf typische Veränderung der Gesamtpersönlichkeit nachweisen wollte.

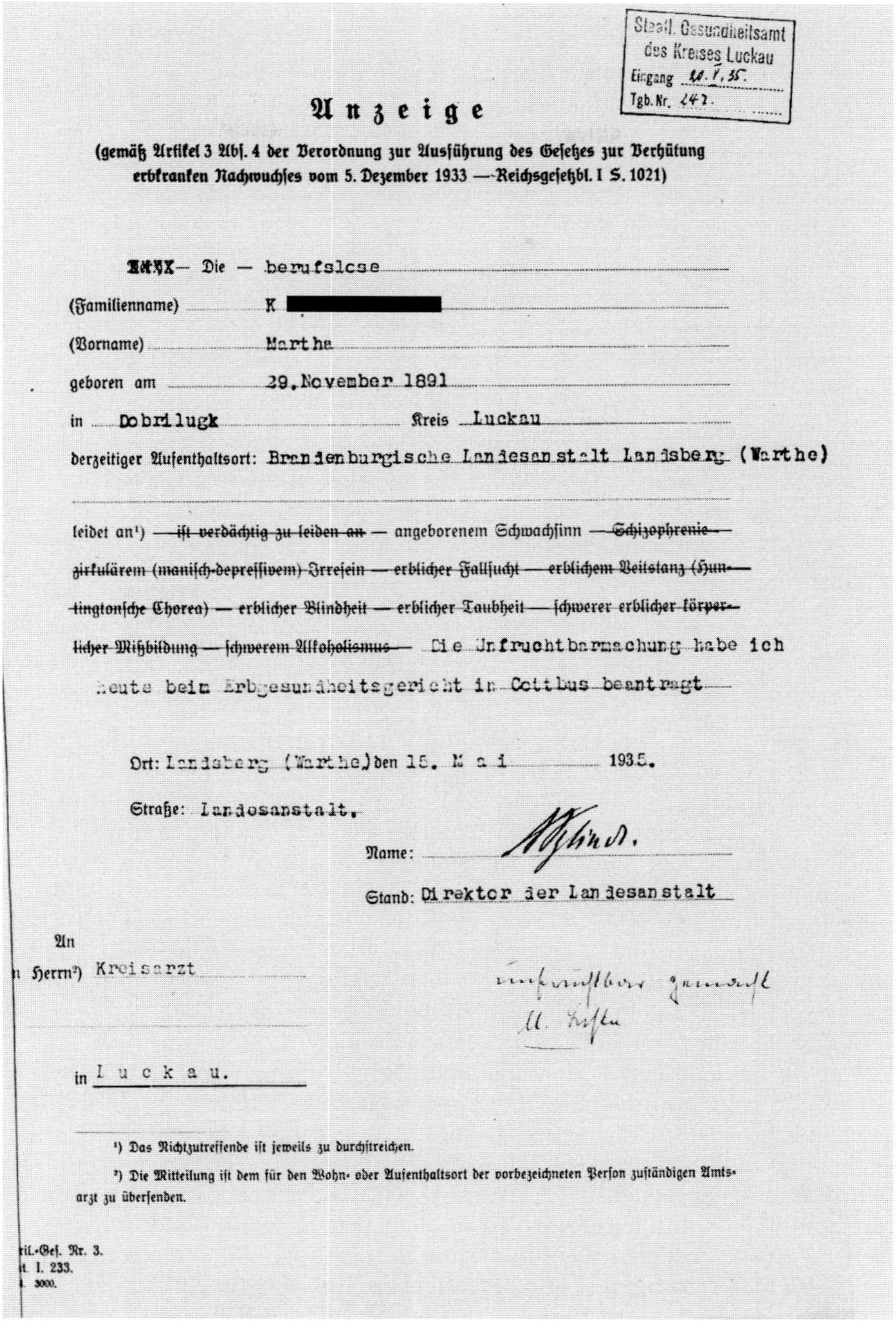

Staatl. Gesundheitsamt
des Kreises Luckau
Eingang 20.5.35.
Tgb. Nr. 242.

Anzeige

(gemäß Artikel 3 Abs. 4 der Verordnung zur Ausführung des Gesetzes zur Verhütung erbkranken Nachwuchses vom 5. Dezember 1933 — Reichsgesetzbl. I S. 1021)

~~XXX~~ — Die — berufslose

(Familienname) K [redacted]

(Vorname) Marthe

geboren am 29. November 1891

in Dobrilugk Kreis Luckau

derzeitiger Aufenthaltsort: Brandenburgische Landesanstalt Landsberg (Warthe)

leidet an¹) ~~ist verdächtig zu leiden an~~ — angeborenem Schwachsinn ~~— Schizophrenie — zirkulärem (manisch-depressivem) Irresein — erblicher Fallsucht — erblichem Veitstanz (Huntingtonsche Chorea) — erblicher Blindheit — erblicher Taubheit — schwerer erblicher körperlicher Mißbildung — schwerem Alkoholismus —~~ Die Unfruchtbarmachung habe ich heute beim Erbgesundheitsgericht in Cottbus beantragt

Ort: Landsberg (Warthe) den 15. Mai 1935.

Straße: Landesanstalt.

Name: [Unterschrift]

Stand: Direktor der Landesanstalt

An
Herrn²) Kreisarzt

in Luckau.

unfruchtbar gemacht

¹) Das Nichtzutreffende ist jeweils zu durchstreichen.

²) Die Mitteilung ist dem für den Wohn- oder Aufenthaltsort der vorbezeichneten Person zuständigen Amtsarzt zu übersenden.

...il.-Gef. Nr. 3.
...t. I. 233.
... 3000.

Ausgefülltes Formular für die Anzeige nach dem GzVeN.

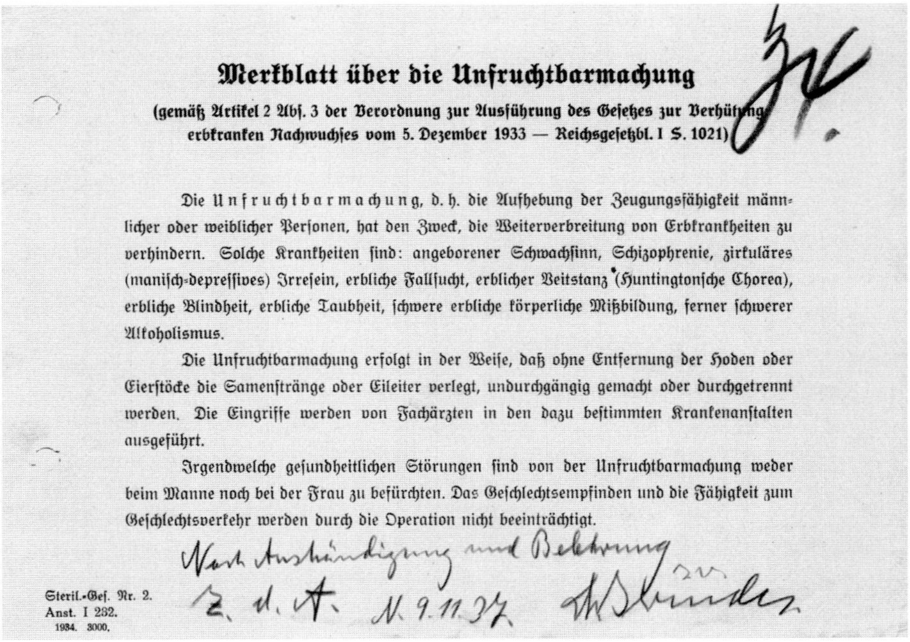

Merkblatt über die Unfruchtbarmachung

(gemäß Artikel 2 Abs. 3 der Verordnung zur Ausführung des Gesetzes zur Verhütung erbkranken Nachwuchses vom 5. Dezember 1933 — Reichsgesetzbl. I S. 1021)

Die Unfruchtbarmachung, d. h. die Aufhebung der Zeugungsfähigkeit männlicher oder weiblicher Personen, hat den Zweck, die Weiterverbreitung von Erbkrankheiten zu verhindern. Solche Krankheiten sind: angeborener Schwachsinn, Schizophrenie, zirkuläres (manisch-depressives) Irresein, erbliche Fallsucht, erblicher Veitstanz (Huntingtonsche Chorea), erbliche Blindheit, erbliche Taubheit, schwere erbliche körperliche Mißbildung, ferner schwerer Alkoholismus.

Die Unfruchtbarmachung erfolgt in der Weise, daß ohne Entfernung der Hoden oder Eierstöcke die Samenstränge oder Eileiter verlegt, undurchgängig gemacht oder durchgetrennt werden. Die Eingriffe werden von Fachärzten in den dazu bestimmten Krankenanstalten ausgeführt.

Irgendwelche gesundheitlichen Störungen sind von der Unfruchtbarmachung weder beim Manne noch bei der Frau zu befürchten. Das Geschlechtsempfinden und die Fähigkeit zum Geschlechtsverkehr werden durch die Operation nicht beeinträchtigt.

Nach Aushändigung und Belehrung
z. d. A. N. 9.11.37

Steril.-Gef. Nr. 2.
Anst. I 232.
1934. 3000.

Jedem „Erbkranken" wurde ein Merkblatt über die Unfruchtbarmachung ausgehändigt.

Für die Anzeige, den Antrag, das ärztliche Formgutachten, die Bescheinigung über die Aufklärung des Betroffenen sowie das Merkblatt waren Vordrucke zu verwenden, die als Anlagen zur Ersten Verordnung zur Ausführung des GzVeN vom 5. Dezember 1933 im Reichsgesetzblatt veröffentlicht wurden.[29] Auch für die bei der Diagnose „angeborener Schwachsinn" übliche Intelligenzprüfung lag ein Formular mit jeweils einem festen Fragenkatalog zu einzelnen Rubriken (Orientierung, Schulwissen, sittliche Allgemeinvorstellungen, Gedächtnis und Merkfähigkeit usw.) vor; wegen seiner allzu „schematischen Anwendung" wurde es jedoch 1937 gegen einen Prüfungsbogen ausgewechselt, bei dem die Fragen zu den einzelnen Rubriken von dem untersuchenden Arzt frei gewählt werden mussten.[30]

Nach Eingang dieser Unterlagen beim Erbgesundheitsgericht erfolgten in mehr oder weniger umfangreicher Form weitere gerichtliche Nachforschungen. So forderte das Erbgesundheitsgericht unter Umständen weitere Zusatzgutachten und Stellungnahmen bzw. Kranken- und Fürsorgeakten oder Schul- und Arbeitszeugnisse an. Nach Abschluss der Ermittlungen wurde ein Verhandlungstermin festgesetzt, zu dem der Betroffene und/oder sein gesetzlicher Vertreter geladen werden konnte. In der Regel fällte das Erbgesundheitsgericht bereits beim ersten Termin seine Entscheidung, die in der über-

29 RGBl. 1933 I, S. 1023ff.
30 Verfügung des Reichsminister des Innern vom 7.1.1937, in: BLHA Br. Pr. Rep. 12 A Landgericht Neuruppin Nr. 1268.

20/5 39
36/39

Staatl. Gesundheitsamt
des Kreises Luckau

Luckau N-L., den 15. Mai 1939.

An

den Herrn Amtsvorsteher

in L a n d w e h r .

Durch Beschluß des Erbgesundheitsgerichtes in Cottbus vom 6. Januar 1939 Aktenzeichen: 8.XIII.90/38 - ist die Unfruchtbarmachung des Arbeiters Bruno A [redacted], geb. am 19.1.1914 in Bergen, Kreis Rügen, wohnhaft in Sellendorf (z.Zt. in Hohendorf), Kreis Luckau angeordnet worden. Der Beschluss ist rechtskräftig.

Da Bruno A[redacted] meiner Aufforderung vom 15.2.1939 sich innerhalb 14 Tagen an einem Wochentage zwecks Vornahme der Unfruchtbarmachung im städt. Krankenhaus zu Cottbus einzufinden nicht nachgekommen ist, werden Sie gebeten, dafür Sorge zu tragen, daß sich A[redacted] jetzt umgehend nach Cottbus in das dortige städt. Krankenhaus begibt.

Bei der Aufnahme im städt. Krankenhause zu Cottbus sind folgende Unterlagen vorzulegen:

1) Das vorstehende Schreiben,
2) Ein Ausweis an Hand dessen die Personengleichheit mit der im Beschluss des Erbgesundheitsgerichtes Cottbus vom 6.1.1939 genannten Person festgestellt werden kann (beglaubigtes Lichtbild),
3) Beiliegende Abschrift des Beschlusses des Erbgesundheitsgerichtes Cottbus vom 6.1.1939 - 8.XIII.90/38. -
4) Beiliegende Abschrift des Rechtkraftzeugnisses vom 7.2.1939.

Die Kosten der Unfruchtbarmachung trägt, falls A. Mitglied einer Krankenkasse ist - diese, falls A. hilfsbedürftig ist - der Bezirksfürsorgeverband, in allen anderen Fällen - die Staatskasse.

Über das Veranlasste bitte ich mir umgehend Bericht zu erstatten.

Staatliches Gesundheitsamt des Kreises Luckau

Amtsarzt.

Aufforderung des Amtsarztes des Kreises Luckau an den Amtsvorsteher in Landwehr, für die Sterilisation des Arbeiters Bruno A. im städtischen Krankenhaus in Cottbus zu sorgen.

wiegenden Mehrzahl der Fälle auf eine Unfruchtbarmachung des Betroffenen hinauslief.

Der Gerichtsbeschluss war dem Antragsteller, dem zuständigen Amtsarzt sowie dem Betroffenen bzw. seinem gesetzlichen Vertreter zuzustellen. Zum Teil verwendeten die Gerichte, insbesondere in der Anfangszeit des Gesetzes, hierfür selbst erstellte Vordrucke, in die lediglich Name, Wohnort und Diagnose des Betroffenen eingefügt werden musste.

Die Entscheidung wurde rechtskräftig, sofern keiner der Genannten innerhalb einer Notfrist eine Beschwerde beim Erbgesundheitsobergericht einreichte. Hatte das Erbgesundheitsgericht die Unfruchtbarmachung angeordnet, so erhielt der Betroffene unter Angabe der in Betracht kommenden Kliniken vom zuständigen Amtsarzt die schriftliche Aufforderung, binnen zwei Wochen den Eingriff in einer Krankenanstalt vornehmen zu lassen. Über die Durchführung der Sterilisation hatte die ausführende Krankenanstalt einen schriftlichen Bericht anzufertigen, für den ebenfalls ein Vordruck zu verwenden war.[31]

Die überwiegende Mehrzahl der überlieferten Sterilisationsakten im Brandenburgischen Landeshauptarchiv enthalten die oben beschriebenen Vordrucke eines standardisierten Verfahrens. Darüber hinaus enthalten sie zum Teil Schul- und Arbeitszeugnisse, Auszüge aus Krankengeschichten oder Fürsorgeakten, Sippenbögen sowie Beschwerdeschriften oder schriftliche Bitten um Ablehnung, Aufschiebung oder Aussetzung der Unfruchtbarmachung. Ferner enthalten die Sterilisationsakten aus dem Jahr 1934 eine vom Reichsgesundheitsamt angelegte Karteikarte des Betroffenen mit persönlichen Angaben.[32] Zunächst wurden die abgeschlossenen Gerichtsakten beim Reichsgesundheitsamt in Berlin-Dahlem gesammelt, bis ein Runderlass des Reichsjustizministers vom 28. März 1935 bestimmte, sie künftig dem für den Wohnort des Betroffenen zuständigen Gesundheitsamt zur Aufbewahrung zu übersenden.[33]

31 RGBl. 1933 I, S. 1035f.

32 Das Reichsgesundheitsamt hatte das Anlegen derartiger Karteikarten für das Jahr 1934 übernommen mit der Auflage, dass diese Aufgabe ab 1935 von den Erbgesundheitsgerichten weitergeführt würde. Dies scheiterte jedoch an der Ablehnung der Gerichte sowie der vorgesetzten Dienstaufsichtsbehörden, die auf die zu hohe Arbeitsbelastung verwiesen, siehe Präsident des Reichsgesundheitsamt vom 23.1.1935, in: BLHA Br. Pr. Rep. 5 E Amtsgericht Neuruppin Nr. 217 Bl. 113.

33 Ristow, Erbgesundheitsrecht, S. 324f.

Die Einführung des Sterilisationsgesetzes in der Provinz Brandenburg

Einrichtung und Besetzung der Erbgesundheitsgerichte

Das GzVeN hatte hinsichtlich der Einrichtung der Erbgesundheitsgerichte und Erbgesundheitsobergerichte lediglich die Art der Besetzung, d.h. mit einem Richter als Vorsitzendem sowie zwei ärztlichen Beisitzern, und die Angliederung an ein Amts- bzw. Oberlandesgericht vorgeschrieben; die obersten Landesbehörden sollten vorbehaltlich der gesetzlichen Vorgaben über Sitz und Bezirk der Gerichte entscheiden und die Mitglieder sowie deren Stellvertreter bestimmen. In Preußen wurden die Erbgesundheitsgerichte durch Verordnung vom 29. Januar 1934[1] denjenigen Amtsgerichten angegliedert, die ihren „Sitz am Sitze eines Landgerichts" hatten; der Bezirk des Erbgesundheitsgerichts entsprach dabei dem jeweiligen Landgerichtsbezirk. Für Orte wie Berlin, Bochum, Dortmund etc., an denen sich mehrere Amtsgerichte befanden, bestimmte die Verordnung, welches davon als „Amtsgericht als Sitz des Landgerichts" gelten sollte. In Berlin wurde das Erbgesundheitsgericht dem Amtsgericht Charlottenburg angegliedert. Die Erbgesundheitsobergerichte waren nach dem GzVeN den jeweiligen Oberlandesgerichten anzuschließen, ihre Zuständigkeit umfasste den gesamten Oberlandesgerichtsbezirk.

Entsprechend den genannten Bestimmungen wurden im Bereich des Kammergerichts Berlin – das als Oberlandesgericht für die Reichshauptstadt Berlin und die umliegende Provinz Brandenburg bis 1945 wirkte – zu Beginn des Jahres 1934 acht Erbgesundheitsgerichte eingerichtet, und zwar in Berlin-Charlottenburg, Cottbus, Frankfurt/Oder, Guben, Landsberg/Warthe, Neuruppin, Potsdam und Prenzlau. Als Beschwerdeinstanz diente das dem Kammergericht Berlin angegliederte Erbgesundheitsobergericht Berlin. Im gesamten Deutschen Reich gab es 1935 über 200 Erbgesundheitsgerichte und 30 Erbgesundheitsobergerichte.

Zum Bezirk des Erbgesundheitsgericht Cottbus gehörten der Stadt- und der Landkreis Cottbus, die Kreise Calau und Spremberg sowie ein Teil der Kreise Luckau und Lübben.[2] Das Erbgesundheitsgericht Frankfurt/Oder war zuständig für den Kreis Oststernberg und den Stadtkreis Frankfurt/Oder sowie Teile der Kreise Beeskow-Storkow, Lebus, Weststernberg, Luckau, Lübben und Teltow. Der Bezirk des Erbgesundheitsgerichts Guben umfasste die Landkreise Crossen, Guben, Sorau, Züllichau-Schwiebus, sowie die Stadtkreise

1 Verordnung zur Ausführung des Reichsgesetzes zur Verhütung erbkranken Nachwuchses. Vom 29. Januar 1934, in: PrGS 1934 Nr. 5, ausgegeben am 7.2.1934, S. 52f.
2 Preußisches Staatsministerium (Hg.), Handbuch über den Preußischen Staat für das Jahr 1935, 139. Jg., Berlin o.J., S. 287ff.

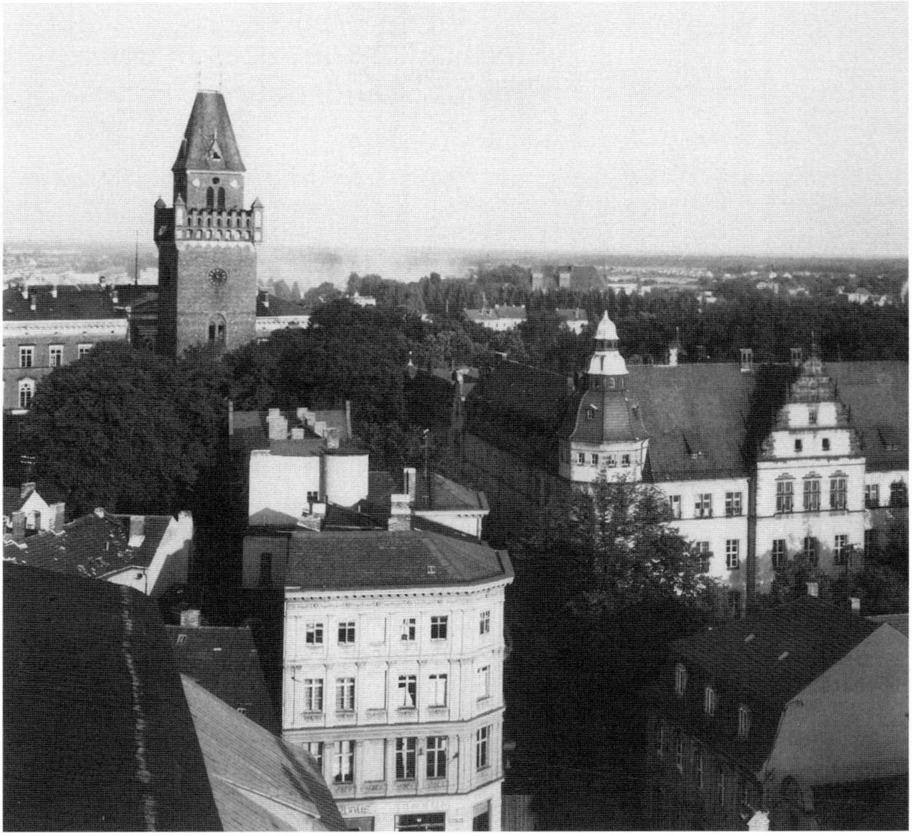

Blick auf das Land- und Amtsgericht Cottbus, in dem das Erbgesundheitsgericht untergebracht war.

Forst und Guben und einen kleinen Teil des Kreises Weststernberg. Zum Zuständigkeitsbereich des Erbgesundheitsgerichts Landsberg/Warthe zählten die Landkreise Arnswalde, Friedeberg, Landsberg/Warthe, Soldin, der Stadtkreis Landsberg/Warthe sowie Teile der Kreise Königsberg (Neumark), Lebus und Weststernberg. Das Erbgesundheitsgericht Neuruppin umfasste die Kreise Ruppin, Ostprignitz und Westprignitz, den Stadtkreis Wittenberge sowie Teile des Kreises Osthavelland. Das Erbgesundheitsgericht Potsdam war zuständig für die Stadtkreise Brandenburg/Havel, Potsdam und Rathenow, den Kreis Zauch-Belzig, den größten Teil der Kreise Jüterbog-Luckenwalde und Westhavelland sowie Teile der Kreise Osthavelland und Teltow und des Kreises Jerichow II in der Provinz Sachsen. Zum Bezirk des Erbgesundheitsgerichts Prenzlau gehörten die Kreise Angermünde, Prenzlau und Templin, der Stadtkreis Eberswalde, der größte Teil des Kreises Oberbarnim und ein Teil des Kreises Königsberg (Neumark).[3]

3 Preußisches Staatsministerium (Hg.), Handbuch über den Preußischen Staat für das Jahr 1934, 138. Jg., Berlin o.J., S. 279ff.; Reichsjustizministerium (Hg.), Handbuch der Justizverwaltung, Berlin 1942, S. 33ff.

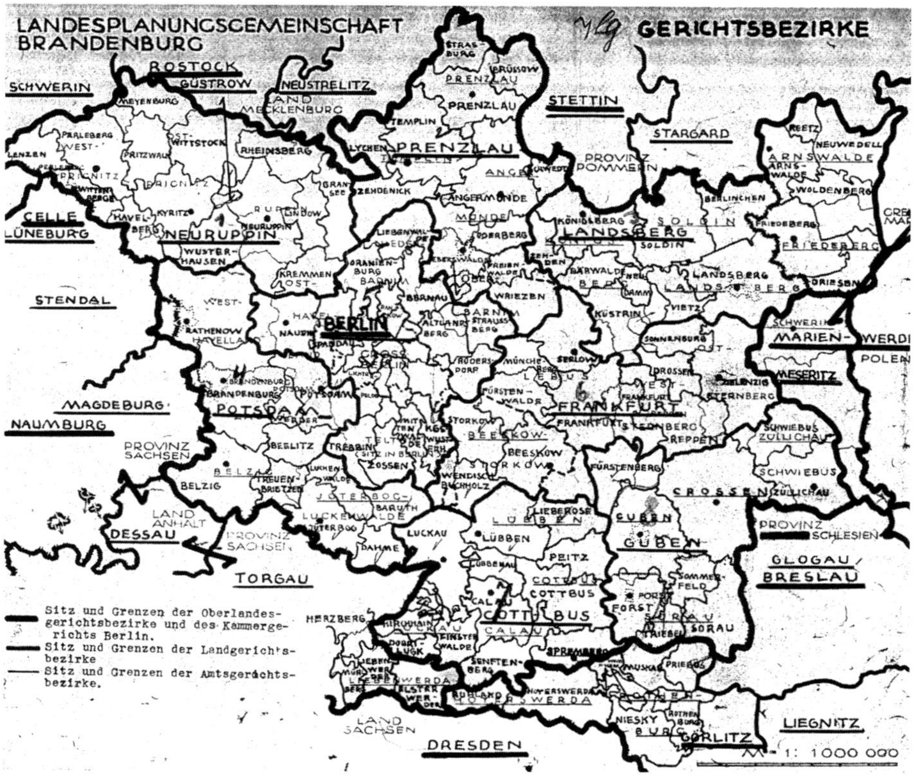

Gerichtsbezirke im Bereich des Kammergerichts Berlin. Die Landgerichtsbezirke entsprechen den Bezirken der Erbgesundheitsgerichte.

Zum Zuständigkeitsbereich des Erbgesundheitsgerichts Berlin-Charlottenburg zählten neben der Stadtgemeinde Berlin auch der Landkreis Niederbarnim sowie Teile der Landkreise Oberbarnim, Teltow, Westhavelland und Osthavelland, Jüterbog-Luckenwalde und Beeskow-Storkow. Die im Landkreis Teltow gelegene Provinzialanstalt Teupitz stellte nach Inkrafttreten der Zweiten Verordnung zur Ausführung des GzVeN vom 29. Mai 1934 ihre Anträge auf Unfruchtbarmachung zumeist an das für sie jetzt zuständige Erbgesundheitsgericht Berlin.

In den einzelnen Amtsbereichen der für Brandenburg zuständigen Erbgesundheitsgerichte differierte die Einwohnerzahl ganz erheblich. Während das Erbgesundheitsgericht Guben nur für rund 330 000 Menschen zuständig war, wohnten im Bezirk des Erbgesundheitsgerichts Berlin insgesamt ca. 4 581 000 Einwohner[4] mit der Folge, dass das dortige Erbgesundheitsgericht bis 1936 sukzessive auf insgesamt vier Kammern erweitert wurde, um der enormen Arbeitsbelastung Herr zu werden. Auch das Erbgesundheitsobergericht Berlin erhielt bereits 1935 eine zweite Kammer.

4 Niederschrift über die Beratung des Sachverständigenbeirats für Bevölkerungs- und Rassenpolitik am 25. Juni 1934, in: GStAPK I. HA Rep. 76 Vc Sekt 2 Tit 23 Lit A 128a Sterilisierungsgesetz, Bl. 171.

Nach der Verordnung vom 29. Januar 1934 oblag die Bestellung der Vorsitzenden der Erbgesundheitsgerichte und ihrer Stellvertreter den für die Geschäftsverteilung bei den Amtsgerichten zuständigen Stellen. Die ärztlichen Mitglieder wurden durch den Landgerichtspräsidenten auf Vorschlag des Regierungspräsidenten berufen.[5] Die Vorsitzenden der Erbgesundheitsobergerichte erhielten ihre Bestellung von den für die Geschäftsverteilung zuständigen Stellen bei den Oberlandesgerichten, in Berlin beim Kammergericht. Die ärztlichen Mitglieder der Erbgesundheitsobergerichte wurden auf Vorschlag des Preußischen Ministers des Innern und des Preußischen Ministers für Wissenschaft, Kunst und Volksbildung durch den Justizminister bestellt. Die Berufung erfolgte jeweils für die Dauer eines Kalenderjahres.

Tatsächlich wurden die Mitglieder der Erbgesundheitsgerichte nach ihrer Haltung zum NS-Regime und zum Sterilisationsgesetz ausgewählt. Bereits am 18. November 1933 bat der Präsident des Kammergerichts Berlin, Heinrich Hölscher (1874–1947)[6], die in seinem Bezirk zuständigen Landgerichtspräsidenten, die Vorschläge für die richterlichen Mitglieder der zukünftigen Erbgesundheitsgerichte „im engsten Benehmen" mit den zuständigen Stellen der NSDAP und des Bundes Nationalsozialistischer Deutscher Juristen (BNSDJ) zu machen.[7] Als richterliche Mitglieder der Erbgesundheitsgerichte, so Hölscher, kämen nur solche Beamte in Betracht, die „mit dem nationalsozialistischen Gedankengut durchaus vertraut und überzeugte Anhänger der nationalsozialistischen Bewegung und des neuen Staates" seien.

In der Praxis musste man bei der Berufung allerdings auch auf Richter zurückgreifen, die den geäußerten Anforderungen nur teilweise entsprachen. So fanden die Namensvorschläge, die der Potsdamer Landgerichtspräsident der lokalen Parteibehörde und dem BNSDJ, Gau Kammergerichtsbezirk Berlin, zur Stellungnahme übermitteln ließ, keinen uneingeschränkten Beifall, sie wurden letztlich jedoch mit der Begründung toleriert, dass „bei dem großen Mangel an alten nationalsozialistischen Juristen … vom politischen Standpunkt der N.S.D.A.P. aus die Verwendung beider Richter für die besonderen, im Grunde echt nationalsozialistischen richterlichen Aufgaben zu billigen" seien.[8] Tatsächlich handelte es sich bei den vorgeschlagenen Amtsgerichtsräten lediglich um Mitgliedsanwärter der NSDAP, denen nach Einschätzung der Potsdamer NSDAP-Kreisleitung „besondere Verdienste in Verfolgung der politischen Ziele des neuen Staats" fehlten.

Die ärztlichen Mitglieder der Erbgesundheitsgerichte wurden vom zuständigen Regierungspräsidenten in Potsdam bzw. Frankfurt/Oder ernannt, wobei im Falle der nicht beamteten ärztlichen Beisitzer auf die Vorschläge des

5 Analog hierzu erfolgte die Bestellung der ärztlichen Mitglieder des Erbgesundheitsgerichts Berlin durch den Präsidenten des Amtsgerichts Berlin auf Vorschlag des Polizeipräsidenten.

6 Präsident des Kammergerichts Berlin war von Juni 1933 bis Dezember 1942 Heinrich Hölscher, der zuvor Staatssekretär im Preußischen Justizministerium gewesen war. Sein Nachfolger war ab Mai 1943 bis Kriegsende Johannes Block (1881–1945, für tot erklärt). Beide wurden nach der Einnahme Berlins durch sowjetische Truppen verhaftet und verschleppt. Siehe Erik Amburger, Das Kammergericht und seine Präsidenten, o.O., o.J. [1955], S. 55f.; Ernst Klee, Das Personenlexikon zum Dritten Reich. Wer war was vor und nach 1945, Frankfurt am Main 2003, S. 53 und 262.

7 BLHA Br. Pr. Rep. 12 A Potsdam Nr. 441, Bl. 1.

8 Kreisleitung Potsdam der NSDAP an den Landgerichtspräsidenten vom 29.11.1933, in: BLHA Br. Pr. Rep. 12 A Landgericht Potsdam Nr. 441, Bl. 6f.

Nationalsozialistischen Deutschen Ärztebundes zurückgegriffen wurde.[9] Dieses Vorgehen ging auf eine Empfehlung des Reichsinnenministeriums zurück, bei der Auswahl der Mediziner den Nationalsozialistischen Deutschen Ärztebund oder die ärztlichen Spitzenverbände zu hören.[10] Die vom Gesetz geforderte besondere Vertrautheit mit der Erbgesundheitslehre wurde nicht kontrolliert.

Die Überprüfung der bei Inkrafttreten des GzVeN ernannten nichtbeamteten ärztlichen Beisitzer der brandenburgischen Erbgesundheitsgerichte hinsichtlich ihrer Parteizugehörigkeit und ihrer Vorbildung bestätigen diese Besetzungspolitik. Von den insgesamt 21 nichtbeamteten Ärzten, die Anfang 1934 zu (stellvertretenden) Mitgliedern der brandenburgischen Erbgesundheitsgerichte Cottbus, Frankfurt/Oder, Guben, Landsberg, Neuruppin, Potsdam und Prenzlau ernannt wurden, gehörten mindestens 18 bereits der NSDAP an; mindestens neun waren schon vor 1933 der Partei beigetreten.[11]

Auch die fachliche Vorbildung spielte – anders als bei der Besetzung der Erbgesundheitsobergerichte[12] – bei der Auswahl ganz offensichtlich keine Rolle. Unter den 21 niedergelassenen Ärzten, die zu nichtbeamteten ärztlichen Mitgliedern ernannt wurden, befand sich lediglich ein einziger Psychiater, obwohl die Mehrzahl der im GzVeN aufgeführten Krankheiten vor allem psychiatrische Erfahrungen und Kenntnisse verlangten; weitere acht Mediziner waren als Fachärzte für Inneres, Frauenkrankheiten, Neurologie oder Chirurgie tätig. Über die Hälfte der nichtbeamteten ärztlichen Mitglieder (insgesamt zwölf) besaß keine Facharztausbildung. An den Erbgesundheitsgerichten in Potsdam, Prenzlau und Neuruppin waren sogar ausschließlich praktische Ärzte als Beisitzer tätig.[13] Von der Ernennung fachlich geeigneter Anstaltspsychiater machten die zuständigen Stellen – sehr zum Bedauern des Landesmedizinalrates Friedrich Baumann[14] – erst später und dann auch nur vereinzelt Gebrauch.[15]

9 BLHA Br. Pr. Rep. 12 A Potsdam 441, Bl. 10. Später wurden die nichtbeamteten ärztlichen Mitglieder auch von der Ärztekammer Kurmark der Reichsärztekammer vorgeschlagen, siehe BLHA Br. Pr. Rep. 12 A Landgericht Neuruppin Nr. 1268, Bl. 16, 34f.
10 Siehe Referat Herbert Lindens auf der Sitzung des Sachverständigenbeirats für Bevölkerungs- und Rassenpolitik am 25. Juni 1934, in: GStAPK I. HA Rep. 76 Vc Sekt 2 Tit 23 Lit A Nr. 128a, Bl. 170.
11 Von den beamteten ärztlichen Beisitzern, die 1934 zu Mitgliedern der brandenburgischen Erbgesundheitsgerichte bestellt wurden, waren nur vier bereits 1933 nachweislich der NSDAP beigetreten. Für weitere drei ist ein Parteieintritt nach 1933 dokumentiert. Bei einem beamteten ärztlichen Mitglied konnte lediglich die NSDAP-Mitgliedschaft ohne Zeitangabe festgestellt werden. Für die übrigen 13 beamtete Beisitzer wurde keine Parteizugehörigkeit ermittelt.
12 Bei der Besetzung der Erbgesundheitsobergerichte hatte der Preußische Minister des Innern den Minister für Wissenschaft, Kunst und Volksbildung am 13.1.1934 „aus sachlichen Gründen" um die Benennung von geeigneten Universitätslehrern gebeten, vor allem für die Besetzung der Mitgliederstellen, die für approbierte Ärzte mit besonderen erbbiologischen Erfahrungen vorbehalten waren. In der Tat wurden vor allem Professoren, zum Teil auch Direktoren von Heil- und Pflegeanstalten, als Beisitzer benannt. Siehe GStAPK I. HA Rep. 76 Vc Sekt 2 Tit 23 Lit A Nr. 128a, Bl. 134ff; BA Berlin R 1501 Reichsministerium des Innern Nr. 126252, Bl. 30ff.
13 Die fachärztliche Qualifikation der ärztlichen Beisitzer wurde über den Reichsmedizinalkalender ermittelt.
14 So bemängelte Landesmedizinalrat Friedrich Baumann am 4.7.1935 gegenüber dem Leiter der Landesanstalt Sorau, Dr. Paul Schmidt, dass „wenigstens bei uns in Brandenburg dieser erbbiologisch angeblich erfahrene Arzt meist ein praktischer Arzt ohne jede Vorkenntnisse ist und die Anstalts-Psychiater bei der Auswahl dazu geschnitten wurden", siehe BLHA Br. Pr. Rep. 55 Provinzialverband Abt. VII b Nr. 4, Bl. 96.
15 Zur Mitgliedschaft von Ärzten der brandenburgischen Provinzialanstalten bei Erbgesundheitsgerichten siehe S. 62.

Eine Übersicht über alle an den brandenburgischen Erbgesundheitsgerichten tätigen Vorsitzenden und ärztlichen Beisitzer existiert lediglich für die ersten Monate nach Inkrafttreten des Gesetzes.[16] Insbesondere für die Besetzung der Erbgesundheitsgerichte in Guben und Landsberg/Warthe liegen für die nachfolgenden Jahre praktisch keine weiteren Daten vor. Daher sind weder zur Parteizugehörigkeit oder zur Vorbildung der brandenburgischen Erbgesundheitsrichter noch zur Dauer ihrer Tätigkeit umfassende Angaben möglich.[17]

Zum Teil griff man, sowohl was den Vorsitz als auch die ärztlichen Mitglieder anging, in späteren Jahren regelmäßig auf das in Erbgesundheitsfragen bereits erfahrene Personal zurück. Dies lässt sich für einzelne Erbgesundheitsgerichte nachweisen wie z.B. Prenzlau, dessen erster Vorsitzender Walter Eichstaedt mindestens bis 1942 dort tätig war und ab 1937 sich mit Amtsrichter Alfred Hampe im Vorsitz abwechselte. Hampe selbst blieb bis mindestens 1943 im Amt. Eine Kontinuität lässt sich auch für das Erbgesundheitsgericht Cottbus feststellen, bei dem Amtsrichter Gustav Kraehmer mindestens von 1935 bis 1944 tätig war. Dagegen wechselte der Vorsitz des Erbgesundheitsgerichts Potsdam häufiger, bedingt unter anderem durch Aushilfstätigkeiten der Richter beim Kammergericht in Berlin.

Bei den ärztlichen Mitgliedern der Erbgesundheitsgerichte lässt sich keine einheitliche Tendenz festmachen. Zumindest in der Anfangszeit des Gesetzes sollte die Bestellung der Beisitzer des Erbgesundheitsgerichts für das Kalenderjahr 1934 nach einer Empfehlung des Reichsjustizministers auch auf das Kalenderjahr 1935 ausgedehnt werden, weshalb die völlige Neubesetzung der nichtbeamteten ärztlichen Mitglieder in Potsdam auf Kritik stieß.[18] Die Motive für diesen Schritt, der der ministeriellen Auffassung eindeutig widersprach, lassen sich aus den vorliegenden Quellen nicht eindeutig erschließen.[19] Die Neubesetzung geschah jedenfalls nicht im Einvernehmen mit den ausgeschiedenen Beisitzern.[20]

Eine relative Kontinuität in der Besetzung der Erbgesundheitsgerichte lässt sich insgesamt bei den beamteten Ärzten nachweisen. Diese Beständigkeit ergab sich schon aus der nur geringen Anzahl an beamteten Ärzten, die für die Mitwirkung an Sterilisationsverfahren zur Verfügung standen. Dieser Mangel führte bei einzelnen Erbgesundheitsgerichten durchaus zu Besetzungsproblemen. So konnte der Potsdamer Regierungspräsident im März 1936 statt der geplanten sechs stellvertretenden Mitglieder in der Gruppe der beamteten Ärzte lediglich zwei benennen, da „die Amtsärzte des Bezirks auch noch für

16 BAB R 1501 Reichsinnenministerium Nr. 126252, Bl. 15ff. Siehe S. 228ff.

17 Eine Zusammenstellung der Vorsitzenden und ärztlichen Beisitzer der brandenburgischen Erbgesundheitsgerichte auf der Grundlage der ausgewerteten Einzelfallakten siehe S. 231ff.

18 Kammergerichtspräsident an Landgerichtspräsidenten Potsdam vom 29.3.1935, in: BLHA Br. Pr. Rep. 12 A Landgericht Potsdam Nr. 441, Bl. 61.

19 Der Landgerichtspräsident in Potsdam rechtfertigte die Ernennung gegenüber dem Kammergerichtspräsidenten in Berlin mit dem Hinweis auf den Regierungspräsidenten in Potsdam, der die ärztlichen Mitglieder ohne nähere Begründung vorgeschlagen hatte, siehe Landgerichtspräsident an Kammergerichtspräsidenten vom 27.2.1935, in: ebd., Bl. 57.

20 Das ärztliche Mitglied Pohlkötter beschwerte sich über seine Nichtwiederernennung durch den Regierungspräsidenten und äußerte die Vermutung, der damalige Vorsitzende der Ärztekammer, Dr. Ruppin, habe dies veranlasst, in: ebd.

die anderen Erbgesundheitsgerichte des Bezirks tätig sind"[21]. Diese Praxis, örtlich zuständige Amtsärzte zu Mitgliedern benachbarter Erbgesundheitsgerichte zu ernennen, war durchaus üblich und bereits im Juni 1934 in der Sitzung des Sachverständigenbeirats für Bevölkerungs- und Rassenpolitik empfohlen worden, da sich die vom Gesetz vorgegebene Einschränkung, wonach der beamtete Arzt bei Entscheidungen nicht mitwirken durfte, bei denen er selbst Antragsteller war, so geschickt umgehen ließ.[22] Diese Besetzungspolitik lässt sich in den brandenburgischen Akten für den Bereich des Erbgesundheitsgerichts Potsdam nachweisen.[23]

Häufigere Wechsel sind dagegen bei den nichtbeamteten ärztlichen Beisitzern der brandenburgischen Erbgesundheitsgerichte zu verzeichnen. Nicht selten lehnten frei praktizierende Mediziner eine Ernennung zum ärztlichen Mitglied ab oder legten ihr Mandat während ihrer Amtszeit nieder. Die meisten begründeten diesen Schritt ganz allgemein mit Arbeitsüberlastung, Stellen- und Ortswechsel. Krankheit, Tod oder später die Einberufung zur Wehrmacht sorgten für weitere Änderungen bei der Besetzung. Auch die weiten Anfahrtswege zum Erbgesundheitsgericht und die finanziellen Einbußen, die mit der Schließung der Praxis in den Sitzungszeiten verbunden war, spielten bei den Absagen offensichtlich eine Rolle. So rechtfertigte der Vorsitzende des Erbgesundheitsgerichts Neuruppin 1937 den Ausfall eines Gerichtstermins mit dem Hinweis, dass ein ärztliches Mitglied aufgrund seiner vielen Ehrenämter und des weiten Reiseweges nur schwer zu einer Mitarbeit heranzuholen sei. Die Folge sei, dass er durch andere Beisitzer habe vertreten werden müssen, was diesen jedoch nicht allzu oft zugemutet werden dürfe: „Die Mitarbeit beim Erbgesundheitsgericht bedeutet für einen gut beschäftigten prakt. Arzt einen erheblichen Verdienstausfall"[24]. Im Interesse einer engagierten Mitarbeit der ärztlichen Beisitzer an den Sterilisationsverfahren war man daher schon 1935 am Erbgesundheitsgericht Potsdam bemüht, die Zahl der beamteten und nichtbeamteten Ärzte auf insgesamt je acht zu erhöhen. Eine allzu starke Inanspruchnahme, so die Bedenken des Vorsitzenden Lehmann, könnte „zu einer gewissen Abschwächung des Interesses und damit zur Flüchtigkeit führen"[25]. Eine derartige Erhöhung der Mitgliederzahl, die eine geringere Inanspruchnahme einzelner Beisitzer zur Folge gehabt hätte, widersprach jedoch nach Auffassung des Berliner Kammergerichtspräsidenten der Absicht des Gesetzgebers, die Beisitzer durch eine häufigere Heranziehung in die Lage zu versetzen, „die Rechtsprechung des Erbgesundheitsgerichts kennenzulernen und auszugestalten". Aus diesem Grunde genehmigte er schließlich nur die Zahl

21 Regierungspräsident Potsdam an Landgerichtspräsidenten Potsdam vom 19.3.1936, in: ebd., Bl. 143. Ein weiteres Argument waren die zu hohen Reisekosten, die bei der Benennung von weit entfernt wohnenden Amtsärzten entstehen würden.

22 So das Mitglied des Sachverständigenbeirates für Bevölkerungs- und Rassenpolitik, Prof. Fritz Lenz, in der Beiratssitzung vom 25.6.1934, in: GStA HA I Rep. 76 Vc Sekt 2 Tit 23 Lit A 128a Sterilisationsgesetz, Bl. 182.

23 So war beispielsweise der Amtsarzt des Kreises Oberbarnim, Dr. Otto Manke, gleichzeitig bei den Erbgesundheitsgerichten Potsdam und Prenzlau tätig, siehe BLHA Br. Pr. Rep. 5 N Erbgesundheitsgericht Potsdam Nr. 29, Bl. 118.

24 Vorsitzender Erbgesundheitsgericht Neuruppin an Landgerichtspräsidenten vom 8.2.1937, in: BLHA Br. Pr. Rep. 12 A Landgericht Neuruppin Nr. 1268, Bl. 84.

25 Lehmann an Landgerichtspräsidenten vom 23.10.1935, in: BLHA Br. Pr. Rep. 12 A Landgericht Potsdam Nr. 441, Bl. 100.

von sechs beamteten und sechs nichtbeamteten ärztlichen Beisitzern des Erbgesundheitsgerichts Potsdam.[26]

Darüber hinaus gab es allerdings auch Wechsel in der Mitgliedschaft, die direkt mit der Durchführung des Sterilisationsgesetzes in Zusammenhang standen. So entließ der Präsident des Landgerichts Neuruppin den Direktor des Kreiskrankenhauses Neuruppin, Dr. Wetzel, bereits kurz nach dessen Ernennung zum Erbgesundheitsrichter wieder, „damit er bei der Vornahme der Sterilisierungen nicht gesetzlich behindert ist"[27].

Zu großen Schwierigkeiten bei der Besetzung einzelner Erbgesundheitsgerichte kam es während des Zweiten Weltkrieges, obwohl die Amtszeit der ärztlichen Mitglieder mit Kriegsbeginn durch ministerielle Verordnung zunächst für ein Jahr, ab Ende 1942 bis auf weiteres verlängert wurde.[28] Bereits am 30. August 1939 lehnte das nichtbeamtete ärztliche Mitglied des Erbgesundheitsgerichts Potsdam, Dr. Erich Blossfeldt, eine weitere Teilnahme an den Gerichtssitzungen mit dem Hinweis ab, er sei nach Einberufung der meisten Ärzte in der Stadt Brandenburg derzeit der einzige freiberufliche Chirurg und müsse zudem jederzeit im Krankenhaus zur Verfügung stehen.[29] Der Vorsitzende des Potsdamer Erbgesundheitsgerichts musste dem Landgerichtspräsidenten am 27. Dezember 1939 gar die vorläufige Einstellung der Sitzungen des Erbgesundheitsgerichts melden: „Rückfragen bei den als Beisitzern des Erbgesundheitsgerichts in Frage kommenden Ärzten haben ergeben, dass für die Sitzungen nur noch eine geringe Anzahl von Amtsärzten zur Verfügung steht. Die Privatärzte sind entweder zur Wehrmacht eingezogen (5) oder aber infolge beruflicher Überlastung nicht abkömmlich (4). Nur ein einziger Arzt (aus Brandenburg) könnte freitags ab 11.30 Uhr kommen, wenn er die Genehmigung erhält, seinen Kraftwagen zu benutzen. Freitags aber bin ich (ebenso wie mein Vertreter) wegen anderweitiger Sitzung verhindert. Hiernach werde ich nicht in der Lage sein, vorläufig Sitzungen des Erbgesundheitsgerichts abzuhalten, obwohl etwa 20 Sachen terminsreif sind"[30]. Auch in den folgenden Kriegsjahren änderte sich die Situation nicht, obwohl man auf Anraten des Reichsinnenministeriums nun auch verstärkt auf Ärzte aus der Landesanstalt Görden zurückgriff.[31] Bis zur Einstellung der Gerichtstätigkeit Ende 1944 blieb der Mangel an ärztlichen Beisitzern zumindest beim Erbgesundheitsgericht Potsdam ein permanentes Problem.[32]

26 Kammergerichtspräsident an Landgerichtspräsidenten vom 14.11.1935, in: ebd., Bl. 107.
27 Landgerichtspräsident Neuruppin vom 11.4.1934, in BLHA Br. Pr. Rep. 5 E Amtsgericht Neuruppin Nr. 217 Bl. 10.
28 Verordnung über die Verlängerung der Amtszeit der ärztlichen Mitglieder der Erbgesundheitsgerichte vom 20.10.1939 (RGBl. 1939 I, S. 2092), vom 2.12.1940 (RGBl. 1940 I, S. 1546), vom 13.11.1941 (RGBl. 1941 I, S. 713), vom 4.12.1942 (RGBl. 1942 I, S. 675).
29 BLHA Br. Pr. Rep. 5 N Erbgesundheitsgericht Potsdam Nr. 29.
30 Ebd.
31 Vorsitzender Erbgesundheitsgericht Potsdam an Landgerichtspräsidenten vom 2.12.1940; in: ebd.
32 Vorsitzender Erbgesundheitsgericht Potsdam an Landgerichtspräsidenten vom 8.7.1944, in: ebd.

Die Mitwirkung der Provinzialverwaltung und der Heil- und Pflegeanstalten

Von Anfang an nahmen die Landesanstalten eine Schlüsselposition bei der Umsetzung der nationalsozialistischen Sterilisationspolitik in Brandenburg ein. Dies ergab sich nicht nur aus der Tatsache, dass „die als erbkrank im Sinne des Gesetzes zu verzeichnenden Personen zu einem sehr grossen Anteil zu den Insassen der Landes- und Pflegeanstalten gehören werden", wie der Landesdirektor in einem Rundschreiben vom 14. Dezember 1933 anmerkte.[33] Vielmehr war schon im GzVeN die besondere Bedeutung der Heil- und Pflegeanstalten festgeschrieben worden, indem man ihnen bzw. den Anstaltsleitern – ebenso wie den beamteten Ärzten oder den Leitern von Straf- und Krankenanstalten – das Recht zugestanden hatte, die Unfruchtbarmachung einer Person zu beantragen. Die Erwartungen, die mit dieser herausgehobenen Stellung verbunden waren, brachte der Oberpräsident der Provinz Brandenburg und Gauleiter des Gaues Kurmark, Wilhelm Kube (1887–1943), in einem Rundschreiben an die Provinzialanstalten im Februar 1934 klar zum Ausdruck: „Die Provinzialanstalten sind in der nächsten Zeit an erster Stelle berufen, die Durchführung des Gesetzes in Gang zu bringen. Sie haben das wichtigste und verantwortungsvolle Recht der Antragstellung und müssen von diesem Rechte bei allen in Betracht kommenden erbkranken Anstaltsinsassen lückenlos und sobald wie möglich Gebrauch machen ... Gegenüber der für den Wiederaufbau einer erbgesunden Bevölkerung nicht hoch genug einzuschätzenden Bedeutung des Gesetzes spielen etwa eintretende Schwierigkeiten wie Mehrarbeit, Platznot, Rückgang der Familienpflege usw. nur eine untergeordnete Rolle und müssen ohne weiteres mit in Kauf genommen werden, zumal damit zu rechnen ist, daß mit der zunehmenden Durchführung des Gesetzes auch allmählich die augenblicklichen Schwierigkeiten zurückgehen werden."[34]

Insbesondere in den ersten Monaten nach Inkrafttreten des Sterilisationsgesetzes übernahmen die Heil- und Pflegeanstalten eine Vorreiterrolle bei der praktischen Umsetzung des GzVeN. Im Gegensatz zu den beamteten Ärzten, die über keinen vergleichbaren Mitarbeiterstab verfügten und in ihren Ermittlungen vielfach auf Unterstützung von außen, vor allem auf Meldungen von „Erbkranken" angewiesen waren, konnten die Anstaltsleitungen auf bereits vorliegende und gesichert erscheinende Diagnosen in den Krankenakten und auf geschultes Personal für die systematische Erfassung der Anstaltspatienten zurückgreifen. Um die erforderliche Überprüfung der Patienten auf Vorliegen von „Erbkrankheiten" und die Notwendigkeit der Unfruchtbarmachung zu erleichtern, wurden sämtliche brandenburgische Anstaltsinsassen auf Anordnung der Provinzialverwaltung in verschiedene Kategorien eingeteilt und die Krankengeschichten der Patienten entsprechend gekennzeichnet.[35] Dabei wurde unterschieden zwischen vordringlichen, notwendigen, wünschenswerten, unnötigen und zwecklosen Sterilisationsfällen. Als „vordringlich" galt eine Sterilisation, wenn eine große Wahrscheinlichkeit der Fortpflanzung be-

33 BLHA Br. Pr. Rep. 55 C Pflegeanstalt Wittstock Nr. 57, Bl. 5.
34 Rundschreiben vom 14.2.1934, in: ebd., Bl. 7f.
35 Die Provinzialverwaltung in Brandenburg übernahm ausdrücklich die vom Berliner Oberbürgermeister im Rundschreiben vom 18.1.1934 festgelegten Grundsätze zur Durchführung des GzVeN in den städtischen Heil- und Pflegeanstalten. Siehe ebd., Bl. 9–11.

Antrag auf Unfruchtbarmachung

Auf Grund der §§ 1 bis 3 des Gesetzes zur Verhütung erbkranken Nachwuchses vom 14. Juli 1933 (Reichsgesetzbl. I S. 529) beantrage ich — die Unfruchtbarmachung — der — Haustochter Ruth K[redacted]
zur Zeit als Patientin wohnhaft in der Brdbg. Landesanstalt Neuruppin seit 24.2.1939.

Die — Genannte leide(t) an

S c h i z o p h r e n i e.

Zur Glaubhaftmachung der vorstehenden Angabe beziehe ich mich — auf das anliegende(s) ärztliche Gutachten, der Assistenzärztin Dr. Pehrsson von der Brdbg. Landesanstalt Neuruppin. Der Antrag auf Unfruchtbarmachung wird gestellt, um die Patientin nach Durchführung der Sterilisation entlassen zu können.

Die Bestellung eines Pflegers ist — nicht — erforderlich, weil die Patientin noch minderjährig und zum Vormund das Jugendamt in Nauen, Kreis Osthavelland bestellt ist.

Verständigung mit der Kranken ist — nicht — möglich. Krankengeschichte liegt bei zur gefl. Einsichtnahme mit der Bitte um baldgefl. Rückgabe nach gemachtem Gebrauch.

Ort: Neuruppin, den 30. Juni 1939.
Brdbg. Landesanstalt.

Des Antragstellers:
Name und Vorname
Stand I. Oberarzt u. stellv. Direktor der Brdbg. Landesanstalt
Wohnort Neuruppin
Straße Fehrbellinerstr. 38.

Amtsgericht Neuruppin
Eing. 2. Jul. 1939
Anl. 1 Bd. Akten
Kostenmarken.
Hypothekenbriefe.

An
die Geschäftsstelle des Erbgesundheitsgerichts
in Neuruppin.

[1]) Nichtzutreffendes ist jeweils zu durchstreichen.

Steril.-Ges. Nr. 4.
Anst. I. 234.
1936. 2000.

6. XIII. 65/39

Antrag der Landesanstalt Neuruppin auf Unfruchtbarmachung der Patientin Ruth K.

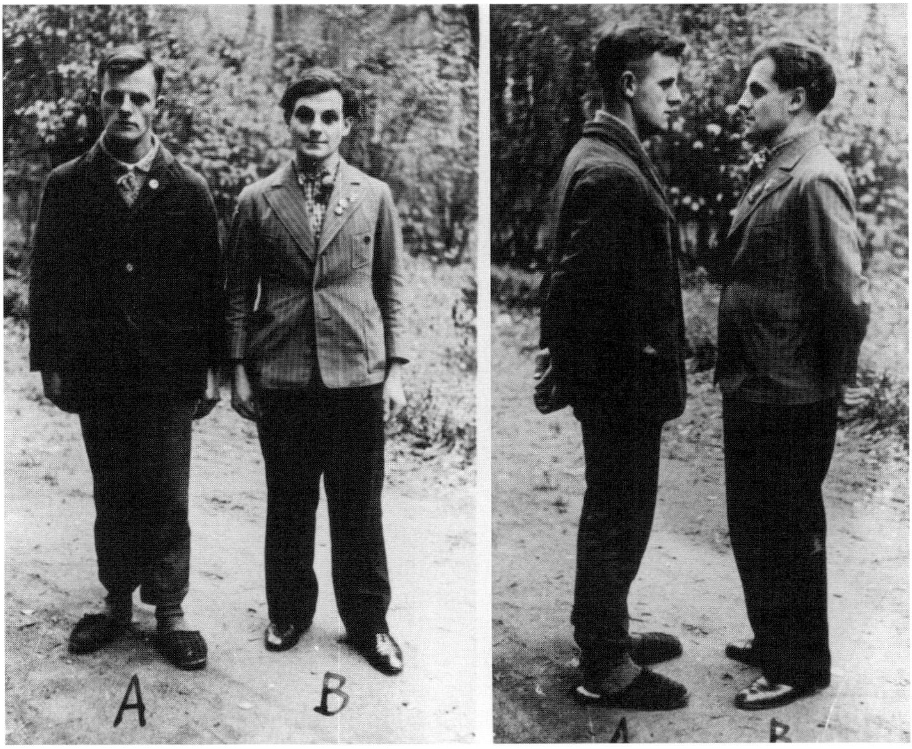

Zur Klärung der Frage, ob bei dem 25-jährigen Landarbeiter Johannes S. (links) eine „Erbkrankheit" vorliegt, wurden er und sein Zwillingsbruder in der Landesanstalt Potsdam vom dortigen Oberarzt Ernst Illing untersucht (Fotos aus dem ärztlichen Gutachten).

stand und die Entlassung des Patienten bevorstand („Gefahr im Verzuge"); als „notwendig" erschien sie, wenn die Gefahr der Fortpflanzung bestand, die Entlassung des Patienten möglich, aber auch noch verschoben werden konnte. Unter die Kategorie „wünschenswert" wurden alle Sterilisationsfälle subsumiert, bei denen zwar die Möglichkeit der Fortpflanzung gegeben war, die Entlassung jedoch nicht sobald zu erwarten war. Als „unnötig" ordnete man eine Unfruchtbarmachung ein, wenn zwar die biologische Möglichkeit der Fortpflanzung bestand, dieselbe aber aus psychiatrischen Gründen nicht zu erwarten war, d.h. der Patient bis zum Aufhören der Fortpflanzungsfähigkeit in der Anstalt verbleiben würde: Unter der Kategorie „zwecklos" wurden alle Insassen erfasst, die nicht mehr fortpflanzungsfähig waren (Männer über 70 und Frauen über 50 Jahre) sowie alle bereits kastrierten oder sterilisierten Kranken. Zudem sollten die Krankengeschichten derjenigen Patienten besonders gekennzeichnet werden, die aufgrund der Diagnose sicher nicht unter das GzVeN fielen. Auf Anweisung der Provinzialverwaltung mussten die Anstalten für alle Kranken, bei denen die Unfruchtbarmachung als vordringlich, notwendig oder wünschenswert bezeichnet worden war, Sterilisationsanträge stellen und ärztliche Gutachten anfertigen.

Die Einführung des GzVeN bedeutete eine beträchtliche Mehrbelastung der Anstalten infolge der auftretenden Platzprobleme und des steigenden Verwaltungsaufwandes. Die gesetzliche Vorgabe, nur sterilisierte „Erbkranke“ zu entlassen, führte gerade in der Anfangszeit zu einer erheblichen Überbelegung der Provinzialanstalten. Auf Anweisung der Provinzialverwaltung mussten in den Anstalten sämtliche Aufnahmemöglichkeiten genutzt und notfalls neue Wachsäle hergerichtet werden. Schon im Juni 1934 wurden 200 Kranke mehr als die im gesamten Haushaltsplan 1934 vorgesehenen 6 450 Patienten gemeldet. Zur Vermeidung der drohenden erheblichen Etatüberschreitung ordnete die Provinzialverwaltung an, alle unfruchtbar gemachten Kranken sobald wie möglich zu entlassen oder in Familienpflege zu geben.[36]

Darüber hinaus dokumentieren die Jahresberichte der Provinzialanstalten trotz mancher Änderungen, die die Durchführung des GzVeN in den Anstalten erleichtern sollten, bis 1936 regelmäßige Klagen über die starke Arbeitsbelastung der Ärzte und der Kanzleien durch das Sterilisationsgesetz. In seiner Stellungnahme zu den Jahresberichten 1935 wies Landesmedizinalrat Dr. Friedrich Baumann den Oberpräsidenten daher ausdrücklich darauf hin, dass diese Arbeit nicht geleistet werden könne, „wenn die beteiligten Ärzte nicht voll von dem ungeheueren Wert und der Notwendigkeit der Durchführung des Gesetzes überzeugt wären; eines Gesetzes, das die meisten Psychiater schon seit langen Jahren ersehnt haben“[37].

Tatsächlich konnte erst mit dem Wirtschaftsjahr 1936/37 die „Durchsiebung der alten Bestände an Kranken in Bezug auf die Diagnose“ und die Meldungen von „Erbkranken“ an die Gesundheitsämter abgeschlossen werden, was Landesmedizinalrat Baumann mit den Worten kommentierte: „Eine Unsumme von Arbeit ist damit geleistet worden.“ Er zeigte sich überdies zufrieden über die geringen Ablehnungen und die wenigen Beschwerden von Anstaltspatienten beim Erbgesundheitsobergericht, was seiner Ansicht nach für die „verhältnismäßig gute Vorarbeit“ der Anstalten sprach. Sehr klein war seiner Ansicht nach auch die Zahl derjenigen Patienten, die nach der Sterilisation ungeheilt entlassen werden mussten, „offenbar auf starkes Drängen der Angehörigen“.

Kritisch äußerte er sich bis 1938 dagegen regelmäßig über die seiner Ansicht nach viel zu lange Verfahrensdauer, die vom Zeitpunkt der Antragstellung bis zum Erhalt der Rechtskrafterklärung durchschnittlich 4 bis 4,5 Monate betrug.[38] In seinem Bericht an den Oberpräsidenten hob Baumann mehrfach die starke Belastung sowohl der Anstalten als auch der Fürsorgeverbände durch „im Grunde genommen entlassungsfähige[n] Kranke[n]“ hervor, da diese bis zum Beschluss des Erbgesundheitsgerichts bzw. bis zur Durchführung der Sterilisation in der Anstalt verbleiben mussten und nur in bestimmten Ausnahmefällen vor Abschluss des Verfahrens vorzeitig entlassen werden durften. Ähnliche Kritik kam auf der Anstaltsleiterkonferenz am 15. Januar 1936 zur Sprache. Fast durchgängig bemängelten die Direktoren die Dauer der Sterilisationsverfahren, die „unnötige Kosten“ verursachen würden. Insgesamt zeig-

36 Rundverfügung des Oberpräsidenten vom 26.6.1934, in: ebd., Bl. 69.
37 BLHA Br. Pr. Rep. 55 Provinzialverband Abt. VII b 13, Bl. 59.
38 BLHA Br. Pr. Rep. 55 Provinzialverband Abt. VII b Nr. 13, Bl. 19, 32, 51. Bei einzelnen Anstalten wie Eberswalde dauerte das Verfahren vom Zeitpunkt der Antragstellung bis zum Erhalt der Rechtskraftsetzung im Durchschnitt sogar 7,5 Monate.

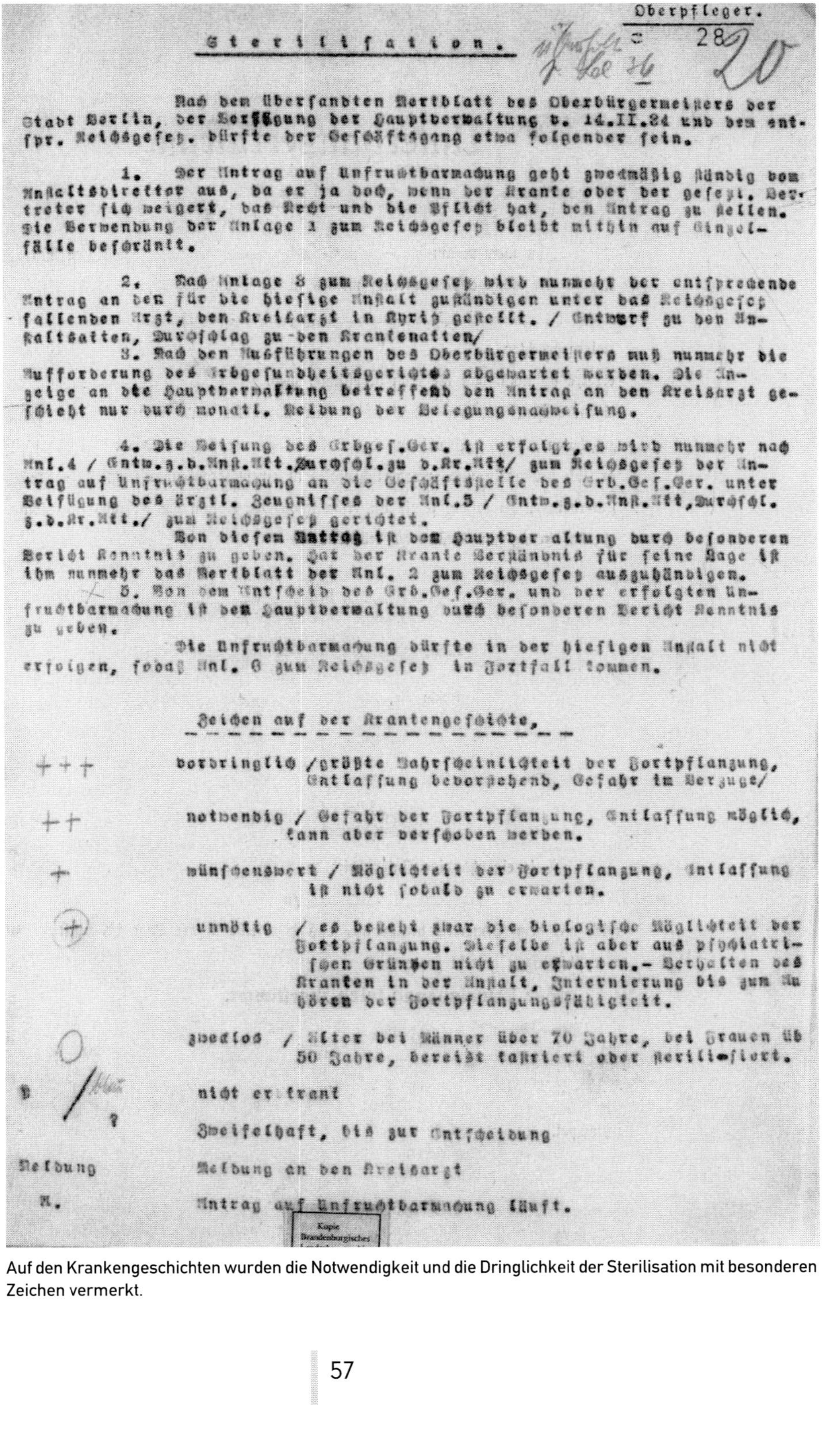

Oberpfleger.

28

Sterilisation.

Nach dem übersandten Merkblatt des Oberbürgermeisters der Stadt Berlin, der Verfügung der Hauptverwaltung v. 14.II.34 und dem entspr. Reichsgesetz. dürfte der Geschäftsgang etwa folgender sein.

1. Der Antrag auf Unfruchtbarmachung geht zweckmäßig ständig vom Anstaltsdirektor aus, da er ja doch, wenn der Kranke oder der gesetzl. Vertreter sich weigert, das Recht und die Pflicht hat, den Antrag zu stellen. Die Verwendung der Anlage 1 zum Reichsgesetz bleibt mithin auf Einzelfälle beschränkt.

2. Nach Anlage 3 zum Reichsgesetz wird nunmehr der entsprechende Antrag an den für die hiesige Anstalt zuständigen unter das Reichsgesetz fallenden Arzt, den Kreisarzt in Kyritz gestellt. / Entwurf zu den Anstaltsakten, Durchschlag zu den Krankenakten/

3. Nach den Ausführungen des Oberbürgermeisters muß nunmehr die Aufforderung des Erbgesundheitsgerichtes abgewartet werden. Die Anzeige an die Hauptverwaltung betreffend den Antrag an den Kreisarzt geschieht nur durch monatl. Meldung der Belegungsnachweisung.

4. Die Weisung des Erbges.Ger. ist erfolgt, es wird nunmehr nach Anl.4 / Entw.z.d.Anst.Akt.Durchschl.zu d.Kr.Akt/ zum Reichsgesetz der Antrag auf Unfruchtbarmachung an die Geschäftsstelle des Erb.Ges.Ger. unter Beifügung des ärztl. Zeugnisses der Anl.5 / Entw.z.d.Anst.Akt,Durchschl. z.d.Kr.Akt./ zum Reichsgesetz gerichtet.

Von diesem Antrag ist dem Hauptverwaltung durch besonderen Bericht Kenntnis zu geben. Hat der Kranke Verständnis für seine Lage ist ihm nunmehr das Merkblatt der Anl. 2 zum Reichsgesetz auszuhändigen.

5. Von dem Entscheid des Erb.Ges.Ger. und der erfolgten Unfruchtbarmachung ist dem Hauptverwaltung durch besonderen Bericht Kenntnis zu geben.

Die Unfruchtbarmachung dürfte in der hiesigen Anstalt nicht erfolgen, sodaß Anl. 6 zum Reichsgesetz in Fortfall kommen.

Zeichen auf der Krankengeschichte,

+++	vordringlich	/größte Wahrscheinlichkeit der Fortpflanzung, Entlassung bevorstehend, Gefahr im Verzuge/
++	notwendig	/ Gefahr der Fortpflanzung, Entlassung möglich, kann aber verschoben werden.
+	wünschenswert	/ Möglichkeit der Fortpflanzung, Entlassung ist nicht sobald zu erwarten.
(+)	unnötig	/ es besteht zwar die biologische Möglichkeit der Fortpflanzung. Dieselbe ist aber aus psychiatrischen Gründen nicht zu erwarten.- Verhalten des Kranken in der Anstalt, Internierung bis zum Aufhören der Fortpflanzungsfähigkeit.
O	zwecklos	/ Alter bei Männer über 70 Jahre, bei Frauen üb 50 Jahre, bereits kastriert oder sterilisiert.
V		nicht erkrankt
?		Zweifelhaft, bis zur Entscheidung
Meldung		Meldung an den Kreisarzt
A.		Antrag auf Unfruchtbarmachung läuft.

Auf den Krankengeschichten wurden die Notwendigkeit und die Dringlichkeit der Sterilisation mit besonderen Zeichen vermerkt.

ten sie sich über die bisherige Umsetzung des GzVeN in ihren Anstalten jedoch zufrieden.[39]

Eine alles in allem positive Bilanz der bisherigen Erfahrungen mit dem Sterilisationsgesetz zog Landesmedizinalrat Baumann Ende 1936 in einem Bericht an den Oberpräsidenten. Nach seinen Berechnungen konnten zwischen dem 1. Januar 1934 und 31. März 1936 insgesamt 841 Patienten nach Durchführung der Sterilisationsoperation aus den Anstalten gebessert entlassen werden[40]; nur 21 hatte man ungebessert „gegen ärztlichen Rat" gehen lassen müssen. Weitere 336 Patienten, deren Unfruchtbarmachung lediglich „zwecks freierer Behandlung innerhalb der Einrichtung" beantragt worden war, verblieben nach Durchführung der Sterilisation in den Anstalten, in Familienpflege wurden insgesamt 90 Patienten gegeben. Nur 67 Kranke waren vor der Operation mit Zustimmung des zuständigen Amtsarztes entlassen worden, was nach Ansicht Baumanns den gesetzlichen Vorschriften entsprach, wonach eine derartige Entlassung „ganz besonders vorsichtig gehandhabt werden müsse".

Über die Umsetzung des Sterilisationsgesetzes in den brandenburgischen Heil- und Pflegeanstalten liegen für die dreißiger Jahre relativ genaue statistische Angaben in den Akten des Deutschen Gemeindetages vor.[41] Danach hatten die Leiter der brandenburgischen Provinzialanstalten (einschließlich der Pflegeanstalt Wittstock und der im Oktober 1938 aufgelösten Landesanstalt Potsdam) bis zum 30. Dezember 1939 mindestens 3 700 Sterilisationsanträge gestellt und 13120 Anzeigen über „Erbkranke" erstattet.[42] Über die weitere Entwicklung liegen dagegen nur vereinzelte Angaben vor, die jedoch die allgemeine Entwicklung widerspiegeln. Generell führte die Verordnung zur Durchführung des GzVeN und des Erbgesundheitsgesetzes vom 31. August 1939[43], die eine Antragstellung nur noch bei besonders großer Fortpflanzungsgefahr vorsah, zu einem erheblichen Rückgang der Sterilisationsverfahren. Darüber hinaus beeinflussten auch die 1940 einsetzenden Krankenmordaktionen die weitere Umsetzung des Sterilisationsgesetzes.[44] So gingen beim Erbgesundheitsgericht Neuruppin in den Kriegsjahren 1940 bis 1944 insgesamt nur noch 37 Sterilisationsanträge der Landesanstalt Neuruppin ein – gegenüber 340 Anträgen in den sechs Jahren zuvor.[45]

Die Provinzialanstalten erfassten nicht nur systematisch ihre eigenen Patienten, sondern halfen durch ihre in der Außenfürsorge[46] tätigen Ärzte auch bei der Ermittlung von möglichen „Erbkranken" in der Bevölkerung der umlie-

39 Niederschrift über die Konferenz der Anstaltsleiter am 15.1.1936, in: BLHA Br. Pr. Rep. 55 Provinzialverband Abt. I Nr. 218, Bl. 218ff.
40 Baumann an Oberpräsidenten vom 8.12.1936, in: BLHA Br. Pr. Rep. 55 Provinzialverband Abt. VII b Nr. 13, Bl. 51.
41 BAB R 36 Deutscher Gemeindetag Nr. 1373.
42 Zum Umgang mit Patienten in Heil- und Pflegeanstalten siehe S. 109ff.
43 RGBl 1939 I, S. 1560ff.
44 Zum Zusammenhang von Zwangssterilisation und NS-„Euthanasie" siehe S. 209ff.
45 Vgl. Register des Erbgesundheitsgerichts Neuruppin, in: BLHA Br. Pr. Rep. 5 N Erbgesundheitsgericht Neuruppin Nr. 2, 3, 4. Die Pflegeanstalt Wittstock stellte im gesamten Jahr 1940 noch insgesamt zwölf Sterilisationsanträge, siehe BAB R 36 Deutscher Gemeindetag Nr. 1373, o. Bl.
46 Eine Außenfürsorge wurde nach den Berichten auf der Anstaltsleiterkonferenz am 15.1.1936 in unterschiedlichem Umfang von allen Provinzialanstalten betrieben. Sie bestand im wesentlichen in regelmäßig abgehaltenen Fürsorgeberatungsstunden im Einzugsbereich der Anstalten, siehe BLHA Br. Pr. Rep. 55 Provinzialverband Abt. I Nr. 218.

II. Durchführung des Sterilisierungsgesetzes im Jahr 1934.

	Als erbkrank angezeigt	Antrag nach § 2	Antrag nach § 3	vom Erbgesundheitsgericht: Angeordnet	vom Erbgesundheitsgericht: Abgelehnt	vom Erbgesundheitsobergericht: Angeordnet	vom Erbgesundheitsobergericht: Abgelehnt	Eingriff vollzogen wegen: Angeb. Schwachsinn	Schizophrenie	Zirkuläres Irresein	Erbl. Fallsucht	Erbl. Veitstanz	Erbl. Blindheit	Erbl. Taubheit	Schwer erbl. k. Missbildung	schwerer Alkoholismus	Zusammen	Nach Eingriff entlassen
1. In der Anstalt																		
a/ Männer	54		26	26				5	8								13	8
b/ Frauen	36		15	15				3	3		2						8	5
d/ zusammen	90		41	41				8	11		2						21	13
2. In Familienpflege																		
a/ Männer	11		11	11				5									5	
b/ Frauen	1		1	1				1									1	
c/ zusammen	12		12	12				6									6	
3. Im Außendienst /offene Fürsorge/																		
a/ Männer																		
b/ Frauen																		
c/ zusammen																		
4. Gesamtsumme /1c + 2c + 3c/	102		53	53				14	11		2						27	

Falls Familienpflege oder Außendienst nicht besteht, wird entsprechender Vermerk erbeten. So Außendienst besteht, wolle vermerkt werden, ob er unmittelbar von der Anstalt oder von Außendienststellen /welchen/ aus betrieben wird.

Interne Übersicht der Landesanstalt Neuruppin über die Durchführung des Sterilisationsgesetzes 1934.

genden Ortschaften. So empfahl der Oberarzt der Landesanstalt Eberswalde, Otto Hebold (1896–1975), dem zuständigen Amtsarzt in Bad Freienwalde nach Rückkehr von einer seiner regelmäßigen Außenfürsorgefahrten, den Maurer Wilhelm R. aus Tornow für eine ausführliche Untersuchung „einmal nach dort polizeilich vorführen zu lassen", um abzuklären, ob bei ihm „eine geistige Erkrankung vorliege".[47] Wie gezielt die Außenfürsorge zur Erfassung „erbkranker" Persönlichkeiten außerhalb der geschlossenen Psychiatrieeinrichtungen genutzt wurde, vermitteln die anerkennenden Worte, die der Direktor der Gördener Landesanstalt, Wilhelm Försterling (1875–1940), 1934 der Arbeit seines Oberarztes Hugo Strehl (1895–1937) zollte: „Die jetzt in den Vordergrund tretende Außenfürsorge, die wegen der praktischen Durchführung des Gesetztes zur Verhütung erbkranken Nachwuchses nur von geschickten verständnisvollen Ärzten zu einer beratend erfassenden gemacht werden kann, um die vielseitigen Gegenströmungen und den verständlichen passiven Widerstand des Publikums, aber auch oft der praktischen Ärzte zu überwinden, ist in Brandenburg a. Havel und Umgebung gerade von ihm in mustergültiger Weise aufgezogen."[48]

Auch die benachbarten Amtsärzte nutzten das Fachwissen der in der Außenfürsorge tätigen Anstaltspsychiater gezielt für ihre Aufgaben in der Erb- und Rassenpflege. So untersuchte der Oberarzt der Landesanstalt Neuruppin, Bruno Petzsch (1876–1942), der in Perleberg regelmäßig Beratungsstunden für nervös und psychisch Erkrankte abhielt, auf Wunsch des zuständigen Amtsarztes des Kreises Westprignitz alle dort lebenden Hilfsschüler.[49]

Die Mitwirkung der psychiatrischen Landesanstalten bei der Umsetzung des GzVeN beschränkte sich jedoch keineswegs auf die Erfassung „erbkranker" Patienten und die Antragstellung auf Unfruchtbarmachung. Vielmehr fertigten die in den Anstalten beschäftigten Ärzte auf Bitten der Erbgesundheitsgerichte auch ausführliche Fachgutachten im Rahmen eines Sterilisationsverfahrens an. Zu diesem Zweck wurde der Betroffene auf Anordnung des Erbgesundheitsgerichts durchschnittlich für zwei Wochen „zur Beobachtung" in die Anstalt aufgenommen.[50] Das nach Abschluss der Untersuchungen in der Regel von einem Oberarzt verfasste Anstaltsgutachten enthielt neben einer ausführlichen Anamnese einen Bericht über den körperlichen und psychischen Zustand sowie eine abschließende Stellungnahme zum Krankheitsbild

47 Hebold an Manke vom 26.3.1938, in: BLHA Br. Pr. Rep. 5 N Erbgesundheitsgericht Prenzlau Nr. 126.
48 Försterling an Provinzialverwaltung vom 29.10.1934, in: BLHA Br. Pr. Rep. 55 Provinzialverband Personalakten Nr. 8648.
49 Direktor Neuruppin an Oberpräsidenten vom 21.1.1936, in: BLHA Br. Pr. Rep. 55 Provinzialverband Personalakten Nr. 6205. In Landsberg/Warthe untersuchte Dr. Julius Hallervorden, Oberarzt in der dortigen Provinzialanstalt, auf Anfrage des städtischen Magistrats 1933 und 1934 die Kinder der örtlichen Hilfsschule, was der Direktor der Anstalt, Dr. Walter Spliedt, gegenüber dem Landesdirektor des Provinzialverbandes am 12.10.1933 sehr befürwortete: „Die Hilfsschulen gehören zu der erweiterten Tätigkeit unseres Spezialfaches; die Heranziehung eines Psychiaters wird hier in kurzer Zeit noch mehr gesucht werden und sogar unerlässlich sein, wenn das neue Sterilisationsgesetz im Kraft tritt, welches geradezu auf die Mitarbeit des Psychiaters aufgebaut ist. Ich halte es deshalb für wünschenswert, dass alle Hilfsschulen des Aufnahmebezirkes von einer solchen Beratung Gebrauch machen, denn die Anstalt muss für ihren Kreis die Zentrale werden, wo alle in und ausserhalb der Anstalt lebenden erbkranken Personen bekannt und registriert sein müssen", siehe BLHA Br. Pr. Rep. 55 Provinzialverband Personalakten Nr. 2009.
50 Nach dem GzVeN durfte die Unterbringung in einer Anstalt zwecks Klärung der Diagnose sogar bis zu sechs Wochen dauern.

des Betroffenen. Dem Tenor eines solchen Anstaltsgutachtens kam bei der Beschlussfassung des Erbgesundheitsgerichts besondere Bedeutung zu. Handelte es sich nach Ansicht des Anstaltspsychiaters um eine Erbkrankheit im Sinne des GzVeN, so folgte das zuständige Erbgesundheitsgericht fast ausnahmslos dieser Diagnose und ordnete die Unfruchtbarmachung des Betroffenen an. Auf der anderen Seite zog die fachärztliche Verneinung einer Erbkrankheit oder Zweifel an der Diagnose in der Regel die Ablehnung der Unfruchtbarmachung durch das Erbgesundheitsgericht nach sich.

Bei der Auswahl der Beobachtungsanstalt bzw. des ärztlichen Fachgutachters entschieden die Erbgesundheitsgerichte zum einen nach räumlichen Gesichtspunkten, d.h. sie wählten häufig die dem Wohnort des Betroffenen am nächsten gelegene Anstalt als Beobachtungseinrichtung aus, zum anderen entschieden sie auch nach medizinischen Gesichtspunkten und forderten die Gutachten gezielt von bestimmten Fachkliniken oder Fachärzten innerhalb der Kliniken.

Die Auswahl der Beobachtungsanstalt rief durchaus Kritik, insbesondere der Provinzialverwaltung hervor, die auf eine gleichmäßige Verteilung des Arbeitsanfalls in den ihr unterstellten Anstalten bedacht war. So hob Landesmedizinalrat Baumann in seiner Stellungnahme zu den Jahresberichten 1936/37 nicht nur die auffallend hohe Zahl an Begutachtungs- und Beobachtungsfällen hervor, sondern bemängelte zugleich die höchst unterschiedliche Beanspruchung der einzelnen Anstalten. Nach seiner Zusammenstellung wurde die Landesanstalt Sorau mit 93 ausführlichen Fachgutachten, darunter allein 63 aufgrund des GzVeN, am stärksten beansprucht, gefolgt von Landsberg mit 77 Gutachten, davon 41 nach dem GzVeN, während in der Landesanstalt Teupitz lediglich zwei Beobachtungsfälle aufgenommen worden waren. Einen Ausgleich hielt Baumann für wünschenswert, „schon mit Rücksicht darauf, dass in den Anstalten Sorau und Landsberg dadurch eine Überbelastung der Ärzte entsteht, die auf die Dauer nicht tragbar erscheint“; dabei verwies er auf die Pflicht zur Voranmeldung der Beobachtungsfälle, die seiner Ansicht nach die Möglichkeit zu einer besseren Verteilung der Gutachten bot.[51] Darüber hinaus erschien der Provinzialverwaltung eine Verteilung der Beobachtungsfälle nach fachlichen Kenntnissen sinnvoll. So setzte sich der Oberpräsident der Provinz Brandenburg wiederholt für eine Unterbringung von Fürsorgezöglingen und Minderjährigen aus der Provinz Brandenburg in der Landesanstalt Potsdam ein, da sie „im Hinblick auf die dort gegebenen Unterbringungsmöglichkeiten sowie auf die vielseitige Vorbildung des Anstaltsleiters in besonderem Maße zur Beobachtung und Begutachtung Erbkranker geeignet sei“[52].

Augenscheinlich gab es auch Vorlieben bzw. Abneigungen in der Bevölkerung für oder gegen bestimmte Anstalten, denen die Erbgesundheitsgerichte im Falle einer angeordneten Anstaltsbeobachtung auch möglichst entgegen kamen. Görden beispielsweise hatte vor der Übernahme durch den anerkannten Jugendpsychiater Hans Heinze und der damit verbundenen Änderung der

51 BLHA Br. Pr. Rep. 55 Provinzialverband Abt. VII b Nr. 13, Bl. 31.
52 Kammergerichtspräsident Berlin an Landgerichtspräsidenten Potsdam vom 27.8.1937, in: BLHA Br. Pr. Rep. 5 E Amtsgericht Potsdam Nr. 441, Bl. 78f.

Patientenstruktur offensichtlich einen sehr schlechten Ruf. Viele Betroffene und ihre Angehörigen sträubten sich nach Darstellung des Vorsitzenden des Erbgesundheitsgerichts Potsdams, Amtsgerichtsrat Wetzel, zur Beobachtung ihres „Krankheitszustandes" in die Gördener Klinik zu gehen: „Ein Aufenthalt in der Landesanstalt Görden wird offenbar von den Erbkranken als entehrend angesehen, zumal offenbar in der hiesigen Gegend die Meinung besteht, dass nach Görden nur völlig Geisteskranke kommen. Derartige Bedenken werden dagegen bezüglich der Landesanstalt Potsdam nie erhoben. Ich habe unter diesen Umständen Bedenken, die Landesanstalt Görden ständig zur Erstattung von Gutachten heranzuziehen. Gerade in Erbgesundheitsverfahren muß man meiner Auffassung nach den Wünschen der Erbkranken soweit wie möglich entgegenkommen und alles vermeiden, was irgendwie bei den Erbkranken den Eindruck der Beeinträchtigung ihrer Ehre oder überhaupt ihrer Person hervorrufen könnte."[53] Zugleich wies Wetzel auch auf die Qualität der Gutachten und die besonderen Untersuchungsmöglichkeiten der Landesanstalt Potsdam hin.

In eher geringerem Umfang waren die Ärzte der Landesanstalten direkt an den Beschlüssen der Erbgesundheitsgerichte beteiligt. Als (stellvertretende) ärztliche Mitglieder des Erbgesundheitsobergerichts in Berlin betätigten sich nachweislich der Oberarzt der Landesanstalt Teupitz, Dr. Oskar Rein (1878–1940), der Oberarzt der Landesanstalt Görden, Dr. Alfons Michalke (*1877) sowie der Direktor der Brandenburgischen Landesfrauenklinik in Neukölln, Prof. Benno Ottow (1884–1975)[54]; letzterer gehörte auch dem Erbgesundheitsgericht in Berlin an. Darüber hinaus lässt sich eine Mitarbeit von brandenburgischen Anstaltspsychiatern nur für das Erbgesundheitsgericht Potsdam nachweisen. So wurde der Oberarzt der Landesanstalt in Görden, Dr. Hugo Strehl[55], für die Jahre 1936 und 1937 dort zum stellvertretenden Mitglied berufen. Für die Jahre 1938 und 1939 erfolgte die Ernennung Dr. Werner Röhrichts (*1909) aus der Landesanstalt Potsdam[56]; außerdem bestellte der Landgerichtspräsident in Potsdam am 13. Januar 1941 die Gördener Oberärzte Dr. Hugo Birnbaum und Dr. Heinz Lohwasser (*1900) sowie den Direktor der Landesanstalt Teupitz, Dr. Felix Großmann (*1883), zu ärztlichen Beisitzern am Erbgesundheitsgericht Potsdam.[57] Letzterer schied bereits kurz nach seiner Ernennung auf eigenen Wunsch wieder aus[58], Birnbaum und Lohwasser blieben jedoch mit Unterbrechungen bis 1944 als Erbgesundheitsrichter tätig.[59]

Schließlich wirkten die Landesanstalten bei der Durchführung des Sterilisationsgesetzes mit, indem sie die Unfruchtbarmachung der in ihren

53 Vorsitzender des Erbgesundheitsgerichts an Oberpräsidenten der Provinz Brandenburg vom 6.5.1938, in: BLHA Br. Pr. Rep. 5 E Amtsgericht Potsdam Nr. 441, Bl. 163.
54 Die genannten Ärzte wirkten unter anderem an folgenden Verfahren brandenburgischer Betroffener vor dem Berliner Erbgesundheitsobergericht mit: BLHA Br. Pr. Rep. 5 N Erbgesundheitsgericht Cottbus Nr. 348, Neuruppin Nr. 55 (Michalke); Cottbus Nr. 25, 84, 93, 115, 276, 285, 307, Neuruppin Nr. 19, 54 (Rein); Cottbus Nr. 381, Neuruppin Nr. 27, Prenzlau Nr. 169, 171 (Ottow).
55 BLHA Br. Pr. Rep. 55 Provinzialverband Personalakten Nr. 8648.
56 BLHA Br. Pr. Rep. 5 N Erbgesundheitsgericht Potsdam Nr. 29, Bl. 141. Röhricht schied bereits im August 1938 wegen Umzugs nach Bad Wilsnack wieder aus, siehe ebd., Bl. 185.
57 BLHA Br. Pr. Rep. 5 N Erbgesundheitsgericht Potsdam Nr. 29.
58 Der stattdessen vorgeschlagene frühere Direktor der Potsdamer Anstalt, Erich Noack, konnte das Amt nicht annehmen, weil er zum Dienst in der Pflegeanstalt Wittstock verpflichtet wurde, siehe BLHA Br. Pr. Rep. 5 N Erbgesundheitsgericht Potsdam Nr. 29.

Einrichtungen befindlichen männlichen Patienten selbst vornahmen. Die Genehmigung hierzu erhielten sukzessive bis auf Lübben sämtliche Provinzialanstalten; die Sterilisierungen bei weiblichen Psychiatriepatienten erfolgten dagegen – soweit es sich um brandenburgische Patientinnen handelte – zentral in der Brandenburgischen Landesfrauenklinik in Berlin-Neukölln.[60]

Die Rolle der Gesundheitsämter in der nationalsozialistischen Erbgesundheitspolitik

Die einheitliche Organisation des öffentlichen Gesundheitswesens bildete nach nationalsozialistischer Auffassung die wesentliche Voraussetzung für die flächendeckende und gleichmäßige Umsetzung der erb- und rassenpflegerischen Maßnahmen des NS-Staates.[61] Die Grundlage hierfür wurde nach langen, auch parteiinternen Auseinandersetzungen mit dem „Gesetz über die Vereinheitlichung des Gesundheitswesens" (GVG) vom 3. Juli 1934 geschaffen, das am 1. April 1935 in Kraft trat.[62] Das maßgeblich vom Leiter der Abteilung Volksgesundheit im Reichsinnenministerium, Arthur Gütt[63], gestaltete Gesetz beseitigte nicht nur den gesundheitspolitischen Pluralismus der Weimarer Zeit – geprägt von dem rivalisierenden Nebeneinander von staatlicher Gesundheitsverwaltung, kommunalen Fürsorgeeinrichtungen und freier Wohlfahrtspflege – zugunsten eines einheitlichen Gesundheitssystems unter staatlicher Führung, sondern erklärte auch die Erb- und Rassenpflege zur zentralen Staatsaufgabe.[64]

Das Gesetz sah für alle Stadt- und Landkreise die Bildung von Gesundheitsämtern vor, die an die unteren Verwaltungsbehörden anzugliedern waren und von einem staatlichen Amtsarzt geleitet werden sollten. Nur im Ausnahmefall sollten auch Einrichtungen in kommunaler Trägerschaft als Gesundheitsämter anerkannt oder kommunale Amtsärzte zugelassen werden.[65] Auch der Stellvertreter des Amtsarztes sollte nach Möglichkeit ein beamteter Arzt sein.[66] Bis 1938 entstanden auf dem Gebiet des „Altreichs" insgesamt 744 Gesund-

59 Angeblich hatten auch Hans Heinze, damals Leiter der Potsdamer Anstalt, und sein Oberarzt Ernst Illing ihre Bereitschaft zur Mitarbeit am Potsdamer Erbgesundheitsgericht erklärt, zu einer tatsächlichen Ernennung kam es jedoch ausweislich der vorliegenden Sach- und Personalakten nicht.

60 Zur Durchführung der Sterilisationen in den Provinzialanstalten siehe ausführlich S. 149ff.

61 Alfons Labisch u. Florian Tennstedt, Gesundheitsamt oder Amt für Volksgesundheit? Zur Entwicklung des öffentlichen Gesundheitsdienstes seit 1933, in: Norbert Frei (Hg.), Medizin und Gesundheitspolitik in der NS-Zeit, München 1991, S. 35–66 (S. 37f).

62 RGBl. 1934 I, S. 531f.

63 Arthur Gütt (1891–1949) hatte bereits entscheidend am Entwurf des GzVeN mitgearbeitet. Zur Person Gütts und seinem Einfluss auf das GVG siehe Alfons Labisch u. Florian Tennstedt, Der Weg zum „Gesetz über die Vereinheitlichung des Gesundheitswesens" vom 3. Juli 1934. Entwicklungslinien und -momente des staatlichen und kommunalen Gesundheitswesens in Deutschland, T. 1, Düsseldorf 1985, S. 236ff.

64 Labisch u. Tennstedt, Der Weg zum GVG, T. 2, S. 367f.

65 § 4 Abs. 2, § 5 Abs. 1 GVG.

66 § 13 der Ersten Durchführungsverordnung zum GVG vom 6.2.1935 (RGBl. 1935 I, S. 177ff). Die Bezeichnung „Amtsarzt" war dem leitenden Arzt eines Gesundheitsamtes vorbehalten. Ärztinnen konnten zwar nach Bewährung in der Stellung eines vollbeschäftigten Hilfsarztes ebenfalls in das Beamtenverhältnis berufen und zum Medizinalrat ernannt werden, ihre Bestellung zum Amtsarzt bzw. zum stellvertretenden Amtsarzt war jedoch auch nach Ablegung der Amtsarztprüfung ausgeschlossen, siehe Eduard Schütt u. Nathanael Wollenweber (Hg.), Der Arzt des öffentlichen Gesundheitsdienstes, Leipzig 1939, S. 100ff.

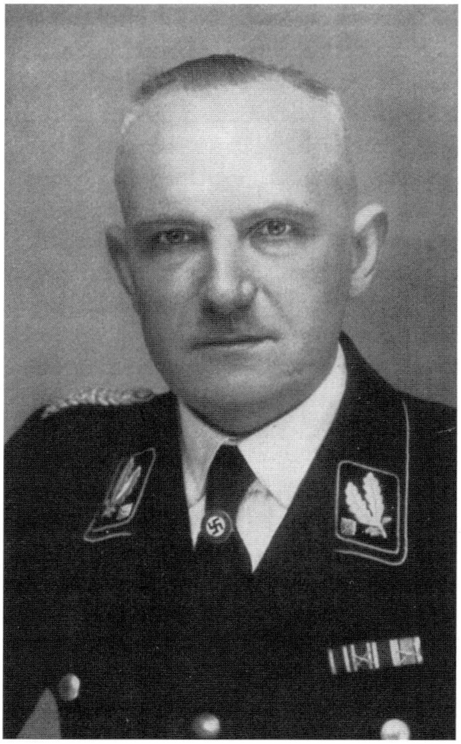

Arthur Gütt, 1930er Jahre.

heitsämter – davon 654 staatlich – mit rund 1 300 beamteten Ärzten und 6 100 angestellten Hilfsärzten.[67]

In der Bevölkerung wurde die Neuorganisation des Gesundheitswesens allerdings nur wenig wahrgenommen, denn die personelle Kontinuität vor Ort blieb weitestgehend gewahrt.[68] So wurden nicht nur die lokal zuständigen Kreisärzte regelmäßig zur Leitung der neu eingerichteten Gesundheitsämter berufen, sondern auch die bisherigen ärztlichen Leiter eines bestehenden städtischen Gesundheitsamtes, sofern sie eine den Amtsärzten gleichwertige Ausbildung oder entsprechende Erfahrungen vorweisen konnten.[69]

Wesentlich war vor allem die staatliche Bindung des Amtsarztes: Sie erst ermöglichte die einheitliche weltanschauliche Ausrichtung des öffentlichen Gesundheitsdienstes, die für die Durchführung der ihm übertragenen Aufgaben im nationalsozialistischen Sinne die Voraussetzung bildete. Zu diesen Aufgaben zählten die gesundheitspolizeiliche Überwachungstätigkeit, die

67 Labisch u. Tennstedt, Der Weg zum GVG, T. 2, S. 331.
68 Adelheid Gräfin zu Castel Rüdenhausen, Kommunale Gesundheitspolitik in der Zwischenkriegszeit. Sozialhygiene und Rassenhygiene am Beispiel Gelsenkirchens, in: Norbert Frei (Hg.), Medizin und Gesundheitspolitik in der NS-Zeit, München 1991, S. 67–80 (S. 68). Die politische und rassische Säuberung der beamteten Ärzte war bereits durch das Gesetz zur Wiederherstellung des Berufsbeamtentums vom 1.4.1933 erfolgt.
69 Johannes Vossen, Gesundheitsämter im Nationalsozialismus. Rassenhygiene und offene Gesundheitsfürsorgein Westfalen 1900–1950 (= Düsseldorfer Schriften zur Neueren Landesgeschichte und zur Geschichte Nordrhein-Westfalens, Bd. 56), Essen 2001, S. 238f.

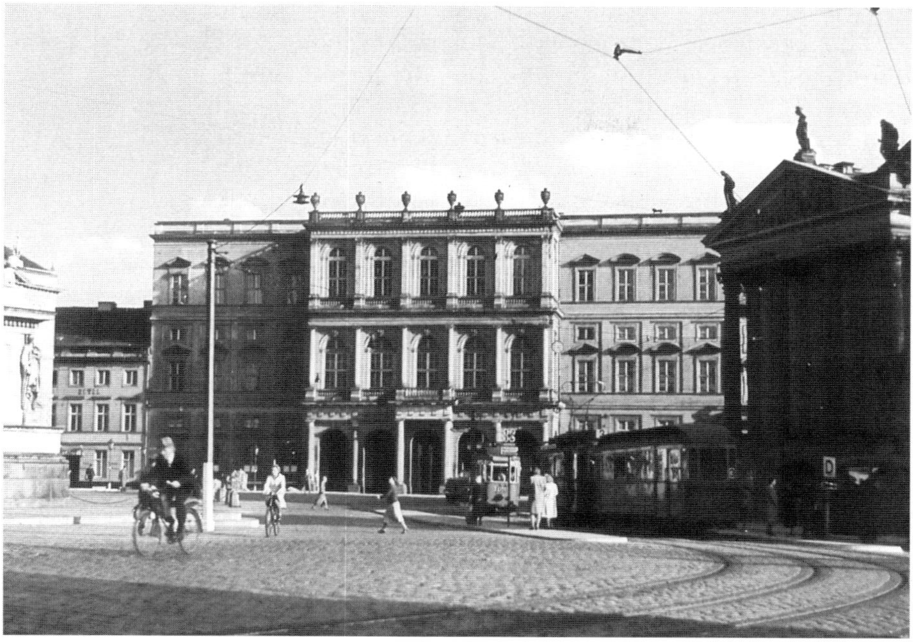

Seit April 1939 war das Potsdamer Erbgesundheitsgericht im Erdgeschoss des Palastes Barberini untergebracht, 1930er Jahre.

Erb- und Rassenpflege einschließlich der Eheberatung, die gesundheitliche Volksbelehrung, die amts-, gerichts- und vertrauensärztliche Tätigkeit, die Schulgesundheitspflege, die Mütter- und Kinderberatung sowie die Fürsorge für Tuberkulöse, Geschlechtskranke, Sieche, Süchtige und Körperbehinderte.

Innerhalb dieser Arbeitsbereiche kam der Erbgesundheitspolitik eine herausragende Bedeutung zu: Das Gesundheitsamt sollte sich ganz „in den Dienst einer aufbauenden Bevölkerungspolitik stellen" und die Erb- und Rassenpflege zur Grundlage der gesamten Gesundheitspflege machen. Es sollte die natürliche Bevölkerungsbewegung verfolgen, die Familiengründung fördern, die Bevölkerung in allen Fragen der Erbgesundheit und Rassenreinheit beraten und im Rahmen der im GVG festgeschriebenen Zuständigkeit an zentraler Stelle bei der Durchführung der einschlägigen Erb- und Rassengesetze mitwirken. Zur Wahrnehmung dieser Aufgaben waren nach einem Erlass des Reichsinnenministeriums vom 21. Mai 1935 besondere Beratungsstellen für Erb- und Rassenpflege einzurichten, die vor allem die „Erbgesundheit der zu Beratenden" beurteilen sollten.[70] Die hier auf Sippentafeln und Erbkarteien erfassten Informationen sollten die Grundlage für die vom NS-Regime angestrebte „totale erbbiologische Bestandsaufnahme der deutschen Bevölkerung"[71] bilden.

70 Reichs- und Preußisches Ministerium des Innern (Hg.), Grundsätze für die Errichtung und Tätigkeit der Beratungsstellen für Erb- und Rassenpflege, o.O., o.J. [Berlin 1935].
71 Labisch u. Tennstedt, Der Weg zum GVG, T. 2, S. 326.

Zu den Erb- und Rassengesetzen, an deren Durchführung der öffentliche Gesundheitsdienst maßgeblich beteiligt war, zählten das GzVeN, das Gesetz zum Schutze des deutschen Blutes und der deutschen Ehre („Blutschutzgesetz") vom 15. September 1935 sowie das „Gesetz zum Schutze der Erbgesundheit des deutschen Volkes" („Ehegesundheitsgesetz") vom 18. Oktober 1935; eine amtsärztliche Begutachtung war unter anderem aber auch bei der Gewährung von Ehestandsdarlehen oder von Kinderbeihilfen an kinderreiche Familien oder der Förderung von Kleinsiedlern erforderlich.[72]

Mit der Einrichtung der Gesundheitsämter übernahmen die beamteten Ärzte des Gesundheitsamtes die bisher von den Kreis- und Bezirksärzten ausgeübten Aufgaben bei der Durchführung des GzVeN. Im Rahmen des Sterilisationsverfahrens hatten sie die Meldungen „erbkranker" Personen von den zur Anzeige verpflichteten Berufsgruppen entgegenzunehmen und zu prüfen. Sie besaßen das Recht, unter Beifügung eines ärztlichen Gutachtens einen Sterilisationsantrag beim zuständigen Erbgesundheitsgericht einzureichen. Darüber hinaus wirkten sie unmittelbar als ärztliche Beisitzer an der Beschlussfassung über die Unfruchtbarmachung von Menschen mit.[73] Schließlich hatten sie nach der endgültigen Entscheidung den Betroffenen zur Vornahme der Sterilisation aufzufordern und die Durchführung des Eingriffs zu überwachen.

Schon vor Verabschiedung des GVG hatte das NS-Regime mit der Vorbereitung der Ärzte auf die neuen erb- und rassenpflegerischen Aufgaben des öffentlichen Gesundheitsdienstes im NS-Staat begonnen. 1933 errichtete der Preußische Minister des Innern die Staatsmedizinische Akademie in Berlin-Charlottenburg, die als Ausbildungsstätte für die im öffentlichen Gesundheitsdienst tätigen Ärzte diente.[74] Bis zum November 1933 hatte die Akademie bereits zwei zehntägige Sonderlehrgänge für die Mitarbeit in Erbgesundheitsgerichten durchgeführt, die im wesentlichen von Kreisärzten besucht wurden.[75] Die Prüfungsordnung für Kreisärzte vom 12. Februar 1934 machte die Teilnahme an einem Lehrgang der Staatsmedizinischen Akademie zur Bedingung für die Zulassung zur Kreisarztprüfung, später war der Lehrgang Voraussetzung für die Amtsarztprüfung. Im Lehrplan der Akademie nahm die Vermittlung von Grundlagen der Erblehre und Rassenhygiene einen zentralen Platz ein; zu den Fachdozenten zählten nationalsozialistische Gesundheitsbeamte wie Leonardo Conti und Arthur Gütt, aber auch anerkannte Vertreter der erb- und rassenhygienischen Forschung wie Ernst Rüdin, Eugen Fischer und Otmar von Verschuer. Im Rahmen der Lehrgänge fand zudem regelmäßig eine Besichtigung des in Berlin ansässigen staatlichen Gesundheitsamtes des Krei-

72 Erste und Zweite Durchführungsverordnung über die Gewährung von Ehestandsdarlehen vom 20.6.1933 und 26.7.1933, in: RGBl. 1933 I, S. 377ff und 540; Verordnung über die Gewährung von Kinderbeihilfen an kinderreiche Familien vom 15.9.1935 und Durchführungsbestimmungen vom 26.9.1935, in: RGBl. 1935 I, S. 1160 und 1206ff.

73 Vom GzVeN ausgeschlossen war lediglich die Beteiligung an denjenigen Erbgesundheitsgerichtsverfahren, bei denen der beamtete Arzt selbst Antragsteller war (§ 6 Abs. 2 GzVeN).

74 Runderlass des Ministers des Innern vom 30.9.1933, in: Ministerialblatt für die Preußische innere Verwaltung, 1933 I, S. 1133f. Parallel wurde eine Staatsmedizinische Akademie in München errichtet, die dem Staatsministerium des Innern in München angegliedert war. Zur Staatsakademie siehe Manfred Stürzbecher, Von der Sozialhygienischen Akademie zur Staatsakademie des öffentlichen Gesundheitsdienstes (1920–1944), in: Berliner Ärzteblatt, 82. Jg., 1969, S. 1055–1069.

75 GStA I HA Rep. 84 a Justizministerium Nr. 872, Bl. 51.

ses Niederbarnim statt, das „als Mustereinrichtung des öffentlichen Gesundheitsdienstes“[76] galt.

Das NS-Regime richtete sein Augenmerk nicht nur auf die Ausbildung neuer Ärzte, sondern auch auf die kontinuierliche Schulung der bereits im öffentlichen Gesundheitsdienst tätigen Mediziner. Zur Fortbildung in erb- und rassenpflegerischen Fragen waren in den Gesundheitsämtern die offiziellen Kommentare zu den wichtigsten Erbgesundheits- und Rassengesetze sowie zum Ehestandsdarlehen anzuschaffen und die Zeitschriften „Archiv für Rassen- und Gesellschaftsbiologie“, „Volk und Rasse“ und „Rasse“ zu halten.[77] Zudem wurden Themen der Erb- und Rassenpflege ausführlich in der Zeitschrift „Der Öffentliche Gesundheitsdienst“ behandelt, deren Bezug ebenfalls obligatorisch war. Am 26. Februar 1935 wurde die wissenschaftliche Gesellschaft der deutschen Ärzte des öffentlichen Gesundheitsdienstes gegründet, die den bei den Gesundheitsämtern beschäftigten Ärzten Gelegenheit zum Austausch wissenschaftlicher Erfahrungen und zur Kontaktpflege bot.[78] Darüber hinaus waren die Ärzte des Gesundheitsamtes zu möglichst nahen wissenschaftlichen und beruflichen Beziehungen zu den übrigen Ärzten und ärztlichen Organisationen ihres Bezirks sowie zur engen Zusammenarbeit mit den gesundheitlichen Einrichtungen der NSDAP verpflichtet und sollten die Tätigkeit aller an der gesundheitlichen Aufklärung des Volkes beteiligten Stellen einheitlich zusammenzufassen.[79]

Über die Umsetzung des GVG in der Provinz Brandenburg liegen nur sehr lückenhafte Angaben vor. Im Regierungsbezirk Frankfurt/Oder wurden bis 1937 insgesamt 16 staatliche Gesundheitsämter eingerichtet, in kommunaler Trägerschaft mit staatlichem Amtsarzt als Leiter verblieben dagegen die Gesundheitsämter in Cottbus, Frankfurt/Oder und Spremberg.[80] Im Regierungsbezirk Potsdam errichtete man insgesamt zwölf staatliche Gesundheitsämter, dazu kamen vier Gesundheitsämter in kommunaler Trägerschaft mit staatlichem Leiter (Kreis Oberbarnim, Kreis Teltow, Brandenburg an der Havel, Potsdam) sowie zwei kommunale Einrichtungen, denen auch ein kommunaler Amtsarzt vorstand (Eberswalde, Wittenberge). Besondere Abteilungen für die Erb- und Rassenpflege wurden im Regierungsbezirk Potsdam lediglich in den Gesundheitsämtern der Kreise Beeskow, Ostprignitz und Teltow eingerichtet.[81] Laut Stellenplan für das Jahr 1937 waren für die Besetzung der 19 staatlichen Gesundheitsämter im Regierungsbezirk Frankfurt/Oder insgesamt 35 beamtete Ärzte, vier angestellte Ärzte, zehn Bürobeamte, sechs be-

76 Ministerialrat Ernst an Reichsgesundheitsführer Conti vom 25.4.1944, zitiert nach Stürzbecher, von der Sozialhygienischen Akademie, S. 1064f.
77 Schütt u. Wollenweber, Der Arzt des öffentlichen Gesundheitsdienstes, S. 89f, 319.
78 Artur Gütt, Der öffentliche Gesundheitsdienst, Berlin 1935, S. 19f.
79 Vgl. § 4 (5) der Ersten Durchführungsverordnung vom 6.2.1935, §§ 18, 19 der Zweiten Durchführungsverordnung vom 22.2.1935, § 54 der Dritten Durchführungsverordnung vom 30.3.1935.
80 Hermann Lautsch u. Hans Dornedden, Verzeichnis der deutschen Ärzte und Heilanstalten. Reichs-Medizinal-Kalender für Deutschland, T. II: Ärztliches Handbuch und Ärzteverzeichnis, 58. Jg., Leipzig 1937, S. 60. Nicht für jeden Stadt- und Landkreis in der Provinz Brandenburg wurden tatsächlich eigene Gesundheitsämter geschaffen. So gab es ein gemeinsames Gesundheitsamt für den Stadt- und Landkreis Guben sowie für den Stadt- und Landkreis Landsberg; ferner wurde im Stadtkreis Forst lediglich eine Nebenstelle des Gesundheitsamtes für den Kreis Sorau eingerichtet. Im Regierungsbezirk Potsdam gab es ein gemeinsames Gesundheitsamt für den Stadtkreis Bad Freienwalde und den Landkreis Oberbarnim mit Sitz in Bad Freienwalde.
81 Jahresgesundheitsberichte 1940/41, in: BLHA Br. Pr. Rep. 2 A Regierung Potsdam I Med Nr. 47, 48.

amtete Gesundheitspflegerinnen, 50 angestellte Gesundheitspflegerinnen, 15 technische Assistentinnen, elf Gesundheitsaufseher und 25 Büroangestellte als vollbeschäftigte Mitarbeiter vorgesehen; im Regierungsbezirk Potsdam belief sich die Bedarfsplanung auf 32 beamtete Ärzte, zwei angestellte Ärzte, elf Bürobeamte, eine beamtete Gesundheitspflegerin, 54 angestellte Gesundheitspflegerinnen, zwölf technische Assistentinnen, zehn Gesundheitsaufseher und 17 Büroangestellte.[82]

Doch die Zahl der tatsächlich zur Verfügung stehenden beamteten Ärzte und Bürobeamten deckte keinesfalls den Bedarf.[83] In den überlieferten Jahresgesundheitsberichten für die Jahre 1940/41 wird mehrfach darauf verwiesen, dass ärztliche Stellen nicht besetzt werden konnten.[84] Wegen des Ärztemangels lehnte die Regierung in Frankfurt/Oder im November 1938 die Meldung von Amtsärzten aus ihrem Bezirk für das Aufbauwerk Österreich ab: „Die Vertretung ... wird auf erhebliche Schwierigkeiten stoßen und z.T. kaum möglich sein, denn gerade die Gesundheitsämter der östlichen Grenzprovinzen leiden unter Personalmängel."[85]

Während des Weltkrieges verschärfte sich der allgemeine Ärztemangel im öffentlichen Gesundheitsdienst wegen der Einberufung zahlreicher Mediziner in die Wehrmacht weiter[86], weshalb man wohl auch in Brandenburg verstärkt auf weibliches Medizinpersonal zurückgreifen musste. Nachweislich arbeiteten nach Kriegsbeginn mindestens vier Ärztinnen in brandenburgischen Gesundheitsämtern, darunter auch eine Medizinalrätin.[87]

Einen Personalmangel verzeichnete man auch bei den Gesundheitspflegerinnen[88] und bei den Bürobeamten der staatlichen Gesundheitsämter.[89] Auch hier standen für die vorhandenen Planstellen, insbesondere im Zweiten Weltkrieg, keine ausreichend qualifizierten Kandidaten zur Verfügung. Das Bemühen des brandenburgischen Oberpräsidenten, „alten Kämpfern" der NSDAP – entsprechend einer Anordnung Hitlers – Beamtenstellen des unteren und des einfachen mittleren Dienstes in der staatlichen Gesundheitsverwaltung bereit zu stellen, schlug vollkommen fehl. Keiner der am 13. Februar 1937 von ihm vorgeschlagenen acht Kandidaten wurde nach Prüfung der Bewerbungsgesu-

82 Stellenplan 1937, in: BLHA Br. Pr. Rep. 3 B Regierung Frankfurt/Oder I Med, Nr. 18.
83 Der Ärztemangel im öffentlichen Gesundheitsdienstes war ein generelles Problem, weshalb bereits 1935 die Voraussetzungen für die amtsärztliche Prüfung erleichtert und die Lehrgänge an den Staatsmedizinischen Akademien in Berlin und München von drei auf zwei Monate verkürzt wurden, siehe Der öffentliche Gesundheitsdienst, Teilausgabe A, 1. Jg. 1935/36, S. 351f. Trotzdem bestand auch weiterhin ein erheblicher Mangel an Ärzten in den Gesundheitsämtern, siehe Quadflieg, Über Erfahrungen und Schwierigkeiten bei der Errichtung der Gesundheitsämter, in: Der öffentliche Gesundheitsdienst, Teilausgabe A, 2. Jg., 1936/37, S. 91–96 (S. 92f).
84 Jahresgesundheitsberichte 1940/1941, in: BLHA Br. Pr. Rep. 2 A Regierung Potsdam I Med Nr. 47 und 48.
85 Regierungspräsident Frankfurt/Oder an Reichsminister des Innern vom 24.11.1938, in: BLHA Br Pr. Rep. 3 B Regierung Frankfurt/Oder I Med Nr. 18, o. Bl. Auch in Westfalen trafen diese Aufrufe offensichtlich auf geringe Resonanz, siehe Vossen, Gesundheitsämter im Nationalsozialismus, S. 233.
86 Vossen, Gesundheitsämter im Nationalsozialismus, S. 232f.
87 BLHA Br Pr. Rep. 2 A Regierung Potsdam I Med Nr. 49; Rep. 45 D Kreisarzt Luckau Nr. 8; Rep. 45 D Kreisarzt Jüterbog-Luckenwalde Nr. 2.
88 Amtsarzt Luckau an Regierungspräsidenten Frankfurt/Oder vom 3.10.1936, in: BLHA Br. Pr. Rep. 45 D Kreisarzt Luckau Nr. 21.
89 Auch hier sah sich die Reichsregierung angesichts des Mangels an geeigneten Bewerbern gezwungen, Abstriche von der ursprünglich verlangten Vorbildung zu machen, siehe Reichs- und Preußische Minister des Innern vom 12.10.1936, in: BLHA Br Pr. Rep. 3 B Regierung Frankfurt/Oder I Med Nr. 18, o. Bl.

che von einem Gesundheitsamt des Regierungsbezirks Frankfurt/Oder übernommen.

Vorträge und Schulungsabende für beamtete Ärzte in Brandenburg organisierte unter anderem die Untergruppe „Kurmark“ der Wissenschaftlichen Gesellschaft der deutschen Ärzte im öffentlichen Gesundheitsdienst, die auch in ihren Mitgliederversammlungen ausführlich über erbgesundheitspolitische Themen referieren ließ.[90] Darüber hinaus wurden auf den regelmäßigen Dienstversammlungen der Amtsärzte eines Regierungsbezirks Fragen zum Sterilisationsverfahren besprochen und die Amtsärzte zu Lehrgängen für Erb- und Rassenpflege abkommandiert.[91]

Auch die vom GVG geforderte enge Zusammenarbeit mit den gesundheitlichen Einrichtungen der NSDAP lässt sich für brandenburgische Gesundheitsämter nachweisen. Mit Ausnahme der Kreise Prenzlau und Zauch-Belzig waren in sämtlichen Gesundheitsämtern des Regierungsbezirks Potsdam mindestens einer der beamteten Ärzte zugleich im Amt für Volksgesundheit der NSDAP tätig.[92]

Quantitative Aussagen zur Umsetzung der nationalsozialistischen (Erb)gesundheitspolitik durch die brandenburgischen Gesundheitsämter sind aufgrund der schlechten Quellenlage kaum möglich. Dies gilt insbesondere für die Durchführung des GzVeN. Hier liegen für die ersten wichtigen Jahre nach Inkrafttreten des GzVeN nur in Einzelfällen Jahresgesundheitsberichte der einzelnen Stadt- und Landkreise vor[93]; zudem enthalten die ebenfalls nur sehr lückenhaft überlieferten Gesundheitsberichte aus späterer Zeit nur in Ausnahmefällen Angaben über die gestellten Sterilisationsanträge.[94]

Die Beteiligung von beamteten Ärztinnen oder Hilfsärztinnen im öffentlichen Gesundheitsdienst an der Umsetzung des GzVeN ist in den ausgewerteten Sterilisationsakten nicht dokumentiert.[95] Sie erschließt sich jedoch unter anderem durch die Nachkriegsaussage einer Ärztin gegenüber der Zentralverwaltung des Gesundheitswesens in der sowjetischen Besatzungszone, die

90 Einladung zum Vortrag „Erb-Charakter und Behandlungsaussichten von Klumpfüßen und Hüftluxationen“ vom 30.11.1937, in: BLHA Br. Pr. Rep. 5 E Amtsgericht Potsdam Nr. 441, Bl. 109. Auf den Mitgliederversammlungen der Untergruppe Kurmark der Wissenschaftlichen Gesellschaft der deutschen Ärzte des öffentlichen Gesundheitsdienstes am 16.11.1935 in Potsdam und am 4.12.1935 in Frankfurt/Oder referierten der Leiter der Wissenschaftlichen Gesellschaft, Eduard Schütt, und Ministerialdirektor Artur Gütt über Zweck und Ziel der Beratungsstellen für Erb- und Rassenpflege, siehe: Der Öffentliche Gesundheitsdienst, Teilausgabe A, 1. Jg., H. 22 vom 20.2.1936, S. 933f. Bei der gemeinsamen Tagung der Untergruppen Berlin und Kurmark am 20.11.1936 hielt der Leiter der Landesanstalt Potsdam, Hans Heinze, einen Vortrag über „Der angeborene Schwachsinn i. S. des GzVeN“, siehe: Der Öffentliche Gesundheitsdienst, Teilausgabe A, 2. Jg., 1936/37, S. 970f.

91 Vorsitzender des Erbgesundheitsgerichts Potsdam an Landgerichtspräsidenten vom 7.12.1937, in: BLHA Br. Pr. Rep. 5 E Amtsgericht Potsdam Nr. 441, Bl. 114. Nachweislich fanden mindestens zwei Lehrgänge in Königsberg i. Pr. statt, siehe: Rep. 5 N Erbgesundheitsgericht Potsdam Nr. 29, Bl. 78, 85.

92 Jahresgesundheitsberichte 1940/41, in: BLHA Br. Pr. Rep. 2 A Regierung Potsdam I Med Nr. 47, 48.

93 Danach wurde 1934 von den Kreisärzten folgende Anzahl an Sterilisationsanträgen gestellt: Kreis Ruppin: 79 Anträge, Kreis Templin: 88 Anträge, Kreis Westhavelland und Rathenow: 71 Anträge, Kreis: Oberbarnim: 89 Anträge, Kreis Niederbarnim: 186 Anträge, siehe BLHA Br. Pr. Rep. Rep. 2 A Regierung Potsdam Nr. 44, 45.

94 So wurden vom Amtsarzt in Brandenburg an der Havel 1940 zehn, 1941 elf und 1943 sieben Sterilisationsanträge gestellt, siehe BLHA Br. Pr. Rep. 2 A Regierung Potsdam I Med Nr. 49.

95 Anders verhält es sich bei den Ärztinnen der brandenburgischen Landesanstalten. Hier sind mehrere ärztliche Gutachten zum Antrag auf Unfruchtbarmachung eines Patienten von Assistenz- oder Oberärztinnen ausgefüllt. Ebenso wurden die ausführlichen, mit einer stationären Beobachtung verbundenen psychiatrischen Fachgutachten auch von Anstaltsärztinnen erstellt, so beispielsweise von Dr. Friederike Pusch, Oberärztin an den Landesanstalten Potsdam und Görden, siehe BLHA Br. Pr. Rep. 5 N Erbgesundheitsgericht Prenzlau Nr. 143.

wegen ihrer früheren Tätigkeit im Nationalsozialismus strafrechtliche Konsequenzen fürchtete. Nach ihren Angaben war sie während des Krieges vertretungsweise mit der Leitung des Gesundheitsamtes des Kreises Beeskow-Storkow beauftragt worden und hatte „in dieser Eigenschaft auch Sterilisationsbearbeitungen durchzuführen“. Zu ihrer Entlastung gab sie an, dass sie während ihrer Tätigkeit „außerordentlich wenig sterilisiert“ und sich wegen der geringen Zahl der durchgeführten Sterilisationen von der damaligen vorgesetzten Behörde noch einen Dienstverweis zugezogen habe.[96]

96 BAB DQ 1 Ministerium für Gesundheitswesen Nr. 1611. Es handelt sich hierbei um Else H., die am 1.5.1943 zur Medizinalrätin ernannt wurde und zumindest noch in den Jahren 1945 und 1946 als Amtsärztin des Kreises Beeskow-Storkow tätig war. Darüber hinaus war die Hilfsärztin Mathilde S. ab 1940 zunächst im Gesundheitsamt Belzig, dann im Gesundheitsamt Luckau mit Untersuchungen aufgrund des GzVeN befasst, siehe BLHA Br. Pr. Rep. 45 D Kreisarzt Jüterbog-Luckenwalde Nr. 2.

Zur Tätigkeit der brandenburgischen Erbgesundheitsgerichte

Die quantitative Dimension

Eingegangene Sterilisationsanträge

Aufgrund der lückenhaften Überlieferung liegen nur für die Erbgesundheitsgerichte Frankfurt/Oder, Guben, Neuruppin und Potsdam zuverlässige Angaben über die zwischen 1934 und 1944 eingereichten Sterilisationsanträge vor:[1]

	1934	1935	1936	1937	1938	1939	1940	1941	1942	1943	1944
Frankfurt/O	318	807	k. A.	k. A.	k. A.	k. A.	k. A.	k. A.	k. A.	k. A.	k. A.
Guben	398*	k. A.	421	191	155	86	34	50	51	44	k. A.
Neuruppin	276	421	460	221	112	82	42	89	64	77	52
Potsdam	752*	864	778	680	300	166	114	161	81	75	k. A.

Die hier zusammengestellten Daten decken sich mit dem Forschungsstand, wonach die Jahre 1935 und 1936 – gemessen am Antragsvolumen – den Höhepunkt der Sterilisationspolitik im Deutschen Reich markieren.[2] Nach Angaben des Reichsjustizministeriums gingen 1934 bei der Durchführung des GzVeN insgesamt 84 604 Anträge ein, im folgenden Jahr waren es 88 193 und 1936 86 254 Sterilisationsanträge.[3] Im Jahr 1937 sank das Antragsvolumen reichsweit nach Forschungsangaben auf rund 77 000; für die verbleibenden 20 Monate bis Kriegsbeginn rechnet man mit insgesamt 85 000 Anträgen.[4] Die Verordnung vom 31. August 1939, wonach noch nicht rechtskräftig erledigte Sterilisationsverfahren eingestellt und neue Anträge nur bei besonders großer Fortpflanzungsgefahr gestellt werden sollten, führte zu einem deutlichen Bruch mit der bisherigen Praxis und zu einem erheblichen Rückgang der An-

1 Die Angaben beruhen auf den statistischen Erhebungen über die Geschäftssachen in den einzelnen Amtsgerichten sowie die Auswertung der Register für Erbgesundheitssachen beim Erbgesundheitsgericht Neuruppin, siehe: BLHA Br. Pr. Rep. 5 E Amtsgericht Guben Nr. 442; Amtsgericht Frankfurt/Oder Nr. 16, Amtsgericht Potsdam Nr. 13, 14, 15, 387; Amtsgericht Neuruppin Nr. 242; Rep. 5 N Erbgesundheitsgericht Neuruppin Nr. 2, 3, 4. Die Angabe * (Erbgesundheitsgericht Potsdam) aus Rep. 12 A Landgericht Potsdam Nr. 441, Bl. 51. Dagegen gibt Bl. 133 insgesamt 764 Anträge für 1934 an. Die Angabe * (Erbgesundheitsgericht Guben) aus Rep. 5 E Amtsgericht Guben Nr. 422.

2 Bock, Zwangssterilisation im Nationalsozialismus, S. 231ff.

3 Bundesarchiv Berlin R 1501 Reichsministerium des Innern Nr. 5585, Bl. 165. Davon abweichende Zahlen (1934: 84330 und 1935: 91299) finden sich in den Berichten des Reichsgesundheitsamtes über die „Jahresstatistik zur Verhütung erbkranken Nachwuchses", siehe Manfred Stürzbecher, Der Vollzug des Gesetzes zur Verhütung erbkranken Nachwuchses vom 14. Juli 1933 in den Jahren 1935 und 1936, in: Öffentliches Gesundheitswesen 36, 1974, S. 350–359 (S. 352).

4 Bock, Zwangssterilisation im Nationalsozialismus, S. 232f.

tragstätigkeit. Nach vorsichtigen Schätzungen der Forschung wurden im Deutschen Reich in den Grenzen von 1937 in den gesamten Kriegsjahren noch ca. 50 000 bis 100 000 Sterilisationsanträge gestellt.[5]

Auffällig ist die hohe Antragszahl beim Potsdamer Erbgesundheitsgericht, die auf die rührige Umsetzung des GzVeN in den Landesanstalten Potsdam und Görden zurückzuführen ist. Laut Tätigkeitsbericht des Potsdamer Gerichts betrafen zwei Drittel der 1934 verhandelten Sterilisationsverfahren Patienten von Landesanstalten.[6] Bis Ende 1935 stellten allein die Anstalten Potsdam und Görden insgesamt 861 Anträge auf Unfruchtbarmachung[7], die vermutlich größtenteils beim dortigen Erbgesundheitsgericht eingereicht wurden.[8] Sehr wahrscheinlich stammten mehr als die Hälfte der bis Ende 1935 beim Erbgesundheitsgericht Potsdam eingegangenen Sterilisationsanträge aus den benachbarten Provinzialanstalten.

Im Zuständigkeitsbereich des Erbgesundheitsgerichts Guben lag dagegen keine große staatliche Heilanstalt, weshalb hier deutlich niedrigere Antragszahlen zu verzeichnen sind. Darüber hinaus wohnten im Bezirk des Erbgesundheitsgerichts Potsdam wesentlich mehr Menschen als in den übrigen Bezirken der brandenburgischen Erbgesundheitsgerichte: 1935 verzeichnete man hier 438 244 Gerichtsinsassen gegenüber 259 802 bzw. 332 008 Einwohnern in den Gerichtssprengeln von Neuruppin bzw. Guben.[9] Die Anzahl der beim Erbgesundheitsgericht Neuruppin eingegangenen Sterilisationsanträge erscheint dagegen auch unter Berücksichtigung der niedrigen Einwohnerzahl eher gering. Ein wesentlicher Grund dürfte die Zurückhaltung der Landesanstalt Neuruppin bei der Antragsstellung sein. So lag der Anteil an Anträgen der Heilanstalt Neuruppin an den jährlich beim Erbgesundheitsgericht Neuruppin eingegangenen Sterilisationsanträgen während der gesamten Geltungsdauer des GzVeN bei höchstens 33,5 Prozent, auf dem Höhepunkt der Sterilisationspolitik in den Jahren 1935 und 1936 sogar nur bei 11,2 bzw. 22,2 Prozent.[10]

Für die Erbgesundheitsgerichte Cottbus, Landsberg und Prenzlau liegen keine zuverlässigen Angaben zu den eingegangenen Sterilisationsanträgen vor. Zumindest für das Jahr 1934 lässt sich jedoch aufgrund veröffentlichter Statistiken auf die Gesamtzahl der dortigen Anträge schließen. So wurden nach Angaben des Justizministeriums im Zuständigkeitsbereich des Erbgesund-

5 Ebd., S. 237. Hinzu kommen weitere Sterilisationsanträge durch die Einführung des GzVeN in den eroberten Gebieten, so am 1.9.1939 in Danzig, am 14.11. und am 15.12.1939 in Österreich und dem Sudetenland, am 23.9.1939 im Memelland, am 16.3.1939 in der Tschechoslowakei, am 23.5.1940 in Eupen, Malmedy und Moresnet und am 24.12.1941 im annektierten Polen, siehe ebd., S. 234.

6 Bericht über Tätigkeit und Beobachtungen des Erbgesundheitsgerichts Potsdam im Jahre 1934, in: BLHA Rep. 5 E Amtsgericht Potsdam Nr. 101, Bl. 152.

7 Kristina Hübener, Die Auswirkungen der „Machtergreifung" auf das System der provinzialen Heil- und Pflegeanstalten Brandenburgs, in: dies. (Hg.), Brandenburgische Heil- und Pflegeanstalten in der NS-Zeit, S. 15-46 (hier S. 36).

8 Bereits mit der Zweiten Verordnung zum GzVeN vom 29.5.1934 (RGBl. 1934 I, S. 475f) wurde festgelegt, dass für die Patienten in Heil- und Pflegeanstalten auch das Erbgesundheitsgericht und der Amtsarzt zuständig sind, in deren Bezirk die Anstalt liegt.

9 Preußisches Staatsministerium (Hg.), Handbuch über den Preußischen Staates für das Jahr 1935, 139. Jg., Berlin o.J., S. 309ff. Im Landgerichtsbezirk Cottbus zählte man 364 409, in Franfurt/Oder 311 374, in Landsberg/Warthe 345 324 und in Prenzlau 285 733 Gerichtseingesessene. Im Landgerichtsbezirk Berlin wohnten dagegen 4 632 886 Personen. Der gesamte Kammergerichtsbezirk Berlin zählte insgesamt 6 969 780 Gerichtseingesessene.

10 Register für Erbgesundheitssachen des Erbgesundheitsgerichts Neuruppin 1934–1944, in: BLHA Br. Pr. Rep. 5 N Erbgesundheitsgericht Neuruppin Nr. 2, 3, 4.

heitsobergerichts Berlin im ersten Jahr nach Inkrafttreten des GzVeN insgesamt 6 550 Anträge auf Unfruchtbarmachung gestellt.[11] Von diesen entfielen 3 930 Anträge auf das Erbgesundheitsgericht Berlin[12] und insgesamt 1 744 Anträge auf die Erbgesundheitsgerichte Guben, Neuruppin, Frankfurt/Oder und Potsdam. Demnach müssen bei den Erbgesundheitsgerichten Cottbus, Landsberg und Prenzlau im Jahr 1934 zusammen 876 Sterilisationsanträge (im Durchschnitt 292) eingegangen sein.

Nach 1936 sinken die Antragszahlen bei den brandenburgischen Erbgesundheitsgerichten kontinuierlich bis 1939 ab. Diese Entwicklung deckt sich mit der allgemeinen Tendenz auf Reichsebene. Die niedrigen Antragszahlen für das Jahr 1940, die alle drei brandenburgischen Erbgesundheitsgerichte verzeichnen, sind Folge des Kriegsbeginns und der damit verbundenen Beschränkung der Sterilisationen durch die Verordnung vom 31. August 1939.[13] Im darauf folgenden Jahr stieg die Anzahl der bei den Gerichten in Guben, Neuruppin und Potsdam eingegangenen Sterilisationsanträge noch einmal an, ging dann jedoch bis 1944 fast kontinuierlich zurück. Angesichts des „totalen Kriegseinsatzes“ wurde der Geschäftsbetrieb bei den Erbgesundheitsobergerichten zum 1. Dezember 1944[14] eingestellt; auf Verfügung des Reichsjustizministeriums übernahm das Erbgesundheitsgericht Berlin mit Wirkung vom 1. Dezember 1944 die Aufgaben aller bisherigen Erbgesundheitsgerichte im Bereich des Kammergerichts Berlin. Die in der Provinz Brandenburg gelegenen Erbgesundheitsgerichte stellten daraufhin ihre Arbeit ein und gaben die Akten der bis Jahresende 1944 nicht erledigten Verfahren an Berlin ab.

Der letzte, in den überlieferten Registern der Erbgesundheitsgerichte nachweisbare Sterilisationsantrag datiert vom 25. Oktober 1944 und betraf die 19-jährige Patientin Helga P. der brandenburgischen Landesanstalt Neuruppin. In seiner Sitzung am 23. November 1944 – es war zugleich die letzte – beschloss das Erbgesundheitsgericht Neuruppin ihre Unfruchtbarmachung; ob diese tatsächlich noch durchgeführt wurde, ist nicht dokumentiert.

11 Franz Maßfeller, Die Auswirkungen des Gesetzes zur Verhütung erbkranken Nachwuchses, in: Deutsche Justiz, 98 Jg., 1936, S. 780–782.
12 Statistisches Amt der Stadt Berlin (Hg.), Statistisches Jahrbuch der Stadt Berlin, 11. Jg., 1935, S. 199.
13 Nach der Verordnung sollten Anträge auf Unfruchtbarmachung nur noch bei besonders großer Fortpflanzungsgefahr gestellt werden. Zudem war der Antrag zunächst dem zuständigen Gesundheitsamt zuzuleiten, das die Dringlichkeit des Antrags zu überprüfen hatte. Siehe RGBl. 1939 I, S. 1560f.
14 Siebente Ausführungsverordnung zum GzVeN vom 14.11.1944, in: RGBl. 1944 I, S. 330.

Ablehnung der Unfruchtbarmachung

Nur für die Erbgesundheitsgerichte Guben, Neuruppin und Potsdam ließ sich der Anteil der Ablehnungen bei den jährlich ergangenen Sterilisationsbeschlüssen ermitteln (Angaben in Prozent):

	1934	1935	1936	1937	1938	1939	1940	1941	1942	1943	1944
Potsdam	2,5	9,0	5,6	18,2	17,2	23,8	10,0	35,8	38,1	23,5	k. A.
Neuruppin	1,5	10,6	13,8	12,7	20,0	30,7	21,6	16,6	21,9	22,4	25,4
Guben	2,6	k. A.	8,5	24,5	21,4	18,9	12,5	29,8	10,3	20,0	k. A.

Bemerkenswert ist der mit 1,5 bis 2,6 Prozent sehr niedrige Anteil an abgelehnten Sterilisationsanträgen im ersten Jahr nach Inkrafttreten des GzVeN. Im gleichen Zeitraum lag der Anteil an abgelehnten Sterilisationsanträgen im gesamten Bereich des Erbgesundheitsobergerichts Berlin bei 5,3 und auf Reichsebene bei 7,2 Prozent.[15] Er stieg nach Angaben des Reichsjustizministeriums im Jahr 1935 reichsweit auf 11,1 und im darauf folgenden Jahr sogar auf 15,2 Prozent[16], während er 1936 bei den Erbgesundheitsgerichten Potsdam, Neuruppin und Guben nur zwischen 5,6 und 13,8 Prozent variierte. Erst danach stieg auch hier der Anteil an abgelehnten Sterilisationsanträgen deutlich an: in Guben auf höchstens 29,8 (1941), in Neuruppin auf 30,7 (1939) und in Potsdam gar auf 38,1 Prozent (1942).[17] Die hohe Anzahl an Ablehnungen in den späteren Jahren entspricht ganz offensichtlich der sich allgemein ändernden Bewertung der Krankheitsbilder durch die Erbgesundheitsrechtsprechung.[18] Eine ähnliche Tendenz mit einem fast stetig wachsenden Anteil an Ablehnungen bis zu 40 Prozent im Jahr 1944 zeigt sich auch bei der Auswertung der überlieferten Einzelfallakten im Brandenburgischen Landeshauptarchiv[19]:

15 Gerrens, Medizinisches Ethos, S. 190. Beim Erbgesundheitsgericht Berlin lag er bei 5,9 Prozent, siehe Statistisches Jahrbuch der Stadt Berlin, 1935, S. 199.

16 Übersicht über die Durchführung des Gesetzes zur Verhütung erbkranken Nachwuchses, in: BAB R 1501 Reichsministerium des Innern Nr. 5585, Bl. 165.

17 Auch bei anderen Erbgesundheitsgerichten stieg der Anteil der Ablehnungen deutlich an, siehe Hennig, Zwangssterilisation in Offenbach, S. 159; Heike Schlichting u. Jürgen Bohmbach, Alltag und Verfolgung. Der Landkreis Stade in der Zeit des Nationalsozialismus, Bd. 2 (= Veröffentlichungen aus dem Stadtarchiv Stade, Bd. 23), Stade 2003, S. 72.

18 Auf diese allgemeine Entwicklung wies 1942 auch der Reichsjustizminister im Zusammenhang mit der Häufung von Wiederaufnahmeverfahren hin: „Es ist bekannt, dass auf Grund der Erfahrungen, die in den ersten Jahren der Geltung des Ges. gemacht worden sind, die Diagnose Schizophrenie, erbl. Fallsucht und angeborener Schwachsinn nicht mehr in allen Fällen gestellt wird, in denen sie in den Jahren 1934–1936 oder 1937 nach der damaligen Erkenntnisstufe der ärztlichen Wissenschaft gestellt wurde." Siehe Erlass des Reichsjustizministers vom 15.9.1942, in: BLHA Br. Pr. Rep. 12 A Landgericht Neuruppin Nr. 1268, Bl. 167. Siehe hierzu auch Karl Bonhoeffer, „Ein Rückblick auf die Auswirkung und die Handhabung des nationalsozialistischen Sterilisationsgesetzes", in: Der Nervenarzt, 20. Jg., 1949, S. 1–5.

19 Grundlage sind die insgesamt 735 dokumentierten Beschlüsse der Erbgesundheitsgerichte in den überlieferten Einzelfallakten.

	1934	1935	1936	1937	1938	1939	1940	1941	1942	1943	1944
Beschlüsse insgesamt	94	218	90	120	65	32	30	27	33	16	10
Sterilisation abgelehnt	3	17	18	17	11	4	6	7	12	6	4
Prozent	3,2	7,8	20,0	14,2	16,9	12,5	20,0	25,9	36,4	37,5	40,0

Anzahl der brandenburgischen Sterilisationsopfer

Nach den allgemein von der Forschung übernommenen Schätzungen Gisela Bocks wurden im Zeitraum zwischen 1934 und 1939 ca. 290 000 bis 300 000 Menschen aufgrund des GzVeN sterilisiert.[20] Für die Zeit des Zweiten Weltkrieges geht sie von weiteren ca. 60 000 durch das Sterilisationsgesetz gedeckten Unfruchtbarmachungen im Deutschen Reich in den Grenzen von 1937 aus. Hinzu kommen nach ihren Schätzungen weitere 40 000 Sterilisationen nach dem GzVeN außerhalb der Grenzen von 1937[21], so dass sie von insgesamt 400 000 Opfern der nationalsozialistischen Sterilisationsgesetzgebung spricht.[22]

Nach Bocks Berechnungen müssten, entsprechend dem brandenburgischen Anteil an der Gesamtbevölkerung im Deutschen Reich 1933, ca. 15 000 Menschen in der Provinz Brandenburg sterilisiert worden sein. Diese Zahl kann jedoch nur einen Richtwert für die quantitative Dimension der in Brandenburg durchgeführten Unfruchtbarmachungen darstellen. Die tatsächliche Opferzahl dürfte wahrscheinlich etwas geringer sein: Nach den Berechnungen Uwe Gerrens liegt der Bezirk des Erbgesundheitsobergerichts Berlin, was die Zahl der Sterilisationsanträge pro Kopf der Bevölkerung anbelangt, in den Jahren 1934 bis 1936, für die Zahlen aus dem Reichsjustizministerium vorliegen, deutlich unter dem Reichsdurchschnitt. Während sich im Bereich des Erbgesundheitsobergerichts Berlin die Antragshäufigkeit zwischen 0,94 und 1,05 Promille bewegte, lag sie auf Reichsebene im gleichen Zeitraum zwischen 1,28 und 1,33 Promille.[23]

Genauere, durch Quellen belegbare Angaben zu den tatsächlich in Brandenburg durchgeführten Sterilisationen können nach den durchgeführten Recherchen angesichts der nur lückenhaft überlieferten Sterilisationszahlen nicht gemacht werden.

20 Bock, Zwangssterilisation im Nationalsozialismus, S. 233.
21 Vgl. S. 72, Fußnote 5.
22 Bock, Zwangssterilisation im Nationalsozialismus, S. 237f.
23 Uwe Gerrens, Medizinisches Ethos und theologische Ethik. Karl und Dietrich Bonhoeffer in der Auseinandersetzung um Zwangssterilisation und „Euthanasie" im Nationalsozialismus (= Schriftenreihe der Vierteljahrshefte für Zeitgeschichte, Bd. 73), München 1996, S. 190. Die meisten Anträge pro Kopf der Bevölkerung wurden im Bereich des Erbgesundheitsobergerichts Hamburg gezählt. Hier belief sich die Quote im Jahr 1934 auf 2,22, im folgenden Jahr auf 2,68 und 1936 auf 2,23 Promille.

Antragsteller

	BEAMTETER ARZT	PROVINZIAL-ANSTALTEN	SELBST	VORMUND	PFLEGER	ELTERN	SONSTIGE	UNKLAR
Anträge	484	216	19	7	1	10	8	2
in Prozent	64.8	28.9	2.5	0.9	0.1	1.3	1.1	0.3

Von den insgesamt 747 Anträgen auf Unfruchtbarmachung in den ausgewerteten Einzelfallakten wurden fast zwei Drittel von beamteten Ärzten gestellt. Nur 2,5 Prozent stammen von den Betroffenen selbst, wobei in fast allen Fällen – ebenso wie bei den Anträgen, die von Eltern gestellt wurden – zusätzliche Anträge von Amtsärzten der Sterilisationsakte beigefügt sind. Zu den unter „Sonstige“ aufgelisteten Antragstellern gehören unter anderem Wehrmachtsärzte, Leiter von Strafanstalten oder eine private Heilanstalt. Bei den Antragstellern zeigen sich durchaus Abweichungen zu der Verteilung auf Reichsebene, die allerdings nur für die ersten beiden Jahre nach Inkrafttreten des GzVeN bekannt ist. Danach entfielen nach Angaben des Reichsjustizministeriums im Jahr 1934 80,5 Prozent der reichsweit gestellten Anträge auf beamtete Ärzte und Anstaltsleiter, 11,9 Prozent kamen von den Betroffenen selbst und 7,6 Prozent von den gesetzlichen Vertretern.[24] Im darauf folgenden Jahr 1935 wurden 69,2 Prozent der Anträge von beamteten Ärzten gestellt, 21,4 Prozent kamen von Anstaltsleitern, 6,1 Prozent von den „Erbkranken“ selbst und 3,2 Prozent von den gesetzlichen Vertretern. Abweichungen zur Auswertung der brandenburgischen Sterilisationsakten ergeben sich insbesondere bei den Anträgen der Heilanstalten sowie denjenigen der Betroffenen selbst und ihrer gesetzlichen Vertreter. Dies dürfte, abgesehen von der Frage der Repräsentativität des ausgewerteten Aktenbestandes, auch an der Einbeziehung sämtlicher Antragsteller bis 1944 liegen. Anträge von den Betroffenen selbst liegen vor allem für 1934 und 1935 vor, nur insgesamt drei Anträge auf Unfruchtbarmachung der eigenen Person stammen aus späteren Jahren.

Veränderungen in der Gerichtspraxis

Persönliche Anhörungen der Betroffenen während der Sitzungen des Erbgesundheitsgerichts bildeten in Brandenburg ausweislich der ausgewerteten Einzelfallakten in der Anfangszeit des GzVeN die Ausnahme. Nur 8,5 Prozent von insgesamt 94 Betroffenen wurden 1934 bei den Gerichtssitzungen persönlich gehört. Dieses Ergebnis bestätigen auch die überlieferten Ausführungen der zuständigen Richter auf eine entsprechende Kritik des Berliner Kammergerichtspräsidenten im Mai 1935.[25] So war es beim Erbgesundheitsgericht

24 Auf eine genauere Differenzierung wurde verzichtet, siehe Stürzbecher, Der Vollzug des GzVeN, S. 352.
25 Verfügung des Kammergerichtspräsidenten vom 10.5.1935, in: BLHA Br. Pr. Rep. 5 E Amtsgericht Potsdam Nr. 101, Bl. 222. Die Verfügung geht zurück auf eine entsprechende Ermahnung des Reichsjustizministers vom 9.5.1935, siehe BLHA Br. Pr. Rep. 5 E Amtsgericht Guben Nr. 421, Bl. 27ff.

Neuruppin zwar angeblich üblich, den Betroffenen, seinen etwaigen Vormund, Pfleger oder Angehörige nach Eingang des Sterilisationsantrags zu vernehmen. Dies geschah jedoch nach dem Bericht des Neuruppiner Landgerichtspräsidenten bei den in der Nähe wohnenden Personen lediglich durch den Gerichtsvorsitzenden oder einen Referendar. Bei weiter entfernt wohnenden Personen erfolgte die Anhörung nur durch Richter des zuständigen Amtsgerichts, die sich anschließend schriftlich zu dem Erscheinungsbild des Betroffenen äußerten.[26] Nur in „Zweifelsfällen" wurde der „Erbkranke" noch zu einer Sitzung geladen; von dem Termin, in dem über seine Unfruchtbarmachung entschieden wurde, erhielt er überhaupt keine Nachricht. Auch das Erbgesundheitsgericht Potsdam berichtete am 20. Mai 1935, dass das persönliche Erscheinen der Betroffenen bisher nur ganz selten angeordnet worden sei.[27] Die von übergeordneten Stellen geforderte regelmäßige Vernehmung der Betroffenen bei den Gerichtssitzungen erschien den zuständigen Richtern angesichts der Vielzahl der zu bearbeitenden Fälle undurchführbar. In Potsdam errechnete der Gerichtsvorsitzende, dass man „für eine einigermassen zweckdienliche Vernehmung" eine halbe Stunde ansetzen müsse, was „eine volle Richterkraft erforderlich machen würde", und gab zu bedenken, dass die Ergebnisse der persönlichen Vernehmung nach den bisherigen Erfahrungen vom Akteninhalt nicht abwichen.[28]

Erst nach 1935 wurde die persönliche Anhörung des Betroffenen bei den Sitzungen der Erbgesundheitsgerichte immer mehr zur Regel: Der Anteil der persönlich bei Gericht vernommenen „Erbkranken" stieg ausweislich der ausgewerteten Einzelfallakten bis Ende 1941 auf 66,7 Prozent. Dem Berliner Erbgesundheitsobergericht erschien dieser Wandel der Anhörungspraxis noch nicht ausreichend. Noch Ende 1941 bemängelte der Vorsitzende des Zweiten Senats, dass „einzelne Erbgesundheitsgerichte es unterlassen, dem von dem Verfahren Betroffenen rechtliches Gehör im Termin zu geben, sofern der Betroffene vernehmungsfähig ist. Ein solches Verfahren muss für um so bedenklicher erachtet werden, als es gerade in Erbgesundheitssachen besonders darauf ankommt, den Anschein zu vermeiden, als werde über die lebenswichtigsten Belange des Betroffenen vom grünen Tisch entschieden."[29] Tatsächlich stieg der Anteil der persönlich bei der Gerichtssitzung gehörten „Erbkranken" – gemessen an den ausgewerteten Einzelfallakten – in den folgenden Jahren weiter an und lag 1944 bei 90 Prozent.

Für Patienten in Heil- und Pflegeanstalten gelten diese Ergebnisse allerdings nur eingeschränkt: Die persönliche Anhörung blieb für sie auch nach 1935 die Ausnahme. Gemessen an den ausgewerteten Einzelfallakten erhielten Ende 1941 nur ca. 10 Prozent der Psychiatriepatienten, die von einem Sterilisationsverfahren betroffen waren, die Möglichkeit zur persönlichen Anhörung bei

26 Landgerichtspräsident an Kammergerichtspräsidenten Berlin vom 25.7.1935, in: BLHA Br. Pr. Rep. 12 A Landgericht Neuruppin Nr. 1268, Bl. 20.

27 Vorsitzender Erbgesundheitsgericht Potsdam an Landgerichtspräsidenten, in: BLHA Br. Pr. Rep. 12 A Landgericht Potsdam Nr. 441, Bl. 72f.

28 Vorsitzender Erbgesundheitsgericht Potsdam an Landgerichtspräsidenten vom 29.7.1935, in: ebd., Bl. 71.

29 Vorsitzender des 2. Senats des Erbgesundheitsobergerichts Berlin an Kammergerichtspräsidenten vom 15.12.1941, in: BLHA Br. Pr. Rep. 12 A Landgericht Neuruppin Nr. 1268, Bl. 160R.

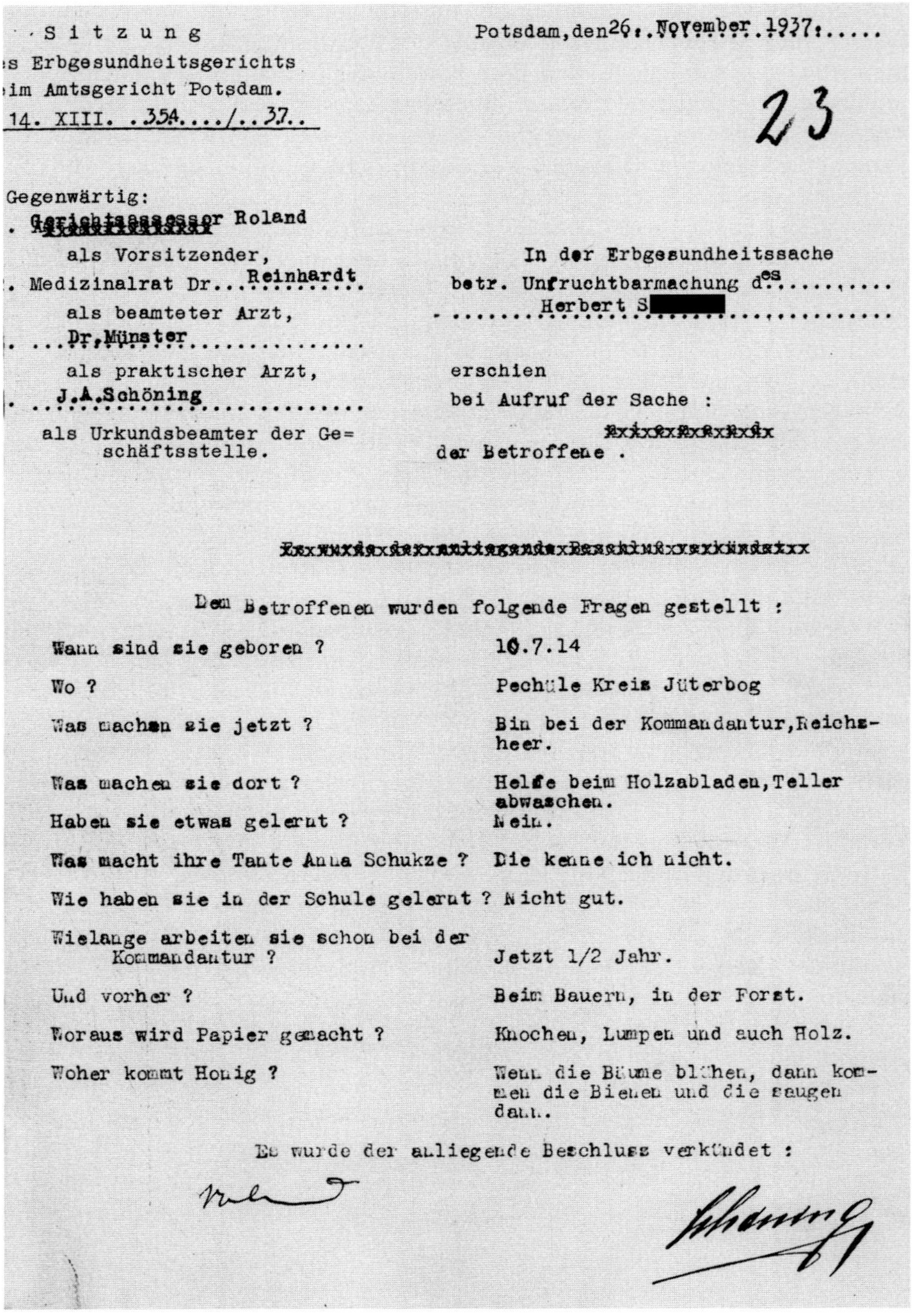

·Sitzung
s Erbgesundheitsgerichts
im Amtsgericht Potsdam.
14. XIII. ..354..../..37..

Potsdam,den 26. November 1937.....

23

Gegenwärtig:
. ~~Gerichtsassessor~~ Roland
als Vorsitzender,
. Medizinalrat Dr...Reinhardt...
als beamteter Arzt,
. ...Dr.Münster...............
als praktischer Arzt,
. ..J.A.Schöning..............
als Urkundsbeamter der Geschäftsstelle.

In der Erbgesundheitssache
betr. Unfruchtbarmachung des..........
Herbert S[redacted]
....

erschien
bei Aufruf der Sache :
~~xxxxxxxxxxx~~
der Betroffene .

~~xxxxxxxxxxxxxxxxxxxxxxxxxxxxxxxxxxxxxx~~

Dem Betroffenen wurden folgende Fragen gestellt :

Wann sind sie geboren ?	10.7.14
Wo ?	Pechüle Kreis Jüterbog
Was machen sie jetzt ?	Bin bei der Kommandantur,Reichsheer.
Was machen sie dort ?	Helfe beim Holzabladen,Teller abwaschen.
Haben sie etwas gelernt ?	Nein.
Was macht ihre Tante Anna Schukze ?	Die kenne ich nicht.
Wie haben sie in der Schule gelernt ?	Nicht gut.
Wielange arbeiten sie schon bei der Kommandantur ?	Jetzt 1/2 Jahr.
Und vorher ?	Beim Bauern, in der Forst.
Woraus wird Papier gemacht ?	Knochen, Lumpen und auch Holz.
Woher kommt Honig ?	Wenn die Bäume blühen, dann kommen die Bienen und die saugen dann.

Es wurde der anliegende Beschluss verkündet :

Protokoll einer Anhörung durch das Erbgesundheitsgericht Potsdam, 1937.

10

4. XIII. 142/34

B e s c h l u s s .

Das Erbgesundheitsgericht Cottbus hat in der Sitzung vom ..2. November 1934...... durch den Amtsgerichtsrat B i r k h o l z als Vorsitzenden, Kreisarzt Dr. G o e t z e , ~~Stadtarzt Dr. ...~~ , Chefarzt Dr. K ü h n e als Beisitzer beschlossen:

....Der Arbeiter Otto F[redacted]..............................

geboren am ...13. August ~~1934~~ 1883 in ...Neusorgefeld..................

~~wohnhaft~~ auffällig in ..z.Zt. Landesanstalt i. Sorau..................

vertreten durch ~~den Arbeiter~~ Pfleger Oskar Schumann, Wendisch-Drehna.

ist unfruchtbar zu machen. Die gerichtlichen Kosten des Verfahrens fallen der Staatskasse zur Last.

G r ü n d e .

Auf Grund der Krankengeschichte ~~des Krankenhauses~~ ....

u. der Landesanstalt in Sorau............... leidet der - ~~die~~ - Erbkranke an Schizophrenie.................

Ebenso lautet das Gutachten des ~~Kreisarztes in~~ ....- ärztlichen Leiters der Anstalt, ~~in~~ ....

Auf dieses Gutachten und die Krankengeschichte wird verwiesen.

Dem zulässigen, formgerechten Antrage des ~~Kreisarztes~~ - ärztlichen Leiters der Anstalt Sorau.................

vom ...25. August 34.... war daher stattzugeben, weil nach den Erfahrungen der ärztlichen Wissenschaft mit grosser Wahrscheinlichkeit zu erwarten ist, dass Nachkommen des - ~~der~~ - Erbkranken an schweren Erbschäden leiden werden.

Gegen den Beschluss ist die Beschwerde binnen 1 Monats zulässig seit Zustellung schriftlich oder zu Protokoll der Geschäftsstelle. ~~Wird auf Beschwerde verzichtet~~ Auf die Beschwerde kann verzichtet werden.

Birkholz ~~Ausgefertigt~~ Goetze Kühne

~~Cottbus, den~~ ....

~~als Urkundsbeamter der Geschäftsstelle des Amtsgerichts.~~

Standardformular für die Beschlüsse des Erbgesundheitsgerichts Cottbus, 1934.

den Gerichtssitzungen.[30] Häufiger kam es vor – dies gilt zumindest für das Erbgesundheitsgericht Cottbus – dass lediglich ein Mitglied des Erbgesundheitsgerichts im Vorfeld des Gerichtstermins die Anstalt aufsuchte, um sich ein Bild von dem Betroffenen zu machen und eine gutachterliche Stellungnahme anzufertigen. Regelmäßig folgte das Erbgesundheitsgericht bei seiner Beschlussfassung dem darin geäußerten Standpunkt.

Nur selten wurden Sitzungen der brandenburgischen Erbgesundheitsgerichte direkt in Heil- und Pflegeanstalten abgehalten, obwohl dies der Reichsinnenminister schon am 19. Mai 1934 in seinem Rundschreiben den Landesregierungen empfohlen hatte.[31] Auch von Seiten einzelner Anstalten war dies angeregt worden.[32] Tatsächlich fanden ausweislich der überlieferten Akten nur vereinzelt Sitzungen des Erbgesundheitsgerichte in brandenburgischen Anstalten statt, so etwa in Sorau und in Neuruppin.

Mit der allmählich zur Regel werdenden Praxis, den Betroffenen persönlich bei den Gerichtssitzungen zu vernehmen, verringerte sich zwangsläufig auch die Zahl der bei einem Termin verhandelten Fälle, über die man in der Anfangszeit des GzVeN quasi im Schnellverfahren entschieden hatte. So waren nach dem Bericht des Potsdamer Erbgesundheitsgerichts vom 20. Mai 1935 nach der bisher geübten Gerichtspraxis „bis zu 40 Sachen in einer Sitzung beraten und entschieden worden".[33] Mit der Zunahme der persönlichen Anhörungen sank die Zahl der bei den Erbgesundheitsgerichten verhandelten Fälle nach 1935 auf ca. 15–17 „Erbgesundheitssachen" pro Sitzung. Am 18. März 1936 berichtete der Vorsitzende des Erbgesundheitsgerichts Neuruppin: „Eine Vermehrung der Zahl der Sitzungen ist hier nicht in Aussicht genommen, da der Eingang von neuen Sachen nachgelassen hat. Es werden in Zukunft nicht mehr als 17 Sachen für die Sitzung angesetzt werden, da ich bereits selbst erkannt habe, dass mehr als 20 Sachen nicht sachgemäss erledigt werden können. Da die klar liegenden Fälle allmählich zu Ende gehen, erweist es sich immer mehr als notwendig, die Kranken zur Verhandlung zu laden. Infolgedessen kann nur eine beschränkte Zahl von Sachen bearbeitet werden."[34]

Einen weiteren Wandel in der Gerichtspraxis betrafen Form und Inhalt der Sterilisationsbeschlüsse. Hier wurden von den brandenburgischen Erbgesundheitsgerichten zunächst offensichtlich Hektographien verwendet, in die nur noch die persönlichen Daten der Betroffenen und die Namen der Beisitzer

30 Ganz andere Ergebnisse liegen für die Psychiatriepatienten in Westfalen vor. Hier wurden 1934 bereits 47 Prozent der von einem Sterilisationsverfahren betroffenen Anstaltspatienten vor Gericht gehört, 1936 waren es schon 82 Prozent und 1938 rund 94 Prozent. Siehe Walter, Psychiatrie und Moderne, S. 581.

31 Deutsche Justiz 1934, S. 725.

32 So hieß es in einem Schreiben des Direktors der Landesanstalt Sorau, Dr. Schmidt, an das Erbgesundheitsgericht Guben vom 12.7.1935: „Ich stelle daher anheim zu erwägen, ob sich nicht die Abhaltung von Terminen in hiesiger Anstalt empfehlen dürfte, bei denen eine Reihe von Fällen gleichzeitig vorgeführt und vom Gericht begutachtet werden können. Die Termine wären dann natürlich so zu legen, resp. so häufig vorzunehmen, dass eine Begutachtung der Fälle im akuten Stadium ermöglicht wird." Siehe BLHA Br. Pr. Rep. 5 E Amtsgericht Guben Nr. 422, Bl. 212.

33 BLHA Br. Pr. Rep. 12 A Landgericht Potsdam Nr. 441, Bl. 72. Bis Oktober 1935 stieg die Zahl der verhandelten Fälle pro Sitzung sogar noch an. Nach einer Aufstellung des Potsdamer Gerichtsvorsitzenden vom 2.11.1935 wurden im Zeitraum zwischen dem 1.8. und 11.10.1935 insgesamt sechs Sitzungen abgehalten, auf denen im Durchschnitt 64,5 Sterilisationsfälle verhandelt wurden, siehe ebd., Bl. 104.

34 BLHA Br. Pr. Rep. 12 A Landgericht Neuurppin Nr. 1268, Bl. 42.

einzusetzen waren. Eine individuelle Begründung des Beschlusses enthielt das Schriftstück nicht, sondern lediglich den bereits gedruckten Hinweis, dass dem Antrag stattzugeben war, „weil nach den Erfahrungen der ärztlichen Wissenschaft mit grosser Wahrscheinlichkeit zu erwarten ist, dass Nachkommen der – des Erbkranken an schweren Erbschäden leiden werden."

Erst allmählich setzte sich, auch auf höhere Ermahnung hin, die Praxis durch, der Sterilisationsanordnung oder -ablehnung eine mehr oder weniger ausführliche Erklärung anzufügen, die die individuellen Gründe für den Gerichtsbeschluss nannte. Der Betroffene erhielt eine maschinenschriftliche Ausfertigung des gesamten Schriftstückes.

Die Rechtsprechung zu den einzelnen „Erbkrankheiten"

Angesichts der sehr unterschiedlichen Zahl an Sterilisationsakten, die für die verschiedenen Erbgesundheitsgerichte vorliegen, sind Differenzen in der Beurteilung der Krankheiten und der Betroffenen kaum nachzuweisen. Daher wird im Folgenden die Rechtsprechung zu den einzelnen Krankheitsdiagnosen pauschal für die Erbgesundheitsgerichte in Brandenburg beschrieben. Wo es aufgrund der Aktenlage möglich erscheint, wird auf Besonderheiten und Unterschiede in der Rechtsprechung hingewiesen. In den insgesamt 747 erschlossenen Sterilisationsakten sind 735 Beschlüsse brandenburgischer Erbgesundheitsgerichte dokumentiert. Diese verteilen sich wie folgt auf die im GzVeN genannten „Erbkrankheiten":

DIAGNOSEN	BESCHLÜSSE INSGESAMT	ANGEORDNETE UNFRUCHTBARMACHUNG		ABGELEHNTE UNFRUCHTBARMACHUNG	
		Anzahl	in Prozent	Anzahl	in Prozent
ang. Schwachsinn	505	436	86,3	69	13,7
Schizophrenie	139	121	87,1	18	12,9
erbl. Fallsucht	51	44	86,5	7	13,5
man. depressives Irresein	6	2	33,3	4	66,7
erbl. Veitstanz	0	0	0	0	0
erbl. Blindheit	3	3	100	0	0
erbl. Taubheit[a]	16	11	68,8	5	31,2
schwere körp. Missbildung	9	9	100	0	0
schwerer Alkoholismus	6	4	66,7	2	33,3
insgesamt	735	630	85,7	105	14,3

a) Hier wurden drei Fälle eingeordnet, die zusätzlich an erblicher Blindheit und schwerer körperlicher Missbildung litten, siehe BLHA Br. Pr. Rep. 5 N Erbgesundheitsgericht Prenzlau Nr. 118, 119, 120.

Mehr als zwei Drittel der vorliegenden Beschlüsse (68,7 Prozent) betrafen die Diagnose „angeborener Schwachsinn“, gefolgt von der Diagnose „Schizophrenie“, die 18,9 Prozent der Rechtsprechung ausmachte. An dritter Stelle in der Häufigkeitsverteilung findet sich die Krankheit „erbliche Fallsucht“ (6,9 Prozent). Die weiteren im GzVeN genannten „Erbkrankheiten“ kommen entweder überhaupt nicht (erblicher Veitstanz) oder nur selten vor: 2,2 Prozent der Beschlüsse entfielen auf die Diagnose erbliche Taubheit, 1,2 Prozent auf schwere erbliche körperliche Missbildung, je 0,8 Prozent auf schweren Alkoholismus und manisch-depressives Irresein sowie 0,4 Prozent auf erbliche Blindheit. Auf die am häufigsten genannten Diagnosen „angeborener Schwachsinn“, Schizophrenie und erbliche Fallsucht kamen auch reichsweit die meisten Sterilisationsanträge. So litten im Jahr 1935 laut Berechnung des Reichsjustizministeriums 58,2 Prozent aller Personen, für die ein Sterilisationsantrag gestellt worden war, an „angeborenem Schwachsinn“, 19,4 Prozent an Schizophrenie und 12,8 Prozent an erblicher Fallsucht. Dahinter folgten die Diagnosen schwerer Alkoholismus (3 Prozent), manisch-depressives Irresein (2,4 Prozent), erbliche Taubheit (2,2 Prozent), schwere erbliche körperliche Missbildung (1 Prozent), erbliche Blindheit (0,9 Prozent) und erblicher Veitstanz (0,2 Prozent).[35] Sowohl auf Reichsebene als auch auf der Ebene der ausgewerteten Erbgesundheitsakten machten die drei am häufigsten genannten Diagnosen also mehr als 90 Prozent der Sterilisationsanträge aus (90,4 bzw. 94,5 Prozent) aus. Unterschiede zwischen den auf Reichsebene ermittelten Daten und denjenigen in den ausgewerteten Einzelfällen ergeben sich vor allem bei der in den brandenburgischen Akten prozentual häufiger genannten Diagnose „angeborener Schwachsinn“ und der dafür seltener genannten Diagnose „erbliche Fallsucht“.

Rechtsprechung zu „angeborenem Schwachsinn“

Unter „angeborenem Schwachsinn“ im Sinne des GzVeN war nach offizieller Kommentierung „jeder in medizinischem Sinne als deutlich abnorm diagnostizierbare Grad von Geistesschwäche zu verstehen, d.h. von Idiotie über die Variationsbreite der Imbezillität bis hinauf zur Debilität“.[36] Dabei sollte nicht nur auf die „intellektuellen Fehlleistungen“ geachtet werden, „sondern auch auf die Gefühls- und Willenssphäre sowie die Entwicklung der ethischen Begriffe und Regungen“. Den Nachweis der Erblichkeit forderte das Gesetz im Einzelfall nicht. Vielmehr reichte es aus, dass der „Schwachsinn“ bereits früh erkennbar wurde und ohne äußere Ursachen aufgetreten war. Die Wahrscheinlichkeit, dass „angeboren Schwachsinnige“ gleichfalls „schwachsinnige“ Kinder bekämen, wurde unter Hinweis auf die „neuesten Forschungen von A. Juda“ bei „bis zu 67 Prozent“ veranschlagt. Folglich formulierte der Kommentar: „Von einer Unfruchtbarmachung soll dem Geiste des Gesetzes entsprechend also nur da abgesehen werden, wo der Schwachsinn als sicher exogen, d. h. durch Schädigungen des Kindes innerhalb oder außerhalb des Mutterleibes bedingt, erwiesen ist.“[37]

35 Stürzbecher, Der Vollzug des GzVeN, S. 353.
36 Gütt, Rüdin, Ruttke, GzVeN, 1936, S. 119.
37 Ebd., S. 120.

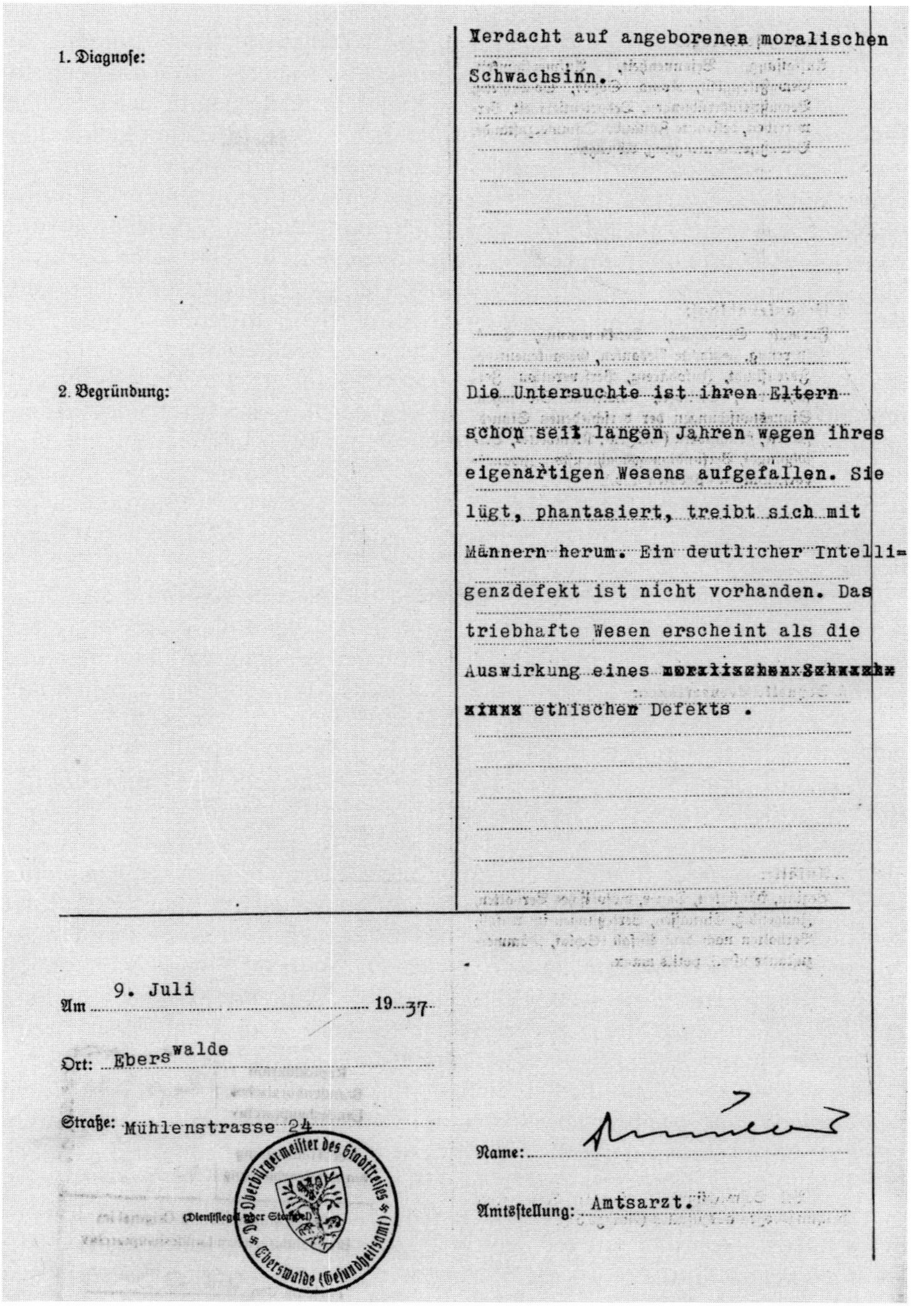

1. Diagnose: Verdacht auf angeborenen moralischen Schwachsinn.

2. Begründung: Die Untersuchte ist ihren Eltern schon seit langen Jahren wegen ihres eigenartigen Wesens aufgefallen. Sie lügt, phantasiert, treibt sich mit Männern herum. Ein deutlicher Intelligenzdefekt ist nicht vorhanden. Das triebhafte Wesen erscheint als die Auswirkung eines ~~moralischen Schwach-~~ ~~sinns~~ ethischen Defekts .

Am 9. Juli 19 37

Ort: Eberswalde

Straße: Mühlenstrasse 24

(Dienstsiegel oder Stempel)

Der Oberbürgermeister des Stadtkreises Eberswalde (Gesundheitsamt)

Name:

Amtsstellung: Amtsarzt.

Auszug aus einem amtsärztlichen Gutachten mit der Diagnose „angeborener moralischer Schwachsinn".

Zur Klärung der Diagnose waren drei Kennzeichen für das Vorliegen eines „angeborenen Schwachsinns" zu beachten, „nämlich Intelligenzmangel, die Lebensbewährung und die Familienanamnese". Zunächst sollte mit geeigneten Testmethoden, in der Regel dem Intelligenzprüfungsbogen, der Grad der Intelligenzentwicklung festgestellt werden. Bei starken Ausfällen galten weitere Erhebungen als überflüssig, bei so genannten „Grenzfällen" sollte jedoch auch die Lebensführung des Betroffenen als weiteres Prüfungsmerkmal herangezogen werden. Als Kennzeichen einer mangelnden Lebensbewährung wertete der Kommentar die Unfähigkeit, sich „in einem geordneten Berufsleben seinen eigenen Unterhalt zu verdienen" oder sich sonst „sozial" einzufügen: „Dazu kommen noch Abschwächung der ethischen Vorstellung, Abstumpfung des ethischen Gefühls und grobe Charakterfehler, was alles zusammen als Ganzes einen erbmäßig angelegten Komplex von Ausfallserscheinungen ausmacht, der unter den Begriff des angeborenen Schwachsinns zusammengefasst wird."[38] Damit schloss der Kommentar, ohne dies explizit zu sagen, in seine Definition des „angeborenen Schwachsinns" auch den so genannten „moralischen Schwachsinn" ein. Schien auch nach Prüfung der Lebensbewährung noch keine eindeutige Diagnose möglich, so sollte die Familienanamnese herangezogen werden.

Zur Rechtsprechung brandenburgischer Erbgesundheitsgerichte zur Diagnose „angeborener Schwachsinn" liegen zwei Aussagen von Gerichtsvorsitzenden aus dem Jahr 1935 vor. So beschrieb der vorsitzende Richter Hennig die Rechtsprechung des Erbgesundheitsgerichts Neuruppin am 3. September 1935 wie folgt: „Das Gesetz verlangt lediglich die Unfruchtbarmachung für angeboren Schwachsinnige, nicht für erblichen Schwachsinn. Infolgedessen braucht die Erblichkeit des Schwachsinns nicht festgestellt werden. Da das Gericht zu prüfen hat, ob der Schwachsinn nicht nach der Geburt infolge äusserer Einwirkungen entstanden ist, werden regelmäßig von den Amtsärzten und auch vom Gericht Ermittlungen darüber angestellt, ob in der Vorfahren- oder Verwandtenreihe des Erbkranken Fälle von Schwachsinn oder bestimmter geistiger Leiden sich vorfinden. Wenn das festgestellt wird, so ist damit in gewisser Weise auch erwiesen, dass der angeboren Schwachsinnige auch erblich schwachsinnig ist … Neben der Feststellung intellektueller Mängel beim Erbkranken ist sein sittliches Verhalten von besonderer Wichtigkeit. Es erscheint mir viel wichtiger, daß sittlich verkommene Persönlichkeiten unfruchtbar gemacht werden, als solche, die lediglich intellektuelle Mängel aufweisen. So hat das hiesige Erbgesundheitsgericht schon in mehreren Fällen die Sterilisation von Frauen beschlossen, die sich um ihre Kinder so wenig kümmern, dass sie körperlich und geistig verkommen und in Fürsorgeerziehung gebracht werden mussten. Bei lediglich intellektuellen Mängeln hat das Gericht auf fehlendes Schulwissen bisher nur geringen Wert gelegt. Es hat daneben in allen Fällen noch Feststellungen über die Bewährung des Erbkranken im Berufsleben zu treffen gesucht. Dabei muss allerdings hervorgehoben werden, dass Grenzfälle bisher nur wenig zur Entscheidung gekommen sind. In Zukunft ist nach Erledigung der einwandfreien Fälle häufiger mit dem Auftauchen von zwei-

38 Ebd., S. 125.

Rechnen:

(7 × 9?) R	(51 – 16?) 360,35	(17 + 32?) -- weiss nicht
(12 × 13?) 84	(62 – 19?) 53	(23 + 45?) -78, -73
(10 : 2?) 8	(x – 3 = 14) x? 11	(x × 9 = 63) x? 7
(81 : 3?) weiss nicht	(x + 5 = 16) x? 11	(x : 8 = 5) x? -- ?

(300 RM zu 3 % in 3 Jahren Zinsen?)	-- ?
(6 Arbeiter brauchen zu einer Arbeit $3^1/_2$ Stunden: wie lange 3 Arbeiter?)	24
(Wenn $1^1/_2$ Pfund 15 Pfg. kosten, wieviel kosten 7 Pfund?)	35

3. Allgemeines Lebenswissen:

(Wo geht die Sonne auf?)	Im Westen
(Warum wird es Tag und Nacht?)	Erdkugel dreht
(Warum baut man Häuser in der Stadt höher als auf dem Lande?)	Stadt hat mehr Einwohner
(Was versteht man unter dem Kochen des Wassers?)	1/2 - 3/4 St.
(Warum darf man Feuer nicht abschließen, wenn es brennen soll?)	Damit es nicht grösser wird
(Warum gehen die Kinder in die Schule?)	Weil sie lernen sollen
(Wozu sind die Gerichte da?)	Damit sie freigesprochen und verur= teilt werden.
(Geldsorten?)	10 Pf = Goldmetall, 1,- M Silbermet… Kupferpfennig …
(Was kostet jetzt die Beförderung von Postsachen?)	Brief 12, Karte 6 Pf/aus?weiss ich …
(Preise von Lebensmitteln?)	Butter: 1,-M vielleicht,Schuhe M 6, " 7,
Unterschied zwischen:	
(Irrtum — Lüge?)	Irrtum:hat s.d.Mensch geirrt,Lüge=S…
(Borgen — Schenken?)	Ist extra.Genau weiss ich nicht.
(Geiz — Sparsamkeit?)	Geizige gibt nichts aus,Sparsame ge… zur Kasse
(Rechtsanwalt — Staatsanwalt?)	Rechtsanwalt macht Beistand d.Angek… ten,Staatsanwalt spricht glaub ich fre…
(Treppe — Leiter?)	Treppe hat Stufen,Leiter hat Sprosse…
(Teich — Bach?)	Bach fliesst, Teich ist für die Ent…

4. Spezielle Fragen aus dem Beruf:

Satz aus 3 Worten bilden:	
(Jäger — Hase — Feld!)	Jäger geht aufs Feld und schiesst den Hasen.
(Soldat — Krieg — Vaterland!)	Soldat geht in Krieg u.opfert s.f.Vat… land
(Frühling — Wiese — Blumen!)	Im Frühling,wenn die Wiese blüht
(Schule — Bildung — Leben!)	Zur Schule hat man die beste Gesundhe… genossen.

Auszug aus einem Intelligenzprüfungsbogen.

felhaften Fällen zu rechnen, bei denen die Frage, wie der Erbkranke sich im Leben bewährt, besondere Bedeutung hat. Es ist vorgesehen, in solchen Fällen auch Strafregisterauszüge einzufordern."[39]

Eine leicht abweichende Meinung, was die Bedeutung des „sittlichen Verhaltens" der Betroffenen anging, vertrat nach Darstellung des vorsitzenden Richters Lehmann das Erbgesundheitsgericht Potsdam. So bezog man die Lebensführung des Betroffenen zwar auch in die Beurteilung ein, maß ihr jedoch eine geringere Bedeutung zu: „Neben der Intelligenz werden die Berufsleistungen sowie das sittliche Verhalten des Kranken berücksichtigt. Das letzte allein kann jedoch niemals als ausschlaggebend angesehen werden; es müssen jedenfalls auch Intelligenzmängel vorliegen. Treten zu den Intelligenzmängeln jedoch auch moralische Defekte, so wird Schwachsinn nicht zweifelhaft sein." Strenger als das Erbgesundheitsgericht Neuruppin handhabte das Erbgesundheitsgericht Potsdam allerdings die Frage, ob exogene Schädigungen ursächlich für den Schwachsinn seien. Hier regte es eine Umkehr der Beweislast zu Lasten des Betroffenen an. Wegen der erheblichen Beweisschwierigkeiten auf erbbiologischem Gebiet, so der Vorsitzende, könne das Verfahren, wonach der Antragsteller die Voraussetzungen der Unfruchtbarmachung lückenlos nachweisen müsse, kaum beibehalten werden. Vielmehr müsse es „dem Kranken oder seinem gesetzlichen Vertreter selbst überlassen bleiben, Umstände darzutun, dass der angeborene Schwachsinn nicht auf erbliche Ursachen zurückzuführen" sei.[40]

Insgesamt liegen unter den ausgewerteten Einzelfallakten 505 Beschlüsse, d.h. 69 Ablehnungen (13,7 Prozent) und 436 Anordnungen (86,3 Prozent), zur Diagnose „angeborener Schwachsinn" vor. Unter den Ablehnungen befand sich lediglich ein Patient aus brandenburgischen Heil- und Pflegeanstalten (1,4 Prozent), unter den Anordnungen dagegen 105 (24 Prozent). Insgesamt betrug der Anteil an Psychiatriepatienten 20,8 Prozent. 143 Personen, gegen die ein Sterilisationsverfahren angestrengt wurde, hatten eine Hilfsschule besucht oder waren noch Hilfsschüler, zählten damit laut Kommentar zum Hauptbeobachtungskreis des Amtsarztes bei der Durchführung des GzVeN.[41] 61 Betroffene waren früher Fürsorgezöglinge gewesen oder befanden sich zum Zeitpunkt der Antragstellung noch in Fürsorgeerziehung.[42] Auch diese Personengruppe war im Kommentar ausdrücklich als potentielle Zielgruppe des GzVeN genannt.[43]

Eine entscheidende Bedeutung maßen die Gerichte entsprechend den Vorgaben des Kommentars dem Abschneiden des Betroffenen bei der Intelligenzprüfung zu; sei es, dass sie vor allem die auf dem Intelligenzprüfungsbogen festgehaltenen Antworten in ihre Bewertung einbezogen, sei es, dass sie den Betroffenen vorluden und ihn vor Gericht einer erneuten Intelligenzprüfung unterzogen. Eine gleichfalls wichtige Rolle spielte – wie die oben erwähnten Aussagen der vorsitzenden Richter belegen – die Lebensbewährung des Be-

39 Vorsitzender des Erbgesundheitsgerichts Neuruppin an Landgerichtspräsidenten vom 3.9.1935, in: BLHA Br. Pr. Rep. 12 A Landgericht Neuruppin Nr. 1268, Bl. 31f.
40 Vorsitzender des Erbgesundheitsgerichts Potsdam an Landgerichtspräsidenten vom 30.8.1935, in: BLHA Br. Pr. Rep. 12 A Landgericht Potsdam Nr. 441, Bl. 84ff.
41 Gütt, Rüdin, Ruttke, GzVeN, 1936, S. 129.
42 Zu den Opfergruppen „Hilfsschüler" und „Fürsorgezöglinge" siehe S. 116ff.
43 Gütt, Rüdin, Ruttke, GzVeN, 1936, S. 130.

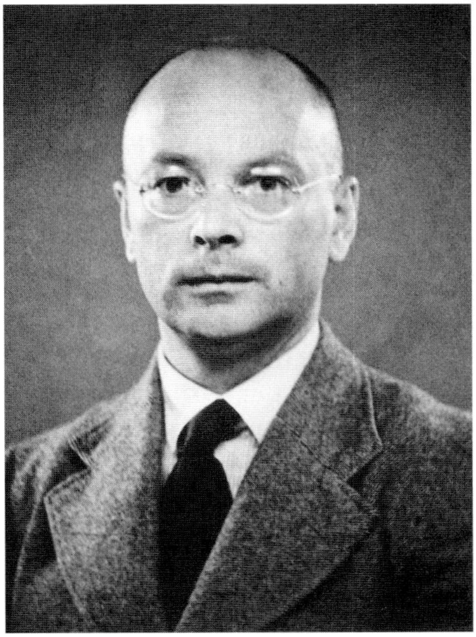

Hans Heinze, 1930er Jahre.

troffenen, d. h. seine Berufsleistung und seine Lebensführung. Erst danach berücksichtigten die Gerichte eine familiäre Belastung.

Beispielhaft für die Bewertung der angeblichen Kennzeichen eines „angeborenen Schwachsinns“ ist die Begründung für die vom Erbgesundheitsgericht Prenzlau angeordnete Unfruchtbarmachung der ledigen 21-jährigen Erna P. aus Eberswalde.[44] Diese hatte laut amtsärztlichen Gutachten die Hilfsschule mit guten Leistungen nach Erreichen der 1. Klasse verlassen und anschließend bis zur Geburt ihres Kindes im August 1935 als Land- und Fabrikarbeiterin sowie als Hausangestellte gearbeitet. Auf Nachfrage des Gerichts wurde sie von einem früheren Arbeitgeber als fleißig, vergnügt und keineswegs schwachsinnig beschrieben. Am 16. Februar 1936 entschied das Gericht ohne Anhörung der Betroffenen ihre Unfruchtbarmachung und begründete dies wie folgt: „Nach den Unterlagen, insbesondere dem amtsärztlichen Gutachten ... leidet Erna P. an angeborenem Schwachsinn. Erna P. hat die Hilfsschule besucht und wenig gelernt. Danach war sie zeitweise als Hausangestellte tätig, später als Zeitungsausträgerin und auch als Fabrikarbeiterin. Zur Zeit betätigt sie sich im elterlichen Haushalt. Erna P. war durch Beschluß des Amtsgerichts Eberswalde vom 12.7.1931 der Fürsorgeerziehung überwiesen, weil sie sittlich zu verwahrlosen drohte. Sie hat früher viel mit jungen Männern verkehrt und hat bereits ein Kind. Zur Zeit ist sie verlobt. Das Kind stammt jedoch nicht von ihrem Verlobten. Von den Geschwistern der Erna P. haben 3 gleichfalls die Hilfsschule besucht. Die Intelligenzprüfung läßt einen außerordentlich niedrigen Intelligenzstand und einen Mangel an intellektuel-

44 BLHA Br. Pr. Rep. 5 N Erbgesundheitsgericht Prenzlau Nr. 109.

len Fähigkeiten erkennen. Im Rechnen versagt sie völlig. Sie kann die Monate nicht rückwärts aufzählen und kann selbst ganz einfache Fragen aus dem Bereich des Schulwissens nicht befürworten. Auch Gedächtnis und Merkfähigkeit lassen sie im Stich. Äußere Ursachen, welche den Schwachsinn veranlasst haben könnten, waren nicht nachweisbar. Es muß daher angenommen werden, daß das Leiden angeboren ist."

Wie schwer der sittliche Lebenswandel des bzw. der Betroffenen tatsächlich bei der Beurteilung des Betroffenen wog, lässt sich an den Beschlussbegründungen nicht immer festmachen. Selbst wenn die Richter in der offiziellen Begründung auf Ausführungen zum Lebenswandel des Betroffenen verzichteten, so waren sie doch durch das amtsärztliche Gutachten stets über dessen Lebensumfeld genau informiert. Für die Einbeziehung ihrer sittlichen Moralvorstellungen in die Gesamtbeurteilung des oder der Betroffenen spricht, dass nur 5,8 Prozent der Sterilisationsablehnungen auf Ledige mit illegitimen Kindern entfielen, während ihr Anteil an Sterilisationsanordnungen 9,9 Prozent ausmachte.

Ein noch schärferes Vorgehen der Gerichte gegen „moralisch Schwachsinnige" forderte der Leiter der Potsdamer Landesanstalt, Hans Heinze (1895–1983).[45] Nach seiner Auffassung boten die Ausführungen der zweiten Auflage des Gesetzeskommentars endlich die Möglichkeit, für „einen großen Teil derjenigen charakterlich abartigen oder abnormen Psychopathen, die verstandesmäßig häufig kaum minderbegabt, in nicht seltenen Fällen sogar überbegabt waren, wegen ihrer anlagemäßig gegebenen und zu schwerster Antisozialität prädisponierenden charakterlichen Minderwertigkeiten die Unfruchtbarmachung zu beantragen".[46] Um so unverständlicher erschien es ihm, dass die zuständigen Erbgesundheits(ober)gerichte im Falle dreier Fürsorgezöglinge, „die nur geringe intellektuelle Mängel, aber große charakterliche Abartigkeiten" aufgewiesen hätten, seinem Antrag auf Unfruchtbarmachung nicht gefolgt waren.[47] Bei diesen Ablehnungen des rigorosen Standpunkts Heinzes durch die Erbgesundheitsgerichte handelte es sich nicht um einen einmaligen Vorgang: Auch nach HeinzesWechsel an die Landesanstalt Görden im Herbst 1938 stimmten die Erbgesundheitsgerichte im Einzelfall nicht mit den dort erhobenen Sterilisationsforderungen überein. So lehnte das Erbgesundheitsgericht Prenzlau im Oktober 1940 die Unfruchtbarmachung des 18-jährigen Alfred S. nach Einholung eines Gutachtens der Landesanstalt Görden ab, obwohl die dortige Oberärztin Friederike Pusch (1905–1980) den Betroffenen als „angeboren schwachsinnig" bezeichnet und diese Diagnose mit seiner angeblichen „Gemeinschaftsunfähigkeit" aufgrund „charakterlicher Abartigkeiten" begründet hatte.[48]

Gegen die Auffassung Puschs führte das Erbgesundheitsgericht Prenzlau am 8. Oktober 1940 in seinem Beschluss aus: „Es kann dahingestellt bleiben, ob Ausfälle auf moralischem Gebiet, Versagen im Leben, allein ausreichen, um einen Schwachsinn zu begründen. Derartige Ausfälle sind bei dem Betrof-

45 Zu Heinze siehe auch S. 110 und S. 122f.
46 Bericht der Landesanstalt Potsdam über das Rechnungsjahr 1936, in: BLHA Br. Pr. Rep. 55 Provinzialverwaltung Abt. IX Nr. 1623, Bl. 14ff.
47 Bericht der Landesanstalt Potsdam über das Rechnungsjahr 1936, in: ebd., Bl. 120ff.
48 BLHA Br. Pr. Rep. 5 N Erbgesundheitsgericht Prenzlau Nr. 143.

fenen nicht vorhanden. Alfred S. stammt zwar aus einer belasteten Familie. Von ihm selbst ist aber lediglich bekannt, dass er wiederholt seine Arbeitsstellen gewechselt hat. Ein Teil seiner Arbeitgeber hat bestätigt, daß er arbeitsunlustig war. Berücksichtigt man, dass der Wechsel der Arbeitsplätze in der Zeit zwischen seinem 15. und 18. Lebensjahr liegt, so kann aus dieser Tatsache allein ohne weitere Ausfälle auf anderen Gebieten nicht der Schluß gezogen werden, daß Alfred S. schwachsinnig ist. Das Erbgesundheitsgericht hat sich deshalb dem Gutachten der Landesanstalt Görden nicht anschließen können und hat den Antrag auf Unfruchtbarmachung abgelehnt."[49]

Rechtsprechung zu „Schizophrenie"

Unter dem Begriff „Schizophrenie" subsumierte der amtliche Kommentar unter Hinweis auf die Forschung der Psychiater Kraepelin und Bleuler eine „Krankheitsgruppe von innerlich verwandten Krankheiten". Als Hauptkennzeichen für das Vorliegen einer Schizophrenie galten Kontaktverlust zur Umwelt, Herabsetzung des Affekt- und Willenslebens, Lockerung und Spaltung der gedankenmäßigen Zusammenhänge bis zum völligen Auseinanderfallen des Denkens und schließlich Wahnideen und Sinnestäuschungen.[50] Diese Symptome gingen, so der Kommentar, gewöhnlich nach mehreren Wochen oder Monaten zurück und der Kranke werde wieder unauffällig („Remission"). Nach weiteren Schüben würde sich die Persönlichkeit dann gewöhnlich in unverkennbarer Weise verändern. Allerdings konstatierte man unter Hinweis auf die in der Forschung umstrittene Abgrenzung zu anderen Krankheitsbildern auch Fälle, „die nicht sofort, ja mitunter jahrelang nicht diagnostisch geklärt werden können". Gleichwohl galt bei allen Zwischen- und Zweifelsformen eine Anzeigepflicht des zuständigen Personenkreises, die Entscheidung über das Vorliegen einer Schizophrenie sollten die Amtsärzte und Erbgesundheitsgerichte treffen. Jeder eindeutig geklärte Fall einer Schizophrenie galt als erblich, ein Nachweis der Erblichkeit war daher im Einzelfall nicht erforderlich. Auch der Ausprägungsgrad des Krankheitsbildes durfte bei der Entscheidung über die Unfruchtbarmachung keine Rolle spielen. So bestand nach Auffassung der Kommentatoren bei „leichten Fällen" eine viel größere Fortpflanzungsgefahr als bei „gewisse[n] schwerere[n] Formen, weshalb es „auf ihre Frühsterilisierung" besonders ankäme.[51]

In den ausgewerteten Sterilisationsakten liegen 139 Entscheidungen (62 Frauen und 77 Männer) brandenburgischer Erbgesundheitsgerichte zur Diagnose „Schizophrenie" vor, die zu fast 70 Prozent Patienten in brandenburgischen Heil- und Pflegeanstalten betrafen. In insgesamt 18 Verfahren wurde die Unfruchtbarmachung abgelehnt, darunter elf Mal nach Einholung eines ausführlichen Fachgutachtens einer psychiatrischen Klinik. Nur in sechs Fällen (33,3 Prozent) betrafen die Ablehnungen Patienten aus brandenburgischen Landesanstalten (Eberswalde, Neuruppin); sie stammen sämtlich aus der Zeit des Zweiten Weltkrieges. Ausschlaggebend für die Ablehnung war hier mit einer Ausnahme die vom Erbgesundheitsgericht angeordnete zusätzliche Un-

49 Ebd.
50 Gütt, Rüdin, Ruttke, GzVeN, 1936, S. 130f.
51 Ebd., S. 134.

tersuchung des Anstaltspatienten in der Nervenklinik der Berliner Charité. In den übrigen zwölf Ablehnungen stammten die Anträge bis auf eine Ausnahme von Amtsärzten. In der Hälfte der Fälle, also sechs Mal, lehnten die Erbgesundheitsgerichte die Unfruchtbarmachung nach Einholung eines Gutachtens der Landesanstalten oder der Charité ab.

Bei den in psychiatrischen Einrichtungen untergebrachten Patienten reichte die in der Krankengeschichte niedergelegte Diagnose „Schizophrenie" in der Regel für eine Sterilisation aus; erst während des Zweiten Weltkrieges wurde von den Erbgesundheitsgerichten vereinzelt eine weitere fachärztliche Untersuchung angeordnet. Dies galt auch für Personen, deren Klinikbehandlung bereits jahrelang zurück lag. Entsprechend den Vorgaben des Kommentars wurde die Unfruchtbarmachung auch dann angeordnet, wenn der Betroffene lediglich ein einziges Mal Krankheitssymptome einer „Schizophrenie" gezeigt hatte. So begründete das Erbgesundheitsgericht Prenzlau am 23. März 1937 die angeordnete Unfruchtbarmachung der 24-jährigen Gisela M. aus Kupferhammer wie folgt: „Die Beteiligte hat auf der Schule gut gelernt. Danach hat sie die Handelsschule besucht und war dann als Bürogehilfin tätig. Später hat sie geheiratet und bisher einmal geboren. Das Leiden trat im Jahre 1929 mit Erregungs- und Verwirrtheitszuständen und Neigung zu verkehrten Handlungen in Erscheinung. Die Beteiligte hatte auch Sinnestäuschungen des Gesichts und des Gefühls und Wahnideen. Sie war zunächst in Eberswalde in fachärztlicher Behandlung. Vom 8.10.1929 bis 3.3.1930 befand sie sich in der Landesanstalt Eberswalde. Dort wurde die Diagnose ‚Schizophrenie' gestellt. Zur Zeit befindet sich Gisela M. im Zustand weitgehender Remission. An der Richtigkeit der Diagnose ‚Schizophrenie' ist nach der Krankengeschichte der Landesanstalt Eberswalde und der mehrmonatigen Beobachtung in der Anstalt nicht zu zweifeln.

Da die Schizophrenie zu den Erbkrankheiten des § 1 des Gesetzes zur Verhütung erbkranken Nachwuchses vom 14.7.1933 – RGBl. I. S. 529 – gehört und nach den Erfahrungen der ärztlichen Wissenschaft mit hoher Wahrscheinlichkeit zu erwarten ist, daß Gisela M. erbkranken Nachwuchs haben werde, so war die getroffene Entscheidung geboten." [52]

Die sich in den Beschlüssen abzeichnende generelle Rechtsprechung bei Sterilisationsanträgen aufgrund der Diagnose „Schizophrenie" bestätigt auch die Aussage des Vorsitzenden des Neuruppiner Erbgesundheitsgerichts. So beschrieb Richter Hennig am 3. September 1935 gegenüber dem Landgerichtspräsidenten die dort übliche Rechtsprechung wie folgt: „Wenn der Antrag wegen Schizophrenie gestellt wird, so hat das Erbgesundheitsgericht bisher diese nur dann als erwiesen angesehen, wenn der Erbkranke in Anstaltsbehandlung war und aus den Anstaltsakten eindeutig die Diagnose des Amtsarztes bestätigt wurde. Lag ein Anstaltsgutachten nicht vor, so hat das Gericht die Einholung eines Gutachtens angeordnet und den Erbkranken zur Untersuchung in einer Anstalt untergebracht. Auch Akten von Versorgungsämtern sind herangezogen worden. Eine Begutachtung von Eltern und Geschwistern ist dagegen auch hier nicht angeordnet worden. Lautet die Diagnose einwandfrei auf Schi-

52 BLHA Br. Pr. Rep. 5 N Erbgesundheitsgericht Prenzlau Nr. 92.

zophrenie, so kann es keine Rolle spielen, ob der letzte Schub kurze oder lange Zeit zurückliegt. Es muss dann nach der geltenden Anschauung der Psychiatrie die Unfruchtbarmachung auch dann angeordnet werden, wenn der letzte Schub schon lange Zeit zurückliegt."[53]

Nach Auffassung des Erbgesundheitsgerichts Potsdam lag die Schwierigkeit vor allem bei der Entscheidung, ob es sich um eine tatsächliche Schizophrenie oder nur um eine der Schizophrenie ähnliche psychische Erkrankung handelte, die lediglich auf äußere Ursachen wie schwere Geburt, schwere Schreckeinwirkungen zurückzuführen war: „Bei derartigen Fällen wird, sofern die Ursachen einwandfrei nachweisbar sind, selbstverständlich der einmalige Schub nicht ausreichen, die Unfruchtbarmachung auszusprechen. Tritt die Erkrankung jedoch hartnäckig immer wieder hervor, so wird anzunehmen sein, dass die äussere Einwirkung lediglich die bis dahin schlummernde Erbanlage ausgelöst hat. Solche Fälle geben übrigens regelmässig zu einer besonders eingehenden Prüfung. Vielfach wird besondere Anstaltsbeobachtung angeordnet."[54] Auch das Erbgesundheitsgericht Potsdam verzichtete auf eine Begutachtung der Eltern und Geschwister mit dem Begründung, gerade bei dieser Erkrankung bestehe die besondere Möglichkeit, „dass die gefährliche Erbanlage in der nahen Generation ruhte".

Rechtsprechung zu manisch-depressivem Irresein

Nach dem Kommentar zum GzVeN verlief diese Erkrankung, die auch als Gemüts- oder Temperamentkrankheit bezeichnet wurde[55], in periodischen Zuständen. Symptomatisch für das Erscheinungsbild waren das Auftreten manischer Phasen, in denen sich der Kranke in einem heiteren Erregungszustand befand, sowie depressiver Phasen, die durch schwerste Verstimmungszustände, häufig verbunden mit Suizidneigungen, gekennzeichnet waren. Die „Erbkraft" der Erkrankung war nach damaliger Auffassung „ganz bedeutend". So litten angeblich rund 25 Prozent der Kinder eines Manisch-Depressiven an derselben Krankheit, weitere rund 26 Prozent wiesen zumindest geistige „Abnormitäten" auf. Lag bei beiden Elternteilen eine manisch-depressive Erkrankung vor, so waren angeblich 90 bis 100 Prozent ihrer Kinder geistig abnorm.[56]

Wegen der diagnostischen Abgrenzungsschwierigkeiten zu bloßen „Stimmungsschwankungen", die nicht unter das GzVeN fielen, befürchtete man allerdings, dass Ärzte im Verdachtsfall eher vor einer Antragstellung zurückschrecken würden. Dies widersprach jedoch nach Ansicht der Kommentatoren dem Gesetzeszweck. Ausdrücklich forderten sie dazu auf, auch in Zweifelsfällen den Antrag zu stellen und die Entscheidung dem Erbgesundheitsgericht zu überlassen.[57] Bei „allen irgendwie zweifelhaften Fällen" sollten sich die Gerichte des Gutachtens eines erfahrenen Fachgutachters bedienen, „gegebenenfalls auch mehrere hören".[58]

53 BLHA Br. Pr. Rep. 12 A Landgericht Neuruppin Nr. 1268, Bl. 32.
54 BLHA Br. Pr. Rep. 12 A Landgericht Potsdam Nr. 441, Bl. 87f.
55 Gütt, Rüdin, Ruttke, GzVeN, 1936, S. 137.
56 Ebd., S. 138.
57 Gütt, Rüdin, Ruttke, GzVeN, 1934, S. 101f.
58 Gütt, Rüdin, Ruttke, GzVeN, 1936, S. 139.

Im Bestand „Erbgesundheitsgerichte“ finden sich lediglich sechs Beschlüsse zur Krankheit „manisch-depressives Irresein“. Davon betroffen waren fünf Frauen und ein Mann. Bei den Rechtsprechungen zu diesem Krankheitsbild handelt es sich insofern um eine Besonderheit, als hier die Ablehnungen der Unfruchtbarmachung die Anordnungen überwiegen. Im Falle der vier Ablehnungen hatten die Erbgesundheitsgerichte zuvor ausführliche Fachgutachten von psychiatrischen Einrichtungen eingeholt, und zwar der Charité, der Universitätsklinik in Greifswald und der Landesanstalt in Lübben. In allen diesen Fällen folgten die Gerichte dem Tenor des Gutachtens, wonach kein manisch-depressives Irresein vorlag bzw. die Diagnose durch die klinische Untersuchung nicht ausreichend abgesichert werden konnte. Zwei Mal ordneten die Gerichte die Unfruchtbarmachung allerdings an. Im Fall der 43-jährigen Brunhilde F. verwies das Erbgesundheitsgericht Cottbus zur Begründung lediglich auf das ärztliche Gutachten und die Krankengeschichte der Landesanstalt Teupitz, die die Unfruchtbarmachung der Anstaltspatientin beantragt hatte.[59] Für die 25-jährigen Ruth S. begründete das Erbgesundheitsgericht Frankfurt/Oder 1938 die von ihm angeordnete Unfruchtbarmachung mit ihrem insgesamt siebenwöchigen Aufenthalt in der Psychiatrischen und Nervenklinik der Universität Leipzig und der Landesanstalt Teupitz im Jahr 1933, obwohl Ruth S. in den folgenden fünf Jahren bis zur Antragstellung keine weiteren Krankheitssymptome gezeigt hatte. In dem Beschluss vom 18. November 1938 hieß es: „Nach dem Gutachten des Amtsarztes zu Beeskow leidet Ruth S. an manisch-depressivem Irresein. Dies bestätigt das Krankenblatt der Psychiatrischen u. Nervenklinik der Universität Leipzig, wo sie vom 19.8.1933 bis 27.9.1933 unter der Krankheitsbezeichnung Manie (manisch-depressives Irresein) sich in Behandlung befand und von wo sie anschließend nach der Brandenburgischen Landesanstalt zu Teupitz überführt wurde. Ihre Entlassung aus Teupitz erfolgte dann am 6.10.1933 als ungeheilt gegen ärztlichen Rat. Das Krankenblatt der Psychiatrischen und Nervenklinik der Universität Leipzig verzeichnete die typischen Erscheinungen eines schweren Erregungszustandes manischer Art mit Bewegungsdrang, Clownerien und erotischer Färbung. Es ist mithin mit großer Wahrscheinlichkeit anzunehmen, dass ihre etwaige Nachkommen an schweren geistigen Erbschäden leiden werden. Die Unfruchtbarmachung war deshalb gemäß § 1 des Gesetzes zur Verhütung erbkranken Nachwuchses vom 14. Juli 1933 anzuordnen.“[60] Mit diesem Beschluss hielt sich das Gericht an den im amtlichen Kommentar vorgegeben Entscheidungsrahmen. Ausdrücklich hatte man dort festgestellt, dass sich die Krankheit auch in vereinzelt im Leben auftretenden Phasen erschöpfen könne, „wobei sie auch dann die charakteristischen klinischen Merkmale und den Fluch der Anlage und Vererbung in sich trägt“[61]. Auch derartig leichte Fälle einer Erkrankung galten darum als unbedingt „sterilisierungspflichtig“[62].

59 BLHA Br. Pr. Rep. 5 N Erbgesundheitsgericht Cottbus Nr. 105.
60 BLHA Br. Pr. Rep. 5 N Erbgesundheitsgericht Frankfurt/Oder Nr. 52.
61 Gütt, Rüdin, Ruttke, GzVeN, 1934, S. 101.
62 Gütt, Rüdin, Ruttke, GzVeN, 1936, S. 139.

Rechtsprechung zu „erblicher Fallsucht"

Als „erbliche Fallsucht" galt nach zeitgenössischer Ansicht ein Krankheitsbild, das nicht nur durch das Leitsymptom des epileptischen Anfalls, sondern darüber hinaus „oft durch fortschreitende Beeinträchtigung der Gesamtpersönlichkeit gekennzeichnet ist."[63] Diese Form der Epilepsie, so der amtliche Kommentar, beeinträchtige den Betroffenen mit fortschreitender Dauer mehr und mehr persönlich und lasse ihn „zu einer schweren Last für die Angehörigen und Volksgenossen werden." Zur Abgrenzung von anderen Erkrankungen mit epilepsieähnlichen Anfällen empfahl der Kommentar die Beobachtung der gesamten Persönlichkeit des Kranken. Epileptiker seien häufig steif, gespreizt, pedantisch, ihre Gedankenabläufe umständlich, weitschweifig, egozentrisch und stereotyp. Bezeichnend sei die Erstarrung der Gesamtpersönlichkeit, die Unbelehrbarkeit und die Verarmung des Vorstellungsschatzes. Schwere Fälle würden fast immer allmählich zur Verblödung führen. Vor der Diagnose war zudem zu untersuchen, ob das epileptische Zustandsbild durch exogene Schädigungen wie Schädel- und Hirnverletzungen, Hirnerkrankungen oder Vergiftungen verursacht worden war. Auch der Epilepsie wurde eine große „Erbkraft" zugesprochen, wenn auch in geringerem Maße als dem oben genannten manisch-depressivem Irresein.[64] Alle ins Symptombild der Epilepsie fallenden Zustände, bei denen eine äußere Ursache nicht nachgewiesen werden konnten, wurden als erbliche Fallsucht gewertet und fielen damit unter die Sterilisierungspflicht.[65]

An Beschlüssen brandenburgischer Erbgesundheitsgerichte zum Krankheitsbild „erbliche Fallsucht" liegen insgesamt 44 Anordnungen und sieben Ablehnungen der Unfruchtbarmachung vor. Sie betrafen 26 Frauen und 25 Männer. Neun der Betroffenen befanden sich zum Zeitpunkt des Verfahrens in einer brandenburgischen Heil- und Pflegeanstalt, deren Direktor jeweils die Sterilisation beantragt hatte. In sämtlichen Fällen wurde die Unfruchtbarmachung angeordnet, ebenso in elf weiteren Fällen, in denen die Erbgesundheitsgerichte zur Klärung der Diagnose das Fachgutachten eines städtischen Krankenhauses, einer Universitätsklinik oder eine Heil- und Pflegeanstalt einholten, das das Vorliegen einer erblichen Fallsucht jeweils bestätigte. In den übrigen 24 Sterilisationsbeschlüssen reichten die amtsärztlichen Gutachten, zum Teil ergänzt durch kurze Stellungnahmen der behandelnden Ärzte, für eine Anordnung der Unfruchtbarmachung regelmäßig aus. Lediglich in der Hälfte der Fälle waren die Betroffenen vom Erbgesundheitsgericht oder einzelnen Mitgliedern persönlich vernommen worden.

Bei ihren Entscheidungen hielten sich die Richter ausnahmslos an die Vorgaben des amtlichen Kommentars, wonach Kranke mit einem epileptisches Erscheinungsbild unter die Sterilisierungspflicht fallen, sofern Hinweise auf exogene Ursachen fehlen. Lapidar hieß es beispielsweise im Beschluss des Erbgesundheitsgerichts Potsdam vom 20. Juni 1935: „Der zuständige Amtsarzt in Genthin hat die Unfruchtbarmachung der Anna A. beantragt; auch diese selbst hat ihre Unfruchtbarmachung beantragt. Die Antragstellerin leidet seit

63 Ebd., S. 140.
64 Ebd., S. 140.
65 Ebd., S. 143.

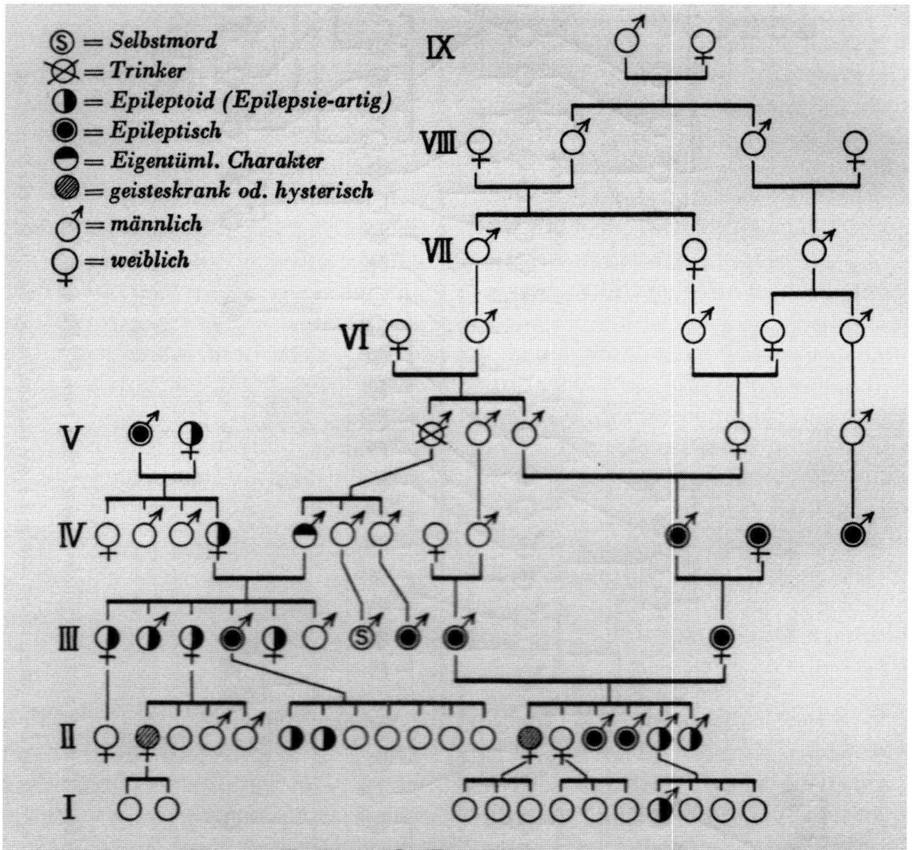

Fig. 8. Epileptoide Familie. (Nach Roemer)

Vererbungsschema einer epileptoiden Familie im amtlichen Kommentar zum Sterilisationsgesetz, 1934.

1923 an epileptischen Anfällen, die im Laufe der Zeit zugenommen haben. Eine äußere Ursache für das Leiden ist nicht vorhanden. Es ist sonach erbliche Fallsucht als festgestellt erachtet."[66]

Bei den sieben Ablehnungen der Unfruchtbarmachung folgten die Erbgesundheitsgerichte in vier Fällen den Stellungnahmen der Universitätskliniken und Landesanstalten, die nach einer ausführlichen Untersuchung der Betroffenen das Vorliegen einer erblichen Fallsucht verneint hatten. In den übrigen drei Fällen waren offensichtlich die Erklärungen der behandelnden Ärzte der Betroffenen, dass bisher nie Anfälle beobachtet worden sei, bzw. dass es sich bei den beobachteten Anfällen nicht um eine erbliche Fallsucht handele, für die Ablehnung ausschlaggebend.[67]

66 BLHA Br. Pr. Rep. 5 N Erbgesundheitsgericht Potsdam Nr. 16.
67 BLHA Br. Pr. Rep. 5 N Erbgesundheitsgericht Cottbus, Nr. 6, 255; Erbgesundheitsgericht Prenzlau Nr. 81.

Rechtsprechung zu „erblicher Blindheit"

Bei der Definition, was unter „blind" zu verstehen sei, orientierte sich das GzVeN an der geltenden Bestimmung der Invalidität im Bereich der Augen.[68] Eine solche war bei einem Verlust von mehr als zwei Drittel der Arbeitsfähigkeit auf dem allgemeinen Arbeitsmarkt erreicht. Als blind galten nicht nur diejenigen Personen, die bei der ärztlichen Untersuchung eine solche Invalidität bereits erreicht hatten, sondern auch diejenigen, bei denen nach der ärztlichen Prognose etwa bis zum 40. Lebensjahr ein derartiger Grad von Sehunfähigkeit eintreten würde. Ausschlaggebend war nicht die schon erreichte Ausprägung der fortschreitenden Erblindung, sondern lediglich die Erblichkeit. Zur Klärung der Diagnose und zur Feststellung der Erblichkeit war in jedem Fall ein „erbkundlich erfahrener Facharzt" zuzuziehen. Bei unklaren Ursachen eines Augenleidens sollten Nachforschungen in der Familie des Betroffenen zu weiteren erkrankten Personen angestellt werden.

Unter den dokumentierten Beschlüssen brandenburgischer Erbgesundheitsgerichte liegen lediglich drei zur Diagnose „erbliche Blindheit" vor. In allen Fällen entschieden die Gerichte auf Unfruchtbarmachung des Betroffenen. Sie stützten sich dabei auf ein zuvor eingeholtes fachärztliches Gutachten, entweder eines örtlichen Augenarztes oder der Universitäts-Augenklinik in Berlin. Sämtliche Gutachter bestätigten die Erblichkeit der Krankheit und das Vorkommen derselben Krankheitsanzeichen bei weiteren Familienangehörigen des Betroffenen.

Entsprechend den Vorgaben des amtlichen Kommentars spielte der derzeitige Grad der Sehunfähigkeit für die Anordnung der Unfruchtbarmachung keine Rolle: „Nach dem überzeugenden fachlichen Gutachten ... ist das Leiden nicht erworben, sondern beruht auf erblicher Basis, da die Seh- und Hörstörung schon in der Kindheit aufgetreten ist, und von 4 Brüdern 2 in derselben Form erkrankt sind. Da die Seh- und Hörstörung den Beteiligten schon jetzt bei seiner Tätigkeit sehr stark beeinträchtigt und sich erfahrungsgemäß bei dieser Erkrankung weiterhin verstärkt, muß bei dem Beteiligten zum mindesten eine Erbkrankheit im Sinne des § 1 Abs. 2 Ziff. 6 des Gesetzes zur Verhütung erbkranken Nachwuchses als vorliegend erachtet werden. Da nach den Erfahrungen der ärztlichen Wissenschaft mit großer Wahrscheinlichkeit zu erwarten ist, daß Nachkommen des Kurt Q. an ähnlichen schweren Erbschäden leiden werden, erschien die Unfruchtbarmachung geboten."[69]

Rechtsprechung zu „erblicher Taubheit"

Unter „erblicher Taubheit" verstand man diejenigen Ohrenleiden, „welche auf Grund erblicher Anlagen ohne äußere Ursachen im Laufe des Lebens zu Taubheit oder mit Taubheit gleichzusetzender Schwerhörigkeit führen oder vor oder während des fortpflanzungsfähigen Altersabschnitts einwandfrei festgestellt sind".[70] Dabei war besonders auf die frühauftretenden oder schon in den ersten Lebensjahren erkennbar werdenden Taub(stumm)heitsformen zu achten.

68 Gütt, Rüdin, Ruttke, GzVeN, 1936, S. 146.
69 BLHA Br. Pr. Rep. 5 N Erbgesundheitsgericht Prenzlau Nr. 120/1.
70 Gütt, Rüdin, Ruttke, GzVeN, 1936, S. 153.

Es liegen insgesamt 16 Beschlüsse zur Diagnose „erbliche Taubheit" vor; in fünf Fällen lehnten die Gerichte die Unfruchtbarmachung ab. Insgesamt neunmal holten die Erbgesundheitsgerichte vor ihrer Beschlussfassung ausführliche Gutachten einer Universitätsklinik (Berlin, Jena) ein und folgten auch der dort niedergelegten Diagnose. In vier Fällen führte dies zur Ablehnung der Unfruchtbarmachung, weil eine erbliche Taubheit im Sinne des GzVeN nicht festgestellt werden konnte. In fünf Fällen führte jedoch die Diagnose der Universitätsklinik zur Anordnung der Sterilisation. In den übrigen sechs Anordnungen waren bis auf einen Fall das Vorkommen gleichartiger Erkrankungen in der Familie ausschlaggebend. So hieß in der Begründung zum Sterilisationsbeschluss des Erbgesundheitsgerichts Cottbus gegen die 20-jährige Martha F. aus Lübben: „Fräulein F. ist taubstumm geboren. Sie hat stets die Taubstummen-Schulen und Anstalten besucht. Ein Bruder von ihr ist ebenfalls taubstumm. Krankheiten oder Unfälle hat Fräulein F. nicht durchgemacht. Da das Leiden seit der Geburt besteht und in der Familie nicht vereinzelt dasteht, muß angenommen werden, daß es sich um erbliche Taubheit bei Fräulein F. handelt."[71]

Waren keine ähnlichen Erkrankungen in der Familie nachweisbar wie im Falle des 33-jährigen Wilhelm F., verwies man ganz allgemein auf „erbkranke Anlagen" in der Verwandtschaft. So hieß es in dem Beschluss des Erbgesundheitsgerichts Neuruppin vom 28. Februar 1935: „Er kam im schulpflichtigen Alter in die Vorschule des Naemi-Wilke-Stiftes in Guben, sodann in das Siechenheim Wittstock, darauf in die Taubstummenanstalt Wriezen und schließlich in die Heil- und Pflegeanstalt Wittstock. Es liegt kein begründeter Anhalt für eine äußere Verursachung des Leidens vor. Wohl aber sprechen die Trunksucht des Vaters, der Selbstmord eines Bruders, die Bestrafung einer Schwester wegen Diebstahls, die mangelhaften Schulleistungen einer anderen Schwester, die als Kind sehr trotzig war, und die frühere Flegelhaftigkeit des Wilhelm F. für erbkranke Anlagen in der Familie. Es ist daher mit Sicherheit anzunehmen, daß es sich bei ihm um eine erbliche Taubheit handelt. Hiernach ist die Unfruchtbarmachung des Wilhelm F. geboten."[72]

Rechtsprechung zu „schwerer erblicher körperlicher Missbildung"

Als schwere erbliche körperliche Missbildungen im Sinne des GzVeN galten laut amtlichem Kommentar „in der Hauptsache tatsächlich sichtbare stationäre, bleibende, auffällige, angeborene oder sich im Laufe des jugendlichen Lebens entwickelnde erbliche und mehr oder weniger stark funktionsbehindernde Abweichungen von der Norm, die einseitig oder symmetrisch sein können, und die von der normalen Körpergestalt und Organausprägung in erheblichem Grade abweichen".[73] Zulässig erschien den Kommentatoren die Unfruchtbarmachung dann, wenn es sich um erbliche Missbildungen handelte, „die schon für sich allein schwer störend und entstellend sind". In Betracht kamen jedoch auch solche, „die für sich allein noch nicht genügend schwer und störend sind", und zwar dann, wenn sie sich mit anderen Stö-

71 BLHA Br. Pr. Rep. 5 N Erbgesundheitsgericht Neuruppin Nr. 43.
72 BLHA Br. Pr. Rep. 5 N Erbgesundheitsgericht Neuruppin Nr. 14.
73 Gütt, Rüdin, Ruttke, GzVeN, 1934, S. 124.

rungen zusammen beim gleichen Menschen vorfänden. In derartigen Fällen käme, so der amtliche Kommentar, eine „Unfruchtbarmachung unter Berücksichtigung des Gesamtzustandes in Frage". Bei der Beurteilung sollte es darauf ankommen, ob die Missbildung „im Naturzustande belassen ... zu schwerer Funktionsstörung führen oder zu schweren Bedenken und Befürchtungen im Hinblick auf die geschlechtliche Zuchtwahl (Gattenwahl) geben würde".[74]

Unter den dokumentierten Sterilisationsbeschlüssen ergingen lediglich neun (1,2 Prozent) aufgrund der Diagnose „schwere erbliche körperliche Missbildung". Im Einzelnen handelte es sich um die Erscheinungsformen angeborene Hüftgelenkverrenkung (4 ×), Gaumenspalte (2 ×), Mikrophthalmie (1 ×), Syringomyelie (1 ×) und zerebrale Kinderlähmung (Littlesche Krankheit, 1 ×). In sämtlichen Beschlüssen ordneten die Erbgesundheitsgerichte die Unfruchtbarmachung an. Bei den Betroffenen handelte es sich um drei Männer und sechs Frauen, die in der überwiegenden Mehrzahl gute Schul- und Berufsleistungen vorweisen konnten und eine Lehre oder sogar ein Studium absolviert hatten. Mit Ausnahme eines einzigen Falles argumentierten die Gerichte mit der erblichen Belastung in der Familie. So begründete das Erbgesundheitsgericht Prenzlau die Unfruchtbarmachung der 17-jährigen Hausangestellten Käte W. aus Eberswalde, die an einer doppelseitigen Hüftgelenkverrenkung litt: „Nach dem Gutachten des Krankenhauses Kurmark vom 4.8.1938 leidet der Vater der Beteiligten ebenfalls an einer einseitigen Hüftgelenkverrenkung. Schließlich ergibt die Sippentafel, daß eine Kusine der Beteiligten eine beiderseitige Hüftgelenksverrenkung aufweist. Bei diesem Sachverhalt besteht kein Zweifel daran, daß es sich bei der Beteiligten um eine schwere erbliche körperliche Mißbildung handelt. Da die schwere erbliche körperliche Mißbildung zu den Erbkrankheiten des § 1 des Gesetzes zur Verhütung erbkranken Nachwuchses vom 14.7.1933 gehört und nach den Erfahrungen der ärztlichen Wissenschaft mit hoher Wahrscheinlichkeit zu erwarten ist, daß Käte W. erbkranken Nachwuchs haben werde, war die getroffene Entscheidung geboten."[75]

Mit diesem Beschluss befanden sich die Richter im Einklang mit dem amtlichen Gesetzeskommentar, wonach Träger leichterer Missbildungen dann unfruchtbar zu machen seien, „wenn nachgewiesenermaßen in deren eigener Blutsverwandtschaft bereits Anomalien ähnlicher Art und besonders auch schwerer Ausprägung vorgekommen sind"[76]. Dabei spielten weder der Grad der tatsächlichen körperlichen Beeinträchtigung, noch die Möglichkeit, das Leiden durch operative Eingriffe zu bessern oder gar zu beseitigen, in der Ent-

74 Ebd., S. 125.
75 BLHA Br. Pr. Rep. 5 N Erbgesundheitsgericht Prenzlau Nr. 163.
76 Gütt, Rüdin, Ruttke, GzVeN, 1934, S. 126.

scheidung der Gerichte eine Rolle.[77] Auch die beruflichen Leistungen wurden bei der Beschlussfassung in keiner Weise berücksichtigt.

Rechtsprechung zu „schwerem Alkoholismus"

Als schweren Alkoholismus, der eine Unfruchtbarmachung „im Interesse des Volksganzen" rechtfertigte, bezeichnete der amtliche Kommentar denjenigen „Grad von Mißbrauch geistiger Getränke ... der sich kennzeichnet durch gewisse dem Alkoholisten selbst oder seinen Mitmenschen schädlichen Folgen: wie z.B. durch Alkoholmißbrauch hervorgerufene körperliche und seelische Krankheiten, strafbare Handlungen, Unterstützungsbedürftigkeit, Entmündigung, Vernachlässigung der gesetzlichen Pflichten gegen Familienangehörige, gegen andere Mitmenschen oder gegen staatliche Behörden usw"[78]. Den Nachweis der Erblichkeit verlangte das GzVeN ausdrücklich nicht, „weil nach den Erfahrungen der ärztlichen Wissenschaft schwerer, hartnäckiger Alkoholmißbrauch fast ausnahmslos auf konstitutionell erblicher psychopathischer Basis entsteht und daher Nachkommen aus diesem Grund nicht erwünscht sind". Nach dem Verständnis der Kommentatoren war Alkoholismus auch keine eigentliche Krankheit, sondern vielmehr ein Symptom „der allerverschiedensten abnormen und krankhaften erblichen Zustände der Nerven und des Geistes". Im familiären Umfeld Alkoholkranker befänden sich „Psychopathen, Schwachsinnige, Zurückgebliebene, Asoziale, Fürsorgezöglinge, Prostituierte, Trinker, Geisteskranke, Anfallskranke der verschiedensten Art, Epileptiker, Hysteriker, auch körperlich Abnorme und Kranke", also „eine wahre Auslese von krankhaften Erb-Typen verschiedenster Art, von der wir die Rasse befreien werden, wenn wir die Träger solch pathologischer Erbmasse, die wir unter dem Kollektiv-Namen ‚schwere Alkoholisten' zusammenfassen, rechtzeitig der Unfruchtbarmachung zuführen".

In sechs Fällen liegen Beschlüsse brandenburgischer Erbgesundheitsgerichte zum Antrag auf Unfruchtbarmachung aufgrund der Diagnose „schwerer Alkoholismus vor. Alle Betroffenen waren männlich; in vier Fällen entschieden die Erbgesundheitsgerichte auf Unfruchtbarmachung, die mit dem Vorliegen sozialer Auffälligkeiten (Straftaten, Arbeitslosigkeit, Inanspruchnahme öffentlicher Fürsorge) beim Betroffenen und seiner Familie begründet wurde. So hieß es im Sterilisationsbeschluss des Erbgesundheitsgerichts Neuruppin vom 3. März 1939 gegen den 39-jährigen Patienten der dortigen Lan-

77 So hieß es in der Begründung des Cottbuser Erbgesundheitsgerichts zum Sterilisationsbeschluss gegen die 17-jährige Näherin Margarete G. aus Briesen: „Fräulein Margarete G. leidet seit ihrer Geburt an doppelseitiger Hüftgelenkverrenkung. Sie ist im zweiten Lebensjahr im Oskar Helene Heim in Berlin Dahlem behandelt. Es ist dabei auch eine erhebliche Besserung erzielt. Gänzlich ist das Leiden jedoch nicht beseitigt, beim Gehen macht es sich noch bemerkbar. Da das Leiden seit allerfrühester Kindheit bemerkbar gewesen ist, muß angenommen werden, daß es angeboren ist. Vier Geschwister von Margarete G. sind mit demselben Leiden behaftet. Auch ein anderthalbjähriges Kind einer Schwester der Margarete G. hat dasselbe Leiden. Es muß deshalb angenommen werden, daß das Leiden auf erblicher Anlage beruht. Da derartige Leiden die Leistungsfähigkeit der Betroffenen unter allen Umständen beeinträchtigen und für den Fortbestand der Rasse als verhängnisvoll zu gelten haben, muß das Leiden als eine schwere körperliche Mißbildung angesehen werden. Der Umstand, daß bei Margarete G. durch ärztliche Behandlung eine erhebliche Besserung erzielt ist, kommt nicht in Betracht, da die erbliche Anlage nach wie vor besteht; der Zustand als solcher muß endgültig beseitigt werden." Siehe BLHA Br. Pr. Rep. 5 N Erbgesundheitsgericht Cottbus Nr. 55.

78 Gütt, Rüdin, Ruttke, GzVeN, 1934, S. 127.

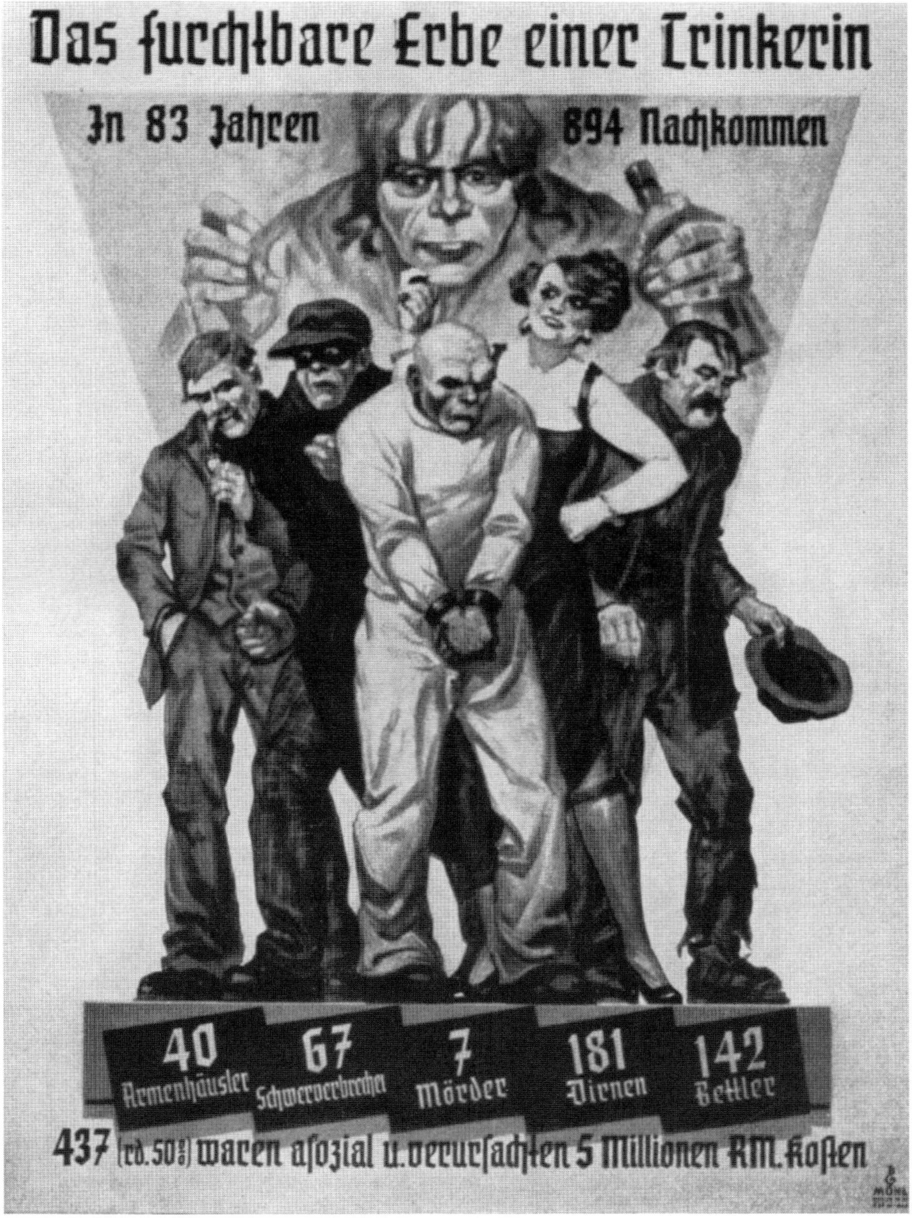

Ausstellungsbild des Reichsnährstandes.

desanstalt, Friedrich Karl M.: „Nach Ermittlungen des Amtsarztes ist M. ein starker Trinker. Infolge seiner alkoholischen Ausschreitungen hat er nur noch eine geringe Arbeitslust und ist seit 1927 fast dauernd arbeitslos. Vom Arbeitsamt ihm vermittelte Arbeit hat er mehrfach verweigert. M. hat sich ungenügend um seine Familie gekümmert, so dass das Wohlfahrtsamt für diese sorgen musste: Er ist bereits siebenmal vorbestraft, aber mehrere Straftaten hat er in

Trunkenheit verübt. Im Trunke bedrohte er seine Familie und hat seine Frau mit den Kindern bereits aus dem Hause gejagt und hat gedroht, er wolle sie ermorden. Nach alledem kann kein Zweifel daran bestehen, dass M. ein völlig haltlos gewordener Trinker ist. Dazu kommt, dass die Nachprüfung seiner Familie eine starke erbliche Belastung ergibt. Sein Bruder Ernst M. ist vorbestraft, der Bruder Arthur M. war Hilfsschüler, von den sieben Kindern Ms., die sämtlich in Trunkenheit gezeugt sind, sind mindestens drei geistig nicht normal. Daraus ergibt sich, dass es sich bei M. um einen Alkoholiker mit krankhafter Erbanlage handelt. Eine solche Persönlichkeit fällt aber mit seiner Alkoholsucht unter den Begriff des schweren Alkoholismus in § 1 Abs. 3 des Gesetzes vom 14.7.1933. Persönlichkeiten dieser Art sind unfruchtbar zu machen, weil zu befürchten ist, dass sie ihre unerwünschten Erbanlagen fortpflanzen. Die Unfruchtbarmachung von M. musste daher angeordnet werden."[79]

79 BLHA Br. Pr. Rep. 5 N Erbgesundheitsgericht Neuruppin Nr. 54.

Die Opfer der Zwangssterilisation

Allgemeine Informationen zu den Betroffenen

Insgesamt standen 747 personenbezogene Einzelfallakten für eine soziodemographische Beschreibung der Opfer der nationalsozialistischen Sterilisationsgesetzgebung in Brandenburg zur Verfügung. Davon betrafen 406 Akten (54,4 Prozent) männliche und 341 Akten (45,6 Prozent) weibliche Personen.[1] Das Durchschnittsalter bei den weiblichen Betroffenen lag zum Zeitpunkt der Antragstellung bei 25,9, das der männlichen Betroffenen bei 28,5 Jahren. Insgesamt belief sich das Durchschnittsalter aller aktenmäßig erfassten Personen auf 27,3 Jahre. Im Einzelnen stellt sich die Altersverteilung der betroffenen Personen wie folgt dar:

Alter zum Zeitpunkt der Antragstellung

JAHRE	FRAUEN	IN PROZENT	MÄNNER	IN PROZENT	GESAMT	IN PROZENT
unter 16	44	12.9	38	9.6	82	11.0
16 – 20	66	19.4	85	20.9	151	20.2
21 – 25	67	19.6	63	15.5	130	17.4
26 – 30	63	18.5	69	17.0	132	17.7
31 – 35	55	16.1	56	13.8	111	14.9
36 – 40	34	10.0	35	8.6	69	9.2
41 – 45	10	2.9	27	6.7	37	5.0
46 – 50	–	0.0	20	4.9	20	2.7
51 – 55	–	0.0	8	2.0	8	1.1
56 – 60	–	0.0	4	1.0	4	0.5
k. Angabe	2	0.6	1	0.2	3	0.4
	341		406		747	

Die Auswertung der Altersverteilung zeigt, dass ca. 31 Prozent der Männer und Frauen zum Zeitpunkt der Antragstellung noch minderjährig waren. Die jüngste Betroffene war bei Antragstellung erst 11,6, die älteste 45,2 Jahre alt. Bei den männlichen Betroffenen schwankte das Alter zwischen 10,8 und 59,4 Jahren.

Dieses Resultat unterscheidet sich durchaus von den Untersuchungsergebnissen zu anderen Erbgesundheitsgerichten. So war der Anteil der Minderjäh-

1 Nach dem bisherigen Forschungsstand waren reichsweit ungefähr gleichviele Männer wie Frauen von der Sterilisation betroffen. Siehe Bock, Zwangssterilisation im Nationalsozialismus, S. 12. Nach den Zahlen des Reichsjustizministeriums waren bis Ende Juni 1937 ca 8 000 mehr Männer unfruchtbar gemacht worden. Der Anteil der männlichen Sterilisationsopfer belief sich bis dahin auf ca. 52,1 Prozent. Siehe BAB R 1501 Reichsministerium des Innern Nr. 5585, Bl. 165.

rigen, deren Sterilisation bei den Erbgesundheitsgerichten Frankfurt/Main und Offenbach beantragt wurde, deutlich geringer.[2] Von den 747 Personen, für die ein Sterilisationsantrag vorliegt, wurden mindestens 594 sterilisiert. Bei 130 Betroffenen kam es wegen Verfahrenseinstellung, Tod des Betroffenen, Ablehnung der Unfruchtbarmachung etc. zu keiner Sterilisation. In den übrigen 23 Fällen sind Angaben zur Durchführung der Sterilisation aufgrund der Unvollständigkeit der Akten nicht möglich.

Von den insgesamt 594 nachweislich unfruchtbar gemachten Personen waren 319 männlich (53,7 Prozent) und 275 weiblich (46,3 Prozent). Die drei jüngsten Sterilisationsopfer – ausschließlich Mädchen – waren bei Durchführung der Unfruchtbarmachung erst 12 Jahre alt, insgesamt wurden sieben Mädchen und Jungen bereits vor Vollendung ihres 14. Lebensjahres sterilisiert.

Familienstand

	MÄNNER	IN PROZENT	FRAUEN	IN PROZENT	GESAMT	IN PROZENT
ledig	346	85,2	282	82,7	628	84,1
verheiratet	50	12,3	50	14,7	100	13,4
verwitwet	4	1,1	3	0,9	7	0,9
geschieden	5	1,2	6	1,8	11	1,5
keine Angabe	1	0,2	0	0,0	1	0,1
	406		341		747	

Der mit 84,1 Prozent erhebliche Anteil an Ledigen unter den Betroffenen liegt deutlich über dem reichsweit ermittelten Anteil an Ledigen. Dieser belief sich nach der Volkszählung 1933 auf 49,2 Prozent, der Anteil der Verheirateten auf 43,5 Prozent.[3] Noch auffälliger ist der Unterschied zu dem in der Provinz Brandenburg vorherrschenden Verhältnissen: hier lag der Anteil an Ledigen bei 44,5 Prozent, der Anteil an Verheirateten sogar bei 47,8 Prozent.

Bei 85 der Betroffenen (46 Männer und 39 Frauen), d.h. 11,4 Prozent, ist im ärztlichen Gutachten festgehalten, dass sie unehelich geborenen sind. Damit liegt der Anteil der hier ermittelten Unehelichen etwas über dem Reichsdurchschnitt, der sich bis zum Ersten Weltkrieg auf 8,5 bis 9,5 Prozent aller jährlich lebend geborenen Kinder belief und in den dreißiger Jahren rund 10 Prozent betrug.[4] Er lag jedoch deutlich unter der „Unehelichenquote", die alljährlich für die ebenfalls als minderwertig stigmatisierte Gruppe der Fürsorgezöglinge vom statischen Reichsamt ermittelt wurde. So belief sich der Anteil an unehe-

2 Beim Erbgesundheitsgericht Frankfurt lag er bei 20,5 und beim Erbgesundheitsgericht Offenbach bei ca. 19,4 Prozent. Siehe Hennig, Zwangssterilisation in Offenbach am Main, S. 64; Daum u. Deppe, Zwangssterilisation in Frankfurt am Main, S. 109.

3 Statistisches Reichsamt (Hg.), Die Bevölkerung des Deutschen Reichs nach den Ergebnissen der Volkszählung 1933, H. 2: Geschlecht, Alter und Familienstand der Bevölkerung des Deutschen Reichs (= Statistik des Deutschen Reichs, Bd. 451,2), Berlin 1936, S. 56. Der Anteil der Verwitweten lag bei 6,1 Prozent und derjenige der Geschiedenen bei 0,8 Prozent.

4 Sybille Buske, Die Debatte über „Unehelichkeit", in: Ulrich Herbert (Hg.), Wandlungsprozesse in Westdeutschland. Belastung, Integration, Liberalisierung 1945–1980 (= Moderne Zeit. Neue Forschungen zur Gesellschafts- und Kulturgeschichte des 19. und 20. Jahrhunderts, Bd. 1), 2. Aufl., Göttingen 2003, S. 315–347 (S. 320, 335).

lichen Kindern und Jugendlichen bei sämtlichen preußischen Fürsorgezöglingen in den dreißiger Jahren auf ca. 18-20 Prozent.[5]

15,5 Prozent der weiblichen Betroffenen (absolut: 53) hatten bereits eine oder mehrere uneheliche Geburten. Damit liegt der in den Einzelfallakten für den Bereich der brandenburgischen Erbgesundheitsgerichte ermittelte Prozentsatz deutlich über dem für das Erbgesundheitsgericht Frankfurt am Main ermittelten Wert von 9,8 Prozent.[6]

Bei Antragstellung waren fast 80 Prozent der Betroffenen (absolut: 595 Personen) kinderlos, 13,4 Prozent hatten ein oder zwei Kinder (absolut: 100 Personen) und 6,4 Prozent bereits drei und mehr Kinder (absolut: 48 Personen), bei vier Einzelfallakten fehlten Angaben zur Kinderzahl.

Religion

	MÄNNER	IN PROZENT	FRAUEN	IN PROZENT	GESAMT	IN PROZENT
evangelisch	369	90.9	311	91.2	680	91
katholisch	17	4.2	16	4.7	33	4.4
andere christliche Konfessionen	1	0.2	2	0.6	3	0.4
jüdisch	1	0.2	2	0.6	3	0.4
andere Religionen	0	0	0	0	0	0
gemeinschaftslos	4	1.0	1	0.3	5	0.7
keine Angabe	14	3.4	9	9.0	23	3.1
insgesamt	406		341		747	

Die Verteilung der Religionszugehörigkeit unter den von einem Erbgesundheitsverfahren Betroffenen entsprach durchaus der in der Provinz Brandenburg bestehenden Religionsgliederung nach der Volkszählung von 1933. Danach gehörten 90,5 Prozent der brandenburgischen Bevölkerung der evangelischen und 5,2 Prozent der katholischen Kirche an; 0,28 Prozent der Einwohner waren jüdischen Glaubens.[7]

Ausländer

Unter den ausgewerteten brandenburgischen Erbgesundheitsakten befinden sich lediglich zwei Verfahren gegen ausländische Staatsangehörige (0,2 Prozent), die aus der Slowakei bzw. Österreich stammten. Dieser Anteil an ausländischen Betroffenen liegt deutlich unter dem für die gesamte Provinz Brandenburg ermittelten Ausländeranteil von 1,03 Prozent. Die meisten der in Brandenburg lebenden Ausländer waren polnische Staatsangehörige (28 Prozent); gefolgt von der Gruppe der Staatenlosen (27 Prozent) und der Tschecho-

5 Statistisches Reichsamt (Hg.), Die Fürsorgeerziehung in Preußen im Rechnungsjahr 1934, in: Vierteljahrshefte zur Statistik des Deutschen Reichs, 45 Jg., 1936, H. 1, S. 125–145 (S. 137); ders., Die Fürsorgeerziehung im Rechnungsjahr 1935, in: Vierteljahrshefte zur Statistik des Deutschen Reichs, 46 Jg., 1937, H. 1, S. 107–127 (S. 124); ders, Die Fürsorgeerziehung im Rechnungsjahr 1936, in: Vierteljahrshefte zur Statistik des Deutschen Reichs, 47 Jg., 1938, H. 1., S 126-144 (S. 141).
6 Daum und Deppe, Zwangssterilisation in Frankfurt am Main, S. 101.
7 Statistisches Reichsamt (Hg.), Die Bevölkerung des Deutschen Reichs nach den Ergebnissen der Volkszählung 1933, H. 3: Die Bevölkerung des Deutschen Reichs nach der Religionszugehörigkeit (= Statistik des Deutschen Reichs, Bd. 451,3), Berlin 1936, S. 10.

slowaken (17 Prozent). Im gesamten Deutschen Reich besaßen 1,16 Prozent der Bevölkerung eine ausländische Staatsangehörigkeit.[8]

Schulbildung

	MÄNNER	IN PROZENT	FRAUEN	IN PROZENT	GESAMT	IN PROZENT
keine Schule	27	6.7	19	5.6	46	6.2
Anstaltsschule	26	6.4	17	5.0	43	5.8
Hilfsschule	76	18.7	69	20.2	145	19.4
Volksschule ohne Abschluss	143	35.2	130	38.1	273	36.5
Volksschule mit Abschluss	67	16.5	63	18.5	130	17.4
Realschule ohne Abschluss	2	0.5	0	0	2	0.3
Realschule mit Abschluss	4	1.0	4	1.2	8	1.1
Gymnasium ohne Abschluss	5	1.2	0	0	5	0.7
Abitur/Hochschulreife	4	1.0	2	0.6	6	0.8
sonstige	6	1.5	9	2.6	15	2.0
nicht zuzuordnen	46	11.3	28	8.2	74	9.9
gesamt	406		341		747	

Bei der Schulbildung zeigt sich, dass zwar fast 54 Prozent der betroffenen Männer und Frauen die Volksschule besucht, aber nur 17,4 Prozent diese auch bis zur ersten Klasse durchlaufen hatten. Nur knapp 5 Prozent der durch das GzVeN Betroffenen waren auf einer höheren oder weiterführenden Schule gewesen. 12 Prozent verfügten entweder über gar keine Schulbildung oder hatten eine Anstaltsschule besucht. 19,4 Prozent der Frauen und Männer waren Hilfsschüler gewesen.

Berufsausbildung:

	MÄNNER	IN PROZENT	FRAUEN	IN PROZENT	GESAMT	IN PROZENT
keine Berufsausbildung	290	71.4	283	83	573	76.7
Lehre ohne Abschluss	20	4.9	5	1.5	25	3.3
abg. Lehre/Facharbeiter	46	11.3	16	4.7	62	8.3
Meister	2	0.5	0	0	2	0.3
Fachschule ohne Abschluss	2	0.5	0	0	2	0.3
Fachschule mit Abschluss	13	3.2	7	2.1	20	2.7
Hochschule ohne Abschluss	2	0.5	0	0	2	0.3
Hochschule mit Abschluss	1	0.2	1	0.3	2	0.3
sonstiges	6	1.5	1	0.3	7	0.9
keine Angaben	24	5.9	28	8.2	52	7.0
gesamt	406		341		747	

Mehr als 70 Prozent der Männer und weit über 80 Prozent der Frauen besaßen keine Berufsausbildung. Dies dürfte zum einen an der hohen Zahl an Anstaltspatienten liegen, die, sofern sie als „Schwachsinnige“ galten, zum Teil ihr

8 Statistisches Reichsamt (Hg.), Die Bevölkerung des Deutschen Reichs nach den Ergebnissen der Volkszählung 1933, H. 4: Die Ausländer im Deutschen Reich (= Statistik des Deutschen Reichs, Bd. 451,4), Berlin 1936, S. 9. Den höchsten Ausländeranteil mit 2,47 Prozent hatte die von der Provinz Brandenburg umschlossene Reichshauptstadt Berlin.

gesamtes Leben bereits in Heimen und psychiatrischen Anstalten verbracht hatten. Darüber hinaus ist zu vermuten, dass es in den ländlichen Regionen Brandenburgs bei weitem nicht üblich war, seinen Kindern eine Berufsausbildung zu ermöglichen. Vielfach ist in den Akten gerade bei jungen weiblichen Betroffenen davon die Rede, dass sie zu Hause den Haushalt führen und die jüngeren Geschwister versorgen würden. Diese familiären Verpflichtungen hatten ohne Zweifel Einfluss auf die Schulleistungen und verhinderten darüber hinaus auch jegliche Berufsausbildung.

Die fehlende Berufsausbildung beeinflusste selbstverständlich auch die Stellung der Betroffenen im Erwerbsleben:

Stellung im Erwerbsleben

	MÄNNER	IN PROZENT	FRAUEN	IN PROZENT	GESAMT	IN PROZENT
arbeitslos	6	1.5	4	1.2	10	1.3
Schüler, Student, Auszubildender	16	3.9	12	4.7	28	3.7
Pflegling, ohne Erwerb	100	24.6	89	26.1	189	25.3
Hausfrau	0	0	50	14.7	50	6.7
mithelfende Familienangehörige	14	3.4	43	12.6	57	7.6
Hausangestellte	2	0.5	69	20.2	71	9.5
Hilfsarbeiter/ ungelernter Arbeiter	55	13.5	9	2.6	64	8.6
Angelernter Arbeiter (auch Land/Forstarbeiter)	123	30.3	43	12.6	166	22.2
Facharbeiter	20	4.9	1	0.3	21	2.8
Angestellte, einfache und mittlere	17	4.2	14	4.1	31	4.1
Angestellte, leitende und höhere	0	0.0	0	0.0	0	0
Beamte, einfach und mittlere	1	0.2	0	0.0	1	0.1
Beamte, gehobene und höhere	1	0.2	0	0.0	1	0.1
Freie Berufe	0	0.0	0	0.0	0	0
Kleineres Unternehmen (Kaufleute, selbständige Handwerker, Landwirte)	28	6.9	3	0.9	31	4.1
Größere Unternehmen	0	0.0	0	0.0	0	0
Pensionär/ Rentner	12	3.0	0	0.0	12	1.6
nicht zuzuordnen	11	2.7	4	1.2	15	2.0
gesamt	406		341		747	

Zusammenfassend ist zur Berufs- und Sozialstruktur der vom GzVeN Betroffenen festzustellen, dass sie in ihrer überwiegenden Mehrheit unteren sozialen Schichten zuzuordnen sind. Auffallend sind vor allem die geringe Schulbildung der Mehrzahl der Betroffenen und die noch höhere Zahl an Personen, die über keine Berufsausbildung verfügten. Hier dürften vor allem die noch „rückständigen" ländlichen Schulverhältnisse und das in der Landbevölkerung noch wenig verbreitete Bewusstsein, dass Bildung und Ausbildung wesentliche Voraussetzungen für die Verbesserung der Lebensverhältnisse sind, eine Rolle spielen. Dies spiegelt sich nicht nur in den Argumenten gegen die beabsichtigte Unfruchtbarmachung wider, sondern wird auch häufig von den befragten Sachverständigen bzw. von den Auskunft erteilenden Behörden oder Dienststellen hervorgehoben.[9]

Es stellt sich zudem die Frage, inwieweit die in der Land- und Forstwirtschaft Beschäftigten stärker in den ausgewerteten Erbgesundheitsakten repräsentiert sind als in der brandenburgischen Gesamtbevölkerung. Genau lässt sich der Anteil nicht beziffern, da insbesondere bei den „Hausfrauen“ in der Regel nicht angegeben ist, welchen Beruf der Ehemann ausübte. Bei fast 30 Prozent der Betroffenen konnte jedoch aufgrund der Aktenangaben eindeutig eine Zugehörigkeit zum Erwerbsbereich Land- und Forstwirtschaft ermittelt werden.[10] In der brandenburgischen Gesamtbevölkerung lag der Anteil der in Land- und Forstwirtschaft Beschäftigten einschließlich ihrer Angehörigen ohne Hauptberuf nach der Volkszählung von 1933 bei 28,4 Prozent.[11] Da der tatsächliche Anteil in den ausgewerteten Akten sicherlich noch höher liegen dürfte, ist zu vermuten, dass die land- und forstwirtschaftliche Bevölkerung stärker vom GzVeN betroffen war als die brandenburgische Gesamtbevölkerung. Auch dies dürfte im wesentlichen auf die schlechten Schulverhältnisse auf dem Lande und die ärmlichen häuslichen Verhältnisse der Landbevölkerung zurückzuführen sein, die häufig einen frühen Beitrag der Kinder zum Familieneinkommen verlangten – sei es durch eigenen Broterwerb oder durch Übernahme von Haus- und Feldarbeiten.

Familienanamnestische Auffälligkeiten

In 356 Einzelfallakten wird auf familienanamnestische Auffälligkeiten, vor allem in den (amts)ärztlichen Gutachten, verwiesen. Vermerkt wurde unter anderem:

- Großväter beide Trinker
- Mutter war oft wirr im Kopf
- Geschwister sind bereits sterilisiert
- Mutter hat freiwilligen Gastod genommen
- Großmutter angeblich schwer nervenleidend
- Ein Bruder war bereits in einer Irrenanstalt
- stammt von geistig beschränkten Eltern
- Kinder des Betroffenen machen äußerst schwachsinnigen Eindruck

Jeder noch so geringe Hinweis auf die angebliche Erblichkeit des Krankheitsbildes oder eine familiäre Disposition zu Erbkrankheiten wurden von den Amtsärzten penibel im Antragsgutachten festgehalten. So hieß es beispiels-

9 Als Beispiel sei hier auf die Äußerung des Eberswalder Nervenarztes Seele als Sachverständiger im Falle des 22-jährigen Karl P. aus Eberswalde verwiesen: „Ich zähle P. zu der leider noch vorhandenen großen Menge an Menschen, die ohne genügenden Unterricht auf dem Lande aufgewachsen und unwissend geblieben sind, weil ihr Interesse nur auf die Arbeit zur Erlangung des täglichen Brotes gerichtet ist.“ Siehe BLHA Br. Pr. Rep. 5 N Erbgesundheitsgericht Prenzlau Nr. 114.
10 Hierzu wurden Landwirte, landwirtschaftliche Arbeiter, die bei einem Bauern untergebrachten „Pfleglinge“ sowie die auf einem landwirtschaftlichen Hof mithelfende Familienangehörige gerechnet.
11 Statistisches Reichsamt (Hg.), Volks-, Berufs- und Betriebszählung vom 16. Juni 1933. Berufszählung: Die berufliche und soziale Gliederung der Bevölkerung in den Ländern und Landesteilen, H. 4: Provinz Brandenburg (= Statistik des Deutschen Reichs, Bd. 454,4), Berlin 1936, S. 52.

weise in dem am 20. Juni 1934 ausgestellten amtsärztlichen Gutachten über die 30-jährige Marie H. aus Lübben: „Die Schwester der Schwiegermutter der Mutter war nervenschwach und geistig zurückgeblieben.“[12] Ab 1938 enthalten die überlieferten Sterilisationsakten zudem regelmäßig eine Sippentafel, in der gleichfalls familienanamnestische Auffälligkeiten festgehalten sind.[13]

Dazu kommen die vielen sozialen Auffälligkeiten, auf die in mehr als 100 ärztlichen Gutachten verwiesen wurde. In erster Linie waren dies Straftaten, die von den Betroffenen oder deren Eltern und Geschwistern begangen worden waren, ferner ein unerwünschtes Sexualverhalten von Familienangehörigen oder den „Erbkranken“ selbst. Regelmäßig wurde in den Gutachten vermerkt, ob die Betroffenen unehelich geboren waren und ob sie uneheliche Kinder hatten.

„Erbkranke Familien“

Häufig war nicht nur ein Familienmitglied vom GzVeN betroffen. In dem ausgewerteten Aktenbestand konnten insgesamt 29 Familien ermittelt werden, für die zwei, drei oder sogar vier Sterilisationsakten vorliegen.[14] Darüber hinaus ist in weiteren zwölf Akten[15] vermerkt, dass Geschwister bereits sterilisiert wurden oder dass ihre Unfruchtbarmachung beantragt sei.

In einem Fall wurde gegen drei Schwestern und ihre Mutter aus Eberswalde ein Sterilisationsverfahren eingeleitet. Die rassenhygienische Verfolgung der Familie begann mit dem Sterilisationsantrag des dortigen Amtsarzt, Dr. Hans Müller, im November 1935 gegen die 15-jährige Margarete B. Aus den Akten geht nicht hervor, wie der Amtsarzt auf das Mädchen aufmerksam geworden war. Zur Begründung seines Antrages führte Müller an, dass Margarete B. in der Bürgerschule nicht mitgekommen sei und bereits aus der 8. Klasse an die Hilfsschule überwiesen werden musste: „Die Intelligenzprüfung ergibt mit Deutlichkeit, dass ein gewisser Grad von Schwachsinn vorliegt. Die Merkfähigkeit ist gering. Verstandesfragen werden schlecht beantwortet. Die Familiengeschichte ergibt eine Reihe von Momenten, welche durchaus den Boden für einen angeborenen Schwachsinn bilden können. Der Grossvater Trinker, der Vater Sittlichkeitsverbrecher, Vater und Mutter nahe verwandt, eine Schwester Fürsorgezögling und eine Schwester in der Hilfsschule. Gründe für das Vorliegen eines erworbenen Schwachsinns liegen nicht vor.“ Das beschriebene Mädchen stammte aus einer kinderreichen Familie und hatte noch vier Geschwister und fünf Halbgeschwister im Alter zwischen 4 Wochen und 19 Jahren. Nach dem Gutachten des Amtsarztes musste sie die kleineren Ge-

12 BLHA, Br. Pr. Rep. 5 N Erbgesundheitsgericht Cottbus Nr. 10.
13 Grundlage ist der Erlass des Reichsministers des Innern vom 6.11.1937, wonach zukünftig in jedem Fall eine Sippentafel für den „Erbkranken“ aufzustellen und eine Abschrift derselben dem Sterilisationsantrag beizufügen war.
14 BLHA Br. Pr. Rep. 5 N Erbgesundheitsgericht Cottbus Nr. 33 u. 34; 35 u. 36; 55 u. 57; 127 u. 129; 169 u. 168; 208 u. 209; 285, 276 u. 307; 250, 281 u. 300; 288 u. 356; 269 u. 291; 123, 22 u. 87; 52, 107 u. 170; 339 u. 365; Erbgesundheitsgericht Neuruppin Nr. 19, 20 u. 21; 25 u. 26; 29 u. 30; 32 u. 33; 35 u. 36; 39 u. 40; 42 u. 43; 65 u. 66; Erbgesundheitsgericht Prenzlau Nr. 6, 7 u. 7.1; 31 u. 32; 50 u. 51; 53, 54 u. 55; 118, 119, 120 u. 123; 146 u. 147; 170 u. 171; 172 u. 173.
15 BLHA Br. Pr. Rep. 5 N Erbgesundheitsgericht Cottbus 22, 43, 114, 367, 263, 261, 312; Erbgesundheitsgericht Potsdam Nr. 27; Erbgesundheitsgericht Frankfurt/Oder Nr. 30, Erbgesundheitsgericht Neuruppin Nr. 61, 63; Erbgesundheitsgericht Prenzlau Nr. 133. Die Akten der Geschwister liegen hier nicht im Bestand vor.

schwister betreuen und im Haushalt mitarbeiten. Zusätzlich besuchte sie an sechs Stunden in der Woche die Hilfsklasse der Berufsschule. Auf Beschluss des Erbgesundheitsgerichts Prenzlau, das sich in seiner Begründung vor allem auf das amtsärztliche Gutachten berief, wurde sie am 27. März 1936 im Auguste-Viktoria-Heim in Eberswalde sterilisiert. Zwei Monate später, am 23. Mai 1936 beantragte der Amtsarzt die Unfruchtbarmachung ihrer 40-jährigen wiederverheirateten Mutter, Frieda P. Zur Begründung führte er an, dass ihr Haushalt unordentlich und schmutzig sei, und sie die Kinder vernachlässige. Diese hätten durch Verkaufen von Feuerholz bereits Geld verdienen müssen. Die Intelligenzprüfung zeige, so der Amtsarzt, durchaus einen Defekt. Es sei anzunehmen, dass ihr geistiger Defekt sie auch kritiklos gegenüber den wenig guten moralischen Eigenschaften ihrer beiden Ehemänner gemacht habe. Von ihren zehn Kindern seien zwei in der Hilfsschule gewesen, eines davon sei bereits sterilisiert. Durch die vielen Kinder sei sie naturgemäß immer mehr in eine sozial ungünstige Lage hineingekommen. Nach Vernehmung der Betroffenen lehnte das Erbgesundheitsgericht Prenzlau am 29. September 1936 den Antrag des Amtsarztes jedoch ab, da es die Diagnose „angeborener Schwachsinn" nach einer Intelligenzprüfung nicht als hinreichend gesichert ansah und die Betroffene nach Feststellung des Gerichts weder äußerlich den Eindruck einer „Schwachsinnigen" machte noch irgendwelche moralischen Defekte gezeigt hatte.[16]

Der Amtsarzt, dem schon der Ehemann der Betroffenen vorgeworfen hatte, er sei gegenüber seiner Frau voreingenommen, behielt die Familie offensichtlich im Auge. Am 7. Januar 1937 reichte er einen weiteren Antrag auf Unfruchtbarmachung ein, der sich gegen die 14-jährige Elisabeth B. richtete. In seinem amtsärztlichen Gutachten gab er an, dass das Mädchen aus einer belasteten Familie stamme. Der Vater sei schwer bestraft, der Großvater Trinker und zwei Geschwister in Fürsorgeerziehung, eine Schwester sei bereits sterilisiert. Die Mutter wehrte sich gegen den Antrag beim zuständigen Erbgesundheitsgericht Prenzlau: „Ich führe selbigen (den Sterilisationsantrag, A. H-W.) auf Subjektivität von Seiten des hiesigen Kreismedizinalrats zurück. Woher die Voreingenommenheit gegen mich und meine Familienangehörigen zurückzuführen ist – bleibt für mich unerklärlich."[17] Ihr Einspruch blieb wirkungslos. Am 22. Juni 1937 beschloss das Erbgesundheitsgericht die Unfruchtbarmachung ihrer Tochter Elisabeth, die am 1. Oktober 1937 ebenfalls im Auguste-Viktoria-Heim durchgeführt wurde.

Der dritte Antrag erging am 9. Januar 1939 und richtete sich gegen die 20-jährige Gertrud B. In seinem amtsärztlichen Gutachten verwies Dr. Müller sowohl auf die bereits vorangegangenen Sterilisationsvorgänge Elisabeth und Margarete B. als auch auf das unsittliche Betragen von Gertrud B. selbst, die aus diesem Grund 1934 in Fürsorgeerziehung gekommen sei. Darüber hinaus behauptete er , dass ihr Elternhaus bzw. der Haushalt ihrer Mutter nach der zweiten Eheschließung keinen guten Rufe genieße. Weiter führte er zur Begründung des Sterilisationsantrags an: „Die Vorgeschichte der Betroffenen ist stark belastend. Das ganze häusliche Milieu ist denkbar ungünstig. Die Intel-

16 BLHA Br. Pr. Rep. 5 N Erbgesundheitsgericht Prenzlau Nr. 111/1.
17 Ebd., Nr. 6.

Sterilisationen in den brandenburgischen Provinzialanstalten insgesamt, Stand: 31.12.1939
(sowie der Provinzialanstalt Potsdam, aufgelöst am 1.10.1938, Stand: 30.6.1938 *)

ANSTALTEN	KRANKENZAHL 31.12.1939	DARUNTER ERBKRANK	ANTRÄGE	ANZEIGEN	ENTSCHEI-DUNGEN
Eberswalde	1629	1264	439	1902	456
Sorau	1122	1058	534	1006	506
Landsberg	1894	1478	418	1304	366
Neuruppin	2437	1968	368	2311	365
Görden	2097	1445	469	2199	451
Teupitz	1527	1219	345	386	328
Lübben	1337	1189	172	1722	169
Wittstock	267	216	100	652	100
insgesamt	12310	9837	2845	11482	2741
Potsdam	1161	859	859	1278	921

ANSTALTEN	RECHTSKRÄFTIGE ENTSCHEIDUNGEN	DAVON ZUGESTIMMT	DAVON ABGELEHNT	DURCHGEFÜHRTE STERILISATIONEN	DANACH ENTLASSEN	ERNEUT AUFGENOMMEN	ENDGÜLTIG ENTLASSEN
Eberswalde	452	428	24	385	299	92	207
Sorau	480	463	17	435	265	46	219
Landsberg	353	340	13	330	273	33	240
Neuruppin	365	350	15	347	184	21	163
Görden	427	416	11	415	281	38	243
Teupitz	321	294	27	279	184	36	148
Lübben	167	167	--	164	64	5	59
Wittstock	100	100	--	97	33	1	32
insgesamt	2665	2558	107	2452	1583	272	1311
Potsdam	897	885	12	865	590	24	566

*) Quelle: R 36 Deutscher Gemeindetag Nr. 1373

ligenzprüfung ergibt durchaus einen gewissen Defekt." Die Betroffene habe zwei uneheliche Kinder und außer Haushaltsarbeiten nichts geleistet. Von einer Lebensbewährung könne daher nicht gesprochen werden.[18] Auch Gertrud B. beklagte sich gegenüber dem Erbgesundheitsgericht Prenzlau über das Verhalten des Amtsarztes. Sie warf ihm vor, dass sie und ihre Stiefgeschwister offensichtlich unter den Verbrechen ihres Vaters zu leiden hätten, und verwies auf die Ablehnung ihres Antrags auf Kinderbeihilfe. Obwohl das Gericht nach der persönlich vorgenommenen Intelligenzprüfung keine auffälligen Ausfälle im Denkvermögen feststellen konnte und zugeben musste, dass Gertrud B. „wohl in der Lage [war], einfache Rechenaufgaben zu lösen", ordnete es unter Verweis auf ihre Fürsorgeerziehung und die „starke erbliche Belastung" ihre Sterilisation an, die am 30. Mai 1939 im Krankenhaus Kurmark (früher Auguste-Viktoria-Heim) in Eberswalde durchgeführt wurde.

In keinem der beschriebenen Fälle hatte das Erbgesundheitsgericht die schwierigen häuslichen Verhältnisse, denen die Kinder seit ihrer Geburt ausgesetzt waren, als Ursache für schlechte schulische Leistungen und soziale Auffälligkeiten angesehen, vielmehr in allen Fällen die „erbliche" Belastung hervorgehoben. Die Familie galt ganz offensichtlich als „erbkranke", „minderwertige" und „asoziale" Sippe. Es ist nicht auszuschließen, dass die Unfruchtbarmachung der Mutter auch deshalb abgelehnt wurde, weil die Fortpflanzungsgefahr angesichts ihres Alters mittlerweile als gering eingeschätzt wurde.

Einzelne Opfergruppen

Patienten in Heil- und Pflegeanstalten

Die Patienten der Heil- und Pflegeanstalten zählten zu den ersten Opfern der nationalsozialistischen Sterilisationspolitik. Dies lag vor allem an der bereits in der Krankengeschichte niedergelegten Diagnose und der routinierten Vorbereitung der Sterilisationsanträge durch die in gutachterlichen Stellungnahmen geschulten Anstaltspsychiater und erfahrenes Pflege- und Verwaltungspersonal.

Bis zum 31. Dezember 1939 waren in den brandenburgischen Heil- und Pflegeanstalten mindestens 3 700 Sterilisationsanträge gestellt und 12 760 Anzeigen über „Erbkranke" erstattet worden.[19] Mit Abstand die meisten Anträge stammten von der im Oktober 1938 geschlossenen Landesanstalt Potsdam. Die Gründe hierfür liegen zum einen an der Patientenstruktur der Einrichtung, in der größtenteils Kinder und Jugendliche konzentriert waren[20], zum anderen aber auch an der Einstellung des dortigen Anstaltsdirektors Hans Heinze, der ein überzeugter Anhänger der nationalsozialistischen Erbgesundheitspolitik war. Heinze, seit 1. Mai 1933 Parteimitglied, war unter anderem im Rassenpo-

18 Ebd., Nr. 7.
19 Siehe Tabelle S. 109.
20 Marco Zabel, Die brandenburgischen Landesanstalten Lübben und Potsdam in der NS-Zeit, in: Kristina Hübener (Hg.), Brandenburgische Heil- und Pflegeanstalten in der NS-Zeit, S. 105–128.

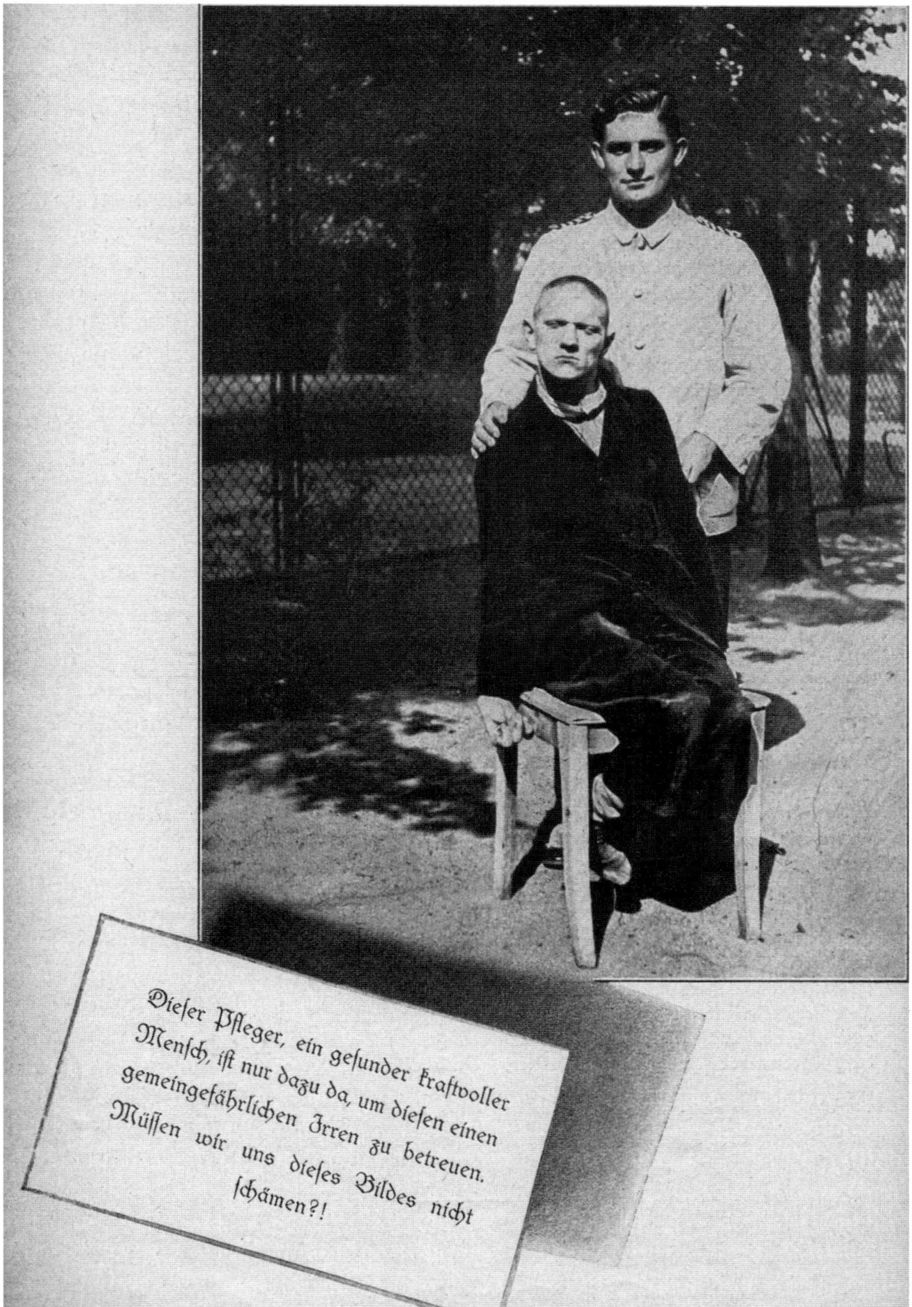

NS-Propaganda, 1933.

litischen Amt der NSDAP tätig und seit 1936 als Landesobmann für die erbbiologische Bestandsaufnahme in den Heil- und Pflegeanstalten der Provinzen Brandenburg und Grenzmark Posen-Westpreußen verantwortlich.[21] Rigoros trat er bei der Durchführung des GzVeN für die Einbeziehung von „charakterlich abartigen und abnormen Psychopathen“ ein.[22] Bis zum 30. Juni 1938, also kurz vor Auflösung der Anstalt Potsdam am 1. Oktober 1938, waren von dort bereits 859 Sterilisationsanträge gestellt worden. Mit großem Abstand folgte an zweiter Stelle die Landesanstalt Sorau mit „nur“ 462 Anträgen.[23]

Für Patienten in Heil- und Pflegeanstalten bestanden kaum Chancen, der Sterilisation zu entgehen, sobald die Unfruchtbarmachung beim Erbgesundheitsgericht beantragt war. Die in den Krankenakten festgehaltene psychiatrische Diagnose war für den Beschluss des Erbgesundheitsgerichts entscheidend.[24] Die persönliche Vernehmung der Psychiatriepatienten im Rahmen einer Sitzung des Erbgesundheitsgerichts blieb, anders als bei den übrigen Betroffenen, die Ausnahme.

Die überlieferten Sterilisationszahlen in den Heil- und Pflegeanstalten spiegeln die aussichtslose Situation der Psychiatriepatienten eindrücklich wider: Bis zum 31. Dezember 1939 waren bereits 3 562 Sterilisationsverfahren gegen brandenburgische Anstaltspatienten rechtskräftig entschieden worden. Darunter befanden sich lediglich 119 Fälle (3,3 Prozent), in denen die Unfruchtbarmachung abgelehnt worden war; bei 3 443 Kranken (96,7 Prozent) hatte das zuständige Erbgesundheitsgericht die Sterilisation angeordnet. Die geringe Ablehnungsquote war keineswegs ein Zeichen für die gute Vorbereitung durch die Anstalten, wie Landesmedizinalrat Friedrich Baumann gegenüber dem Oberpräsidenten versicherte[25], sondern eine Folge der Gerichtspraxis, wonach Anträge gegen Anstaltsinsassen grundsätzlich als begründet angesehen wurden. Auch die ausgewerteten Einzelfallakten im Potsdamer Landeshauptarchiv bestätigen diese Ergebnisse: Von insgesamt 216 dokumentierten Anträgen aus brandenburgischen Provinzialanstalten wurden lediglich neun Anträge (4,1 Prozent) abgelehnt. Diese Ablehnungen stammen bis auf eine Ausnahme aus der Zeit des Zweiten Weltkrieges. In sieben der neun Fälle lehnten die Richter die Unfruchtbarmachung ab, nachdem sie ein fachärztliches Gutachten über den Patienten bei der Nervenklinik der Charité eingeholt hatten. Bei insgesamt 216 Anträgen aus brandenburgischen Heil- und Pflegeanstalten wurde nur 13 Mal eine zusätzliche fachärztliche Beobachtung in einer anderen psychiatrischen Facheinrichtung angeordnet. Bis auf zwei Ausnahmen fanden alle diese Untersuchungen erst nach 1939 statt. Dies spricht dafür, dass sich die Gerichtspraxis und die Rechtsprechung gegenüber den An-

21 Zu Heinzes Beteiligung an den nationalsozialistischen Krankenmordprogrammen siehe zuletzt Udo Benzenhöfer, Hans Heinze: Kinder- und Jugendpsychiatrie und „Euthanasie“, in: Arbeitskreis zur Erforschung der nationalsozialistischen „Euthanasie“ und Zwangssterilisation (Hg.), Beiträge zur NS-„Euthanasie“-Forschung 2002 (= Berichte des Arbeitskreises, Bd. 3), Ulm 2003, S. 5–51.
22 Verwaltungsbericht der Landesanstalt Potsdam 1936, in: BLHA Br. Pr. Rep. 55 Provinzialverband Abt. IX Nr. 1623.
23 Hübener, Die Auswirkungen der „Machtergreifung“, S. 36.
24 Siehe hierzu auch Bernd Walter, Psychiatrie und Gesellschaft in der Moderne. Geisteskrankenfürsorge in der Provinz Westfalen zwischen Kaiserreich und NS-Regime (= Forschungen zur Regionalgeschichte, Bd. 16), Paderborn 1996, S. 567.
25 Baumann an Oberpräsidenten der Provinz Brandenburg vom 6.11.1937, in: BLHA Br. Pr. Rep. 55 Abt. VII b Nr. 13, Bl. 32.

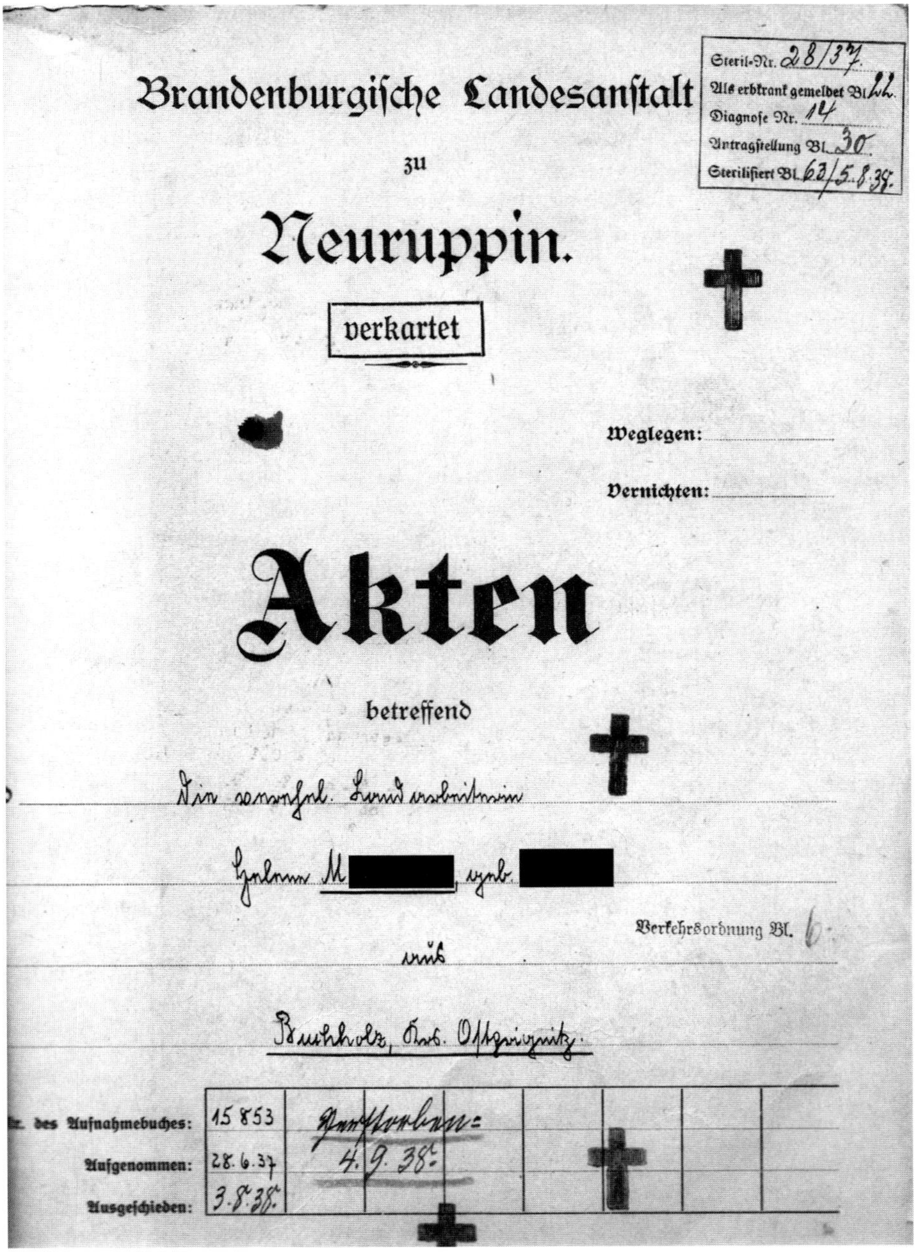

Steril-Nr. 28/37.
Als erbkrank gemeldet Bl. 22
Diagnose Nr. 14
Antragstellung Bl. 30
Sterilisiert Bl. 63/5.8.38.

Brandenburgische Landesanstalt

zu

Neuruppin.

verkartet

Weglegen:

Vernichten:

Akten

betreffend

Die verehel. Landarbeiterin

Helene M[redacted], geb. [redacted]

Verkehrsordnung Bl. 6

aus

Buchholz, Krs. Ostprignitz.

Nr. des Aufnahmebuches:	15 853	Verstorben:
Aufgenommen:	28.6.37	4.9.38.
Ausgeschieden:	3.8.38.	

Krankenakte der 1938 nach einer Sterilisationsoperation verstorbenen Patientin Helene M.

staltspatienten mit Beginn des Zweiten Weltkrieges zumindest geringfügig änderte.

Die Sterilisationsbeschlüsse hatten für die Landesanstalten auch ganz konkrete Konsequenzen, bildeten sie doch grundsätzlich die Voraussetzung für die Entlassung eines „erbkranken“ und fortpflanzungsfähigen Patienten.[26] Die überlieferten Sterilisationsstatistiken zeigen jedoch, dass bis Ende 1939 lediglich knapp zwei Drittel der Patienten im Anschluss an die Unfruchtbarmachung entlassen wurden, nämlich 2 173 von insgesamt 3 317 sterilisierten Kranken.[27] Bei rund einem Drittel stand die Entlassung schon bei Antragstellung im Hintergrund. Für diese Patienten wurde die Sterilisation nur „zur Durchführung der freieren Behandlung in der Anstalt“ oder „zum Übergang in die Familienpflege“ beantragt.[28] Im Falle des 23-jährigen, an epileptischen Anfällen leidenden Patienten Gerhard H. begründete der Oberarzt der Landesanstalt Eberswalde, Otto Hebold, den Sterilisationsantrag in seinem ärztlichen Gutachten wie folgt: „Nach Beginn des Leidens und weiterem Verlauf besteht kein Zweifel an der genuinen Entstehung. Entlassung aus der Anstalt kommt kaum in Betracht, nur wünschen die Eltern zeitweise Beurlaubung aus der Anstalt, weshalb ich die Unfruchtbarmachung für angezeigt halte.“[29] Gerhard H. litt seit seinem achten Lebensjahr an Krämpfen, weshalb er nur unregelmäßig die Schule besuchen und keinen Beruf aufnehmen konnte. Seit 1934 befand er sich in der Landesanstalt Eberswalde. Hebold beschrieb ihn als einen Patienten, der zu verkehrten Handlungen und Gewalttätigkeiten neige, aber zeitweise einsichtig für seine Krankheit sei. Auf der Station necke er gerne andere Patienten und komme dadurch in Streit. Er habe kein Interesse für die Umgebung, halte sich meist untätig und habe keine Fähigkeit oder Neigung, sich zu beschäftigen. Gelegentlich helfe er bei leichten Hausarbeiten, habe aber sonst nur Interesse fürs Essen. Er dränge nach Hause, lasse sich aber noch vertrösten. Für das Erbgesundheitsgericht Prenzlau bestanden an der von der Landesanstalt in Eberswalde gestellten Diagnose „angeborene Fallsucht“ kein Zweifel; am 26. April 1938 ordnete es die Unfruchtbarmachung des Patienten an. Diese wurde am 29. Juni 1938 von Oberarzt Hebold in der Landesanstalt Eberswalde durchgeführt, der bereits das ärztliche Gutachten verfasst hatte. Nach § 11 durfte der Eingriff nicht durch einen Arzt vorgenommen werden, der den Antrag gestellt oder in dem Verfahren als Beisitzer mitgewirkt hat. Zur Erläuterung hieß es im offiziellen Gesetzeskommentar: „Da im Erbgesundheitsgericht auch Ärzte der freien Praxis tätig sind, ist diese Bestimmung getroffen worden. Es musste die Sicherheit dafür geschaffen werden, daß auch der die Unfruchtbarmachung ausführende Arzt noch einmal eingehend prüft, ob gegen die Durchführung des Eingriffs ärztliche Bedenken bestehen oder nicht. Um eine gründliche Prüfung dieser Frage zu gewährleisten, ist verboten worden, daß ein in dem Verfahren schon früher tätiger Arzt, der sich naturgemäß auch schon ein Urteil darüber gebildet haben muß, ob der Eingriff für den Be-

26 Artikel 1 der Verordnung zur Ausführung des GzVeN vom 5.12.1933, in: RGBl 1933 I, S. 1021.
27 296 der Entlassenen mussten später erneut aufgenommen werden, so dass als endgültig entlassen lediglich 1 877 Patienten gezählt wurden. Siehe Tabelle S. 109.
28 Landesmedizinalrat Baumann an Oberpräsidenten der Provinz Brandenburg vom 6.6.1935, in: BLHA Br. Pr. Rep. 55 Provinzialverband Abt. VII b Nr. 13, Bl. 59–62 (Bl. 60).
29 BLHA Br. Pr. Rep. 5 N Erbgesundheitsgericht Prenzlau Nr. 34.

II. Eigene Vorgeschichte des E.

1. Allgemeines	
a) Durchgemachte körperliche Krankheiten (Infektionskrankheiten, sonstige Allgemeinkrankheiten, Organkrankheiten, Unfälle usw.) ausschl. Nerven- und Geisteskrankheiten:	Die körperliche Entwickelung verlief anscheinend ohne sonderliche Störungen
b) Wie war die geistige Entwicklung des (der) E. (Schulleistungen bzw. -erfolge, Interesse an der Politik usw.)?	Schon in früher Jugend entwickelte sich der Knabe abnorm. Er war unsauber, lügnerisch, diebisch und neigte zu Zerstörungen von Gegenständen. Die Sprache war recht schwerfällig. Im Alter von 10 Jahren saß er noch in der untersten Normalschulklasse. Sein Aufenthalt war das Waisenhaus Neuruppin.
c) Hat der (die) E. an Krämpfen gelitten? Welcher Art waren diese? Hat der (die) E. Krankheiten des Zentralnervensystems oder geistige Störungen durchgemacht? Welche? Wann?	Er kam am 29.XII.1919 nach der Landesanstalt Potsdam und genoß Hilfsschulunterricht, aber auf die Dauer ohne Erfolg. Er näßte öfters ein und zeigte weiter obige Eigenschaften. Auch kam er in Familienpflege, entwich aber. Ferner wurden päderastische Neigungen beobachtet.
d) Angaben über das Sexualleben (bei Frauen außerdem über Regel- und Schwangerschaftsstörungen):	
e) Wie war die soziale Entwicklung des (der) E. (Berufsausbildung, Erfolge bzw. Mißerfolge im Berufsleben)?	
f) Ist der (die) E. mit dem Strafgesetz in Konflikt gekommen? Wann? Wodurch?	-
g) Alkoholismus, Mißbrauch von Rauschgiften:	-
2. Entwicklung des Leidens, das Anlaß zum Antrag auf Unfruchtbarmachung gibt (erstes Auftreten, Verlauf usw.):	-
3. Bei welchen Ärzten und in welchen Anstalten war der (die) E. in Behandlung? (Möglichst genaue Anschriften):	Seit dem 28.V.1925 in hiesiger Landesanstalt. Anfangs zeigte er noch obige Charaktermängel, aber bereits in abgeschwächter Form, bis sie sich ziemlich ganz verloren. Er wird im Anstaltsbetriebe beschäftigt.
4. Können sonstige Personen über den (die) E. und seine Verwandten Auskunft geben? Welche? (Genaue Anschriften):	Hier nicht bekannt.

Auszug aus ärztlichem Gutachten .

troffenen mit besonderer Gefahr verbunden sein muß, den Eingriff und damit die Voruntersuchung des Betroffenen vornimmt. Darüber hinaus soll dadurch jedem Verdacht der Boden entzogen werden, daß irgendwelche nicht im Verfahren liegenden Beweggründe bei der Unfruchtbarmachung eine Rolle spielen können, und das Vertrauen der Bevölkerung in das Erbgesundheitsgerichtsverfahren verstärkt werden"[30]. Ganz sicher war Hebold als Verfasser des ärztlichen Gutachtens „ein in dem Verfahren schon früher tätiger Arzt", so dass er den Eingriff, nicht hätte vornehmen dürfen.[31]

Hilfsschüler

Die Hilfsschule spielte bei der Umsetzung der NS-Erbgesundheitspolitik eine besondere Rolle, stellte sie doch für die Nationalsozialisten die „zentrale Einrichtung zur Erfassung und Beobachtung der als ‚angeboren schwachsinnig' Bezeichneten" dar.[32] Ausdrücklich bezeichnete der amtliche Kommentar zum GzVeN die Hilfsschüler als „Hauptbeobachtungskreis" des Amtsarztes, da diese „bei gründlicher Untersuchung mit nicht gerade häufigen Ausnahmen als mehr oder weniger debil oder imbezill betrachtet werden müssen".[33]

Bei der Erfassung der „erbkranken" Hilfsschüler konnten sich die Amtsärzte auf die rührige Mitarbeit der unterrichtenden Sonderschulpädagogen verlassen. Kennzeichnend formulierte dies der Hauptschriftleiter der Zeitschrift „Die deutsche Sonderschule", Karl Tornow, in seinen Forderungen zur zukünftigen Ausbildung des Sonderschullehrers im Dritten Reich: „Da die deutsche Sonderschule das Sammelbecken für alle diejenigen geschädigten deutschen Volksglieder ist, die in ihrem Werte für das Volksganze irgendwie beeinträchtigt sind, fällt ihr die hohe und verantwortungsbewusste volksbiologische Aufgabe zu, durch eine eingehende und gewissenhafte Mitarbeit zur Durchführung des Gesetzes zur Verhütung erbkranken Nachwuchses beizutragen, indem sie mithilft, die im Sinne des Gesetzes erbgeschädigten Kinder ausfindig zu machen, und somit verhindert, daß deren Nachkommen künftig in den Erbgängen des deutschen Volkes verbleiben."[34]

Die vorbehaltlose Unterstützung der nationalsozialistischen Erbgesundheitspolitik, die hier und in zahlreichen weiteren Zeitschriftenartikeln zum Ausdruck kam, war Folge des starken Legitimationsdrucks, dem sich das gesamte Sonderschulwesen nach der „Machtergreifung" Hitlers ausgesetzt sah. Aus ideologischen und ökonomischen Gründen lehnten die Nationalsozialisten Hilfsschulen als Mittel zur Förderung von „Minderwertigen" ab. Durch die Übernahme nationalsozialistischen Gedankenguts und einer Neudefinition der Hilfsschulfunktion gelang es der betroffenen Lehrerschaft jedoch, die vom Abbau bedrohte Hilfsschule fest im nationalsozialistischen Erziehungssystem zu verankern. Vor allem hob man die „volksbiologischen" Aufgaben

30 Gütt, Rüdin, Ruttke, GzVeN, 1936, S. 267.
31 Zur Berechtigung von Anstaltsärzten, Sterilisationen nach dem GzVeN durchzuführen, siehe S. 149ff.
32 Martin Rudnick, Behinderte im Nationalsozialismus. Von der Ausgrenzung und Zwangssterilisation zur „Euthanasie", Weinheim u. Basel 1985, S. 29f.
33 Gütt, Rüdin, Ruttke, GzVeN, 1936, S. 129.
34 Karl Tornow, Gedanken zur Ausbildung des Sonderschullehrernachwuchses, in: Die deutsche Sonderschule, 4. Jg., 1937, S. 86–93 (S. 87).

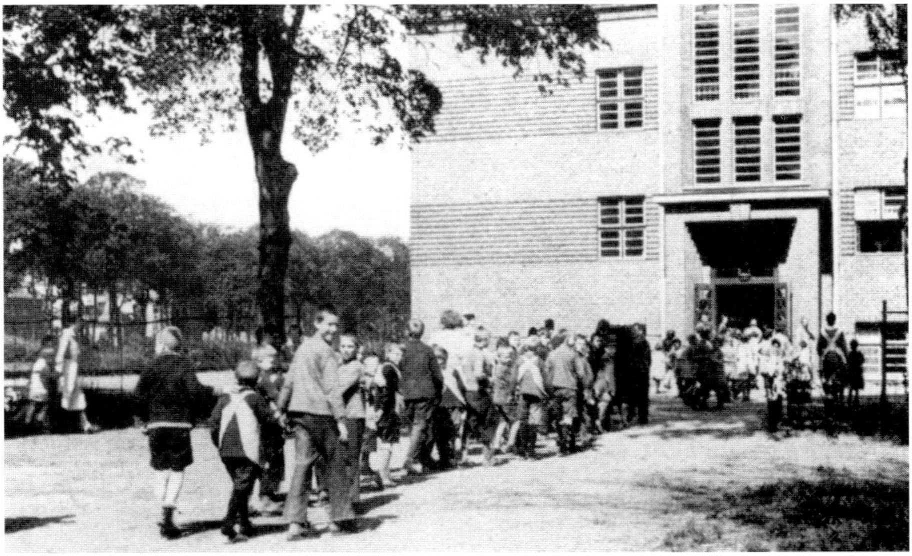

Hilfsschule in der Landesanstalt Potsdam, 1930.

der Hilfsschule hervor. Dazu zählten in erster Linie die Unterstützung und Hilfeleistung bei der Durchführung der nationalsozialistischen Erbgesundheitspolitik und die Heranbildung von noch bildungsfähigen „Schwachsinnigen“ zu brauchbaren Gliedern der „Volksgemeinschaft“.[35] Konkret sollten die Hilfsschullehrer die Vorarbeiten zur Sterilisation durch familienbiologische Erhebungen, Ausfüllen von Eltern- bzw. Kind-Fragebogen und Prüfung der schulischen Leistungen und der „Charakterwerte“ unterstützen. Darüber hinaus sollten sie im betroffenen Elternhaus für die Notwendigkeit der nationalsozialistischen Erbgesundheitspflege werben. Zum Teil wurden auch Forderungen nach einer offiziellen Beteiligung des Sonderschullehrers am Erbgesundheitsverfahren laut, was von Seiten der beteiligten Mediziner jedoch nachdrücklich abgelehnt wurde.[36]

Von den 747 Personen deren Erbgesundheitsgerichtsakten ausgewertet wurden, haben mindestens 145 (19,4 Prozent) eine Hilfsschule besucht. Bis auf zwei Ausnahmen wurde bei allen der Antrag mit dem Hinweis auf die Erbkrankheit „angeborener Schwachsinn“ begründet. In 14 Fällen lehnten die Erbgesundheitsgerichte die Sterilisation ab. Damit lag die Ablehnungsquote mit 9,8 Prozent deutlich unter der Ablehnungsquote sämtlicher aufgrund dieser Diagnose eingeleiteten Sterilisationsverfahren (13,7 Prozent).

35 Siehe hierzu Rudnick, Behinderte im Nationalsozialismus, S. 59ff. Mit deutlichen Worten beschrieb der Stuttgarter Hilfsschulrektor Chr. Hiller 1934 die zukünftige Funktion der Hilfsschule: „Die Hilfsschule bleibt das Sammelbecken, aus dem die Erbgesundheitsgerichte die Erbkranken leichter herausfischen können, als aus dem großen See der Volksschule. Darin liegt ihre rassenhygienische Aufgabe.“ Siehe Chr. Hiller, Über Vererbung des Schwachsinns und Unfruchtbarmachung, in: Die deutsche Sonderschule, 1. Jg. 1934, S. 297–300 (S. 299).
36 Rudnick, Behinderte im Nationalsozialismus, S. 136ff.

Zum Zeitpunkt der Antragstellung besuchten offensichtlich noch sechs Mädchen und drei Jungen die Hilfsschule. Aus den Akten geht jedoch nicht hervor, auf welchem Weg die Amtsärzte, die die Unfruchtbarmachung beantragten, auf die Betroffenen aufmerksam geworden waren, ob beispielsweise durch Hinweise der Hilfsschule oder im Rahmen einer schulärztlichen Untersuchung.

Bei sieben Hilfsschülern, die noch zur Schule gingen, forderten die Erbgesundheitsgerichte Cottbus und Neuruppin, die die Anträge berieten, ein Gutachten des zuständigen Hilfsschullehrers an. Auch in Fällen, in denen der Besuch der Hilfsschule bereits längere Zeit zurücklag, erstatteten die Hilfsschullehrer zum Teil ausführliche Gutachten über ihre früheren Schüler. Zudem wurden in mindestens 82 Fällen die Schulzeugnisse der Betroffenen angefordert.

Die gutachterlichen Äußerungen der Hilfsschullehrer fallen sowohl im Umfang als auch im Sprachgebrauch durchaus unterschiedlich aus. So schrieb die Hilfsschullehrerin Müller der Pestalozzischule in Wittenberge im Januar 1935 über ihre 14-jährige Schülerin Berta S.: „Ihre Anschauungs- und Denkkraft sind wenig entwicklungsfähig. Auch ihre Schwestern Emma und Minna haben die Hilfsschule besucht. Sie ist in Klasse 5 sitzengeblieben und besucht gegenwärtig Klasse 2, wird also das Ziel der Hilfsschule nicht erreichen“.[37] Über ihre 21-jährige Schwester Minna S., deren Sterilisation ebenfalls beantragt war, äußerte sich der damalige Konrektor Grünwald gutachterlich wie folgt: „Sie besuchte vom 1. April 1922 bis zum 30. März 1928 die sechsklassige Hilfsschule zu Wittenberge und ist aus der 2. Klasse entlassen worden, hat also das Ziel der Hilfsschule nicht erreicht. Sie war ein stilles, bescheidenes Mädchen, das sich zwar gern am Unterricht beteiligte, aber das Gedächtnis war sehr schwach, das logische Denken stand auf tiefer Stufe, die Urteilsfähigkeit war sehr gering. Die Sprache fiel ihr außerdem auch noch schwer. Dementsprechend waren ihre Leistungen in der Schule keine guten. Besonders versagte sie im Deutschen. Ihr Lesen und die Rechtschreibung waren höchst mangelhaft. Nur im Rechnen waren ihre Leistungen etwas bessere. Zusammenfassend möchte ich sagen, daß sie ein schwachbefähigtes Kind war.“[38]

Die uneingeschränkte Übernahme nationalsozialistischer Sprache und rassenhygienischen Gedankenguts spiegeln dagegen die Berichte des Lübbener Hilfsschullehrers Willy Krappe[39] wider, die dieser offensichtlich regelmäßig für den zuständigen Amtsarzt in Lübben über seine Schüler anfertigte. Im Falle der 14-jährigen Erika H. aus Lübben schrieb er 1940 unter anderem: „Erika ist imbezill. Neben der intellektuellen Minderwertigkeit steht ein schwacher Wille. Beides ist erbliche Belastung seitens der Mutter. Ist auch heute noch kein asoziales Verhalten bei Erika festzustellen, so rechtfertigt der Grad ihrer geistigen Minderwertigkeit ohne Zweifel eine Ausschaltung aus

37 BLHA Br. Pr. Rep. 5 N Erbgesundheitsgericht Neuruppin Nr. 61.
38 Ebd.
39 Willy Krappe war seit 1936 in Lübben als Hilfsschullehrer beschäftigt. Der zuständige Kreisschulrat hatte seine Bewerbung mit den Worten befürwortet: „Sein väterlich freundliches Wesen läßt ihn für den Unterricht in einer Hilfsklasse als besonders geeignet erscheinen.“ Siehe BLHA Br. Pr. Rep. 3 B Regierung Frankfurt/Oder Abt. II Nr. 1470.

dem deutschen Erbstrom."[40] Im Gutachten über seinen ehemaligen Schüler Ernst R. aus Lübben äußerte er sich wie folgt: „Der Schule und jeder Arbeit gegenüber kannte Ernst nur ein Gefühl: Unlust – Haß. Wo es nur ging, machte er um beide einen großen Bogen. Im letzten Schuljahr fehlte er 15 mal ohne jeden oder ohne hinreichenden Grund. Acht Tage vor seiner Schulentlassung musste ich ihn mit dem Stock bestrafen, weil er den Viehmarkt mit der Schule verwechselt hatte. In Kleidung und seinen Schulsachen war er geradezu liederlich ... In moralischer Beziehung war er widerstandslos, zu jeder Schlechtigkeit bereit. Seine Unstetigkeit im Arbeiten zeigt der viele Stellungswechsel im 1. Jahre nach der Schulentlassung: 6 Wochen Landwirt in Kaden, 3 Wochen Landwirt in Freiwalde, 5 Wochen zu Hause Nichtstun, 6 Wochen Laufbursche Reichsautobahn, 3 Monate zu Hause herumbummelnd, 2 Monate Bäckerlehrling, wieder 1 Monat zu Hause usw. Viel Arbeit, schlechtes Essen und grobe Behandlung gab er als Grund des Wechselns an. Er hatte einen großen Hang zum Vagabundieren. Infolge mangels [sic] intellektueller und moralischer Einsicht ist die Verführungsgefahr als Subjekt und Objekt groß." Sein Urteil über Ernst R. fasste der Hilfsschullehrer wie folgt zusammen: „Ernst ist imbezill. Neben der intellektuellen Minderwertigkeit steht ein noch größerer und gefährlicherer moralischer Schwachsinn. Beides ist schlechtes Erbgut seitens der Eltern und Großeltern. Er ist in jeder Beziehung ein asozialer Typ. Seine Ausschaltung aus dem deutschen Erbstrom ist vollauf gerechtfertigt."[41] Diesem Gutachten, das in ausführlicher Weise nur Negatives zu Ernst R. vermerkt, folgte das Erbgesundheitsgericht Cottbus in seinem Beschluss vom 15. März 1941 allerdings nicht. Es konstatierte zwar, dass Ernst R. und mehrere Geschwister die Hilfsschule besucht hatten, betonte aber zugleich, dass sein jetziger Arbeitgeber ihm ein gutes Zeugnis ausgestellt habe. Das Gericht kam daher zu dem Schluss: „Es ist immerhin möglich, daß auch seine schwachen Schulleistungen mehr auf schlechten Willen als auf einen Schwachsinn zurückzuführen sind. Er hat sich in seiner Berufsstellung bisher bewährt. Schwachsinn im Sinne des Erbgesundheitsgesetzes konnte deshalb nicht als vorliegend angesehen werden."

Fürsorgezöglinge

Neben den Hilfsschülern rechnete der amtliche Kommentar auch die Fürsorgezöglinge zu dem Personenkreis, der potentiell unter die Bestimmungen des GzVeN fiel. Hinsichtlich deren Erfassung verwies der Kommentar jedoch lediglich auf die Allgemeine Verfügung des Reichsjustizministers vom 21. Mai 1935, wonach der Verdacht, eine an einem Strafverfahren beteiligte Person sei erbkrank im Sinne des GzVeN, nach Abschluss des Verfahrens dem zuständigen beamteten Arzt mitzuteilen sei.[42]

40 BLHA Br. Pr. Rep. 5 N Erbgesundheitsgericht Cottbus Nr. 11.
41 Gutachten vom 2.1.1941, in: BLHA Br. Pr. Rep. 5 N Erbgesundheitsgericht Cottbus Nr. 209.
42 Gütt, Rüdin, Ruttke, GzVeN, 1934, S. 95; Gütt, Rüdin, Ruttke, GzVeN, 1936, S. 131. Wörtlich hieß es in § 97 der Allgemeinen Verfügung des Reichsjustizministers vom 21.5.1935 betr. Mitteilung in Strafsachen: „Ergeben sich im Laufe eines Strafverfahrens Anhaltspunkte dafür, daß eine an dem Verfahren beteiligte Person erbkrank im Sinne des Gesetzes zur Verhütung erbkranken Nachwuchses ... ist, so ist dem zuständigen beamteten Arzt nach Abschluß des Verfahrens eine entsprechende Mitteilung unter Beifügung der Akten zu machen."

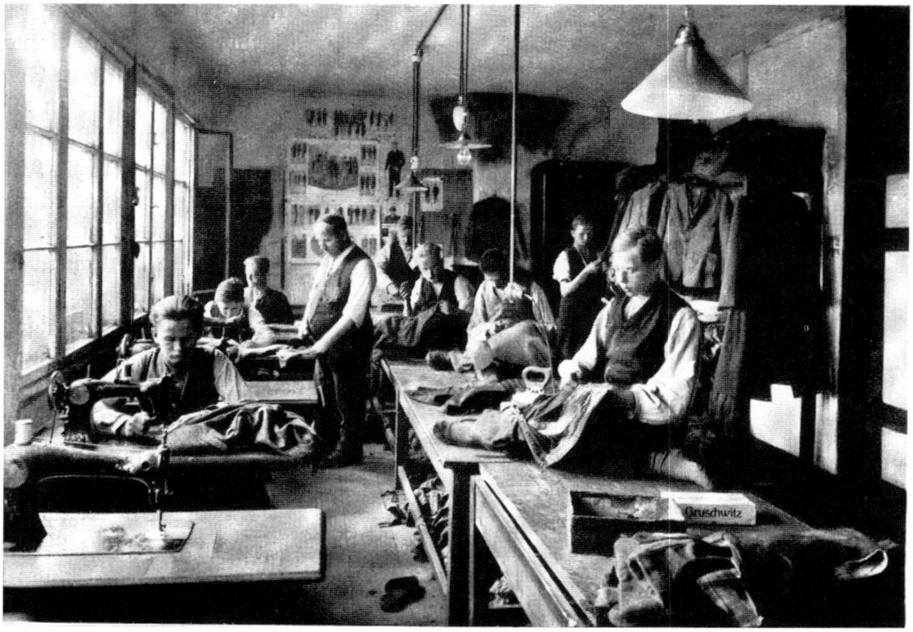

Fürsorgezöglinge in der Schneiderwerkstatt im Landeserziehungsheim Strausberg, 1930.

In der Praxis erfolgte die Anzeige, dass ein Fürsorgezögling „erbkrank" bzw. „erbkrank verdächtig" sei, regelmäßig durch die Erziehungsheime. In einzelnen preußischen Provinzen, so beispielsweise in Pommern, fand sogar eine systematische erbbiologische Erfassung der Fürsorgezöglinge in einem zentralen Aufnahme- und Beobachtungsheim statt. Hier wurden die Neueingewiesenen eingehend auf ihre „Erbwertigkeit" untersucht und gegebenenfalls Anzeige beim zuständigen Gesundheitsamt erstattet.[43]

Die Ergebnisse dieser Ermittlungstätigkeit und die Mitarbeit der Fürsorgeeinrichtungen bei der Durchführung des GzVeN bestätigten allerdings nicht die allseits gehegten Erwartungen, dass ein erheblicher Prozentsatz der Fürsorgezöglinge „erbminderwertig" sei.[44] In seinem Bericht über die Fürsorgeerziehung in Preußen im Rechnungsjahr 1934 bezeichnete das Statistische

43 In der Provinz Pommern gab es bereits seit Herbst 1931 ein zentrales Aufnahme- und Beobachtungsheim der Züllchower Anstalten bei Stettin. 1934 wurde bei 43 Prozent der eingewiesenen Fürsorgezöglinge (insgesamt 285) auf der Grundlage der dort angefertigten Gutachten die Unfruchtbarmachung angeordnet. Siehe Emil Hauf, Planvolle Fürsorgeerziehung durch heilpädagogische und erbbiologische Vorarbeit im Aufnahmeheim, in: Die deutsche Sonderschule, 2. Jg., 1935, S. 373–379 (S. 375). 1938 wurde für die Provinz Westfalen in Dorsten ein zentrales Landesaufnahmeheim errichtet, in denen man die Jugendlichen unter anderem auch auf das Vorhandensein von Erbkrankheiten untersuchte und gegebenenfalls die Durchführung des GzVeN in die Wege leitete. Siehe Georg Friedrich, Aufgabe und Arbeitsplan des Landesaufnahmeheims, in: Die deutsche Sonderschule, 6. Jg., 1939, S. 565–567.

44 Der Brandenburgischen Provinzialverband hatte damit gerechnet, dass mehr als die Hälfte der Fürsorgezöglinge unter das GzVeN fallen würde, s. Verwaltungsbericht des Provinzialverbandes von Brandenburg für das Rechnungsjahr 1935, S. 43, in: BLHA Br. Pr. Rep. 55 Provinzialverband Abt. IX Nr. 112.

Reichsamt die Zahl „erbkranker“ Zöglinge als „im allgemeinen niedriger, als vielfach angenommen“.[45] Bis zum 31. März 1935 waren in Preußen bei einem Gesamtbestand von 33 700 Zöglingen 2 693 Sterilisationsanträge (8,5 Prozent) gestellt worden. Bei 1 520 Betroffenen (4,8 Prozent) hatten die Erbgesundheitsgerichte die Unfruchtbarmachung beschlossen, bei 97 (0,3 Prozent) abgelehnt; in 1 076 Fällen (3,3 Prozent) war noch keine Entscheidung gefällt worden.

In der Provinz Brandenburg waren im gleichen Zeitraum bei einem Bestand von insgesamt 2 239 Zöglingen 177 Sterilisationsanträge gestellt worden.[46] Nur zwei Anträge hatten die Erbgesundheitsgerichte bisher abgelehnt, in 170 Fällen war die Unfruchtbarmachung angeordnet worden, insgesamt fünf Gerichtsbeschlüsse standen noch aus. Damit lag der Anteil der Sterilisationsanträge in der Provinz Brandenburg mit 7,9 Prozent unter dem für Preußen ermittelten Durchschnitt von 8,5 Prozent. Im folgenden Rechnungsjahr übertraf der Anteil der Zöglinge, deren Unfruchtbarmachung beschlossen wurde, in Brandenburg mit 7,7 Prozent allerdings den für Preußen ermittelten Durchschnitt von 5,2 Prozent.[47]

Konkrete Zahlen über die durchgeführten Unfruchtbarmachungen brandenburgischer Fürsorgezöglinge liegen bis zum Ende des Rechnungsjahres 1936 (31. März 1937) vor: Im Rechnungsjahr 1934 waren es 125 Sterilisationsoperationen, im darauf folgenden Jahr 137 und im Rechnungsjahr 1936 insgesamt 97 Sterilisationen, d.h. bis zum 31. März 1937 waren insgesamt 359 brandenburgische Fürsorgezöglinge unfruchtbar gemacht worden.[48] Zu diesem Zeitpunkt verzeichnete man bei steigendem Zöglingsbestand bereits einen prozentualen Rückgang an „erbkranken“ Zöglingen.[49] Im Rechnungsjahr 1937 erfolgte nur noch in 55 Fällen eine Anzeige oder ein Antrag auf Unfruchtbarmachung[50], für die weiteren Jahre bis Kriegsende liegen keine Angaben vor.

Die Durchführung der Fürsorgeerziehung gehörte in Preußen zu den Aufgaben der Provinzialverbände, die sie als staatliche Auftragsangelegenheit ausführten. Dabei unterschied man grundsätzlich zwei Formen der Unterbringung von Jugendlichen: in einem Erziehungsheim oder in einer Familie. In Brandenburg standen der Provinzialverwaltung zu Beginn der dreißiger Jahre neben zahlreichen privaten Erziehungsheimen insgesamt drei eigene Einrichtungen für die Anstaltserziehung zur Verfügung:[51] das Landesjugendheim bzw. Landeserziehungsheim Strausberg, das Mädchenheim Prenzlau, das mit

45 Statistisches Reichsamt (Hg.), Die Fürsorgeerziehung in Preußen im Rechnungsjahr 1934, in: Vierteljahrshefte zur Statistik des Deutschen Reichs, 45 Jg., 1936, H. 1, S. 133; Roesner, Die Fürsorgeerziehung im Jahre 1934/35, in: Deutsche Justiz, Jg. 98, 1936, S. 941f.

46 Auswirkung des Reichsgesetzes zur Verhütung erbkranken Nachwuchses in der Fürsorgeerziehung (Rechnungsjahr 1934), in: BLHA Br. Pr. Rep. 55 Provinzialverband Abt. VII a Nr. 235, Bl. 8, 13.

47 Vermerk des zuständigen Referenten zum Bericht des Statistischen Reichsamtes über die Fürsorgeerziehung im Rechnungsjahr 1935, in: ebd., Bl. 82.

48 Siehe undatierten Vermerk, in: ebd., Bl. 73R.

49 Vermerk zur Reichsstatistik über die Fürsorgeerziehung für das Rechnungsjahr 1936 (undatiert), in: ebd., Bl. 67ff.

50 Ebd., Bl. 168RS.

51 Zur Fürsorgeerziehung in der Provinz Brandenburg siehe Reinhold Fink, Fürsorgeerziehung, in: Wohlfahrtspflege in den Brandenburgischen Provinzialanstalten, Düsseldorf o.J. [1931], S. 35–45.

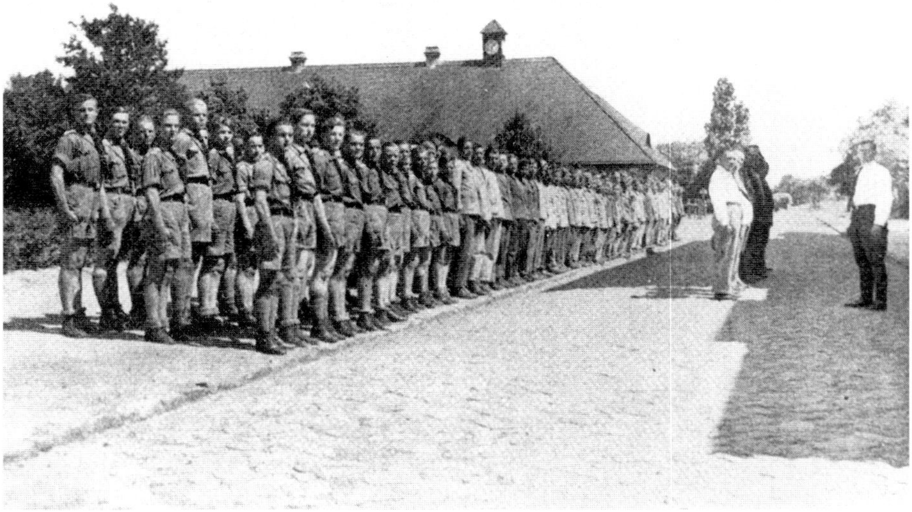

Appell von Fürsorgezöglingen des Landeserziehungsheims Strausberg, 1930er Jahre.

Ablauf des Rechnungsjahres 1934 geschlossen wurde, sowie die Landesanstalt Potsdam, in der "epileptische, schwachsinnige und psychopathische männliche und weibliche Zöglinge" untergebracht wurden.

Eine zentral gesteuerte systematische Erfassung der „erbkranken" Fürsorgezöglinge fand in der Provinz Brandenburg sehr zum Bedauern des Anstaltsdirektors Hans Heinze nicht statt. Dieser hatte als Leiter der Landesanstalt Potsdam mehrfach beim Oberpräsidenten für die Einrichtung einer besonderen jugendpsychiatrisch geleiteten Aufnahme- und Beobachtungsabteilung in Potsdam geworben.[52] Hier sollten nicht nur die Zöglinge der Landesanstalt, sondern sämtliche Fürsorgezöglinge der Provinz auf das Vorhandensein von Erbkrankheiten untersucht werden.[53] Mit dieser Forderung konnte sich Heinze jedoch nicht durchsetzen. Sie wurde von Seiten der Provinzialverwaltung vor allem mit dem Hinweis zurückgewiesen, dass der größte Teil der Fürsorgezöglinge erfahrungsgemäß geistig normal sei.[54]

52 Verwaltungsbericht der Landesanstalt Potsdam 1936, 1937, in: BLHA Br. Pr. Rep. 55 Provinzialverband Abt. IX Nr. 1623. Siehe auch die Vorschläge Heinzes für eine zukünftige Neugestaltung jugend-psychiatrischer Anstalten vom 6.2.1942, in: Thomas Beddies, Kinder-„Euthanasie" in Berlin-Brandenburg, in: Beddies u. Hübener (Hg.), Dokumente zur Psychiatrie im Nationalsozialismus, S. 219–248 (S. 243ff).

53 Heinze an Oberpräsidenten der Provinz Brandenburg vom 11.10.1938, in: BLHA Br. Pr. Rep. 55 Provinzialverband Abt. VII a Nr. 235, Bl. 204ff. (Bl. 205).

Tatsächlich wurden die Zöglinge bei ihrer Aufnahme in den verschiedenen Erziehungsheimen vom jeweiligen Heimarzt bzw. von brandenburgischen Anstaltspsychiatern untersucht.[55] Auf der Grundlage dieser Untersuchungsergebnisse erstattete der jeweilige Leiter des Erziehungsheimes anschließend unter Beifügung der vorhandenen Fürsorgeakten gegebenenfalls Anzeige wegen „Erbkrankheit" beim zuständigen Amtsarzt.[56] Die Mitarbeit der konfessionellen Erziehungsheime bei der Erfassung „erbkranker" Fürsorgezöglinge ließ die Provinzialverwaltung durch Ärzte der brandenburgischen Landesanstalten kontrollieren.[57]

In 64 Akten des Potsdamer Bestandes „Erbgesundheitsgerichte" finden sich Hinweise, dass die Betroffenen (26 weiblich und 38 männlich) in ihrer Kindheit oder Jugend zeitweise in Fürsorgeerziehung gewesen waren. 22 von ihnen hatten zum Zeitpunkt der Antragstellung das 19. Lebensjahr noch nicht vollendet, sie standen mit größter Wahrscheinlichkeit also noch unter Fürsorgeerziehung.[58] Aber auch die übrigen wurden größtenteils noch zeitnah zu ihrer Unterbringung in Fürsorgeerziehung erfasst, so dass das Durchschnittsalter aller Betroffenen bei nur 23,3 Jahren liegt. Bis auf drei Ausnahmen erfolgte die Antragstellung mit der Begründung „angeborener Schwachsinn".

Die Mitarbeit der Erziehungsheime bei der Erfassung „erbkranker" Kinder und Jugendlicher dokumentieren bereits die noch vorhandenen Anzeigen zum GzVeN: Von den insgesamt 83 überlieferten Anzeigen im Bestand „Erbgesundheitsgerichte" stammen allein zwölf aus Berliner und brandenburgischen Erziehungsheimen, unter anderem vom Landeserziehungsheim Strausberg, vom Fürsorgeheim Waldhof (Templin), vom Augustaheim in Brandenburg /Havel sowie vom Jugendheim Tannenhof in Berlin-Lichtenrade. Keiner dieser Fürsorgezöglinge befand sich zum Zeitpunkt der Antragstellung in den genannten

54 Heinze an Oberpräsidenten der Provinz Brandenburg vom 11.10.1938, in: ebd., Bl. 204ff (Bl. 206). In einem internen Bericht der Fürsorgeerziehungsbehörde an den Oberpräsidenten der Provinz Brandenburg vom 25.3.1938 hieß es: „Es ist die Frage der Einrichtung einer Aufnahme- und Beobachtungsanstalt bzw. -abteilung in Potsdam aufgeworfen worden. In dieser Abteilung sollen alle neuen, zur Fürsorgeerziehung überwiesenen Zöglinge zunächst jugendpsychiatrisch beobachtet, von dort auf die verschiedenstartigen Erziehungseinrichtungen ... verteilt bzw. bei festgestellter Unerziehbarkeit schnellstens wieder aus der FE. entfernt werden. Weiterer Zweck ist die möglichst weitgehende Trennung der erbkranken von den erbgesunden Zöglingen. Die Frage ist ihrer Bedeutung entsprechend eingehend geprüft worden. Ich habe mich zur Einrichtung einer solchen besonderen Aufnahmeanstalt oder -abteilung nicht zu entschliessen vermocht. Der beabsichtigte Erfolg lässt sich auch ohne Schaffung einer besonderen Einrichtung im Rahmen des ... geschilderten organischen Aufbaues erreichen; ferner ist eine besondere Einrichtung deshalb nicht erforderlich, weil die sonderanstaltserziehungsbedürftigen und die unerziehbaren Zöglinge gegenüber den in der Normal-Anstalt ausreichend förderbaren Zöglinge Ausnahmen sind und ihrer Zahl nach einen verhältnismässig kleinen Teil aller Zöglinge bilden." Siehe Bericht der Fürsorgeabteilung an Oberpräsidenten vom 25.3.1938, in: ebd., Bl. 157ff.

55 So wurden z.B. die Kinderanstalten durch den Leiter der Potsdamer Anstalt, Hans Heinze, untersucht. Die Landesanstalt Eberswalde überwachte die Zöglinge des Waldhofs in Templin psychiatrisch. Siehe Bericht vom 25.3.1938 an den Oberpräsidenten der Provinz Brandenburg, in: ebd., Bl. 157ff.

56 BLHA Br. Pr. Rep. 5 N Erbgesundheitsgericht Cottbus Nr. 176, 220.

57 So suchte Hans Heinze 1936 und 1937 im Auftrag des Oberpräsidenten mehrfach katholische und evangelische Fürsorgeeinrichtungen auf, „um festzustellen, in welcher Weise in diesen Heimen das Gesetz zur Verhütung erbkranken Nachwuchses gehandhabt wird". Siehe Verwaltungsbericht der Landesanstalt Potsdam für das Jahr 1936, S. 128, in: BLHA Br. Pr. Rep. 55 Provinzialverband Abt. IX Nr. 1623.

58 Nach § 72 des Reichsgesetzes für Jugendwohlfahrt (RJWG) vom 9.7.1922 endete die Fürsorgeerziehung mit dem Eintritt der Volljährigkeit. Mit der Notverordnung vom 4.11.1932 wurde das Entlassungsalter um zwei Jahre gesenkt. Nur auf besonderen Antrag der Fürsorgeerziehungsbehörde konnte das Vormundschaftsgericht die Fortführung der Fürsorgeerziehung bis zum Eintritt der Volljährigkeit anordnen (§ 72 Abs. 1 Satz 1 RJWG).

Heimen, vielmehr waren sie größtenteils in Familienpflege untergebracht und halfen dort in der Landwirtschaft mit.

Nur in fünf Fällen lehnten die Erbgesundheitsgerichte die Unfruchtbarmachung nachweislich ab (davon drei Mal nach einer längeren stationären Beobachtung); in 57 Fällen wurde die Sterilisation angeordnet.[59]

Ausländer

Zu den Opfern der nationalsozialistischen Erbgesundheitspolitik gehörten auch Menschen mit ausländischer Staatsangehörigkeit. Nach einem vertraulichen Rundschreiben des Reichsministers des Innern vom 9. Mai 1934[60] waren Ausländer für die Zeit ihres Aufenthaltes in Deutschland ebenso dem GzVeN unterworfen wie deutsche Staatsangehörige, sofern sie sich dauernd oder längerfristig im Deutschen Reich aufhielten. Durch „alsbaldiges freiwilliges Verlassen des Reichsgebietes" konnten sie allerdings die Umsetzung des Beschlusses verhindern. Im Weigerungsfalle drohte eine Rücknahme der Aufenthaltserlaubnis bzw. eine Reichsverweisung. In jedem Fall sollte jedoch vor Durchführung des Beschlusses die Entscheidung des Reichsinnenministeriums eingeholt werden, das sich „im Einvernehmen mit dem Auswärtigen Amt" äußern wollte. Die Benachrichtigung des Reichsinnenministers, die Belehrung des Ausländers und die Entscheidung über einen möglichen Entzug der Aufenthaltserlaubnis sollten nach einer Verfügung des Preußischen Justizministers die Behörden der inneren Verwaltung übernehmen. Das Erbgesundheitsgericht hatte den zuständigen Kreisarzt umgehend zu informieren, wenn Anhaltspunkte dafür vorlagen, dass es sich bei dem Betroffenen um einen ausländischen Staatsangehörigen handelte. Die Sterilisationsbeschlüsse gegen Ausländer sollten zudem die Staatsangehörigkeit aufführen. Falls Vertretungen ausländischer Staaten wegen der Unfruchtbarmachung ihrer Staatsangehörigen bei Behörden der Justizverwaltung vorstellig wurden, war die zu erteilende Antwort grundsätzlich dem Justizminister vorzulegen.[61] Ein weiterer Erlass des preußischen Ministers des Innern vom 21. August 1934 ordnete darüber hinaus an, dass bei Ausländern bereits vor Antragstellung an den zuständigen Regierungspräsidenten zu berichten sei.[62] Ausdrücklich durften die nach dem GzVeN zulässigen Zwangsmaßnahmen auch bei Ausländern angewandt werden.[63]

Eine Übersicht über die Zahl der aufgrund des GzVeN unfruchtbar gemachten Ausländern im gesamten Reichsgebiet liegt nicht vor. Ebenso ist nicht bekannt, wie häufig der Reichsinnenminister tatsächlich die angeordnete Unfruchtbarmachung eines Ausländers aus außenpolitischem Interesse unterband. In den ausgewerteten Einzelfallakten sind lediglich zwei Sterilisati-

59 Für zwei Fürsorgezöglinge liegen aufgrund der unvollständig überlieferten Akten keine Angaben vor.

60 BLHA Br. Pr. Rep. 45 D Kreisarzt Luckau Nr. 187, Bl. 153f; BLHA Br. Pr. Rep. 55 C Landesanstalt Neuruppin Nr. 72 Bl. 120.

61 Rundverfügung des Preußischen Justizministers vom 17.8.1934, in: BLHA Br. Pr. Rep. 12 A Landgericht Neuruppin Nr. 1268, Bl. 8.

62 Erbgesundheitsgericht Prenzlau an Direktor der LA Eberswalde vom 28.12.1937

63 Runderlass des Reichsinnenministers vom 14.12.1934, in: BLHA Br. Pr. Rep. 45 D Kreisarzt Luckau Nr. 187.

onsverfahren gegen ausländische Personen dokumentiert, die im Folgenden beschrieben werden.

Die 17-jährige Anna U., die die slowakische Staatsbürgerschaft besaß und als Landarbeiterin in Deutschland arbeitete, wurde am 16. Mai 1939 wegen „plötzlich[er] Erregungszustände" in die Landesanstalt Eberswalde eingewiesen. Nach Besserung ihres Zustandes stellte der Anstaltsdirektor am 30. Mai 1940 einen Antrag auf Sterilisierung der Patientin, da man die Entlassung zu ihren in Deutschland lebenden Eltern beabsichtigte. Weder bei der Antragstellung noch während des Verfahrens vor dem Erbgesundheitsgericht Prenzlau erfolgten Ermittlungen zur Staatsbürgerschaft der Betroffenen, obwohl das ärztliche Gutachten das Geburtsland „Slowakei" vermerkte. Erst das Berliner Erbgesundheitsobergericht, bei dem der Vater eine Beschwerde eingereicht hatte, ließ vertraulich die Staatsbürgerschaft der Betroffenen ermitteln. Nachdem der Vater am 28. November 1940 seine Bereitschaft erklärt hatte, die Tochter in ihre slowakische Heimat mitzunehmen, drängte das Erbgesundheitsobergericht auf die Zustimmung des zuständigen Gesundheitsamtes in Eberswalde. Tatsächlich wurde das Verfahren eingestellt, so dass Anna U. am 19. Dezember 1940 die Landesanstalt Eberswalde verlassen durfte.[64]

Beim zweiten Fall handelt es sich um einen 17-jährigen Österreicher, der sich als ausländischer Landarbeiter seit dem Frühjahr 1937 in Deutschland aufhielt und im Oktober 1937 mit der Diagnose „Schizophrenie" in die Landesanstalt Eberswalde eingewiesen wurde.[65] Der von dort am 27. November 1937 beim Erbgesundheitsgericht Prenzlau eingereichte Sterilisationsantrag wurde zunächst zwecks Berichterstattung an den Regierungspräsidenten in Potsdam zurückgestellt. Nach dem Anschluss Österreichs im März 1938 erschien eine behördliche Entscheidung aus Sicht der Landesanstalt nicht mehr notwendig. Mit dem Hinweis, der Betroffene sei jetzt Reichsdeutscher geworden, regte sie bereits am 4. April 1938 die Fortsetzung des Sterilisationsverfahrens an. Tatsächlich folgte das Erbgesundheitsgericht Prenzlau dieser Anregung, obwohl der Reichsinnenminister erst am 14. Juni 1938 die für Ausländer geltenden Sonderbestimmungen bei der Durchführung des GzVeN für Österreicher aufhob.[66] Am 25. Oktober 1938 ordnete das Erbgesundheitsgericht Prenzlau die Sterilisation an, nachdem der Patient bereits zweimal aus der Landesanstalt geflüchtet war.

Bei den beiden genannten Fällen handelt es sich nachweislich nicht um die einzigen Sterilisationsverfahren gegen ausländische Staatsangehörige in der Provinz Brandenburg. Zum Austausch von Briefen zwischen dem polnischen Generalkonsulat in Berlin und dem Regierungspräsidenten in Frankfurt/Oder führte die Unfruchtbarmachung der 24-jährigen polnischen Landarbeiterin Janina K. aus Grötsch (Kreis Cottbus).[67] Sie war im Februar 1936 „wegen Umherirrens" in der Landesanstalt Sorau untergebracht worden, die daraufhin einen Antrag auf Unfruchtbarmachung an das zuständige Erbgesundheitsgericht Cottbus richtete. Dieses beschloss in seiner in der Landesanstalt Sorau

64 BLHA Br. Pr. Rep. 5 N Erbgesundheitsgericht Prenzlau Nr. 159.
65 Ebd., Nr. 101.
66 BLHA Br. Pr. Rep. 45 D Kreisarzt Westhavelland Nr. 1 Bl. 183.
67 BLHA Br. Pr. Rep. 3 B Regierungspräsident Frankfurt/Oder I Med Nr. 1068.

abgehaltenen Sitzung am 22. Mai 1936 – nach Aktenlage mit Zustimmung der Betroffenen – die Unfruchtbarmachung der polnischen Patientin. Über die Möglichkeit, durch Verlassen des Reichsgebietes den Sterilisationseingriff abzuwenden, wurde sie jedoch nicht unterrichtet. Der Bräutigam der Betroffenen, Alfred G. aus Cottbus, richtete daraufhin eine Beschwerde an das Erbgesundheitsobergericht, das die Beschwerde jedoch als unzulässig und auch sachlich unbegründet zurückwies. Am 25. Juli 1936 wurde Janina K. unfruchtbar gemacht. Auf Hinweis des Bräutigams erhielt im Juni 1937 schließlich das polnische Konsulat Nachricht von dem Fall, das daraufhin vom Gesundheitsamt in Sorau genaue Angaben zum Vorgehen der beteiligten Behörden und Einsichtnahme in die Sterilisationsakten erbat. Bei einer Nachprüfung des Falles durch den zuständigen Referenten der Regierung Frankfurt/Oder, Dr. Huwe, wurden in der Tat verschiedene Verfahrensmängel festgestellt: So war beispielsweise nicht wie vorgeschrieben die Genehmigung des Regierungspräsidenten zur Durchführung des ärztlichen Eingriffs bei einer Ausländerin eingeholt worden. Trotzdem stellte sich das Regierungspräsidium Frankfurt/Oder nach Rücksprache mit dem Reichsinnenministerium gegenüber dem polnischen Konsulat auf den Standpunkt, dass im Falle der Zustimmung der ausländischen Betroffenen die Verpflichtung zur Aufklärung, wie der Beschluss abzuwenden sei, entfalle. Die Bitte des polnischen Konsulats um Akteneinsicht wurde unter Hinweis auf die vorgeschriebene Schweigepflicht abgelehnt.

Juden

Menschen, die nach nationalsozialistischer Definition Juden oder jüdische Mischlinge waren, fielen ebenfalls unter das GzVeN. So befinden sich unter den brandenburgischen Sterilisationsakten insgesamt drei Fälle, bei denen das (amts)ärztliche Gutachten die Religion mit „mosaisch“ angibt. Hierzu zählen die 22-jährigen Zwillingsschwestern Käte und Hildegard K. aus Berlin[68], die – unehelich geboren – seit frühester Kindheit in Jugendheimen und psychiatrischen Anstalten lebten. In der Lübbener Landesanstalt befanden sie sich bereits seit 1930 bzw. 1934, der Sterilisationsantrag des Direktors Dr. Felix Großmann erging allerdings erst im September 1938 bzw. Juli 1939. Dass es sich bei den Schwestern um Jüdinnen, möglicherweise auch „Halbjüdinnen“ handelte, wird in dem jeweils beigefügten ärztlichen Gutachten nicht ausdrücklich erwähnt, die Beschreibungen des körperlichen und psychischen Befundes unterscheidet sich nicht von denjenigen nichtjüdischer Patienten.[69] Nur für Käte K. ist ein Beschluss des Erbgesundheitsgerichts Cottbus und die anschließende Sterilisationsoperation im Städtischen Krankenhaus am Urban in Berlin am 7. Februar 1939 dokumentiert; die Akte ihrer Schwester Hildegard bricht bereits mit der Pflegerbestellung am 29. August 1939 ab. Die Pflegschaft im Sterilisationsverfahren hatte das Erbgesundheits-

68 BLHA Br. Pr. Rep. 5 N Erbgesundheitsgericht Cottbus Nr. 168, 169.
69 Auch ist in den Akten nicht der zusätzliche Zwangsvorname „Sara“ eingefügt, den alle deutschen Jüdinnen ab 1. Januar 1939 in ihrem Namen führen mussten. Siehe Joseph Walk, Das Sonderrecht für die Juden im NS-Staat, 2. Aufl., Heidelberg 1996, S. 237. Männliche deutsche Juden mussten den zusätzlichen Zwangsvornamen „Israel“ führen.

gericht Cottbus in beiden Fällen dem Berufsvormund der jüdischen Gemeinde in Berlin, Dr. Fritz Lamm, übertragen, der seine Bestallungen am 17. August 1942 an das Gericht zurückgab. Einen Hinweis auf das weitere Schicksal der beiden Schwestern Hildegard und Käte K. enthalten die Sterilisationsakten nicht. Mit großer Wahrscheinlichkeit wurden sie Opfer der nationalsozialistischen „Euthanasie"-Verbrechen und im Rahmen einer Sonderaktion gegen jüdische Psychiatriepatienten im Juli 1940 in der Tötungsanstalt Brandenburg an der Havel vergast.[70]

Auch im Falle des 34-jährigen Max S. aus Glowe (Kreis Lübben)[71] spielte seine Zugehörigkeit zur jüdischen Glaubensgemeinschaft im Sterilisationsverfahren scheinbar keine Rolle, obwohl der Antrag des Lübbener Amtsarztes erst am 10. Januar 1941 erfolgte. Die Darstellung des Betroffenen sowohl im amtsärztlichen Gutachten als auch im Beschluss des Erbgesundheitsgerichts Cottbus unterschied sich in der Wortwahl nicht von der Beschreibung nichtjüdischer „Erbkranker". Max S. galt als unehelicher Sohn einer jüdischen Kassiererin und eines nichtjüdischen Schneidermeisters nach nationalsozialistischer Definition als „Halbjude" bzw. „Mischling 1. Grades". Den Kontakt zu seinen Eltern hatte er bereits in seiner Kindheit verloren. Er wuchs als Fürsorgezögling in Berlin und Templin auf und lebte zum Zeitpunkt der Antragstellung bereits seit 14 Jahren als Landarbeiter auf einem Bauernhof im Kreis Lübben. Der Landwirt Wilhelm L., bei dem Max S. untergebracht war, bezeichnete ihn als gutmütig und zu kleinen Arbeiten in der Landwirtschaft zu gebrauchen. Weiter gab der als Pfleger bestellte Landwirt Hermann G. zu Protokoll: „Max S. kenne ich, solange er beim Landwirt L. arbeitet. Wenn er tatsächlich schwachsinnig ist, dann bin ich mit seiner Unfruchtbarmachung einverstanden. Nach meinen Beobachtungen ist der Grad seiner Krankheit nur sehr gering. Es besteht auch kaum eine Gefahr der Fortpflanzung, weil er sexuell nur schwach entwickelt ist. Er zeigt für Mädchen kaum Interesse."[72] Bei seiner Vernehmung durch das Erbgesundheitsgericht Cottbus am 17. Mai 1941 verweigerte Max S. seine Zustimmung zur Sterilisation. Gleichwohl ordnete das Gericht seine Unfruchtbarmachung unter Hinweis auf seine mangelhaften Schulleistungen, seine lediglich unselbständige Arbeitstätigkeit und sein geringes Allgemeinwissen an; der Eingriff wurde am 14. August 1941 im städtischen Krankenhaus Cottbus durchgeführt.[73]

Bei den geschilderten Beispielen handelt es sich keineswegs um Einzelfälle. Hinweise auf weitere Sterilisationen von Juden auf Anordnung Brandenburgischer Erbgesundheitsgerichte liegen unter anderem für die Provinzialanstalten Görden und Neuruppin vor.[74] Die „Rassezugehörigkeit" des Betroffenen spielte bei der Durchführung des GzVeN ersichtlich keine Rolle. Dies änderte

70 Zum Zusammenhang von Sterilisation und nationalsozialistischen „Euthanasie"-Verbrechen siehe S. 201ff. Zur Sonderaktion gegen jüdische Psychiatriepatienten in der Provinz Brandenburg siehe Annette Hinz-Wessels, Das Schicksal jüdischer Patienten in brandenburgischen Heil- und Pflegeanstalten im Nationalsozialismus, in: Kristina Hübener (Hg.), Brandenburgische Heil- und Pflegeanstalten in der NS-Zeit, S. 259–286.
71 BLHA Br. Pr. Rep. 5 N Erbgesundheitsgericht Cottbus Nr. 180.
72 Ebd.
73 Das weitere Schicksal von Max S. ist nicht bekannt. Seine in Berlin lebende Mutter und Tante wurden als Jüdinnen deportiert und wahrscheinlich in Auschwitz ermordet, siehe Gedenkbuch Berlins der jüdischen Opfer des Nationalsozialismus, S. 134, 1219.
74 BAB R 179 Nr. 15072, 21186; BLHA Br. Pr. Rep. 55 C Landesanstalt Neuruppin Nr. 42, Bl.6.

sich auch nicht mit der Einführung der Nürnberger Rassegesetze im September 1935, die Eheschließungen zwischen Juden und Nichtjuden verbot. So konnte Gisela Bock für das Erbgesundheitsgericht Berlin mehr als 40 Fälle nachweisen, in denen der Sterilisationsantrag gegen jüdische Betroffene erst nach dem 1. Januar 1939 gestellt wurde.[75] Eine besondere Anweisung des NS-Regimes zur Behandlung von jüdischen „Erbkranken" erging erst im Zuge der „Endlösung der Judenfrage": Im Einvernehmen mit dem Leiter der Partei-Kanzlei bestimmte der Reichsjustizminister am 19. März 1942, dass Anträge auf Unfruchtbarmachung von Juden auf Grund des GzVeN nicht mehr zu stellen seien.[76]

Anders verhielt es bei der Antragstellung zur Unfruchtbarmachung von „Ariern" durch jüdische Leiter geschlossener Anstalten. Sie wurde durch Anordnung des Reichsinnenministers vom 1. Oktober 1936 untersagt. Nach Auffassung des Ministers war es mit der nationalsozialistischen Weltanschauung nicht vereinbar, dass „ein Jude bei der Durchführung der Erb- und Rassenpflege, soweit davon deutschblütige Staatsangehörige betroffen werden, wesentlich mitwirkt".[77]

NSDAP-Mitglieder

Unter den überlieferten Sterilisationsakten befinden sich ferner sechs Fälle, in denen die Zugehörigkeit zur NSDAP Erwähnung findet.[78] In vier Fällen wies bereits der Amtsarzt bei Antragstellung auf diese Tatsache hin, in zwei Fällen ergab sich dies erst aus dem Schriftwechsel zwischen dem Betroffenen und dem Erbgesundheitsgericht. Welche Rolle spielte die Parteizugehörigkeit für die Betroffenen bzw. für die entscheidenden Gerichte?

Dem 28-jährigen Arbeiter Hermann K. aus Eberswalde – seit 1932 Mitglied der NSDAP und der SA – war es unbegreiflich, dass bei einem Parteimitglied ein Fall von „angeborenem Schwachsinn" vermutet werden konnte.[79] Vor der Gerichtssitzung schrieb er am 7. September 1937 an das Erbgesundheitsgericht Prenzlau: „In meiner Sache bitte ich folgendes zur Entscheidung zu berücksichtigen. Ich bin seit 1932 in der Partei – habe sämtliche Märsche und Übungen mitgemacht – aber von Schwachsinn keine Spur. Unser Führer Adolf Hitler hat keine schwachsinnigen Kämpfer, sondern nur treue Vaterlandsverteidiger. Wie Sie aus der Anlage ersehen, bin ich ein tüchtiger Volksgenosse." Denselben Hinweis enthielt auch seine Beschwerde beim Erbgesundheitsobergericht Berlin, nachdem das Erbgesundheitsgericht Prenzlau seine Unfruchtbarmachung aufgrund eines ausführlichen Gutachtens des Oberarztes der Landesanstalt Eberswalde, Dr. Otto Mohr, angeordnet hatte. Erst das Erbgesundheitsobergericht ließ nicht nur ein weiteres Gutachten in der Charité-Nervenklinik anfertigen, sondern forderte auch Auskunft vom Führer der

75 Bock, Zwangssterilisation im Nationalsozialismus, S. 357 Anm. 122.
76 Gleichzeitig wurden „Judenmischlinge 1. Grades" und Juden von den Vorschriften des Ehegesundheitsgesetzes befreit. Siehe BLHA Br. Pr. Rep. 55 C Landesanstalt Neuruppin Nr. 72 Bl. 270.
77 BLHA Br. Pr. Rep. 45 D Kreisarzt Westhavelland Nr. 1 Bl. 135.
78 BLHA Br. Pr. Rep. 5 N Erbgesundheitsgericht Cottbus Nr. 230, 310; Erbgesundheitsgericht Prenzlau Nr. 51, 55, 114, 120/1.
79 BLHA Br. Pr. Rep. 5 N Erbgesundheitsgericht Prenzlau Nr. 55.

SA-Standarte, zu der Hermann K. gehörte. Dieser äußerte sich am 13. April 1938 negativ zum Betroffenen: „Besondere Fähigkeiten besitzt er nicht. Seine dienstlichen Leistungen waren nicht zur Zufriedenheit. Der Dienstbesuch liess auch sehr viel zu wünschen übrig. K. wird von mir und seinen Kameraden bestimmt nicht für voll gerechnet." Das Erbgesundheitsobergericht wies daraufhin unter Hinweis auf das Gutachten der Charité und die Auskünfte des SA-Führers die Beschwerde von Hermann K. zurück. Auch seine Eingabe an den Stellvertreter des Führers blieb ohne Erfolg. Er wurde am 29. November 1938 im Krankenhaus Kurmark (heute Werner Forßmann Krankenhaus) in Eberswalde unfruchtbar gemacht. Kurz zuvor, am 17. November 1938, hatte das Gaugericht Kurmark der NSDAP das Erbgesundheitsgericht Prenzlau um Akteneinsicht gebeten und diese auch erhalten. Noch in zwei weiteren Verfahren gegen NSDAP-Mitglieder holten die Erbgesundheitsgerichte Auskünfte über die Betroffenen bei Parteigliederungen ein, die jeweils negativ ausfielen. Insgesamt ordneten die Erbgesundheitsgerichte in fünf von sechs Fällen die Sterilisation an.

Ganz allgemein spielte die Parteizugehörigkeit durchaus eine Rolle, nämlich bei der Bewertung der Lebensbewährung. In einem geheimen Runderlass mahnte der Reichsinnenminister am 22. August 1936 an, die Amtsärzte sollten dies bereits bei der Antragstellung berücksichtigen, und er fügte hinzu: „Es wird sich daher empfehlen, bei Beamten und Personen, die bei Behörden als Arbeitnehmer tätig sind, wie auch bei bewährten Mitgliedern der NSDAP, Erkundigungen über ihre Bewährung im Leben, Beruf oder Organisation einzuziehen. Zu diesem Zweck werden in den vorgenannten Fällen von Amts wegen an die zuständigen Behörden oder bei Angehörigen der NSDAP an die zuständigen Gauleiter entsprechende Anfragen zu stellen sein … Werden von Behördenleitern oder Gauleitern besondere Gründe vorgetragen, die gegen die Einleitung des Verfahrens auf Unfruchtbarmachung der in Frage stehenden Person sprechen, so sind mir vor Antragstellung die gesamten Vorgänge mit eingehendem Begleitbericht durch die Landesregierung bezw. den Regierungspräsidenten vorzulegen. In dem Begleitbericht ist vor allem auf die Vorgeschichte und die Tatsachen, die für die beabsichtigte Stellung des Antrags maßgebend gewesen sind, einzugehen."[80]

Was zunächst nur als Empfehlung formuliert war, wurde den Amtsärzten kurze Zeit später zur grundsätzlichen Pflicht gemacht. In einem geheimen Rundschreiben unterrichtete der Reichsinnenminister am 5. Dezember 1937 die ihm untergeordneten Behörden von seinem Schreiben an den Stellvertreter des Führers, der ganz offensichtlich eine regelmäßige Äußerung der Partei zur Lebensbewährung eines vom GzVeN betroffenen NSDAP-Mitglieds gefordert hatte. Dieser Forderung gab der Reichsinnenminister nun nach und ordnete an, dass künftig bei jeder in Erwägung gezogenen Unfruchtbarmachung eines Parteiangehörigen noch vor Antragstellung eine Anfrage bei den zuständigen Parteidienststellen über die bisherige Bewährung des Betroffenen notwendig sei. In Brandenburg/Havel bat der Amtsarzt daraufhin in einem mit „geheim" gekennzeichneten Schreiben den Leiter der Gördener Anstalt, zukünftig bei

80 BLHA Br. Pr. Rep. 45 D Kreisarzt Westhavelland Nr. 1, Bl. 130f.

Personen, für die ein Sterilisationsantrag seitens der Anstalt gestellt werden sollte, in jeder ihm zugesandten Anzeige einen rot unterstrichenen Vermerk anzubringen, wenn der oder die Betreffende der NSDAP angehörte. Zugleich verwies er darauf, dass nach dem Ministerialerlass die zuständigen Parteidienststellen – im Falle Gördens der Kreisleiter persönlich – unbedingt noch vor der beabsichtigten Antragstellung gegen ein Parteimitglied zu informieren seien.[81]

Der Geheimerlass des Reichsinnenministers bedingte selbstverständlich, dass Anträge auf Unfruchtbarmachung von NSDAP-Mitgliedern nur noch erfolgten, sofern die befragten Parteidienststellen bereits ihr Einverständnis signalisiert hatten. Über die allgemeinen Folgen der Anordnung und ihre spezielle Umsetzung in der Provinz Brandenburg lassen die vorliegenden Quellen keine Aussage zu. Aus der Zeit nach der ministeriellen Anordnung ist in den brandenburgischen Sterilisationsakten, abgesehen von der oben beschriebenen Beschwerde des Hermann K., lediglich ein Verfahren gegen ein NSDAP-Mitglied überliefert. Dabei handelte es sich um den Pfleger Ernst W. der Landesanstalt Lübben, dessen Unfruchtbarmachung aufgrund des Verdachts einer Schizophrenie nach Einholung eines ausführlichen Fachgutachtens der Landesanstalt Teupitz vom Erbgesundheitsgericht Cottbus jedoch abgelehnt wurde.[82]

81 Amtsarzt Demohn an Direktor der Landesanstalt Görden vom 2.2.1938, in: BLHA Br. Pr. Rep. 45 D Kreisarzt Westhavelland Nr. 1 Bl. 174.
82 BLHA Br. Pr. Rep. 5 N Erbgesundheitsgericht Cottbus Nr. 230.

Reaktionen und Protest der Betroffenen

Sowohl die ausgewerteten Einzelfallakten als auch die überlieferten Sachakten der brandenburgischen Erbgesundheitsgerichte dokumentieren die zahlreichen, individuellen Reaktionen, Proteste und Widerstände, die die Betroffenen, ihre Angehörigen oder Pfleger dem Sterilisationsverfahren und der Durchführung der Unfruchtbarmachung entgegensetzten. Fast ausnahmslos gaben die Betroffenen schon bei Einleitung eines Verfahrens auf Befragung von Amts- und Anstaltsärzten an, dass sie mit ihrer Unfruchtbarmachung nicht einverstanden seien. Praktische oder juristische Konsequenzen hatten diese Protestäußerungen jedoch nicht. So versuchten manche Betroffene, vor allem familiär ungebundene Personen, sobald sie von der Antragstellung Kenntnis erhalten hatten, sich der weiteren Fortsetzung des Verfahrens durch einen Wohnsitzwechsel zu entziehen. Im Bereich des Erbgesundheitsgerichts Neuruppin traf dies nach Feststellung des Vorsitzenden Hennig u.a. auf mehrere unverheiratete Landarbeiter sowie auf Bewohner des Wanderarbeitsheims in Kyritz zu. In verschiedenen Schreiben[1] beklagte Hennig 1937 gegenüber dem Landgerichtspräsidenten die sich häufenden Fälle, in denen bereits eingeleitete Verfahren infolge des Verschwindens der betreffenden Personen nicht weiter verfolgt werden konnten. Wegen bestehender Fluchtgefahr hatte er es einige Male sogar für notwendig erachtet, gemäß Art. 4 der Ersten Durchführungsverordnung zum Sterilisationsgesetz die sofortige Unterbringung der Betroffenen in der Landesanstalt Neuruppin anzuordnen.[2] Nach seinen Erfahrungen scheiterten die meisten Versuche, den Verbleib der flüchtigen Personen mittels Anfragen bei den Sozialversicherungsanstalten oder durch Hinterlegung eines Suchvermerks beim Strafregister zu ermitteln. Hennig schlug vor, „da die Fortführung von Erbgesundheitsverfahren im Interesse der Volksgesamtheit von mindestens ebenso grosser Wichtigkeit ist, wie die Ergreifung straffälliger Personen", die vom Erbgesundheitsgericht gesuchten Personen künftig in das reichsweite Steckbriefregister aufzunehmen.[3] Mit Zustimmung zu seinem Vorschlag rechnete er vor allem auch aus den Reihen der Amtsärzte, die wegen ähnlicher Erfahrungen mit flüchtigen „Erbkranken" gleichfalls ein

1 BLHA Br. Pr. Rep. 12 A Landgericht Neuruppin Nr. 1268, Bl. 88, 99.
2 In Artikel 4 Absatz 3 der Ersten Durchführungsverordnung zum GzVeN vom 5.12.1933 hieß es: „Das Erbgesundheitsgericht und das Erbgesundheitsobergericht können nach Anhörung des beamteten Arztes die Unterbringung des Unfruchtbarzumachenden in einer geeigneten Krankenanstalt bis zur Dauer von sechs Wochen anordnen." Auch in die Landesanstalt Landsberg wurden auf Anordnung verschiedener Erbgesundheitsgerichte Personen, gegen die ein Sterilisationsverfahren eingeleitet worden war, wegen drohender Fluchtgefahr eingewiesen, siehe BLHA Br. Pr. Rep. 55 Provinzialverband Abt. VII b Nr. 4, Bl. 26ff.
3 BLHA Br. Pr. Rep. 12 A Landgericht Neuruppin Nr. 1268, Bl. 99.

Interesse an der Aufnahme derartiger Suchvermerke in das Steckbriefregister hätten.

Bei dieser Anregung gegenüber dem Landgerichtspräsidenten handelte es sich keineswegs um einen Einzelvorschlag.[4] Tatsächlich kam es in mehreren Nummern des Deutschen Kriminalpolizeiblattes zu einer Ausschreibung von flüchtigen „Erbkranken". Eine solch rigorose Verfolgung erschien dem Reichsinnenminister allerdings bedenklich. Vor allem wandte er sich gegen eine Ausschreibung der gesuchten Personen unter der Rubrik „Straftaten anderer Art".[5] Ein derartiges Vorgehen widersprach seiner Ansicht nach nicht nur der Geheimhaltungspflicht, sondern weckte zudem den Anschein eines strafgerichtlichen Verfahrens gegen den „Erbkranken". Nachdrücklich stellte er fest: „Das Verfahren auf Unfruchtbarmachung hat mit einem strafgerichtlichen Verfahren gegen eine Person nichts gemein". Stattdessen empfahl er die in Berlin praktizierte Methode, bei der die Amtsärzte oder Erbgesundheitsgerichte mit Hilfe eines besonderen Vordrucks dem Polizeipräsidenten die zu ermittelnde Person zur Kenntnis brächten. Die Veröffentlichung erfolge zwar auch im Deutschen Kriminalpolizeiblatt, jedoch unter der Rubrik „Aufenthaltsermittlungen" und ohne Angabe von Gründen.

Der Versuch, sich durch Flucht dem Sterilisationsverfahren oder der Durchführung der Unfruchtbarmachung zu entziehen, bildete unter den aktenkundig gewordenen Formen des Widerstandes die Ausnahme. Eher versuchten die Betroffenen, das Verfahren zu verschleppen bzw. zu verzögern, in der Hoffnung, dem Eingriff vielleicht doch noch zu entgehen. Mehrfach baten Betroffene oder ihre Angehörigen um einen Aufschub der Sterilisation. Sie begründeten dies mit einer augenblicklichen Krankheit, die eine Operation nicht zulasse, mit dringenden Erntearbeiten, bei denen der Betroffene unabkömmlich sei, oder mit hilfsbedürftigen Familienmitgliedern, die betreut werden müssten.

Viele Betroffene reagierten zunächst nicht auf die Aufforderung des Amtsarztes, sich innerhalb von 14 Tagen, nachdem der Sterilisationsbeschluss Rechtskraft erlangt hatte, zur Vornahme des Eingriffs ins Krankenhaus zu begeben. In diesen Fällen forderte der Amtsarzt die zuständige Ortspolizeibehörde auf, „nötigenfalls unter Anwendung unmittelbaren Zwangs" für die Aufnahme des Betroffenen im Krankenhaus zu sorgen.[6] Angehörige, die die Klinikeinweisung behinderten, mussten mit einer Anzeige wegen Propaganda gegen das GzVeN rechnen.[7] Wie viele Betroffene tatsächlich von der Polizei gewaltsam dem Krankenhaus zugeführt wurden oder sich schließlich doch re-

4 Besonders rigoros ging man z.B. in Hamburg vor, wo Kriminalpolizei und Gesundheitsbehörden „Richtlinien zur Erledigung von Fahndungs- und Vorführungsersuchen des staatlichen Gesundheitsamtes in EGG-Angelegenheiten" entwarfen und Polizeifahndungen auch in weit entfernten Reichsgebieten veranlasst wurden, siehe Christiane Rothmaler, Sterilisationen nach dem „Gesetz zur Verhütung erbkranken Nachwuchses" vom 14. Juli 1933. Eine Untersuchung zur Tätigkeit des Erbgesundheitsgerichtes und zur Durchführung des Gesetzes in Hamburg in der Zeit zwischen 1934 und 1944, S. 180f.

5 Reichsinnenminister (Dr. Gütt) an Reichskriminalpolizeiamt vom 9.5.1938, in: BLHA Br. Pr. Rep. 5 E Amtsgericht Potsdam Nr. 441, Bl. 314f.

6 Beispiele finden sich in den Akten BLHA Br. Pr. Rep. 5 N Erbgesundheitsgericht Cottbus Nr. 371 und 288.

7 BLHA Br. Pr. Rep. 5 N Erbgesundheitsgericht Cottbus Nr. 288.

signiert der Zwangsandrohung fügten, lässt sich aus den überlieferten Akten nicht erschließen.

In ihrer Verzweiflung drohten einzelne Betroffene sogar mit Selbstmord.[8] So auch der 38-jährige Arbeiter Friedrich F. aus Straupitz, der die Aufforderung, sich zwecks Vornahme der Sterilisation im städtischen Krankenhaus Cottbus einzufinden, zunächst mehrfach ignorierte und dem Amtsvorsteher gegenüber erklärte, er werde nicht lebend dorthin hingehen und auch seinen Sohn ertränken. Nach Angaben seiner Schwiegermutter hatte das Sterilisationsverfahren beim Betroffenen zu einer schweren Depression geführt. Unter diesen Umständen hatte der Amtsvorsteher zwar Bedenken, ließ die polizeiliche Zwangseinweisung in das Krankenhaus aber trotzdem durchführen. Ausweislich des ärztlichen Berichts über die Sterilisation, der keine Besonderheiten vermerkt, fügte sich Friedrich F. offensichtlich dieser Gewalt; wie er den Eingriff körperlich und psychisch später tatsächlich verarbeitete, ist nicht dokumentiert.

Eine Aussetzung der Sterilisation war zwar rechtlich zulässig, sofern sich der Betroffene auf eigene Kosten in eine geschlossenen Anstalt begab[9]; die Geldmittel, die zur Finanzierung eines derartigen Daueraufenthaltes notwendig waren, standen jedoch nur Wenigen zur Verfügung. Zudem bedeutete die Aufnahme in einer psychiatrischen Einrichtung zwecks Aussetzung der Unfruchtbarmachung eine permanente Trennung von der Familie und dem „normalen Leben" außerhalb der Anstaltsmauern. Auch dies dürfte viele davon abgehalten haben, sich für diese Möglichkeit zu entscheiden. Im Regierungsbezirk Potsdam wurden bis September 1937 lediglich zwei Fällen verzeichnet, in denen die Betroffenen einen „freiwilligen" Anstaltsaufenthalt auf sich nahmen, um der drohenden Sterilisation zu entgehen.[10] In den ausgewerteten Erbgesundheitsakten ist kein einziges Verfahren dokumentiert, in dem zumindest zeitweilig dieser Ausweg gewählt wurde.

Aus Akten des Gesundheitsamtes Steglitz lässt sich jedoch ein derartiger Fall rekonstruieren, der für die betroffene Patientin schließlich tödlich endete. So ließ sich die 37-jährige, ledige Margarete H. aus Berlin 1937 in die Privatanstalt Dr. Wieners im brandenburgischen Bernau aufnehmen, um der drohenden Sterilisation zu entgehen.[11] Tatsächlich ordnete das Erbgesundheitsgericht Berlin am 5. März 1937 die Aussetzung der Unfruchtbarmachung für die Dauer ihres dortigen Aufenthalts an; es hob diesen Beschluss am 21. April 1939 jedoch wieder auf, da die Nervenheilanstalt Dr. Wieners nach Mitteilung des Amtsarztes des Kreises Niederbarnim nicht mehr als „geschlossene Anstalt" im Sinne des GzVeN anerkannt wurde. Der Vormund von Margarete H. veranlasste daher ihre Verlegung in die brandenburgische Landesanstalt Eberswalde, woraufhin das Erbgesundheitsgericht Berlin den Aussetzungsbeschluss erneuerte. Der Anstaltsdirektor wurde verpflichtet, rechtzeitig Mitteilung zu machen, falls Margarete H. „auch nur kurzfristig aus der Anstalt

8 BLHA Br. Pr. Rep. 5 N Erbgesundheitsgericht Cottbus Nr. 106, Erbgesundheitsgericht Prenzlau Nr. 100.

9 Artikel 6 der Verordnung zur Ausführung des GzVeN vom 5.12.1933.

10 Oberpräsident der Provinz Brandenburg an Anstaltsdirektor der Landesanstalt Neuruppin vom 13.10.1937, in: BLHA Br. Pr. Rep. 55 C Landesanstalt Neuruppin Nr. 57, Bl. 229.

11 LAB B Rep. 212 Acc 3798 Gesundheitsamt Steglitz Nr. 7476.

beurlaubt werden soll". Gut ein Jahr verbrachte Margarete H. als Patientin in Eberswalde, bevor sie dem nationalsozialistischen „Euthanasie"-Programm zum Opfer fiel. Sie war Jüdin und wurde im Rahmen einer Sonderaktion gegen jüdische Patienten in Heil- und Pflegeanstalten in der „Euthanasie"-Anstalt Brandenburg/Havel ermordet.[12]

Beschwerden beim Erbgesundheitsobergericht Berlin

Die am häufigsten gewählte Form des Protests auf die vom Erbgesundheitsgericht angeordnete Unfruchtbarmachung war die Beschwerde beim zuständigen Erbgesundheitsobergericht. In den insgesamt 735 Einzelfallakten, die Beschlüsse brandenburgischer Erbgesundheitsgerichte enthalten, sind 118 Verfahren dokumentiert, in denen die Betroffenen selbst, ihre gesetzlichen Vertreter oder ihre bestellten Pfleger einen formellen Widerspruch gegen den erstinstanzlichen Sterilisationsbeschluss beim zuständigen Erbgesundheitsobergericht Berlin einreichten.[13] Lediglich drei der 118 Beschwerden stammen aus dem ersten Jahr nach Inkrafttreten des GzVeN, die meisten – insgesamt 49 – aus dem Jahr 1935.[14] Nur in 17 Fällen (14,4 Prozent) machten Patienten aus brandenburgischen Landesanstalten von diesem offiziellen Recht Gebrauch, obwohl ihr Anteil an den ausgewerteten Sterilisationsakten rund 29 Prozent ausmachte.[15]

Nicht immer erkannte das Erbgesundheitsobergericht die Beschwerden als zulässig an. So beispielsweise dann nicht, wenn sie verspätet eingingen. Ebenso wurden Beschwerden als unzulässig verworfen, wenn lediglich der Betroffene, nicht aber der für ihn im Sterilisationsverfahren bestellte Pfleger oder sein gesetzlicher Vertreter Einspruch gegen die angeordnete Unfruchtbarmachung erhoben hatte.[16] So erklärte das Erbgesundheitsobergericht Berlin am 22. April 1937 den Einspruch der 18-jährigen unehelich geborenen Charlotte S. aus Wittenberge für unzulässig, weil sie noch minderjährig sei und deshalb nach den Vorschriften des GzVeN nur mit Zustimmung des gesetzlichen Vertreters Beschwerde einlegen könne.[17] Eine derartige Einverständniserklärung des gesetzlichen Vertreters, in diesem Falle des Jugendamtes der Stadt Wittenberge, war nach Feststellung des Erbgesundheitsobergerichts

12 Zum Themenkomplex „Euthanasie" siehe S. 201ff. Zur Sonderaktion gegen jüdische Psychiatriepatienten in Brandenburg siehe Hinz-Wessels, Das Schicksal jüdischer Patienten in brandenburgischen Heil- und Pflegeanstalten.

13 Darüber hinaus reichten die zuständigen Amtsärzte 18 Beschwerden beim Erbgesundheitsobergericht Berlin wegen der Ablehnung der Unfruchtbarmachung durch brandenburgische Erbgesundheitsgerichte ein. In neun Fällen erreichten die Amtsärzte eine Aufhebung der erstinstanzlichen Beschlüsse; das Erbgesundheitsobergericht folgte ihrer Argumentation und ordnete die Unfruchtbarmachung der Betroffenen an.

14 Generell war der Anteil an Beschwerden gemessen an der Anzahl der Sterilisationsbeschlüsse im Jahr 1934 in vorwiegend protestantischen Gebieten am niedrigsten: Im Bereich des Erbgesundheitsobergerichts Berlin lag er bei 9, im Reichsdurchschnitt dagegen bei 15 Prozent. Siehe Bock, Zwangssterilisation im Nationalsozialismus, S. 281.

15 Auf die geringe Anzahl von Beschwerden brandenburgischer Psychiatriepatienten hatte bereits Landesmedizinalrat Baumann in seinen Berichten an den Oberpräsidenten verwiesen. Siehe BLHA Br. Pr. Rep. 55 Provinzialverband Abt. VII b Nr. 13.

16 In einem weiteren Fall erkannte das Erbgesundheitsobergericht Berlin die Beschwerde eines Betroffenen nicht an, weil die Beschwerdeschrift nicht von ihm selbst geschrieben war, siehe BLHA Br. Pr. Rep. 5 N Erbgesundheitsgericht Cottbus Nr. 164.

17 BLHA Br. Pr. Rep. 5 N Erbgesundheitsgericht Neuruppin Nr. 65.

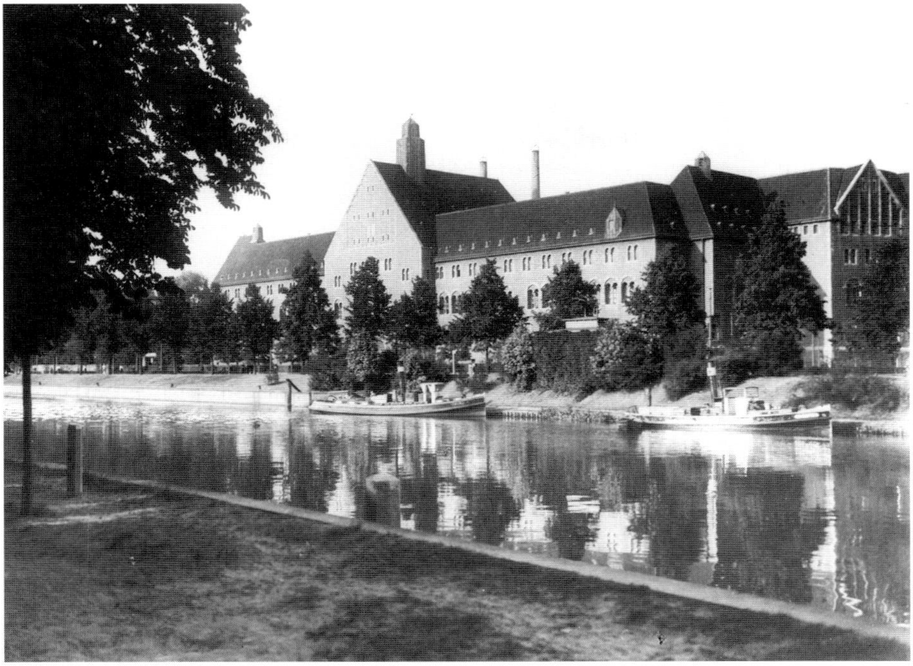

Seit Februar 1937 hatte das Erbgesundheitsobergericht seinen Sitz im Gerichtsgebäude am Tegeler Weg in Berlin-Charlottenburg.

nicht eingegangen; die Beschwerde wurde daher zurückgewiesen. Der Fall zeigt, wie abhängig die Betroffenen in ihrem Kampf um körperliche Unversehrtheit von der Unterstützung durch den gesetzlichen Vertreter oder den vom Gericht bestellten Pfleger waren. Dies wirkte sich häufig dann negativ aus, wenn es keine persönlichen Bindungen zwischen Pfleger und Betroffenen gab, d.h. wenn Amtsvormundschaften bestanden oder Berufspfleger „zur Vertretung der Interessen des Betroffenen im Erbgesundheitsverfahren" bestellt worden waren. Der Betroffene war damit auch abhängig von der Einstellung des Pflegers oder gesetzlichen Vertreters zur nationalsozialistischen Erbgesundheitspolitik. Ausdrücklich erklärten mehrere Pfleger, sie wollten sich der Beschwerde des Betroffenen gegen seine Unfruchtbarmachung nicht anschließen. Auch Charlotte S. hatte in ihrem Einspruch gegen die angeordnete Sterilisation darauf verwiesen, dass das Jugendamt als ihr Vormund von seinem Beschwerderecht keinen Gebrauch machen wollte.

Zum Teil forderte das Erbgesundheitsobergericht Berlin die Pfleger sogar nachdrücklich auf, sich der unberechtigten Beschwerde des Betroffenen anzuschließen, um für ihn die Chance auf eine nochmalige Prüfung seines Falles zu wahren. In immerhin zwei Fällen erklärte das Gericht zwar die Beschwerde für unzulässig, ließ aber die Wiederaufnahme des Verfahrens zu. Mit diesem Vorgehen sollte dem Betroffenen und seiner Umwelt signalisiert werden, wie sehr sich das Gericht bemühte, die rechtlichen Möglichkeiten im Interesse des Betroffenen auszuschöpfen.

In ihrem Widerspruch setzten sich die Betroffenen konkret mit der angeblichen Diagnose und den angegebenen Gründen, die zur Anordnung der Unfruchtbarmachung geführt hatten, auseinander. Mit den ihnen möglichen Mitteln wehrten sie sich dagegen, als „erbkrank", „schwachsinnig" und „minderwertig" abgestempelt zu werden. Gleichzeitig zeigen diese Proteste die ganze Ohnmacht und Verzweiflung, die sie angesichts des drohenden Unrechts verspürten. So erklärte der 37-jährige Landwirt Willi P. aus Friedland 1935 gegenüber dem Erbgesundheitsgericht Frankfurt/Oder: „Würde das Vorhaben meiner Unfruchtbarmachung wirklich an mir vollzogen, so wäre ich doch in den Augen der Menschen ein geächteter Mensch, der mit einem Makel herum läuft, und dieser Umstand würde immer für mich ein Herd der Beunruhigung bilden. In diese Gefahr bitte ich mich nicht zu stürzen, sondern mich meine ruhigen Bahn weiter leben zu lassen sodaß meine Bitte dahin geht, von meiner Unfruchtbarmachung abzusehen".[18]

Der Vater der 14-jährigen Erika H. aus Lübben schrieb nach Erhalt des Sterilisationsbeschlusses am 25. Juli 1941 an das Erbgesundheitsgericht Cottbus, dass er es als Vater nicht zulasse, sein Kind unglücklich zu machen: „Das gebe ich keinen Fall zu, solange wie meine Augen offen stehen, passiert das ja nicht, da stehe ich noch gerade für sie und übrigens geht meine Tochter abends gar nicht weg, da bin ich viel zu strenge."[19]

Häufigster Kritikpunkt war die vom Gericht behauptete Erblichkeit der Leidens. Regelmäßig erklärten die Betroffenen, in der gesamten Familie seien bisher keinerlei „Erbkrankheiten" beobachtet worden. Zudem machten sie geltend, dass die angebliche Erkrankung oder Missbildung nicht ererbt oder angeboren sei, sondern durch äußere Umstände, einen Unfall oder eine im Kindesalter oder später durchgemachte Krankheit, hervorgerufen wurden. So gab der bereits genannte Willi P. aus Friedland an, dass er sich „durch die Einwirkungen des Krieges" ein Nervenleiden zugezogen habe, „das sich zeitweise durch Geistesstörung bemerkbar machte und meine Überführung in eine Heilanstalt notwendig machte. Es war dies das erste Mal im Jahre 1922 und das zweite Mal nach meiner Verheiratung im Jahre 1929. Während das erste Mal die Folgen des Krieges meine Krankheit auslöste, war der Grund zur zweiten Heilbehandlung eine unglückliche Ehe, aus der ein gesunder Knabe, heute 6 Jahre alt, hervorgegangen ist. Nach Scheidung dieser Ehe, bei der meine geschiedene Frau für schuldig befunden wurde, habe ich nicht mehr unter nervösen bezw. geistigen Störungen zu leiden, und bin gesund geblieben, und während ich früher körperlich dürftig aussah, habe ich jetzt an Körpergewicht wesentlich zugenommen, weil ich all' der ungünstigen Einflüsse, die auf mich einwirkten, enthoben bin. Ich arbeite stets in gesunder Landluft, und es besteht

18 BLHA Br. Pr. Rep. 5 N Erbgesundheitsgericht Frankfurt/Oder Nr. 40. Die bereits erwähnte 18-jährige Charlotte S. aus Wittenberge protestierte 1937 gegen die angeordnete Sterilisation durch das Erbgesundheitsgericht Neuruppin wie folgt: „Also diese Frage von Unfruchtbarmachung kann gar nicht in Frage kommen, wenn ich auch nicht in Neuruppin alle Fragen beantworten konnte, damit bin ich noch lange nicht dumm und schwachsinnig. Wenn ich es im Kopfe hätte, dann wär das schon angebracht; ich bin damit nicht einverstanden und werde niemals diese Sache unterschreiben, denn ich habe mich bis jetzt noch immer so geführt, wie es einem anständigen Mädchen zukommt. Überhaupt darf nichts geschehen, wenn meine Mutter nicht gefragt wird, denn sie hat ihr Wort noch nicht dazu gegeben. Sie wird es auch nie bewilligen, denn mein Stiefvater ist auch nicht mit einverstanden." Siehe BLHA Br. Pr. Rep. 5 N Erbgesundheitsgericht Neuruppin Nr. 65.
19 BLHA Br. Pr. Rep. 5 N Erbgesundheitsgericht Cottbus Nr. 11.

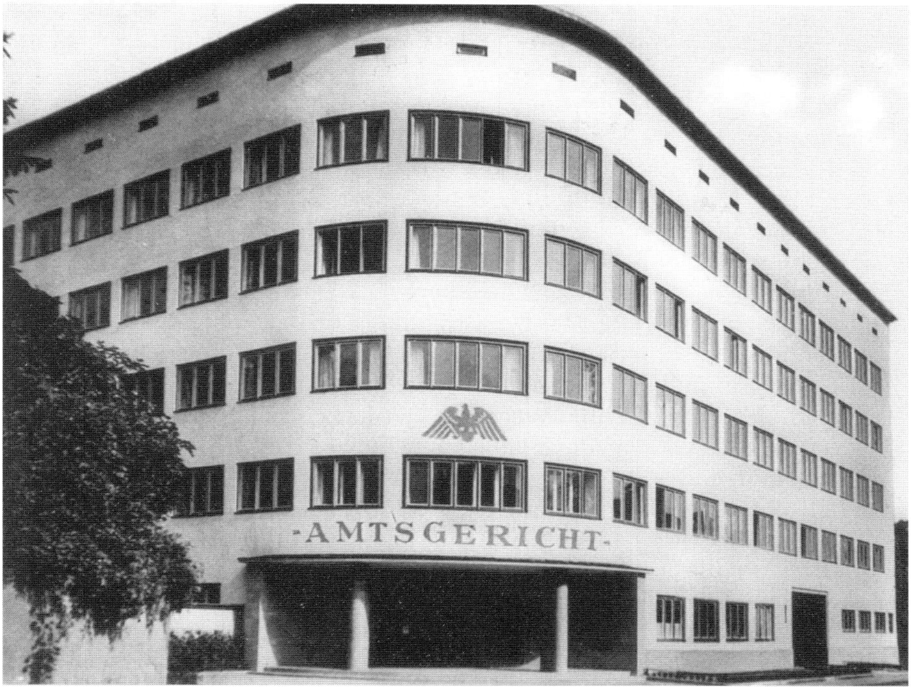

Amtsgericht Frankfurt(Oder), 1930er Jahre.

unter diesen Verhältnissen kein Grund zur Annahme, dass das Leiden wiederkehren könnte."[20]

Gerade bei Kindern und Jugendlichen baten die Eltern inständig – auch unter Hinweis auf die noch fehlende Geschlechtsreife – vor Durchführung der Sterilisation erst eine mögliche „Nachreife" oder einen weiteren Entwicklungsschub des Betroffenen abzuwarten. Der Vater des 16-jährigen Helmut W. aus Lübben schrieb am 20. August 1943: „Helmut ist auch körperlich zurückgeblieben, beginnt sich aber gerade jetzt zu einem seinen Jahren angemessenen besseren Körperzustand zu entwickeln, und es bleibt abzuwarten, daß sich sein Zustand auch in geistiger Beziehung bessert."[21]

Mütter und Väter, die sterilisiert werden sollten, wehrten sich vor allem gegen die regelmäßig verwendete, formelhafte Begründung des Gerichts, es sei „nach den Erfahrungen der ärztlichen Wissenschaft mit großer Wahrscheinlichkeit zu erwarten ... dass Nachkommen des/der Erbkranken an schweren Erbschäden leiden werden". Zu Recht verwiesen sie auf die zahlreichen, von angeblich „erbkranken Personen" geborenen Kinder, die vollkommen gesund seien. Dies machte auch der 31-jährige Landwirt Alfred W. aus Eberswalde, der aufgrund der Diagnose „erbliche Epilepsie" unfruchtbar gemacht werden sollte, in seiner Beschwerde geltend: „Ich habe schon zwei gesunde Kinder und der Amtsarzt hat zu meiner Frau, die im 7. Monat ist, gesagt, dass das Kind ja

20 BLHA Br. Pr. Rep. 5 N Erbgesundheitsgericht Frankfurt/Oder Nr. 40.
21 BLHA Br. Pr. Rep. 5 N Erbgesundheitsgericht Cottbus Nr. 195.

ein kerngesundes Kind sein kann und die Unterbrechung nicht in Frage kommt, weil meine Ehefrau gesund ist. Daher verlange ich, dass es auch bei mir nicht gemacht werden darf."[22]

Viele übten an der oberflächlichen amtsärztlichen Untersuchung im Zusammenhang mit der Antragstellung Kritik und forderten ein zusätzliches bzw. umfangreicheres fachärztliches Gutachten. So erschien der 26-jährige Weber Ernst K. am 31. Juli 1935 beim Amtsgericht Lübben, um dort Beschwerde gegen den Sterilisationsbeschluss des Erbgesundheitsgerichts Cottbus einzulegen: „Der Beschluss stützt sich auf das Amtsgutachten des Kreisarztes in Lübben, wonach ich an angeborenem Schwachsinn leiden soll. Das Gutachten ist nicht richtig. Der Kreisarzt hat das Gutachten erstattet, obwohl er mich nur einmal untersucht hat. Bei einer einmaligen Untersuchung konnte der Kreisarzt unmöglich derartige Feststellungen treffen. Hierzu wäre eine längere und eingehendere Beobachtung erforderlich gewesen. Alle Fragen, die mir der Kreisarzt vorgelegt hat, habe ich beantwortet."[23]

Vor allem in den ersten Jahren nach Inkrafttreten des GzVeN beschwerten sich viele Betroffene über die übliche Gerichtspraxis, den Beschluss ohne persönliche Anhörung des angeblich „Erbkranken" zu fällen. In dem Beschwerdebrief des 36-jährigen Arbeiters Fritz F. aus Straupitz hieß es: „Am 19.3.35 bin ich von Herrn Kreisarzt Dr. Rappold in Lübben untersucht worden. Die Untersuchung ging nach meiner Meinung sehr schnell vor sich und hat jedenfalls keine 2 Stunden gedauert, wie Herr Dr. R. auf meiner Vorladung vermerkt hat. Es bedarf wohl dringend der Nachprüfung, ob auf diese kurze Untersuchung hin meine Unfruchtbarmachung erfolgen kann. Ferner stelle ich fest, dass ich überhaupt noch nicht gerichtlich zur Sache gehört worden bin. Ich bin im vorigen Jahr wohl einmal nach Cottbus vor das zuständige Gericht geladen worden, konnte aber damals der Ladung keine Folge leisten, weil ich von meinem Arbeitgeber wegen drängender Arbeit nicht beurlaubt wurde. Ich habe dem hiesigen Amtsvorsteher s. Zt. dies mitgeteilt, eine Vorladung nach Cottbus zu einem späteren Termin jedoch nicht erhalten. Es ist doch ganz unmöglich und nach meinem Dafürhalten ungesetzlich, mich unter Anwendung von Zwangsmassnahmen unfruchtbar zu machen ohne mir Gelegenheit zu geben und mir bei meiner mangelnden Kenntnis der gesetzlichen Bestimmungen eines solchen Verfahrens behilflich zu sein meinen Einspruch wirksam anzubringen".[24]

Viele Betroffene beschwerten sich auch über die Art und Weise, wie das Erbgesundheitsgericht die Anhörung durchführte, und verwiesen auf die für sie ungewohnte Gerichtssituation, die bei ihnen zu großer Verunsicherung und Nervosität geführt hätte. So erklärte der 34-jährige Landarbeiter Paul A. 1935: „Ich bin im Leben noch niemals auf dem Gericht gewesen, mir war alles vollkommen fremd, ich muss sagen, ich war vollkommen befangen: Wollte ich et-

22 BLHA Br. Pr. Rep. 5 N Erbgesundheitsgericht Prenzlau Nr. 168/1.
23 BLHA Br. Pr. Rep. 5 N Erbgesundheitsgericht Cottbus Nr. 170. Der Rechtsanwalt des Landwirts Wilhelm P. aus Friedland verwies in seiner Beschwerdeschrift darauf, dass der Kreisarzt „ein abschließendes Urteil über P. abgegeben hat, obgleich er diesen nur ein einziges Mal, nämlich am 22. Februar gesehen und gesprochen hat, während höchstens 20 Minuten". Siehe BLHA Br. Pr. Rep. 5 N Erbgesundheitsgericht Frankfurt/Oder Nr. 40.
24 BLHA Br. Pr. Rep. 5 N Erbgesundheitsgericht Cottbus Nr. 106.

was sagen, dann wurde mir der Mund verboten und ich wurde immer ängstlicher."[25]

Auch der Pfleger des Elektrotechnikers Kurt S. aus Rüdersdorf, der Berliner Stadtvormund Max J., forderte Verständnis für das Verhalten seines Schützlings bei der gerichtlichen Vernehmung: „Von seiner oberflächlichen Affektlage und der manirierten Art, in der er seine Antworten gab, hat der unterzeichnete Pfleger vor der Gerichtsverhandlung nichts bemerkt. S. hat in seinem Leben noch nicht vor einem Gericht gestanden. Die ganze, für ihn neue Umgebung und eine gewisse Furcht, ihm würde ‚was passieren', haben ihn aufgeregt. Es ist gerichtsbekannt, daß völlig normale Menschen vor Gericht, ja vor dem Einzelrichter, infolge ihrer Aufregung konfuse Antworten geben. Auf diese ‚Gerichtsangst' führe ich die dem Gericht etwas auffällig erschienenen Antworten meines Pfleglings zurück."[26]

Zum Teil brachten die Betroffenen selbst ärztliche Gutachten zur Widerlegung der vom Erbgesundheitsgericht festgestellten „Erbkrankheit" sowie positive Zeugnisse von Arbeitgebern bei.

Manche Betroffene, wie der 35-jährige Landarbeiter Eugen D. aus Wittmannsdorf, beteuerten in ihrer Verzweiflung, eine Unfruchtbarmachung sei überflüssig, da sie nicht die Absicht hätten zu heiraten: „1. Ich versichere hiermit an Eidesstatt, dass ich niemals gewillt bin, zu heiraten, da ich mir meines Leidens bewusst bin. 2. Käme dies auch trotzdem nicht in Frage, da ich laut Gesetz nicht in der Lage bin, bei einer eventuellen Heirat ein Gesundheitsattest beizubringen. 3. Ebenso habe ich so gut wie gar keine sexuellen Triebe und bin durchaus nicht dazu veranlagt und führe einen einwandfreien Lebenswandel."[27]

Häufig argumentierten Betroffene, dass die vom Arzt behaupteten Intelligenzmängel nicht auf eine Schwäche des Intellekts sondern auf eine mangelhafte Schulbildung zurückzuführen seien. Viele in der Landwirtschaft Beschäftigte versicherten, dass sie schon im Kindesalter im elterlichen Betrieb mitarbeiten mussten und daher weder Zeit zum Lernen noch Unterstützung durch die Familie gehabt hätten. Darüber hinaus übten sie Kritik an dem hohen Stellenwert, den die Erbgesundheitsrichter ihren früheren Schulleistungen beimaßen, und verwiesen zum Ausgleich auf ihre spätere Lebensbewährung durch praktische Arbeitsleistungen: „Ich bin zwar aus der 2. Schulklasse entlassen worden anstatt aus der ersten, da ich nicht sonderlich begabt bin. Wenn aber alle Menschen sterilisiert werden sollten, weil sie das Ziel der Schule nicht erreicht haben, dann müsste ein hoher Prozentsatz der deutschen Bevölkerung unfruchtbar gemacht werden und unter ihnen wäre mancher, der im Leben seinen Mann gestanden hat. Das ist ja auch vom Gesetzgeber in keiner Weise beabsichtigt gewesen."[28]

Zum Teil zweifelten Betroffene an der vom Gericht aufgestellten Behauptung, sie seien fortpflanzungsfähig, und verlangten eine ausdrückliche Untersuchung ihrer Zeugungsfähigkeit. So schrieb die 32-jährige Elli M. aus Lu-

25 Ebd., Nr. 193.
26 Max J. an das Erbgesundheitsobergericht Berlin vom 26.9.1938, in: LAB A Rep. 356 Erbgesundheitsgericht Berlin Nr. 46416, Bl. 25.
27 BLHA Br. Pr. Rep. 5 N Erbgesundheitsgericht Cottbus Nr. 46.
28 Ebd., Nr. 106.

ckenwalde: „Gegen den Beschluß des Erbgesundheitsgerichts lege ich mit aller Bestimmtheit Beschwerde ein und zwar aus folgenden Gründen: 1.) Ich habe einen Jungen, er ist 7 Jahre alt und er ist m. E. nicht schwachsinnig. 2.) Möchte ich erst mal gründlich untersucht werden, ob ich noch Kinder bekomme oder nicht. 3.) Ich gehe mit meinem Verlobten schon 3 Jahre und ich habe noch von ihm keine Kinder bekommen. 4.) Warum werden meine Schwestern Dora, Luise und Frieda, welche doch auch aus einer Familie stammen, nicht unfruchtbar gemacht. 5.) Weiter heißt es, ich bin fortpflanzungsfähig, was ich sehr bezweifle, denn seit 7 Jahren habe ich doch keine Kinder mehr bekommen, oder denkt das Gericht, ich habe keine Liebe mehr seitdem gehabt?“[29]

Religiöse Motive spielten – anders als in vielen vorwiegend katholischen Reichsgebieten[30] – in den dokumentierten Widersprüchen brandenburgischer Sterilisationsopfer allerdings kaum eine Rolle. So bildete die Berufung auf den göttlichen Schöpfungswillen, dem man zu folgen habe, in der Beschwerde des 25-jährigen Ernst S. aus Leibchel im Kreis Lübben eine Ausnahme: „Gott hat die Wesen in der Natur geschaffen damit Selbige leben und ihre Lebensaufgabe tätigen sollen! Jedes Wesen nach seiner Art“.[31]

In ihrem Widerspruch wurden die Betroffenen regelmäßig von Angehörigen unterstützt, die sich dagegen zur Wehr setzten, als „erbkranke“ und „minderwertige“ Familie eingestuft zu werden. Aus diesem Grund wandte sich der Bruder des Schuhmachers Kurt S. aus Kirchhain gegen dessen angeordnete Unfruchtbarmachung: „Nach Rücksprache mit meiner Mutter und meinem Bruder bin ich beauftragt hiergegen Beschwerde einzureichen. Es wird keiner den Beweis [erbringen], daß in unserer Familie, Eltern, Geschwister oder Großeltern einer sich befindet welcher an Schwachsinn litt ... Ich ersuche daher, durch einen Gerichtsarzt meinen Bruder untersuchen zu lassen und den Beschluß vom 26.1.35 wieder aufzuheben. Da meine Mutter sowie wir Geschwister es als eine Erniedrigung unser[er] Familie ansehen.“[32]

In 16 Fällen erreichten die Betroffenen eine Aufhebung des erstinstanzlichen Sterilisationsbeschlusses, d.h. die Richter lehnten den Antrag auf Unfruchtbarmachung ausdrücklich ab oder wiesen das Verfahren zur erneuten Beweisaufnahme an die Vorinstanz zurück. Bei 97 Beschwerden bestätigte das Erbgesundheitsobergericht allerdings die zuvor angeordneten Unfruchtbarmachungen. In den übrigen Fällen ist entweder keine Entscheidung überliefert, oder es kam, weil die Beschwerde zurückgezogen wurde oder der Betroffene verstarb, zu keiner Beschlussfassung durch das Erbgesundheitsobergericht.

29 BLHA Br. Pr. Rep. 5 N Erbgesundheitsgericht Potsdam Nr. 26.
30 Nach Gisela Bock beriefen sich katholische Sterilisationskandidaten im Gegensatz zu protestantischen in ihren Beschwerden häufig auf ihr Gewissen und ihre Religion. Der höchste Anteil an Beschwerden, gemessen an der Anzahl der Sterilisationsbeschlüsse, ging 1934 in katholischen und ländlichen Gebieten ein. Siehe Bock, Zwangssterilisation im Nationalsozialismus, S. 280f.
31 BLHA Br. Pr. Rep. 5 N Erbgesundheitsgericht Cottbus Nr. 62.
32 Ebd., Nr. 348.

Eingaben bei zentralen Partei- und Regierungsstellen

Vereinzelt finden sich in den Sterilisationsakten[33] Hinweise, dass die Betroffenen, Familienangehörige, Pfleger oder Lebenspartner zusätzlich Eingaben an zentrale Partei- und Regierungsstellen richteten. Konkret nachweisen lassen sich Gesuche an den „Führer und Reichskanzler", den Reichspropagandaminister, den Reichsjustizminister sowie den Oberpräsidenten der Provinz Brandenburg. In den meisten Fällen handelte es sich um den quasi letztmöglichen Versuch, die Durchführung der Sterilisation noch zu verhindern, da auch das Erbgesundheitsobergericht Berlin die Beschwerde gegen die angeordnete Unfruchtbarmachung zurückgewiesen hatte. Lediglich in drei Fällen erfolgte die Eingabe an den Führer bzw. an Reichspropagandaminister Goebbels noch im laufenden Verfahren vor der Entscheidung des Erbgesundheitsobergerichts entweder durch den Bräutigam oder durch den Vater der Betroffenen.

Eingaben an den Führer oder seinen Stellvertreter waren als Rechtsmittel im GzVeN nicht vorgesehen, trotzdem hofften manche Betroffene, mit einem derartigen Schritt den Vollzug des Beschlusses noch abwenden zu können. Ganz offensichtlich handelte es sich dabei nicht um einige wenige Einzelfälle, denn in einem streng vertraulichen Schreiben[34] unterrichtete der Regierungspräsident Frankfurt/Oder am 7. Juli 1938 die Gesundheitsämter seines Bezirks über das vom Reichsinnenminister angeordnete Verfahren bei derartigen Eingaben und forderte die genaueste Einhaltung der Anweisungen. So war den Betroffenen bzw. ihren gesetzlichen Vertretern, sofern sie sich mit einer Eingabe nachweislich an den Führer oder andere Dienststellen gewandt hatten, eine Frist von drei Wochen zu gewähren. Der Amtsarzt hatte in solchen Fällen dafür zu sorgen, dass etwaige von ihm bereits veranlasste Maßnahmen wie die Einweisung ins Krankenhaus für die Dauer der gewährten Frist nicht durchgeführt würden. Kurze Zeit später erfolgte eine Präzisierung dieser Anordnung[35] dahingehend, dass die angesprochene Drei-Wochen-Frist lediglich der Feststellung diene, ob die angerufene Zentralbehörde tatsächlich in eine Nachprüfung eintreten wolle. Beabsichtige die Zentralbehörde tatsächlich, den Einzelfall zu prüfen, und fordere zu diesem Zweck Akten bzw. Berichte an[36], so war in allen Fällen vor einer Durchführung der Unfruchtbarmachung erst die weitere Weisung der Zentralbehörde abzuwarten.

Zuständig für die im Zusammenhang mit dem GzVeN an den Führer und Reichskanzler gerichteten Gesuche war im Stab des Stellvertreters des Führers offensichtlich der Leiter des Hauptamtes für Volksgesundheit in der Reichslei-

33 BLHA Br. Pr. Rep. 5 N Erbgesundheitsgericht Cottbus Nr. 11, 25, 106, 138, 227, 310; Erbgesundheitsgericht Guben Nr. 10; Erbgesundheitsgericht Neuruppin Nr. 65, 74; Erbgesundheitsgericht Prenzlau Nr. 55. In einem Fall war zusätzlich von angeblichen Beschwerden an nicht näher bezeichnete Aufsichtsbehörden die Rede.

34 BLHA Br. Pr. Rep. 45 D Kreisarzt Luckau Nr. 187 o. Bl.

35 Rundschreiben des Reichsinnenministers vom 13.8.1938, in: BLHA Br. Pr. Rep. 45 D Kreisarzt Luckau Nr. 187 o. Bl.

36 In einem gemeinsamen Runderlass hatten die Reichsminister des Innern und der Justiz bereits am 4.11.1936 (Deutsche Justiz, S. 1794) bestimmt, dass die Erbgesundheits(ober)gerichte und die Gesundheitsämter den Bitten um Akteneinsicht oder Auskunftserteilung, die vom Stellvertreter des Führers gestellt würden, zu entsprechen hätten, siehe BLHA Br. Pr. Rep. 12 A Landgericht Neuruppin Nr. 1268, Bl. 69.

tung der NSDAP, Reichsärzteführer Gerhard Wagner (1888–1939), bzw. nach dessen Tod sein Nachfolger in beiden Ämtern, Leonardo Conti (1900–1945). Tatsächlich geprüft wurden die Eingaben im Hauptamt für Volksgesundheit zunächst von dem medizinischen Sachbearbeiter Prof. Dr. Theodor Pakheiser (*1898)[37], später ausweislich der Akten offensichtlich von einem Dr. Brunk[38]. Sofern Betroffene oder ihre gesetzlichen Vertreter ein Gesuch eingereicht hatten, das nach Ansicht des zuständigen Bearbeiters eine Einzelfallprüfung rechtfertigte, forderte dieser vom zuständigen Erbgesundheitsgericht bzw. Erbgesundheitsobergericht die entsprechenden Akten an und mahnte zugleich die Aussetzung der Sterilisierung bis zur endgültigen Entscheidung des Stellvertreters des Führers an.

Es ist unklar, wie viele derartige Gesuche im Zusammenhang mit der Durchführung des GzVeN bei der NSDAP-Parteileitung insgesamt eingingen und wie viele davon tatsächlich einer Einzelfallprüfung unterzogen wurden und gegebenenfalls damit Erfolg hatten. Nach den vorliegenden Akten der brandenburgischen Erbgesundheitsgerichte scheiterten bis auf eine Ausnahme alle von brandenburgischen Betroffenen an den „Führer" gerichteten Eingaben. In diesen Fällen erfolgte in der Regel nach sechs bis acht Wochen die Aktenrückgabe an die Erbgesundheitsgerichte mit dem stets gleich lautenden Begleitschreiben: „In der Anlage übersende ich Ihnen dankend die mir überlassenen Akten in der Erbgesundheitssache ... Ich habe den Beschwerdeführer unterrichtet, dass ich das Verfahren einer Prüfung unterzogen hätte, jedoch nicht in der Lage sei, etwas im Sinne seiner Beschwerde zu unternehmen."

Eine Ausnahme bildete lediglich der Fall des 37-jährigen verwitweten Landwirts Christoph L. aus Straupitz, der sich nach seiner erfolglosen Beschwerde gegen die vom Erbgesundheitsgericht Cottbus am 10. Mai 1935 angeordnete Unfruchtbarmachung mit einem Gnadengesuch an den „Führer und Reichskanzler" wandte.[39] Nach Auffassung des Erbgesundheitsobergerichts litt der Betroffene an einem leichteren Grad von Schwachsinn. Das Gericht verwies in seinem Beschluss auf eine durch den Beisitzer vorgenommene Untersuchung des Betroffenen, bei der ein langsamer Gedankenablauf, eine beschränkte Auffassung und bei der Intelligenzprüfung Ausfälle auf allen Gebieten festgestellt worden seien. Mit dem Hinweis, seine Angelegenheit würde vom Stellvertreter des Führers bearbeitet, gelang es Christoph L., den Vollzug der Sterilisation zunächst zu verzögern. Tatsächlich wurden die Akten allerdings erst am 15. April 1937 vom Stellvertreter des Führers (Stab Dr. Wagner) angefordert. Gleichzeitig wies der für die Bearbeitung zuständige Prof. Pakheiser das Erbgesundheitsgericht Cottbus an, für die Aussetzung der Unfruchtbarmachung bis zur Erledigung der Beschwerde zu sorgen. Nach Prüfung der Akten veranlasste das Hauptamt für Volksgesundheit tatsächlich eine erneute Untersuchung durch einen Sachverständigen aus den eigenen Reihen. Dabei handelte es sich um den Kreisamtsleiter des Amtes für Volksgesundheit im

37 Klee, Das Personenlexikon zum Dritten Reich, S. 448.
38 Die Identität dieses Mannes konnte nicht geklärt werden. Möglicherweise handelt es sich um Dr. Walter Brunk, der laut Reichsärztekartei Referent der Reichsärztekammer in München war. Siehe BAB Reichsärztekartei.
39 BLHA Br. Pr. Rep. 5 N Erbgesundheitsgericht Cottbus 138.

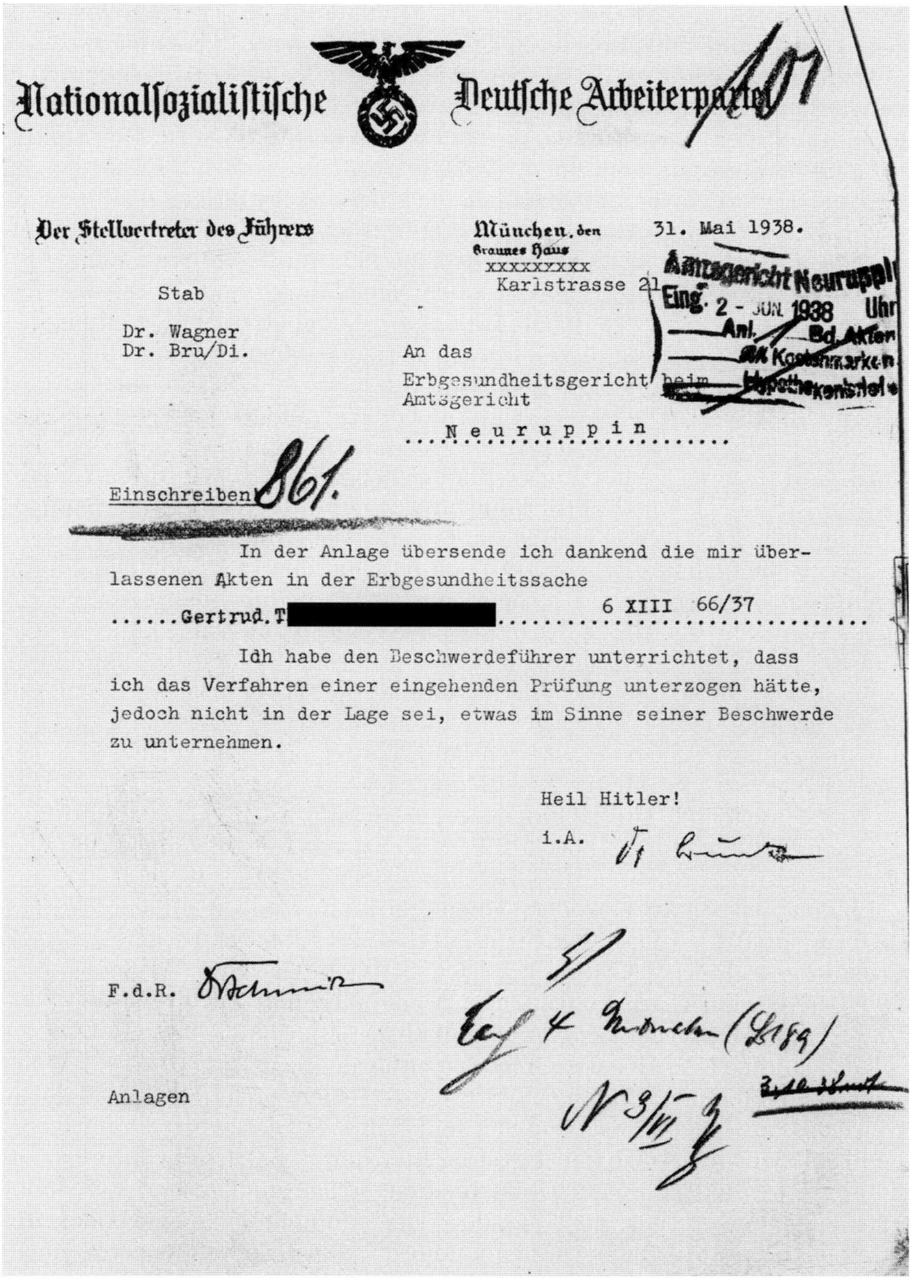

Nationalsozialistische Deutsche Arbeiterpartei

401

Der Stellvertreter des Führers

München, den 31. Mai 1938.
Braunes Haus
xxxxxxxxx
Karlstrasse 21

Amtsgericht Neuruppin
Eing. 2 - JUN 1938 Uhr
Anl. 1 Bd. Akten
Kostenmarken
Hypothekenbrief

Stab

Dr. Wagner
Dr. Bru/Di.

An das
Erbgesundheitsgericht beim
Amtsgericht

Neuruppin

Einschreiben! 861.

In der Anlage übersende ich dankend die mir überlassenen Akten in der Erbgesundheitssache

......Gertrud.T[redacted]........ 6 XIII 66/37

Idh habe den Beschwerdeführer unterrichtet, dass ich das Verfahren einer eingehenden Prüfung unterzogen hätte, jedoch nicht in der Lage sei, etwas im Sinne seiner Beschwerde zu unternehmen.

Heil Hitler!
i.A.

F.d.R.

Anlagen

Standardformulierung, mit der Eingaben an den Führer abgelehnt wurden.

Kreis Beeskow-Storkow, Dr. Curt von Leupoldt (1873–1937), der zugleich Direktor der brandenburgischen Landesanstalt Lübben war. Leupoldt zeichnete in seinem am 25. Mai 1937 abgefassten Gutachten[40] ein positives Bild sowohl vom äußeren Erscheinungsbild des Betroffenen als auch von seinem Verhalten während der Untersuchung. Darüber hinaus verwies er auf dessen Bewährung im Fronteinsatz während des letzten Weltkrieges und auf seine Leistungen in der elterlichen Landwirtschaft, die er unter schwierigen Bedingungen seit dem Tode seines Vaters vor sieben Jahren selbständig führte. Ferner vermerkte er anerkennend, der Betroffene habe 1932 durch sein besonnenes Verhalten nachweislich zur Ergreifung eines Diebes beigetragen. Die positive Lebensbewährung überwog nach Auffassung Leupoldts die Bedeutung der mangelhaften Schulkenntnisse bei weitem. Er kam daher zu dem Schluss, dass bei Christoph L. zwar ein gewisser Grad von Beschränktheit bestehe, er aber nicht an „angeborenem Schwachsinn" im Sinne der klinischen Diagnose leide.

Offensichtlich blieb dieses Gutachten zwei Jahre lang unbeachtet, denn erst am 5. Juni 1939 reichte der nun zuständige Bearbeiter Dr. Brunk den Vorgang an den im Reichsinnenministerium für Erbgesundheitssachen zuständigen Ministerialrat Dr. Herbert Linden mit dem Bemerken weiter:

„Das Gutachten des Pg. von Leupoldt bestätigt den Eindruck, den die Aktenprüfung ergeben hatte. Ich meine auch nach meiner heutigen erneuten Durchsicht, dass ein Mann, der in der Lage ist, eine von Natur kümmerliche Landwirtschaft so zu führen, dass er sich und seine Mutter davon ernähren kann, und der weiter fähig ist, durch besonnenes Verhalten bei der Verfolgung und Ergreifung eines Verbrechers sich eine öffentliche Anerkennung durch den Regierungspräsidenten zu erwerben, dadurch schon beweist, dass die zu fordernde praktische Intelligenz vorhanden ist. Dabei sei auf seine Bewährung im Kriege auch noch einmal hingewiesen. Ich bitte, mich über etwaige Massnahmen zu unterrichten. Das Gutachten des Pg. von Leupoldt füge ich in Photokopie bei."[41]

Linden gab die Angelegenheit offensichtlich mit entsprechender Anweisung an den Regierungspräsidenten in Frankfurt/Oder ab, der daraufhin das Erbgesundheitsgericht Cottbus über den Amtsarzt des Kreises Beeskow-Storkow „um Nachprüfung im Wege der Wiederaufnahme des Verfahrens" bat. Dieser Anweisung kam das Erbgesundheitsgericht Cottbus umgehend nach. In Vorbereitung eines Wiederaufnahmeverfahrens nach § 12 GzVeN führte der Vorsitzender Richter Kraehmer am 17. August 1939 zunächst zwecks neuer Beweiserhebung eine Anhörung in Straupitz durch, bei der neben dem Betroffenen sein Hausarzt sowie der Bürgermeister und der Ortsbauernführer vernommen wurden. Schließlich entschied das Erbgesundheitsgericht Cottbus am 24. November 1939, im Wege des Wiederaufnahmeverfahrens den früheren Beschluss aufzuheben und den Antrag auf Unfruchtbarmachung abzulenen. Zur Begründung führte das Gericht u.a. an, dass Christoph L. durch langjährige selbstständige Führung seines Betriebes, durch seine Arbeitsleistungen sowie durch seine jetzige Betätigung beim Militär und sein persönli-

40 Curt von Leupoldt starb nur zwölf Tage später am 6. Juni 1937 an den Folgen eines kurz zuvor erlittenen Schlaganfalls, Siehe Zabel, Die brandenburgischen Landesanstalten Lübben und Potsdam, S. 116f.
41 BLHA Br. Pr. Rep. 5 N Erbgesundheitsgericht Cottbus Nr. 138.

ches Auftreten die Annahme bestätigt habe, „daß Schwachsinn nicht als erwiesen anzusehen ist".

Mit keinem Wort ging das Gericht auf das im Auftrag der Parteileitung erstellte Gutachten des Lübbener Anstaltsdirektors ein, vielmehr suggerierte es in seiner Begründung, der Betroffene allein habe die Wiederaufnahme seines Verfahrens betrieben, und die erst nach dem endgültigen Beschluss des Erbgesundheitsobergerichts bekannt gewordenen neuen Tatsachen seien ausschlaggebend für die Wiederaufnahme des Verfahrens und die jetzige Ablehnung der Unfruchtbarmachung gewesen.

So positiv sich das Einschreiten der Parteiführung im Einzelfall für den Betroffenen auswirken konnte, so zeigt der Fall doch exemplarisch auf, wie im nationalsozialistischen Staat der Führerwille den Prozess der Rechtsfindung bestimmte und auch die Gerichtsentscheidung vorschrieb. Die Richter des Erbgesundheitsgerichts Cottbus ordneten sich widerspruchslos dem nationalsozialistischen Rechtsverständnis unter, wonach der Wille des Führers als Ausdruck des gesunden Volksempfindens über den bestehenden Rechtsvorschriften stand. Wie häufig derartige Wiederaufnahmeverfahren durch Anweisungen aus dem Stab des Stellvertreters des Führers an die Gerichte zustande kamen, ist nicht belegt. Ein ähnliches Vorgehen der Parteileitung lässt sich für zwei Sterilisationsverfahren vor den Erbgesundheitsgerichten Neuruppin[42] und Aurich[43] nachweisen.

Bei Eingaben an den Reichsjustizminister begründeten die bearbeitenden Stellen ihr Nichteingreifen dagegen regelmäßig mit den im Gesetz vorgeschriebenen Rechtswegen. So beschied der Präsident des Kammergerichts Berlin, Heinrich Hölscher, den Vater einer Betroffenen auf seine an den Reichsjustizminister gerichteten Eingaben:

„Über den Antrag auf Unfruchtbarmachung Ihrer Tochter Ilse haben ausschließlich das Erbgesundheitsgericht und das Erbgesundheitsobergericht zu entscheiden. Die Behörden der Justizverwaltung sind nach den gesetzlichen Bestimmungen nicht befugt in ein gerichtliches Verfahren einzugreifen, dem Gericht hinsichtlich seiner Entscheidung zu ändern oder aufzuheben. Eine gerichtliche Entscheidung kann vielmehr nur durch das übergeordnete Gericht geändert oder aufgehoben werden, nachdem die unterlegene Partei das vom Gesetz vorgesehene Rechtsmittel eingelegt hat. Ein Rechtsmittel ist aber gegen den Beschluss des Erbgesundheitsobergericht in Berlin vom 17.10.40 nicht mehr gegeben. Auch die Wiederaufnahme des somit rechtskräftig abgeschlossenen Verfahrens kann nicht von der Verwaltungsbehörde, sondern nur im Wege eines von der unfruchtbar zu machenden Person zu betreibenden neuen Verfahrens durchgeführt werden, falls ein gesetzlicher Wiederaufnahmegrund vorliegt. Ein solcher Grund ist aber aus ihren Eingaben nicht ersichtlich. Ich vermag hiernach zu Ihren Gunsten nichts zu veranlassen."[44]

42 BLHA Br. Pr. Rep. 12 A Landgericht Neuruppin Nr. 1268, Bl. 126ff.
43 Kramer, „Ein ehrenwerter Verzicht auf Nachkommenschaft", S. 203f. Im Bereich des Erbgesundheitsobergerichts Frankfurt/Main hatte offensichtlich keine Eingabe an den „Führer" Erfolg, siehe Daum und Deppe, Zwangssterilisation in Frankfurt am Main, S. 146ff.
44 Kammergerichtspräsident Hölscher an Ewald W. vom 2.12.1940, in: BLHA Br. Pr. Rep. 5 N Erbgesundheitsgericht Guben Nr. 10.

Wiederaufnahmeverfahren

Ein vom Gesetzgeber vorgesehenes mögliches Rechtsmittel – auch gegen den Beschluss des Erbgesundheitsobergerichts – bildete die Wiederaufnahme des Verfahrens. Nach § 12 des GzVeN hatte das Erbgesundheitsgericht das Sterilisationsverfahren dann wieder aufzunehmen und die Ausführung der Unfruchtbarmachung vorläufig zu untersagen, wenn sich Umstände ergaben, die eine nochmalige Prüfung des Sachverhalts erforderten. Dazu zählte nach dem amtlichen Kommentar beispielsweise die nichtordnungsgemäße Besetzung des Erbgesundheitsgerichts, aber auch das Bekanntwerden bisher nicht benutzter Urkunden, das Auftreten neuer Symptome oder eine veränderte wissenschaftliche Beurteilung. Der Zweifel, ob eine Erbkrankheit im Sinne des Gesetzes tatsächlich vorliege, sollte dagegen keine Wiederaufnahme des Verfahrens begründen. Ganz bewusst hatte der Gesetzgeber, so der amtliche Kommentar, darauf verzichtet, genaue Voraussetzungen für eine Wiederaufnahme zu benennen, weil es nicht darauf ankäme, eine formal richtige, sondern „eine dem Leben des Volkes dienende Entscheidung zu finden"[45].

Trotz dieser dehnbaren Definition erhielten – ausweislich der ausgewerteten Sterilisationsakten – nur sehr wenige Betroffene die Chance, im Wege der Wiederaufnahme des Verfahrens die Unfruchtbarmachung doch noch zu verhindern oder zumindest zu verzögern. So sind lediglich drei Fälle[46] dokumentiert, in denen die Gerichte ein Wiederaufnahmeverfahren zuließen, darunter das bereits oben beschriebene Verfahren des Christoph L. aufgrund einer Anweisung des Stellvertreters des Führers.

In weiteren drei Fällen[47] bemühten sich der Betroffene bzw. sein Pfleger erfolglos um eine Wiederaufnahme des Sterilisationsverfahrens. Im Falle des 35-jährigen Landwirts Paul R. aus Trebitz lag die Unfruchtbarmachung aufgrund der Diagnose „Schizophrenie" schon fast fünf Jahre zurück, als er mit Schreiben vom 30. Oktober 1941 beim Erbgesundheitsgericht Cottbus die Wiederaufnahme seines Verfahrens beantragte. Paul R. begründete seinen Antrag damit, dass neue Erkenntnisse über seine Familiengeschichte jetzt eine erbliche Belastung ausschließen würde und dass sein früherer Anstaltsaufenthalt Folge der jahrelangen Auseinandersetzungen mit seinem Vater gewesen sei. Seine damalige Zustimmung zur Sterilisation habe er nur gegeben, um so schnell wie möglich wieder aus der Psychiatrie entlassen zu werden. Paul R. machte geltend, er hätte niemals zugestimmt, wenn ihm die Einschränkungen bei einer späteren Eheschließung bewusst gewesen wären. Seinen Antrag auf Wiederaufnahme seines Verfahrens lehnte das Erbgesundheitsgericht Cottbus am 22. November 1941 jedoch ab. Zur Begründung hieß es, die angeführten Belege reichten für eine Wiederaufnahme nicht aus. Bei den vorgebrachten Gründen handele es sich nicht um neue Tatsachen, die eine abweichende Beurteilung des Falles bedingen. Vielmehr sei festgestellt, dass R. an Schizophrenie leide. Aufregungen innerhalb der Familie könnten einen Zustand, der die Zeichen der Schizophrenie aufweist, nicht hervorrufen.

45 Gütt, Rüdin, Ruttke, GzVeN, 1936, S. 274.
46 BLHA Br. Pr. Rep. 5 N Erbgesundheitsgericht Cottbus Nr. 115, 138, 359.
47 BLHA Br. Pr. Rep. 5 N Erbgesundheitsgericht Cottbus Nr. 25, 135, 340.

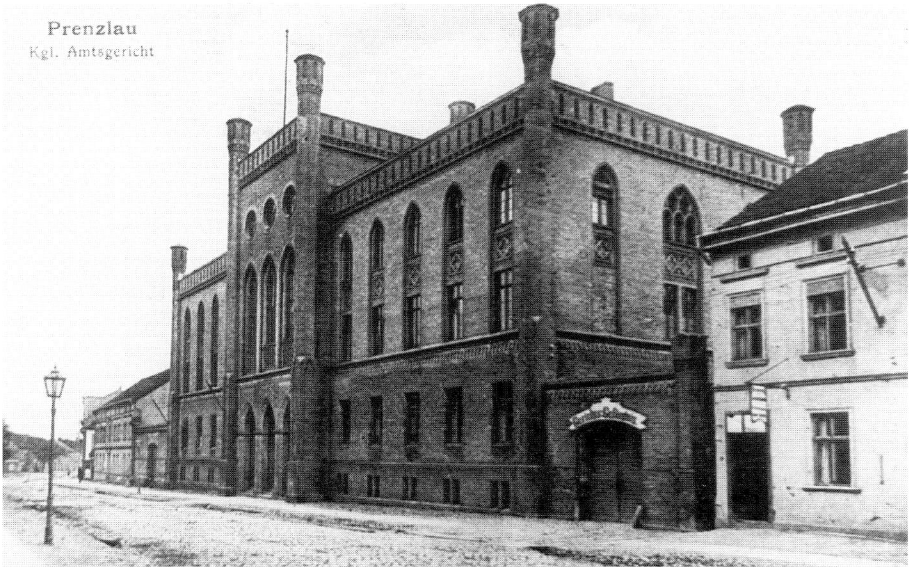

Amts- und Landgericht Prenzlau, um 1900.

Gegen diesen Beschluss legte Paul R. beim Erbgesundheitsobergericht Berlin Beschwerde ein, die das Gericht jedoch in seiner Sitzung vom 12. Februar 1942 zurückwies. Es erklärte zwar die Wiederaufnahme eines Verfahrens nach bereits durchgeführter Unfruchtbarmachung für grundsätzlich zulässig, sah jedoch im vorliegenden Fall die materiellen Voraussetzungen nicht als gegeben an. Das Gericht verwies auf die Krankengeschichte, aus der sich eindeutig ein schizophrenes Zustandsbild ergebe. Das erscheinungsbildliche Abklingen des Krankheitszustandes, so die weitere Begründung, beseitige nicht die krankhafte Erbanlage. Schizophrenie sei ein Leiden, das nicht durch äußere Einflüsse hervorgerufen werden könne, sondern immer auf einer Anlage beruhe – selbst wenn sich gleichsinnige Krankheitsfälle in der Sippe des Kranken nicht nachweisen ließen.

Die vom Erbgesundheitsobergericht Berlin anerkannte Zulässigkeit eines Wiederaufnahmeverfahrens nach bereits durchgeführter Sterilisation war in Lehre und Rechtsprechung umstritten. Nach dem amtlichen Kommentar hatte ein Wiederaufnahmeverfahren nur dann noch Zweck, sofern die Unfruchtbarmachung noch nicht durchgeführt war.[48] Dagegen hatten sich das Erbgesundheitsobergericht Berlin und eine Reihe weiterer Erbgesundheitsobergerichte wie Jena, Celle und Düsseldorf in ihren Entscheidungen allgemein für die Zulässigkeit eines Wiederaufnahmeverfahrens auch nach bereits erfolgter Unfruchtbarmachung ausgesprochen. Diese Rechtsauffassung hatte das Erbgesundheitsobergericht Berlin in mehreren Verfahren ausführlich erläutert und

48 Gütt, Rüdin, Ruttke, GzVeN, 1936, S. 273. Dagegen bejahte Erich Ristow in seinem Lehrbuch zum Erbgesundheitsrecht die Zulässigkeit einer Wiederaufnahme nach durchgeführter Unfruchtbarmachung, siehe Erich Ristow, Erbgesundheitsrecht, Stuttgart, Berlin 1935, S. 218f.

dabei vor allem auf den Schutz verwiesen, den die Erbgesundheitsgerichte „nicht erbkranken“ Personen zu gewähren hätten und der mit der Durchführung der Sterilisation nicht ende: „Denn die Unfruchtbarmachung ist nicht das einzige Opfer, das die Volksgemeinschaft im Falle einer Erbkrankheit von dem Erbkranken verlangt, der Betroffene hat in den meisten Fällen noch weitere erhebliche Nachteile hinzunehmen, vor allem die rechtskräftige Kennzeichnung als Erbkranker, dann die Einschränkung des Kreises derjenigen Personen, mit denen er eine Ehe eingehen kann; die Feststellung einer Erbkrankheit kann ferner in zahlreichen Fällen das berufliche Fortkommen der Betroffenen erschweren; einem erbkranken Manne ist es verwehrt, der höchsten Ehre – nämlich der Verteidigung des Vaterlandes mit der Waffe – teilhaftig zu werden. Vor allem aber trifft die Feststellung einer Erbkrankheit die ganze Sippe des Betroffenen und kann auch für diese weitreichende Nachteile im Gefolge haben, die sich auf den verschiedensten Gebieten des Familien- und Rechtslebens auswirken können. Alle diese Folgen können – in dem gewiss seltenen Falle, dass die Feststellung eines Erbleidens irrig war und die Unfruchtbarmachung auf Grund dieser irrigen Feststellung durchgeführt ist, – nur im Wege einer Aufhebung dieser Feststellung im Wiederaufnahmeverfahren beseitigt werden.“[49]

Gegen eine vorschnelle Bereitschaft der Justiz, auf dem Wege eines Wiederaufnahmeverfahrens frühere Sterilisationsbeschlüsse aufzuheben, wandte sich allerdings der Reichsjustizminister in seinem Erlass vom 15. September 1942. Zwar gab er zu, dass die in den ersten Jahren des GzVeN gestellten Diagnosen „Schizophrenie“, „erbliche Fallsucht“ und „angeborener Schwachsinn“ aufgrund von Forschungsfortschritten heute nicht mehr in allen Fällen gestellt würden, doch rechtfertigte dieser Umstand allein seiner Auffassung nach noch keine Wiederaufnahme des Falles. Im Einvernehmen mit dem Reichsinnenminister wies er die Gerichte an, die Ablehnung der Unfruchtbarmachung im Wiederaufnahmeverfahren nur dann in Betracht zu ziehen, wenn „zweifelsfrei“ festgestellt sei, dass der Sterilisierte nicht an den genannten Krankheiten leide.[50] Im August 1944 forderte der Reichsjustizminister die Erbgesundheitsgerichte schließlich auf, Wiederaufnahmeverfahren nach bereits durchgeführter Unfruchtbarmachung für die Dauer des totalen Kriegseinsatzes nicht mehr zu bearbeiten.[51]

Abschließend bleibt festzuhalten, dass sich ausweislich der ausgewerteten Sterilisationsakten nur wenige Betroffene um eine Wiederaufnahme ihres Verfahrens bemühten, und dass dieses Bemühen nur in Einzelfällen zum Erfolg führte. Bei Zulassung eines derartigen Verfahrens waren die Chancen auf eine Revision der früheren Sterilisationsanordnung allerdings nicht gering.

49 Beschluss des Erbgesundheitsobergerichts Berlin vom 6.9.1940 (2Wg.52/40), in: BLHA Br. Pr. Rep. 5 E Amtsgericht Guben Nr. 36, Bl. 30ff. Mit diesem Beschluss hob das Erbgesundheitsobergericht Berlin den von einem bereits unfruchtbar gemachten Arbeiter aus Rapshagen (Ostprignitz) angefochtenen Sterilisationsbeschluss des Erbgesundheitsgerichts Neuruppin auf und erklärte den Betroffenen für nicht „erbkrank“ im Sinne des Gesetzes vom 14. Juli 1933.
50 Erlass des Reichsjustizministers vom 15.9.1942, in: BLHA Br. Pr. Rep. 12 A Landgericht Neuruppin Nr. 1268, Bl. 167.
51 Erlass des Reichsjustizministers vom 22.8.1944, in: ebd., Bl. 172.

Die Durchführung der Sterilisation

Nach § 11 des GzVeN vom 14. Juli 1933 musste der zur Unfruchtbarmachung notwendige chirurgische Eingriff in einer Krankenanstalt von einem für das Deutsche Reich approbierten Arzt ausgeführt werden. Er durfte zudem erst dann vorgenommen werden, wenn der Sterilisationsbeschluss endgültig geworden war. Die Krankenanstalten und die zur Ausführung berechtigten Mediziner wurden von der obersten Landesbehörde bestimmt. Der Eingriff durfte nicht von einem Arzt vorgenommen werden, der den Antrag gestellt oder in dem Verfahren als Beisitzer mitgewirkt hatte. Über die Vornahme der Sterilisation hatte der ausführende Arzt dem zuständigen Amtsarzt einen schriftlichen Bericht unter Angabe des angewandten Verfahrens einzureichen.

Die ausführenden Krankenanstalten

Eine Liste derjenigen Krankenanstalten, die in Preußen zur Ausführung der Unfruchtbarmachungen ermächtigt wurden, veröffentlichte der Preußische Minister des Innern erstmals in einem Runderlass vom 13. März 1934.[1] Im Gegensatz zu anderen Landesbehörden[2] verzichtete er jedoch zunächst auf eine ausdrückliche Benennung von Ärzten, die in den bezeichneten Krankenanstalten die Sterilisierung vornehmen durften. Zugleich wies er die Regierungspräsidenten an, nochmals ausdrücklich zu prüfen, ob in jedem Falle die höheren Anforderungen, die für den Eingriff bei Frauen an Personal und Einrichtung gestellt werden müssen, erfüllt seien.

Zur Ausführung von Sterilisierungen männlicher Patienten wurden im Regierungsbezirk Potsdam die Landesheil- und Pflegeanstalten Eberswalde, Teupitz, Potsdam und Treuenbrietzen, die Kreiskrankenhäuser Prenzlau, Nowawes, Neuruppin, Kyritz, Angermünde sowie die Städtischen Krankenhäuser Potsdam, Brandenburg, Luckenwalde, Perleberg und Wittenberge bestimmt. Die Kreis- bzw. städtischen Krankenhäuser in Prenzlau, Potsdam, Brandenburg und Wittenberge erhielten zudem die Berechtigung, auch Sterilisierungen bei weiblichen Patienten vorzunehmen. Für den Regierungsbezirk Frankfurt/Oder benannte der Minister die Kreiskrankenhäuser in Arnswalde und Crossen, die städtischen Krankenhäuser in Cottbus, Frankfurt/Oder, Driesen, Guben, Küstrin, Landsberg, Forst und Spremberg sowie das Lutherstift in Frankfurt/Oder, das Naemi-Wilke-Stift in Guben und das Gustav-Adolf-Krankenhaus in Schwiebus als Krankenanstalten, die sowohl bei männlichen

1 BLHA Br. Pr. Rep. 3 B Regierung Frankfurt/Oder Abt. I Med Nr. 1040.
2 So z.B. in Baden, siehe Link, Eugenische Zwangssterilisationen, S. 102ff.

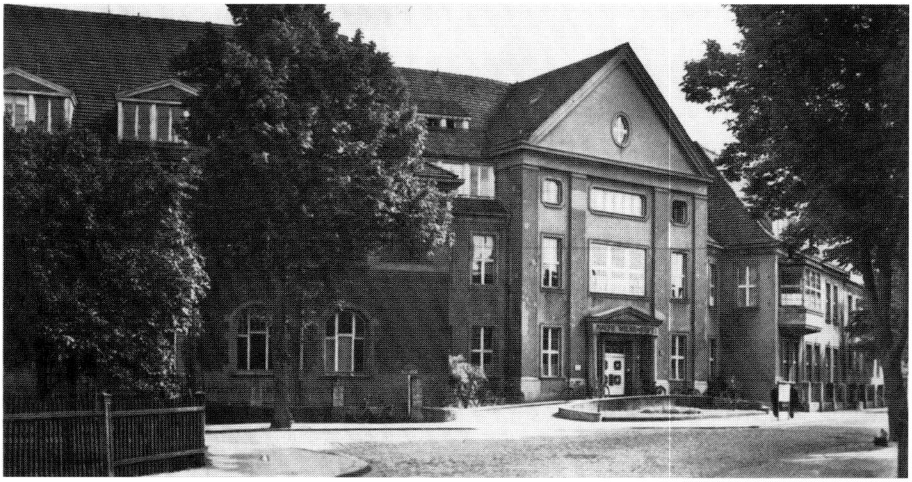

Auch das Naemi-Wilke-Stift in Guben war zur Ausführung von Sterilisationsoperationen berechtigt. Aufnahme um 1928.

als auch bei weiblichen Betroffenen die Unfruchtbarmachung durchführen durften. Die Landesanstalt Landsberg/Warthe erhielt die Berechtigung, männliche Kranke zu sterilisieren. In der Stadt Berlin wurde unter anderem die Brandenburgische Landesfrauenklinik in Neukölln zur Vornahme von Unfruchtbarmachungen nach dem GzVeN bestimmt.

Nachdem zahlreiche weitere Anträge auf Zulassungen bei den Regierungspräsidenten eingegangen waren, wurde die Liste der zur Sterilisierung berechtigten Krankenanstalten bereits am 16. Oktober 1934 durch ein überarbeitetes Verzeichnis abgelöst. Neu hinzu kamen in der Provinz Brandenburg neben der Landesanstalt Görden (nur männliche Patienten) die Kreiskrankenhäuser in Templin, Kalkberge, Bernau, Oranienburg, Nauen, Königswusterhausen, Zossen (nur männliche Patienten), Pritzwalk (nur männliche Patienten), das Städtische Krankenhaus in Rathenow, das Vereinskrankenhaus in Beeskow, das Krankenhaus in Potsdam-Birkenwerder, das Auguste-Victoria-Heim in Eberswalde, die orthopädisch-chirurgische Klinik des Oberlinhauses in Nowawes (nur männliche Patienten), das Johanniter-Krankenhaus in Jüterbog (nur männliche Patienten) sowie die Privatklinik Dr. Wille in Neuruppin (nur männliche Patienten).[3]

Die Benennung weiterer Krankenanstalten lehnte der Reichs- und Preußische Minister des Innern mit Runderlass vom 14. März 1935 vorerst ab, da nach den eingegangen Berichten die bisher zur Vornahme der Unfruchtbarmachung ermächtigten Anstalten ausreichten. Zwei Monate später kündigte er jedoch ein neues Verzeichnis an und zog schließlich am 27. Dezember die früheren Zulassungen zurück, um sogleich neue Ermächtigungen auszusprechen.[4] Neben den Krankenanstalten wurden ausdrücklich auch die dort tätigen Ärzte benannt, die allein zur Vornahme des chirurgischen Eingriffs be-

3 BLHA Br. Pr. Rep. 3 B Regierung Frankfurt/Oder Abt. I Med Nr. 1040, o. Bl.
4 Ebd.

rechtigt waren. Die zur Sterilisierung von weiblichen Patienten ermächtigten Kliniken durften auch Schwangerschaftsunterbrechungen aus eugenischen Gründen vornehmen, die mit der Novelle des GzVeN vom 26. Juni 1935 legalisiert worden waren. „Im Hinblick auf die besondere Verantwortung" bei den auszuführenden Eingriffen verlangte der Reichsminister des Innern, dass die ausführenden Ärzte, sofern sie nicht als Fachärzte für Chirurgie oder für Frauenkrankheiten und Geburtshilfe anerkannt waren, wenigstens über die in den Anordnungen der Kassenärztlichen Vereinigung Deutschlands über die Standes- und Facharzt-Ordnung geforderte fachärztliche Ausbildungszeit verfügten. Sofern Chirurgen auch Unfruchtbarmachungen bei Frauen durchführen wollten, mussten diese zwei weitere Ausbildungsjahre in dem Fach Gynäkologie nachweisen.

Einigen Ärzte, die im Regierungsbezirk Frankfurt/Oder zuvor Sterilisationen vorgenommen hatten, wurde die Zulassung durch den Erlass des Ministers vom 27. Dezember 1935 ausdrücklich wegen mangelnder Qualifikation versagt. Der für die Ausführung der Sterilisationsoperationen in der Landesanstalt Sorau vorgesehene Oberarzt Dr. Otto Hebold, der die geforderte Ausbildungszeit nicht nachweisen konnte, erhielt die ministerielle Genehmigung nur, weil er in der Landesanstalt Teupitz bereits „eine größere Anzahl der in Frage stehenden Operationen einwandfrei durchgeführt" hatte. Deutlich drückte der im Reichsinnenministerium zuständige Abteilungsleiter Dr. Gütt gegenüber dem Regierungspräsidenten in Frankfurt/Oder sein Befremden darüber aus, dass im dortigen Regierungsbezirk „für die Vornahme derart schwieriger Operationen, wie sie die Unfruchtbarmachungen bei Frauen vorstellen, junge Ärzte als Vertreter benannt werden, die erst kürzlich approbiert worden sind".[5]

Die Vornahme von Sterilisationen durch nicht ausreichend qualifizierte Ärzte stellte aus Sicht der Reichsregierung eine nicht zu unterschätzende Gefahrenquelle für die reibungslose Durchführung des GzVeN dar. Jede schwere Operationskomplikation und jeder Todesfall, der in der Öffentlichkeit bekannt wurde, untergruben die staatlichen Bemühungen, die Bevölkerung von der Notwendigkeit der Sterilisationsmaßnahmen zu überzeugen.[6] Es sollte daher alles vermieden werden, was das Misstrauen der Bevölkerung gegen das Gesetz fördern konnte.

Bereits am 1. November 1934 hatte der Regierungspräsident in Frankfurt/Oder unter Hinweis auf die unzureichende Ausbildung des vorgesehenen Arztes dem Städtischen Krankenhaus in Sommerfeld die beantragte Zulassung versagt,[7] obwohl Kreisarzt, Bürgermeister, Landrat und Ärztekammer den Antrag unterstützten. Die Einschätzung des Kreisarztes, es bedeute für die Betroffenen eine unnötige Härte, die Operation in dem bisher allein zugelassenen

5 Reichsminister des Innern (Dr. Gütt) an Regierungspräsident Frankfurt/Oder vom 27.12.1935, in: ebd.

6 Ganssmüller, Erbgesundheitspolitik des Dritten Reiches, S. 89ff.

7 Regierungspräsident Frankfurt/Oder an Kreisarzt in Crossen vom 1.11.1934, in: BLHA Br. Pr. Rep. 3 B Regierung Frankfurt/Oder Nr. 1041, o. Bl. Der Regierungspräsident verwies dabei auf den 5. Art. der Ausführungsverordnung des GzVeN, wonach der Eingriff nur durch einen chirurgisch geschulten Arzt vorgenommen werden dürfe. Als solcher galt, wer als Facharzt für Chirurgie oder für Frauenkrankheiten und Geburtshilfe oder für beide Sonderfächer anerkannt war. Die Anerkennung erfolgte nach den Leitsätzen des Deutschen Ärztevereinsbundes zur Facharztfrage, die auf dem Ärztetag in Bremen 1924 beschlossen wurden. Siehe Gütt, Rüdin, Ruttke, GzVeN, 1934, S. 159f.

Kreiskrankenhaus in Crossen durchführen zu lassen, ließ der Regierungspräsident nicht gelten. Unter dem Hinweis, dass nicht allein die berufliche Fähigkeit des Krankenhausarztes ausschlaggebend sei, lehnte er auch einen erneuten Antrag im Jahr 1936 ab.[8] Generell plädierte er dafür, die Zahl der ausführenden Krankenanstalten möglichst klein zu halten, „um einmal eine bessere Übersicht und Auswertung des Materials zu erzielen, andererseits um den an Zahl beschränkten Krankenhäusern die Schaffung einer möglichst zweckentsprechenden Einrichtung zu erleichtern". Darüber hinaus erfüllte das Krankenhaus aus seiner Sicht auch nicht die für eine Zulassung erforderlichen Voraussetzungen. Dabei verwies er auf die ministeriellen Vorgabe, wonach die Betroffenen möglichst in Einzelzimmern unterzubringen seien. Ferner seien für eine Zulassung generell hohe Ansprüche an den baulichen und technischen Zustand der Einrichtung zu stellen, und schließlich verfüge das Krankenhaus auch nicht über einen fachlich vorgebildeten Vertreter, falls der zugelassene Arzt verhindert sei. Mit den gleichen Argumenten lehnte der Regierungspräsident am 30. Juni 1936 auch den Antrag des Städtischen Krankenhauses in Züllichau ab.

Von den brandenburgischen Provinzialeinrichtungen hatten durch den Runderlass vom 13. März 1934 zunächst nur die Landesanstalten Eberswalde, Teupitz, Potsdam, Treuenbrietzen und Landsberg die Berechtigung zur Sterilisierung ihrer männlichen Patienten erhalten. Die übrigen Anstalten sollten nach einer Verfügung des Oberpräsidenten vom 8. Mai 1934[9] ihre männlichen Kranken zunächst im nächstgelegenen zugelassenen Krankenhaus bzw. im Falle der Landesanstalt Teupitz im Berliner Rudolf-Virchow-Krankenhaus sterilisieren lassen. Um die damit verbundenen hohen Kosten langfristig zu senken, forderte der Oberpräsident die Anstalten auf, zwecks späterer Zulassung zunächst für eine entsprechende Ausbildung der dort tätigen Ärzte zu sorgen. Dies sollte durch die regelmäßige Teilnahme eines Anstaltsarztes bei den im benachbarten Kreiskrankenhaus vorgenommenen Sterilisationen erreicht werden. Der Oberpräsident ging davon aus, dass „die Assistenz bei rund 10 solcher Operationen zur Fachausbildung ausreichen wird, um die ordnungsmäßige Sterilisierung in jeder größeren Landesanstalt selbst durchführen zu können".

Entsprechend dieser Anweisung vereinbarte die Landesanstalt Neuruppin, die ihre männlichen Anstaltspatienten zunächst zur Unfruchtbarmachung an das Kreiskrankenhaus in Neuruppin überwiesen hatte, mit dem dortigen Leiter, Dr. Wetzel, eine Assistenz des chirurgisch vorgebildeten Oberarztes Dr. Hamann bei den in der Klinik vorgenommenen Sterilisationen.[10] In gleicher Weise gingen nach einem Schreiben des Oberpräsidenten vom 11. Juli 1934 auch andere Landesanstalten vor.[11] Nachdem Oberarzt Dr. Hamann an zehn und Oberarzt Dr. Berendes an elf Sterilisationen im Kreiskrankenhaus Neuruppin teilgenommen hatten, bat die Anstaltsleitung in Neuruppin am 30. Oktober 1934 den Oberpräsidenten, die ministerielle Genehmigung zur

8 Regierungspräsident Frankfurt/Oder an Bürgermeister der Stadt Sommerfeld vom 11.6.1936 in: BLHA Br. Pr. Rep. 3 B Nr. 1041, o. Bl.
9 BLHA Br. Pr. Rep. 55 C Landesanstalt Neuruppin Nr. 72 Bl. 53.
10 Ebd., Bl. 93.
11 Ebd., Bl. 101.

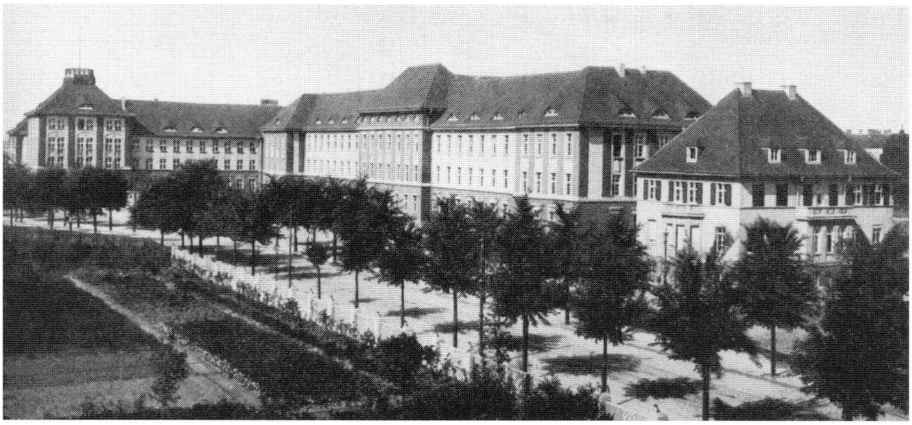

In der Brandenburgischen Landesfrauenklinik Berlin-Neukölln wurden unter der Leitung von Prof. Dr. Benno Ottow mehr als 1600 Frauen sterilisiert. Aufnahme um 1930.

Durchführung von Sterilisationen in der Landesanstalt Neuruppin zu erwirken.[12] Diese wurde durch Erlass vom 16. März 1935 zwar erteilt, jedoch an die benannten Ärzte Hamann und Berendes gebunden.[13] Gleichzeitig wies der Oberpräsident die Pflegeanstalt Wittstock und das Wanderarbeitsheim Kyritz an, die Sterilisierungen ihrer Patienten künftig in der Landesanstalt Neuruppin vornehmen zu lassen.

Als letzte brandenburgische Provinzialeinrichtung erhielt die Landesanstalt Sorau durch Erlass vom 27. Dezember 1935 die Genehmigung zur Ausführung von Sterilisationen, nachdem ein erster Antrag vom 27. Februar 1935 an der mangelnden chirurgischen Qualifikation des vorgesehenen Arztes zunächst gescheitert war.[14] Die einzige nicht zugelassene brandenburgische Landesanstalt Lübben ließ die Unfruchtbarmachung ihrer männlichen Patienten bis Kriegsbeginn in der Landesanstalt Teupitz, später auch im Städtischen Krankenhaus Cottbus durchführen.

Aus Sicht der Provinzialverwaltung erschwerte die an bestimmte Ärzte gebundene Zulassung der Landesanstalten sowohl die Durchführung der Sterilisationen in den Anstalten als auch den Verwaltungsaufwand bei geplanten Versetzungen von Ärzten in andere Provinzialeinrichtungen. Aus diesem Grund regte der Oberpräsident bei den zuständigen Verwaltungsbehörden an, eine einmal ausgesprochene Ermächtigung eines Arztes für alle Landesanstalten, an die der zugelassene Mediziner zukünftig dienstlich versetzt werde, gelten zu lassen, was der Regierungspräsident in Potsdam mit Schreiben vom 19. März 1936 auch genehmigte.[15] Trotzdem kam es infolge des Ausscheidens aus dem Provinzialdienst oder nach Kriegsbeginn aufgrund des Wehrmachtseinsatzes von zugelassenen Ärzten zu Verzögerungen bei der Durchführung

12 Ebd., Bl. 130.
13 Ebd., Bl. 139.
14 Reichsminister des Innern vom 27.3.1935, in: BLHA Br. Pr. Rep. 3 B Regierung Frankfurt/Oder Abt. I Med Nr. 1041.
15 BLHA Br. Pr. Rep. 55 Provinzialverband Abt. VII b Nr. 4, Bl. 40, 42.

von Sterilisationen. Zum Teil mussten die Anstalten über einen längeren Zeitraum ihre Patienten zur Unfruchtbarmachung an benachbarte städtische oder Kreiskrankenhäuser überweisen, zum Teil, wie im Falle von Görden, ließ man die Sterilisationen von dem in Treuenbrietzen tätigen Oberarzt Dr. Hagemeister ausführen.[16] Der Landesanstalt Sorau drohte im Juli 1941 sogar der Entzug der Ermächtigung, weil die Anstaltsleitung nach Einberufung des zugelassenen Oberarztes Dr. Hamann die Patienten ohne staatliche Genehmigung zur Ausführung der Unfruchtbarmachung an eine nicht ermächtigte Privatfrauenklinik in Sorau überwies. Auch der Hinweis, dass die Verordnung vom 31. August 1939 in dringenden Fällen derartige Ausnahmen zulasse, wurden von staatlicher Seite nicht akzeptiert.[17]

Ärzte in den Brandenburgischen Provinzialanstalten, die Sterilisationen durchführten:[1]

PROVINZIALANSTALTEN	STERILISATIONSÄRZTE
Eberswalde	Dr. Herbert Meyer, Dr. Otto Hebold
Görden	Dr. Paul Honekamp Dr. Paul Hagemeister (Treuenbrietzen) Dr. Heinrich Lohwasser
Landsberg/Warthe	Dr. Heinrich Lohwasser
Neuruppin (und Pflegeanstalt Wittstock)	Dr. Franz Hamann, Dr. Hans Berendes
Potsdam	Dr. Hans Bentin, Dr. Paul Honekamp Dr. Paul Hagemeister (Treuenbrietzen)
Sorau	Dr. Otto Hebold, Dr. Franz Hamann
Teupitz	Dr. Otto Hebold, Dr. Karl Sitzler
Treuenbritzen	Dr. Paul Hagemeister
Brandenburgische Landesfrauenklinik Neukölln	Dr. Benno Ottow Dr. Kurt Baecker Dr. Hellmut Tollas Dr. Karl Heyrowsky

1) Quelle: Kristina Hübener, Die Landesanstalt Eberswalde 1933 bis 1945, in: dies. (Hg.) Brandenburgische Heil- und Pflegeanstalten in der NS-Zeit (= Schriftenreihe zur Medizin-Geschichte des Landes Brandenburg, Bd. 3),Berlin 2002, S. 179–194 (S. 189); Falk u. Hauer, Erbbiologie, Zwangssterilisation und „Euthanasie", S. 87; BLHA Br. Pr. Rep. 55 Provinzialverband Abt. VII b Nr. 4.

Die Brandenburgische Landesfrauenklinik

Der Vorschlag, die Sterilisierungen in den brandenburgischen Anstalten durch eigene Ärzte durchführen zu lassen, betraf nur männliche Kranke; die Unfruchtbarmachung der weiblichen Psychiatriepatienten sollte nach einer Verfügung des Oberpräsidenten ausschließlich in der Brandenburgischen Landesfrauenklinik in Berlin-Neukölln stattfinden.[18]

Seit dem 1. November 1933 wurde diese Provinzialeinrichtung von dem damals 49-jährigen, in Kertell (Estland) geborenen Benno Ottow geleitet. Ottow, ein Schüler des renommierten Direktors der Berliner Universitätsfrauenkli-

16 Ebd., Bl. 11.
17 BLHA Br. Pr. Rep. 3 B Regierung Frankfurt/Oder Abt. I Med Nr. 1041.
18 Ottow an Direktor der Landesanstalt Neuruppin vom 6.6.1934, in: BLHA Br. Pr. Rep. 55 C Landesanstalt Neuruppin Nr. 72, Bl. 28. Diese Anordnung war auf offene Kritik in den umliegenden Städten und Kreisen gestoßen, da die dortigen Krankenanstalten und ihre vorgesetzten Verwaltungen auf eine Überweisung der weiblichen Anstaltspatienten an städtische Krankenhäuser gehofft hatten. Siehe Oberpräsident (Verwaltung des Provinzialverbandes) an Deutschen Gemeindetag vom 5.3.1935, in: BLHA Br. Pr. Rep. 55 Provinzialverband Abt. VII b Nr. 4, Bl. 100ff.

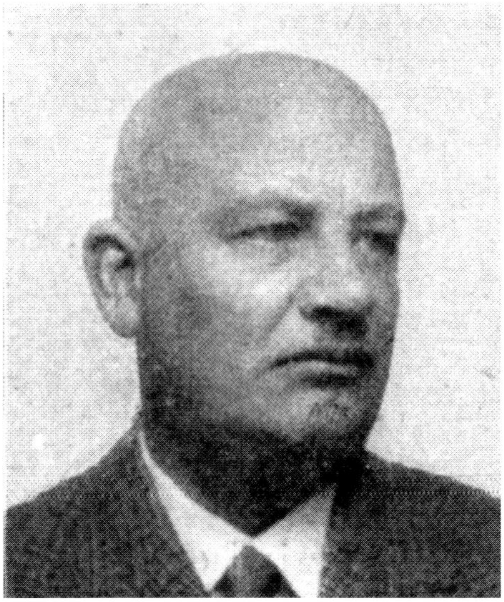

Benno Ottow, Aufnahme um 1934.

nik, Prof. Dr. Walter Stöckel,[19] war zuvor außerordentlicher Professor für Gynäkologie und Geburtshilfe an der Berliner Universität gewesen und gehörte bereits seit dem 1. März 1932 der NSDAP an.[20] Schon bei seiner Amtseinführung am 2. November 1933 kündigte er vor den anwesenden Mitarbeitern und der Führungsspitze des Provinzialverbandes eine „kompromisslose Eingliederung dieser Klinik in die Gesamtheit des nationalsozialistischen Staatsgefüges" an.[21] Davon überzeugt, dass es „um den Bestand und die Zukunft des deutschen Volkes geht", trat Ottow von Anfang an für eine konsequente Umsetzung des GzVeN ein, die er vor allem als eine ärztliche Aufgabe begriff: „Es liegt viel, ja ausschließlich am deutschen Arzt, daß das Gesetz mit seinen erhofften, sich aber erst nach Jahrzehnten offensichtlich zeigenden Folgen, durchgeführt wird. Man darf mit Stolz behaupten, noch nie in der Geschichte der Menschheit ist der Arzt in seinem wirklichem Arzttum so in das Volksschicksal und damit in den Volksstaat eingebaut worden, wie das heute durch die biologisch begründete und im deutschen Staat verankerte nationalsozialistische Weltanschauung praktisch geschieht! Der deutsche Arzt sei sich dessen bewußt und er setze alles daran, daß der Glaube, der in ihn gesetzt wird, kein leerer ist. Das Gesetz verlangt die tätige, überzeugungstreue Mitarbeit jeden Arztes und darüber hinaus aller Personen, die sich mit Untersuchung, Heilbehandlung und Betreuung kranker Volksgenossen zu befassen haben"[22].

19 Zeugnis Stöckels vom 12.9.1932, in: BLHA Br. Pr. Rep. 55 Provinzialverband Personalakten Nr. 5982.
20 Ebd. Ferner war Ottow seit dem 5.8.1932 Mitglied des Nationalsozialistischen Ärztebundes und seit 1934 Mitglied des Nationalsozialistischen Dozentenbundes.
21 Zitiert nach Bernhard Bremberger, „Die kinderreiche, erbgesunde rassisch wertvolle deutsche Familie – der einzige Wegweiser der deutschen Hebamme." Die Brandenburgische Landesfrauenklinik in Neukölln unter der Leitung von Prof. Benno Ottow (1933-1945), in: Der erste Schrei oder: Wie man in Neukölln zur Welt kommt. Begleitband zur Ausstellung des Heimatmuseums Neukölln, Berlin 2000, S. 24–28 (S. 24).

Schon bald nahm Ottow eine führende Rolle bei der praktischen Umsetzung des GzVeN in Berlin und Brandenburg ein. Seit dem 1. April 1934 gehörte er als ärztliches Mitglied dem Erbgesundheitsgericht Berlin (Erste Kammer) und ab Juni 1936 dem Erbgesundheitsobergericht Berlin an. Bereits im April 1934 richtete Ottow in der von ihm geleiteten Klinik eine geschlossene Abteilung zur Durchführung von eugenisch indizierten Sterilisierungen ein. Mit der Konzentration der „Sterilisationsfälle“ war die Einrichtung aus seiner Sicht nicht nur „in der Lage, auf diesem Gebiet führend wissenschaftlich zu arbeiten“, sondern sie trug vor allem auch zur Förderung der praktischen Durchführung des GzVeN bei.[23] Es gelte, so Ottow, „zusammen mit anderen grossen materialreichen Kliniken und Krankenhäusern die Normen auszuarbeiten und die Erfahrungen zu sammeln, damit die Unfruchtbarmachung dann mit grösstem Nutzen herausgehen kann an die Gesamtheit der zur Mitarbeit berufenen Ärzte“.[24]

Die in der Landesfrauenklinik sterilisierten Frauen stammten weitgehend aus den psychiatrischen Landesanstalten der Provinz Brandenburg, ein geringerer Teil wurde von einzelnen Amtsärzten aus Berlin und Umgebung geschickt.[25] Zunächst schloss die vom Oberpräsidenten verfügte Überweisung der weiblichen Anstaltsinsassen auch die Berliner Patientinnen in den Provinzialeinrichtungen ein; auf Wunsch des Berliner Oberbürgermeisters mussten diese jedoch bereits ab Juli 1934 zur Sterilisierung entweder an das Rudolf-Virchow-Krankenhaus oder an das Städtische Krankenhaus Neukölln überwiesen werden.[26]

Das Pflegepersonal für die Sterilisationsabteilung in der Landesfrauenklinik stellten die brandenburgischen Provinzialanstalten.[27] Für die psychiatrische Betreuung der eingewiesenen Patientinnen standen, so Ottow, Tag und Nacht speziell ausgebildete, erfahrene „Irrenpflegerinnen“ zur Verfügung, die auch im Raum der operierten Frauen schliefen.[28] Zudem war die Sterilisationsabteilung wegen der Fenstersturzgefahr bewusst im Erdgeschoss der Klinik untergebracht worden.

Die Gesamtzahl der in der Brandenburgischen Landesfrauenklinik vorgenommenen Sterilisationen ist nicht bekannt; im Januar 1936 verzeichnete man allerdings schon 800 durchgeführte Operationen. Nach einem Bericht des Berliner Ärzteblatts vom 15. Oktober 1938 belief sich die Zahl der in der Landesfrauenklinik ausgeführten Unfruchtbarmachungen auf mittlerweile „über 1 600“.[29] Es ist nicht bekannt, wie lange die Sterilisationsabteilung noch wäh-

22 Benno Ottow, Vorläufiges über praktische Erfahrungen in der Erbgesundheitsgerichtsbarkeit und bei der Unfruchtbarmachung erbkranker Frauen, in: Zentralblatt für Gynäkologie, 58. Jg., 1934, S. 2290–2308 (S. 2290).

23 Auszug aus dem Bericht des Direktors der Brandenburgischen Landesfrauenklinik vom 17.11.1934, in: BLHA Br. Pr. Rep. 55 C Landesanstalt Neuruppin Nr. 72 Bl. 133.

24 Ottow an den Oberpräsidenten (Verwaltung des Provinzialverbandes) vom 27.1.1935, in: BLHA Br. Pr. Rep. 55 Provinzialverband Abt. VII b Nr. 4 Bl. 110ff.

25 Ottow, Vorläufiges über praktische Erfahrungen, S. 2291; ders., Zur Klinik der gesetzlichen Unfruchtbarmachung der Frau, in: Deutsche Medizinische Wochenschrift, 61. Jg., 1935, S. 585–590 (S. 586).

26 Oberpräsident der Provinz Brandenburg an Direktor der Landesanstalt Neuruppin vom 24.7.1934, in: BLHA Br. Pr. Rep. 55 C Landesanstalt Neuruppin Nr. 72 Bl. 52.

27 Beatrice Falk u. Friedrich Hauer, Erbbiologie, Zwangssterilisation und „Euthanasie“ in der Landesanstalt Görden, in: Kristina Hübener (Hg.), Brandenburgische Heil- und Pflegeanstalten in der NS-Zeit, Berlin 2002, S. 79–104 (S. 86).

28 Ottow, Vorläufiges über praktische Erfahrungen, S. 2295; ders., Zur Klinik der gesetzlichen Unfruchtbarmachung der Frau, S. 586.

rend des Zweiten Weltkrieges aufrecht erhalten wurde. Der letzte, in den Einzelfallakten dokumentierte Hinweis auf eine in der Brandenburgischen Landesklinik vorgenommene Unfruchtbarmachung datiert vom 2. Juli 1942. Schon wenige Monate später, ab 1943 erfolgte die allmähliche Verlegung einzelner Krankenhausbereiche von dem exponierten Standort nahe dem Flughafen Tempelhof in die weniger gefährdeten Provinzgebiete östlich der Oder.[30] Spätestens ab August 1943 wurden in der Neuköllner Landesfrauenklinik mit Sicherheit keine Sterilisationen mehr vorgenommen. Wegen der Räumung sowohl der Landesfrauenklinik als auch der Berliner Krankenhäuser erklärte sich der Oberpräsident am 24. August für die Dauer des Krieges mit der Unfruchtbarmachung sämtlicher Anstaltspatientinnen im nächstgelegenen Krankenhaus einverstanden.[31] Am 29. Dezember 1943 beschädigte ein Bombenangriff das Klinikgebäude in Neukölln so stark, dass man die meisten Patientinnen bis auf wenige Ausnahmen, darunter 22 schwangere Ostarbeiterinnen, nach Hause entlassen musste. Nach dem provisorischen Wiederaufbau wurde das Gebäude schließlich im August 1944 an die Stadt Berlin verpachtet und Ende Januar 1945 mussten auch die östlich der Oder gelegenen Ausweichquartiere wegen der heranrückenden Front aufgegeben werden. Nach dem Krieg übersiedelte Ottow nach Schweden und arbeitete dort im Naturhistorischen Reichsmuseum in Stockholm. In seinen weiteren Veröffentlichungen befasste er sich vor allem mit der Fortpflanzung von Säugetieren und ausgestorbenen Urtieren. Er starb am 29. Mai 1975 in Stockholm.[32]

Aufbauend auf seinen Erfahrungen als Leiter einer Frauenklinik mit eigener Sterilisationsabteilung veröffentlichte Ottow in den dreißiger Jahren zahlreiche Schriften zur Durchführung des GzVeN. Zudem entwickelte er eine eigene Operationsmethode, die Eingang in die gynäkologische Fachliteratur zur Sterilisationspraxis fand.[33] Für diese Methode sprach aus Ottows Sicht nicht nur ihre einfache Technik und die Zuverlässigkeit, mit der eine spätere Schwangerschaft verhindert wurde, sondern auch die nur selten beobachteten Operationskomplikationen. So waren nach seinen Angaben bis Mitte Januar 1936 insgesamt „nur 2“ der 800 vorgenommenen Sterilisationen tödlich verlaufen, „ein Satz“, so Ottow, „der bisher von keiner Klinik Deutschlands erreicht worden ist, insbesondere wenn man die schlechte Konstitution des Krankenmaterials berücksichtigt“[34]. Wegen ihrer Zuverlässigkeit und Sicherheit begrüßte er auch die Einführung der Strahlensterilisation „für bestimmte,

29 Ärzteblatt für Berlin und Kurmark vom 15. Oktober 1938, S. 694.
30 Bremberger, „Die kinderreiche, erbgesunde, rassisch wertvolle deutsche Familie, – der einzige Wegweiser der deutschen Hebamme“, S. 27f.
31 BLHA Br. Pr. Rep. 55 C Landesanstalt Neuruppin Nr. 72 Bl. 291.
32 Bremberger, „Die kinderreiche, erbgesunde, rassisch wertvolle deutsche Familie – der einzige Wegweiser der deutschen Hebamme“, S. 28.
33 Karl Heinrich Bauer u. Felix von Mikulicz-Radecki, Die Praxis der Sterilisierungsmethoden, Leipzig 1936, S. 132ff.
34 Ottow auf der Konferenz der Anstaltsleiter am 15. Januar 1936, in: BLHA Br. Pr. Rep. 55 Provinzialverband Abt. I Nr. 218, S. 228.

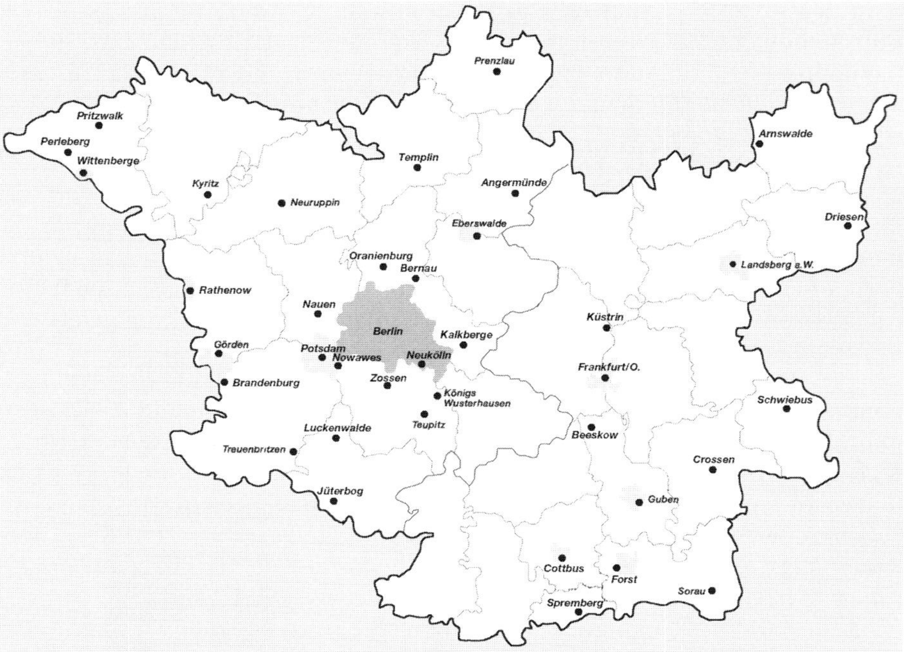

Landesheilanstalten
Eberswalde (M)
Görden (M)
Landsberg (M)
Neuruppin (M)
Potsdam (M)
Sorau (M)
Teupitz (M)
Treuenbrietzen (M)
Brand. Landesfrauenklinik (Berlin-Neukölln, nur Frauen)

Kreiskrankenhäuser
Angermünde (M)
Arnswalde
Bernau
Crossen
Kalkberge
Königswusterhausen
Kyritz (M)
Nauen
Nowawes (M)
Neuruppin (M)
Oranienburg
Prenzlau
Pritzwalk (M)
Templin
Zossen (M)

Städt. Krankenhäuser
Brandenburg/Havel
Cottbus
Driesen
Forst
Frankfurt/Oder
Guben
Küstrin
Landsberg
Luckenwalde (M)
Potsdam
Perleberg (M)
Rathenow
Spremberg
Wittenberge

Sonstige Krankenanstalten
Auguste-Victoria-Heim in Eberswalde
Gustav-Adolf-Krankenhaus in Schwiebus
Johanniter-Krankenhaus in Jüterbog (M)
Krankenhaus in Potsdam-Birkenwerder
Lutherstift in Frankfurt/Oder
Naemi-Wilke-Stift in Guben
Oberlinhaus in Nowawes (M)
Privatklinik Dr. Wille in Neuruppin (M)
Vereinskrankenhaus in Beeskow

Krankenanstalten, die in der Provinz Brandenburg zur Ausführung von Sterilisationen berechtigt waren. Die mit (M) gekennzeichneten Anstalten durften nur männliche Patienten sterilisieren.

meist präklimakterische Fälle"[35]. Eifrig war Ottow bemüht, die Landesfrauenklinik zu einer auf dem Gebiet der Sterilisation führenden Einrichtung auszubauen. Mit Zustimmung der Provinzialverwaltung warb er um eine Nachkontrolle der in der Landesfrauenklinik sterilisierten und an die Anstalten

35 Benno Ottow, Die grundlegenden Prinzipien der operativen Methodik der gesetzlichen Unfruchtbarmachung erbkranker Frauen, in: Zentralblatt für Gynäkologie, 60. Jg., 1936, S. 854–859 (S. 859).

zurück überwiesenen Frauen in Form eines Fragebogens, den jede Landesanstalt für ihre unfruchtbar gemachten Patientinnen auszufüllen hatte. Inwieweit dieser Wunsch Ottows tatsächlich realisiert wurde, lässt sich aufgrund des vorliegenden Quellenmaterials nicht feststellen. In seinen Publikationen fanden derartige Nachkontrollen keine Erwähnung.

Grundsätzlich stellte das psychiatrische Erscheinungsbild der Patientin für Ottow keine Kontraindikation bei der operativen Sterilisation dar. Unter den bis Februar 1935 in der Landesfrauenklinik durchgeführten Sterilisationen hatte er nach eigenen Angaben lediglich in sechs Fällen eine Sterilisation temporär oder völlig abgelehnt. Unter bestimmten Umständen hielt er auch eine Zwangsnarkose für „unentbehrlich, es sei denn, man verzichtet ganz oder wenigstens für längere Zeit auf den Eingriff"[36]. Aus ähnlichen Gründen bezeichnete er auch die Unfruchtbarmachung in jugendlichem Alter als „nicht ungünstig". Die von ihm vorgenommenen Sterilisationen an 13- und 14-jährigen Mädchen, bei denen teilweise die Menstruation noch nicht eingesetzt hatte, rechtfertigte er mit dem „Minimum an psychischer Emotion", die der Eingriff angeblich bei den betroffenen Patientinnen hervorrufen würde.[37]

Sterilisationsmethoden

Hinsichtlich der Sterilisationsmethode legte das GzVeN vom 14. Juli 1933 lediglich fest, dass die Unfruchtbarmachung durch einen chirurgischen Eingriff geschehen sollte. Präzisiert wurde diese Forderung in der Ersten Ausführungsverordnung vom 5. Dezember 1933. Danach sollte die Unfruchtbarmachung in der Weise erfolgen, „dass ohne Entfernung der Hoden oder Eierstöcke die Samenleiter oder Eileiter verlegt, undurchgängig gemacht oder durchgetrennt werden". Lediglich zur Abwendung einer ernsten Gefahr für Leben und Gesundheit des Betroffenen und mit dessen Einwilligung durfte eine Entfernung der Keimdrüsen vorgenommen werden.[38]

Mit der Einführung des Sterilisationsgesetzes brach unter Chirurgen und Gynäkologen eine rege Debatte über die verschiedenen Operationsmöglichkeiten auf, die sich in zahlreichen Fachpublikationen zu Sterilisationspraxis niederschlug. Doch während sich für die Unfruchtbarmachung beim Mann eine weitgehend standardisierte, in ihrer Ausführung nur jeweils gering modifizierte Operationstechnik herausbildete, führte die Diskussion um die einfachste und zugleich sicherste Sterilisierung der Frau nicht zur Entwicklung eines allgemein anerkannten Standardverfahrens.[39]

Bei einer typischen Sterilisierungsoperation des Mannes wurden aus den Samenleitern jeweils ein Stück von 3 bis 5 cm reseziert und die Samenleiterenden beidseitig abgebunden.[40] Unterschiede in der Ausführung gab es nach einer zeitgenössischen Umfrage unter 81 Kliniken vor allem bei der Schnittfüh-

36 Ottow, Zur Klinik der gesetzlichen Unfruchtbarmachung der Frau, S. 587.
37 Ebd., S. 590.
38 § 14 des GzVeN vom 14.7.1933.
39 Bauer u. Mikulicz-Radecki, Die Praxis der Sterilisationsoperationen, S. III (Vorwort).
40 Ebd., S. 39ff.

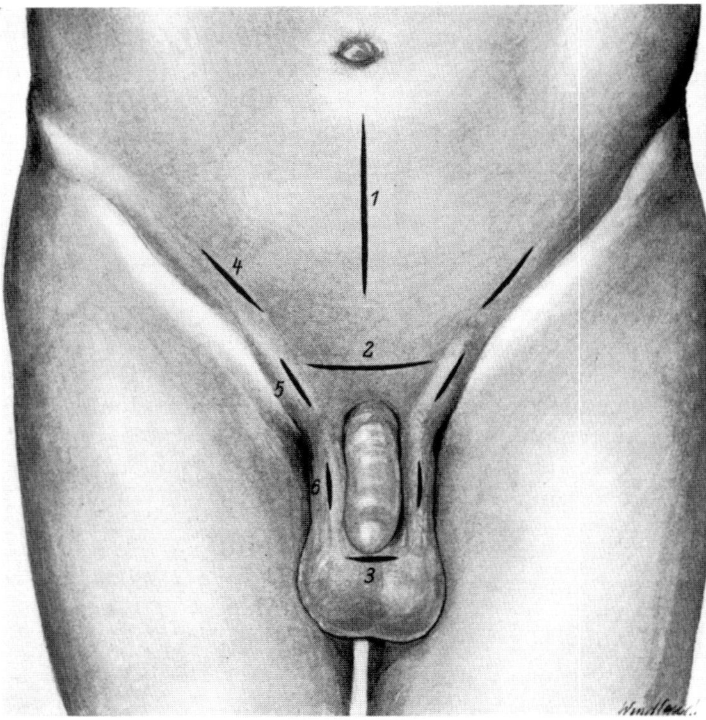

Abb. 3. Schnittführungen zur Sterilisierungsoperation beim Mann. 1. Medialer Längsschnitt nach Schmidt. 2. Querschnitt unterhalb der Symphyse. 3. Querschnitt des Skrotums nach Oehlecker. 4. Doppelseitiger inguinaler Schnitt über dem äußeren Leistenring. 5. Doppelseitiger präpubischer Schnitt. 6. Doppelseitiger Schnitt im Bereich des Skrotalansatzes

rung.[41] Die Sterilisierung beim Mann galt als verhältnismäßig einfach und wurde im Normalfall nur mit örtlicher Betäubung durchgeführt.

Anders verhielt es sich bei der Unfruchtbarmachung von Frauen. Diese wurde wegen des weitaus größeren und schwierigeren Eingriffs unter Vollnarkose ausgeführt, häufig unter Verwendung des Rektalbasisnarkosemittels Avertin. Eine wegen ihrer einfachen Technik weit verbreitete Sterilisationsmethode war die so genannte Tubenquetschung nach Madlener. Nach einer Sammelstatistik über 5 559 vom 1. Januar 1934 bis Frühjahr 1935 an deutschen Universitäts- und größeren Frauenkliniken durchgeführten Sterilisationen wurde diese Methode in 37 Prozent der Fälle gewählt.[42] Trotzdem galt sie vielen Gynäkologen als zu unsicher, um ihre Anwendung als Standardverfahren zu propagieren. Zu den schärfsten Kritikern dieser Sterilisationsmethode ge-

41 Ebd., S. 34ff.
42 Felix von Mikulicz-Radecki, Sammelstatistik über eugenische Sterilisierungen bei der Frau und daraus sich ergebende Richtlinien, in: Zentralblatt für Gynäkologie, 59. Jg., 1935 S. 1749–1759 (S. 1756).

132

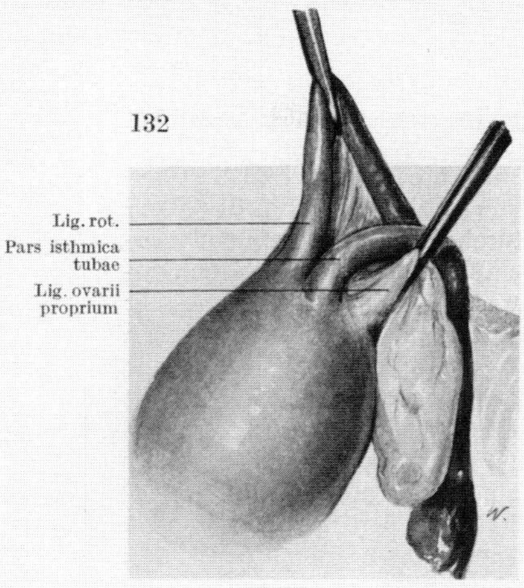

Abb. 79.

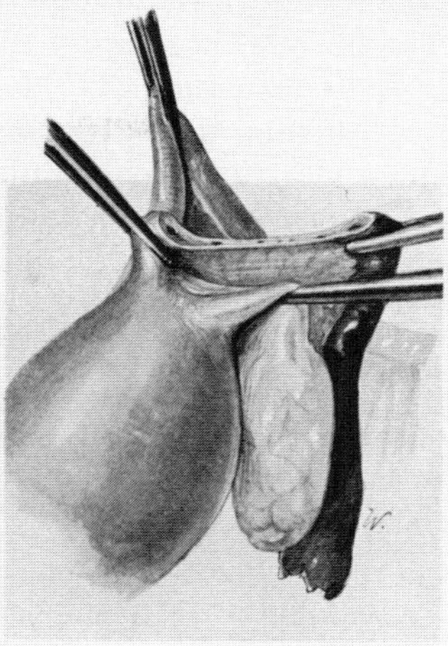

Abb. 80.

Abb. 79. Sterilisierung nach Ottow. Lig. rotundum und Lig. ovarii proprium (rechts) sind mit Klemmen gefaßt, wodurch die Pars isthmica der Tube deutlich sichtbar wird

Abb. 80. Etwa 2 cm der Pars isthmica tubae werden zwischen 2 Klemmen reseziert

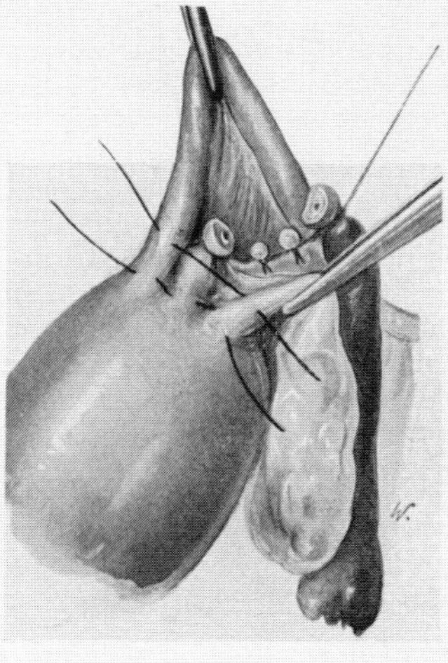

Abb. 81.

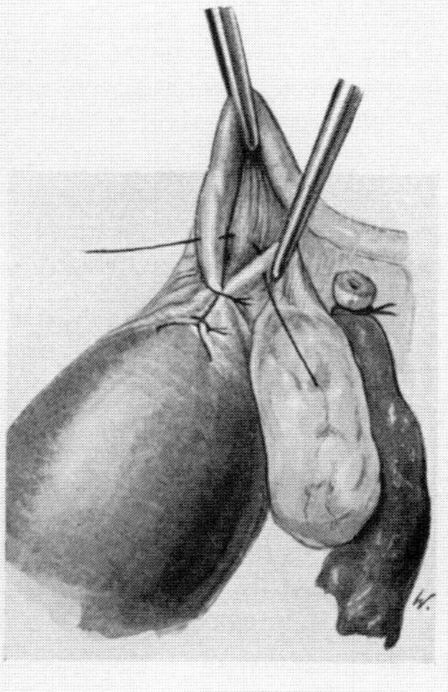

Abb. 82.

Abb. 81. Die Tubenstümpfe sind umstochen, die Blutstillung an der Mesosalpinx durchgeführt. Deckung des uterinen Tubenstummels mit Lig. rotundum und Lig. ovarii proprium

Abb. 82. Letzte Decknaht, die Peritoneum des Lig. latum mitfaßt

Auszug aus dem Standardwerk „Die Praxis der Sterilisationsmethoden" von Karl Heinrich Bauer und Felix Mikulicz-Radecki, 1936 (links und oben).

hörte der Leiter der Brandenburgischen Landesfrauenklinik, der hier „die Möglichkeit zu weitgehender Sabotage des Gesetzes zur Verhütung erbkranken Nachwuchses auch noch nach erfolgter ‚Sterilisation' gegeben" sah.[43] Aus diesen Gründen trat Ottow, der zunächst eine besondere Modifikation der so genannten Verlagerungsmethode angewandt hatte[44], seit 1936 für eine gesetzlich vorgeschriebene vollständige Entfernung der Eileiter ein, um die „nicht geringe Möglichkeit der Neueinpflanzung" auszuschließen.[45] Diese so genannte Totalexstirpation der Tuben wandte man nur in rund elf Prozent der befragten Frauenkliniken an, weitaus häufiger (27,8 Prozent) wurde die so genannte Keilexcision des intramuralen Tubenabschnittes praktiziert. Rund 21 Prozent der befragten Frauenkliniken bevorzugten als Sterilisationsverfahren verschiedene Varianten und Modifikationen der so genannten Verlagerungsmethode nach Menge.

Die in den ausgewerteten Sterilisationsakten überlieferten ärztlichen Berichte zeigen, dass alle beschriebenen Operationsmethoden in brandenburgischen Krankenanstalten zum Einsatz kamen, eine genaue Aussage zu ihrer Häufigkeit ist aufgrund fehlender und ungenauer Angaben der verantwortlichen Ärzte nicht möglich.

Schließlich wurde durch das Zweite Gesetz zur Änderung des GzVeN vom 4. Februar 1936 auch die Unfruchtbarmachung einer Frau mittels Strahlenbehandlung zugelassen. Diese Sterilisationsmethode bedeutete wegen ihrer zumeist zerstörerischen Wirkung auf die weiblichen Keimdrüsen häufig eine Kastration der Frau, weshalb von ärztlicher Seite im Vorfeld der Legalisierung ein derartiger Eingriff nur für Frauen ab dem 43. Lebensjahr empfohlen worden war.[46]

Nach Ansicht der Reichsregierung kam für die Durchführung dieser Sterilisationsmethode nur ein kleiner Kreis an Anstalten und Ärzten in Betracht, da sie sowohl „eine besondere Vertrautheit mit der Vornahme solcher Behandlungen"[47] voraussetzte, als auch an die ausführenden Anstalten hinsichtlich der notwendigen Röntgenapparatur und der zur Verfügung stehenden Radiummenge spezielle Anforderungen stellte.[48] Im Regierungsbezirk Frankfurt/Oder ermächtigte der Reichs- und Preußische Minister des Innern auf Vorschlag des Regierungspräsidenten mit Schnellbrief vom 27. April 1936 die beiden Städtischen Krankenhäuser Frankfurt/Oder und Cottbus sowie das private Röntgeninstitut Dr. Püschel in Frankfurt/Oder zur Ausführung einer Ste-

43 Benno Ottow, Die grundlegenden Prinzipien der operativen Methodik der gesetzlichen Unfruchtbarmachung erbkranker Frauen, in: Zentralblatt für Gynäkologie, 60. Jg., 1936, S. 854–859 (S. 859f).

44 Verlagerungsmethode nach Ottow, in: Bauer u. Mikulicz-Radecki, Die Praxis der Sterilisierungsmethoden, S. 133ff.

45 Ottow, Die grundlegenden Prinzipien der operativen Methodik, S. 856.

46 Bauer u. Mikulicz-Radecki, Die Praxis der Sterilisierungsoperationen, S. 82.

47 Reichs- und Preuß. Minister des Innern an Regierungspräsident Frankfurt/Oder vom 4.3.1936, in: BLHA Rep. 3 B Regierung Frankfurt/Oder I Med Nr. 1042, o. Bl.

48 So musste der Leiter des Röntgeninstituts deutschblütig sein und eine ausreichende Erfahrung in der Tiefentherapie besitzen. Als Nachweis für den durchführenden Arzt galt die Zulassung als Fachröntgenologe oder bei Fachärzten für Frauenkrankheiten und Geburtshilfe bzw. Chirurgie eine mindestens 1 1/2-jährige fachröntgenologische Ausbildung. Die berechtigten Ärzte waren verpflichtet, die Durchführung der Röntgenbestrahlung selbst zu leiten. Als Hilfspersonal durften nur staatlich anerkannte Röntgenassistentinnen oder -schwestern eingesetzt werden. Das ausführende Röntgeninstitut musste über eine den Richtlinien der Deutschen Röntgen-Gesellschaft entsprechende Therapieapparatur verfügen.

rilisation mittels Röntgen- bzw. Röntgen- und Radiumbestrahlung.[49] Gleichzeitig benannte er die zur Vornahme der Strahlenbehandlung berechtigten Ärzte.[50] Weitere Institute und Ärzte im Bereich der Provinz Brandenburg wurden nach einem Runderlass vom 1. Juli 1936 zunächst nicht zugelassen.[51] Nur kurze Zeit später erhielt jedoch auch die Brandenburgische Landesfrauenklinik die Genehmigung zur Sterilisierung mittels Radiumbestrahlung, als ausführender Arzt wurde der Direktor der Klinik, Prof. Benno Ottow, benannt.[52] Im Regierungsbezirk Potsdam wurden die Städtischen Krankenhäuser in Potsdam und Rathenow mit Runderlass des Reichs- und Preußischen Ministers des Innern vom 5. April 1937 zur Röntgen- und Radium- bzw. nur zur Röntgenbestrahlung zugelassen.[53] Auch das Naemi-Wilcke-Stift in Guben bewarb sich im Januar 1938 unter dem neuen ärztlichen Leiter, Dr. Ludwig Matties, um die Berechtigung, Röntgen-Sterilisationen durchführen zu dürfen.[54]

Ohne besondere Einschränkung durfte die Strahlenbehandlung bei Frauen über 38 Jahren vorgenommen werden, d.h. früher als von ärztlicher Seite aus empfohlen; bei jüngeren Frauen nur dann, wenn der chirurgische Eingriff eine Gefahr für Leben und Gesundheit der Frau darstellte oder wenn gesundheitliche Gründe ohnedies eine Strahlenbehandlung der Geschlechtsorgane notwendig machten.[55] In allen Fällen war die Einwilligung der Betroffenen bzw. ihres gesetzlichen Vertreters erforderlich. Mit der Einführung der Sterilisierung durch Strahlenbehandlung verband der Reichsminister des Innern ausdrücklich die Absicht, gerade diejenigen Fälle stärker zu erfassen, in denen der angeordnete Eingriff wegen der damit verbundenen Lebensgefahr bisher ausgesetzt werden musste. Die Unfruchtbarmachung durch Strahlenbehandlung sollte so vorgenommen werden, dass mit einer oder höchstens zwei kurz aufeinander folgenden Bestrahlungen eine dauerhafte Sterilität erreicht wurde. Nach Abschluss der Strahlenbehandlung waren die betroffenen Frauen zu weiteren drei Untersuchungen und einer etwaigen Nachbehandlung verpflichtet. Die Nachuntersuchungen sollten in der 7., 12. und 52. Woche nach der Behandlung stattfinden.

Es liegen keine Angaben darüber vor, in welchem Umfang auf Reichsebene oder in der Provinz Brandenburg Unfruchtbarmachungen mittels Strahlenbe-

49 BLHA Rep. 3 B Regierung Frankfurt/Oder I Med, Nr. 1042, o. Bl.

50 Im Städtischen Krankenhaus Frankfurt/Oder wurde der Facharzt Dr. Hohmann zur Ausführung der Unfruchtbarmachungen durch Röntgenbestrahlung, im Städtischen Krankenhaus Cottbus der Facharzt Dr. Werner Schlenzig zur Ausführung der Unfruchtbarmachungen durch Röntgen- und durch Radiumbestrahlung sowie Dr. Püschel zur Ausführung der Unfruchtbarmachungen durch Röntgenbestrahlung ermächtigt.

51 Ministerialblatt des Reichs- und Preußischen Ministeriums des Innern, Jg. 1, 1936, S. 953. Im Regierungsbezirk Schneidemühl erhielten die Landeskrankenanstalten Meseritz-Obrawalde die Berechtigung zur Sterilisierung mittels Röntgen- und Radiumbestrahlung (Dr. Austen).

52 Oberpräsident (Verwaltung der Provinzialverwaltung an Landesmedizinalrat Baumann vom 19.9.1936, in: BLHA, Br. Pr. Rep. 55 Provinzialverband Abt. VII b, Nr. 4, Bl. 29.

53 Ministerialblatt des Reichs- und Preußischen Ministeriums des Innern, Jg. 2, 1937, S. 574. Als ausführende Ärzte wurden Dr. Roland Müller (Städtisches Krankenhaus Potsdam) und Prof. Dr. Rudolf Kohler (Städtisches Krankenhaus Rathenow) benannt.

54 Antrag Dr. Matthies an Regierungspräsidenten Frankfurt/Oder vom 15.1.1938, in: BLHA Rep. 3 B Regierung Frankfurt/Oder I Med, Nr. 559. Es finden sich keine Hinweise, dass ein derartiger Antrag genehmigt wurde. Matthies erhielt mit Schreiben des Regierungspräsidenten Frankfurt/Oder vom 16.2.1938 die Genehmigung zur Vornahme von Sterilisationen männlicher Patienten, siehe BLHA Br. Pr. Rep. 3 B Regierung Frankfurt/Oder Nr. 1045, o. Bl.

55 Runderlass des Reichs- und Preußischen Ministers des Innern vom 15.4.1936, in: BLHA Rep. 3 B Regierung Frankfurt/Oder I Med, Nr. 1042, o. Bl.

handlung durchgeführt wurden. Unter den überlieferten Akten des Bestandes „Erbgesundheitsgerichte" im Brandenburgischen Landeshauptarchiv ist kein einziger Fall einer derartigen Sterilisationsmethode dokumentiert, wohl aber finden sich Hinweise auf zwei Röntgensterilisationen in den überlieferten Sachakten.[56]

Folgt man den Veröffentlichungen und Diskussionen in Fachkreisen so spielte die Strahlenbehandlung in der Sterilisationspraxis nur eine untergeordnete Rolle. Nach einer im Zentralblatt für Gynäkologie 1939 veröffentlichten Übersicht über die bisher an der Frauenklinik des Städtischen Krankenhauses Ludwigshafen durchgeführten Sterilisationen hatte man bei insgesamt 1 000 Eingriffen lediglich achtmal wegen des vorgeschrittenen Alters der Patientinnen eine Röntgen- bzw. Radiumbehandlung gewählt.[57] Eine Umfrage unter den 111 zur Strahlenbehandlung zugelassenen Anstalten im Jahr 1939 ergab, dass diese in 95 Prozent der durchgeführten Unfruchtbarmachungen operative Methoden und lediglich in fünf Prozent eine Strahlensterilisation gewählt hatten.[58] Dabei wurde die Strahlenbehandlung in rund 75 Prozent der Fälle mit dem Alter der Patientinnen (über 38 Jahre) begründet, in 25 Prozent sah man aus besonderen Gründen eine Gegenanzeige zur Operation als gegeben an. Über die mit der Röntgen- bzw. Radiumbestrahlung verbundenen Komplikationen und Nebenwirkungen machte der Referent Karl Josef Gauss, Gynäkologe an der Universitätsfrauenklinik Würzburg, keine konkreten Angaben, sondern wies lediglich darauf hin, „daß eine wesentliche Beeinflussung der Arbeitsfähigkeit so gut wie niemals beobachtet wurde".

Schwangerschaftsunterbrechungen

Mit der Änderung des GzVeN vom 26. Juni 1935 war bei jeder rechtskräftig angeordneten Unfruchtbarmachung einer schwangeren Frau auch der Abbruch der bestehenden Schwangerschaft zulässig, sofern die betroffene Frau bzw. ihr gesetzlicher Vertreter ihre Einwilligung zu diesem Eingriff gaben, die Unterbrechung nicht Gesundheit oder Leben der Schwangeren gefährdete und die Frucht noch nicht lebensfähig war. Laut Gesetzgeber war eine Frucht als nicht lebensfähig anzusehen, wenn die Unterbrechung vor Ablauf des sechsten Schwangerschaftsmonats erfolgte.[59] Der Abbruch durfte nur in einer Krankenanstalt und von einem für das Deutsche Reich approbierten Arzt vorgenommenen werden, die beide von der obersten Landesbehörde hierzu besonders ermächtigt worden waren.

56 BLHA Rep. 5 E Amtsgericht Potsdam Nr. 441, Bl. 227; Rep. 55 C Landesanstalt Neuruppin Nr. 72, Bl. 215.

57 Hermann Curth, Bericht über 1000 eugenische Sterilisierungen, in: Zentralblatt für Gynäkologie, 60. Jg., 1936, S. 2033-2035. In der Universitätsfrauenklinik Freiburg wurden von 1936 bis 1945 5 Prozent der eugenischen Sterilisationen mittels Bestrahlung durchgeführt (in absoluten Zahlen: 27), siehe Link, Eugenische Zwangssterilisationen, S. 368.

58 Josef Gauss (Würzburg), Die Unfruchtbarmachung durch Bestrahlung, Referat auf der 30. Tagung der Deutschen Röntgengesellschaft, abgedruckt in: Zentralblatt für Gynäkologie, 63. Jg., 1939, S. 2140f. Gauss gibt allerdings keine absoluten Zahlen an.

59 Dabei lag der Definition der Frist, innerhalb der eine Schwangerschaftsunterbrechung zulässig war, die geburtshilfliche Rechnung von zehn Schwangerschaftsmonaten zugrunde. Der Abbruch war somit bis zum Ende der 24. Schwangerschaftswoche zulässig, siehe Bauer und Mikulicz-Radecki, Die Praxis der Sterilisierungsmethoden, S. 146; Gütt, Rüdin, Ruttke, GzVeN, 1936, S. 261.

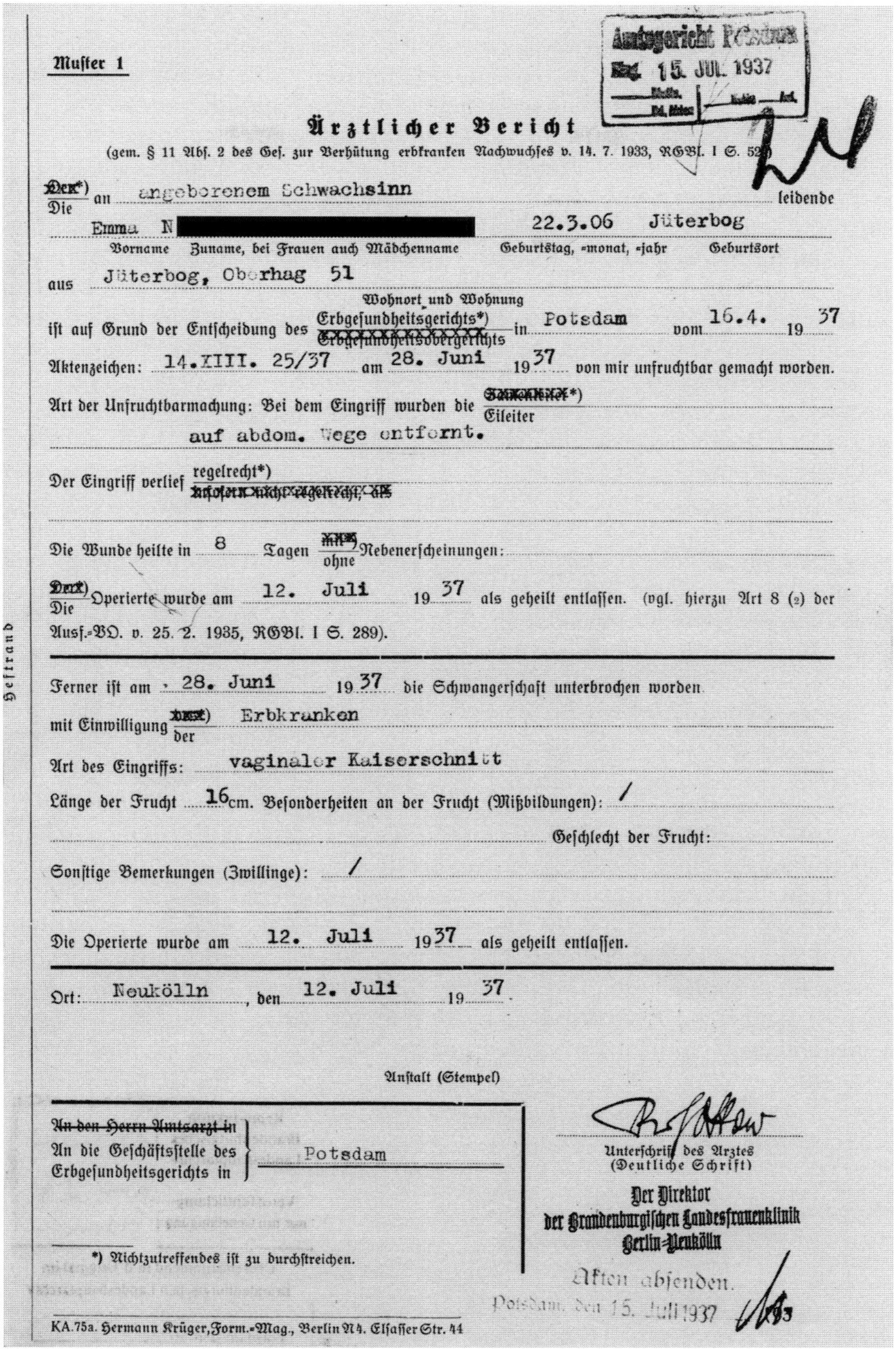

Amtsgericht Potsdam
Eing. 15. JUL. 1937

Muster 1

Ärztlicher Bericht

(gem. § 11 Abs. 2 des Ges. zur Verhütung erbkranken Nachwuchses v. 14. 7. 1933, RGBl. I S. 529)

~~Der~~*) / Die an angeborenem Schwachsinn leidende

Emma N[redacted] 22.3.06 Jüterbog

Vorname Zuname, bei Frauen auch Mädchenname Geburtstag, -monat, -jahr Geburtsort

aus Jüterbog, Oberhag 51

Wohnort und Wohnung

ist auf Grund der Entscheidung des Erbgesundheitsgerichts*) / ~~Erbgesundheitsobergerichts~~ in Potsdam vom 16.4. 1937

Aktenzeichen: 14.XIII. 25/37 am 28. Juni 1937 von mir unfruchtbar gemacht worden.

Art der Unfruchtbarmachung: Bei dem Eingriff wurden die ~~Samenleiter~~*) / Eileiter auf abdom. Wege entfernt.

Der Eingriff verlief regelrecht*) / ~~infolge nicht regelrecht, als~~

Die Wunde heilte in 8 Tagen ~~mit~~*) / ohne Nebenerscheinungen:

~~Der~~*) / Die Operierte wurde am 12. Juli 1937 als geheilt entlassen. (vgl. hierzu Art 8 (2) der Ausf.-VO. v. 25. 2. 1935, RGBl. I S. 289).

Heftrand

Ferner ist am 28. Juni 1937 die Schwangerschaft unterbrochen worden

mit Einwilligung ~~des~~*) / der Erbkranken

Art des Eingriffs: vaginaler Kaiserschnitt

Länge der Frucht 16 cm. Besonderheiten an der Frucht (Mißbildungen): /

Geschlecht der Frucht:

Sonstige Bemerkungen (Zwillinge): /

Die Operierte wurde am 12. Juli 1937 als geheilt entlassen.

Ort: Neukölln, den 12. Juli 1937.

Anstalt (Stempel)

~~An den Herrn Amtsarzt in~~
An die Geschäftsstelle des Erbgesundheitsgerichts in Potsdam

Unterschrift des Arztes
(Deutliche Schrift)

Der Direktor
der Brandenburgischen Landesfrauenklinik
Berlin-Neukölln

*) Nichtzutreffendes ist zu durchstreichen.

Akten absenden.
Potsdam, den 15. Juli 1937

KA.75a. Hermann Krüger, Form.-Mag., Berlin N 4, Elsasser Str. 44

Ärztlicher Bericht, der eine Unfruchtbarmachung und gleichzeitige Schwangerschaftsunterbrechung durch „vaginalen Kaiserschnitt" dokumentiert.

In den ausgewerteten Sterilisationsakten der Provinz Brandenburg lassen sich insgesamt zehn Schwangerschaftsunterbrechungen aus eugenischen Gründen nachweisen, die in den städtischen Krankenhäusern in Cottbus und Wittenberge, in der Brandenburgischen Landesfrauenklinik, im Berliner Rudolf-Virchow-Krankenhaus, im Marienstift in Braunschweig sowie im Krankenhaus Auguste-Victoria-Heim bzw. Kurmark in Eberswalde[60] ausgeführt wurden. Alle dokumentierten Schwangerschaftsunterbrechungen fanden nach der Legalisierung im Juni 1935 statt. Im gesamten vorliegenden Quellenmaterial finden sich für die Provinz Brandenburg keine Hinweise auf eugenisch begründete Schwangerschaftsabbrüche im Vorfeld der gesetzlichen Zulassung, während sie z.B. in Hamburg bereits 1934 vom dortigen Erbgesundheitsgericht angeordnet wurden.[61]

Der Gerichtsbeschluss zur Unfruchtbarmachung war in sieben Fällen aufgrund der Diagnose „angeborener Schwachsinn" erfolgt, in je einem Fall aufgrund der Diagnose „erbliche Fallsucht", „erbliche Taubheit" und „schwere erbliche körperliche Missbildung". Zum Zeitpunkt der Schwangerschaftsunterbrechung lag das Alter der Betroffenen zwischen 18 und 36 Jahren. Drei Frauen waren verheiratet und hatten bereits zwei bzw. drei Kinder, aber auch vier der sieben ledigen Betroffenen waren bereits Mutter eines oder zweier Kinder. Drei Frauen arbeiteten als Hausangestellte, die übrigen wohnten und halfen im elterlichen Haushalt oder führten als Ehefrauen den Familienhaushalt. Mindestens zwei der Ledigen lebten ebenso wie die verheirateten Frauen in einer festen Partnerschaft mit Kind.

Insgesamt acht Mal wurde der Schwangerschaftsabbruch gleichzeitig mit der Unfruchtbarmachung vorgenommen, zwei Mal erfolgte er bereits drei Wochen bzw. vier Monate vor der späteren Sterilisationsoperation. In diesen beiden letztgenannten Fällen handelte es sich zum einen um eine bereits weit fortgeschrittene Schwangerschaft, die medizinische Gründe hinter den insgesamt zwei Sitzungen für Unterbrechung und Unfruchtbarmachung im Städtischen Krankenhaus Wittenberge vermuten lassen, zum anderen um eine noch junge Schwangerschaft von zwei bis drei Monaten, die nach Angaben des Berliner Rudolf-Virchow-Krankenhauses erst bei der Einlieferung zur Unfruchtbarmachung festgestellt wurde. Ohne nähere Begründung teilte das Krankenhaus dem zuständigen Amtsarzt in Luckau daraufhin mit, dass der Abbruch und die Unfruchtbarmachung nicht gemeinsam vorgenommen werden könnten, sondern nur einzeln in einem Abstand von mindestens drei Monaten. Ein derartiges Vorgehen widersprach eindeutig der Ausführungsverordnung zum GzVeN vom 18. Juli 1935, wonach beide Eingriffe nach Möglichkeit gleichzeitig durchzuführen waren. Es ist nicht unwahrscheinlich, dass der monatelange heftige Widerstand der Patientin gegen die Sterilisation den behandelnden Arzt

60 Im Juli 1938 wurde das Krankenhaus Auguste-Victoria-Heim in Eberswalde laut Verfügung des Präsidiums des Deutschen Roten Kreuzes umbenannt in Krankenhaus Kurmark, siehe Rudolf Schmidt, Geschichte der Stadt Eberswalde, Bd. 2: Von 1740 bis 1940, Eberswalde 1941, S. 333. Heute trägt das Krankenhaus den Namen des Nobelpreisträgers Werner Forßmann.

61 Rothmaler, Sterilisationen nach dem GzVeN vom 14. Juli 1933, S.192f; Ristow, Erbgesundheitsrecht, S. 128. Auch in der Universitätsfrauenklinik Freiburg wurden nachweislich drei eugenisch begründete Schwangerschaftsabbrüche vor der gesetzlichen Legalisierung durchgeführt, siehe Link, Eugenische Zwangssterilisationen, S. 379.

veranlasste, die Unfruchtbarmachung nicht gleichzeitig mit dem Schwangerschaftsabbruch vorzunehmen.[62]

Die dokumentierten Unterbrechungen fanden in unterschiedlichen Stadien der Schwangerschaft statt. In sieben Fällen enthielt der ärztliche Bericht Angaben zur Fruchtgröße, in drei Fällen Angaben zum Schwangerschaftsmonat. Die Länge der Frucht wurde zweimal mit 28 cm, und je einmal mit 26 cm, 23 cm, 16 cm, 15 und 10 cm angegeben; zweimal wurde der Abbruch im zweiten bis dritten und einmal im ersten bis zweiten Schwangerschaftsmonat durchgeführt. In allen Fällen erfolgte der Abbruch danach innerhalb der gesetzlich vorgeschriebenen Frist, wenn man von einer Fruchtgröße von 30 cm am Ende des sechsten Schwangerschaftsmonats ausgeht. In zwei Fällen wurde der Abbruch durch Curettage, also durch Ausschabung oder Auskratzung der Gebärmutter ausgeführt, in den anderen Fällen durch Kaiserschnitt.

Ausweislich der ärztlichen Berichte erfolgte die Schwangerschaftsunterbrechung in sechs Fällen mit Einwilligung der Betroffenen, in drei Fällen mit Zustimmung der gesetzlichen Vertreters bzw. des Pflegers; in einem Fall sind vorschriftswidrig keine Angaben vermerkt. Es lässt sich nicht feststellen, in welchem Umfang die betroffenen Frauen zur Einwilligung in den Abbruch gedrängt wurden, sei es durch ihr persönliches Umfeld, sei es durch Amts- und Krankenhausärzte. Angaben zu den besonderen Motiven und Umständen sind aufgrund der Aktenlage lediglich in einem Fall möglich. Er stellt jedoch, weil der Wunsch nach Sterilisierung und gleichzeitiger Schwangerschaftsunterbrechung von der betroffenen Frau selbst ausging, eine Ausnahme dar: Die 36-jährige Anna B. aus Finsterwalde zählte auf Grund ihrer Ausbildung zum höheren Bildungsbürgertum, sie war mit einem promovierten Studienassessor verheiratet und hatte vor ihrer Ehe Philologie studiert. Laut Gutachten des Leiters der Erbpathologischen Abteilung der Charité, Prof. Friedrich Curtius, litt sie an einer schweren körperlichen Missbildung der Augen (Mikrophthalmie), die sich bei ihr und ihrem ältesten Kind jedoch nur in geringem Ausmaß bemerkbar machten. Die Tatsache, dass ihr zweites Kind blind geboren wurde, bewog sie jedoch nach Einholung von Expertenmeinungen, selbst einen Antrag auf Unfruchtbarmachung und Unterbrechung ihrer dritten Schwangerschaft zu stellen. Auf Drängen des Amtsarztes fasste das Erbgesundheitsgericht Cottbus innerhalb von 18 Tagen nach Antragstellung und nach Anhörung der Betroffenen bereits am 15. Oktober 1937 den Beschluss, die Unfruchtbarmachung anzuordnen. Da Anna B. bereits während der Anhörung erklärt hatte, auf Rechtsmittel verzichten zu wollen, und der Kreisarzt am folgenden Tag ebenfalls eine entsprechende Erklärung abgab, konnte die Unfruchtbarmachung und gleichzeitige Schwangerschaftsunterbrechung schon am 18. Oktober 1937 im Marienstift Krankenhaus in Braunschweig durchgeführt werden.

62 BLHA Br. Pr. Rep. 5 N Erbgesundheitsgericht Cottbus Nr. 313, 369.

Operationskomplikationen und -folgen

Bereits wenige Monate nach Inkrafttreten des GzVeN berichtete der Reichsminister des Innern in einem Rundschreiben vom 18. Juli 1934 von wiederholten Störungen im Heilungsprozess und bekannt gewordenen Todesfällen im Anschluss an die durchgeführten Sterilisationen. Unter dem Hinweis, dass ein vermehrtes Auftreten solcher Zwischenfälle die weitere Durchführung des Gesetzes unzweifelhaft erschweren werde, mahnte er in einem weiteren Rundschreiben vom 21. August 1934 ausdrücklich die Verantwortung der ausführenden Ärzte an, die auch eine Untersuchung beinhalte, ob nicht gesundheitliche Gründe gegen den Eingriff sprächen.[63] Bei etwaigen Todesfällen im Zusammenhang mit der Durchführung der Sterilisierung war ihm in jedem Einzelfall Bericht zu erstatten und zudem die Genehmigung zur Leichenöffnung anzustreben.

In einer Reihe von Fällen kam es in den brandenburgischen Krankenanstalten, die die Unfruchtbarmachung durchführten, während oder im Anschluss an die Sterilisationsoperation zu leichten bis schweren Komplikationen, die bis zum Tod des/der Betroffenen führen konnten. Unter den 594 dokumentierten Unfruchtbarmachungen lassen sich insgesamt fünf Todesfälle infolge des Eingriffs nachweisen, dies entspricht einem Anteil von 0,84 Prozent. Nach einer im Reichsjustizministerium zusammengestellten Übersicht zur Durchführung des GzVeN sind für das Jahr 1934 bei 32 268 ausgeführten Sterilisationen reichsweit 0,32 Prozent Todesfälle (absolut: 102 Personen) festgehalten.[64] 1935 belief sich die Todesrate im gesamten Geltungsbereich des GzVeN angeblich auf 0,28 Prozent (208 Personen), 1936 sank sie auf 0,2 Prozent (127 Personen). Eine Zusammenstellung der Todesfälle für die Zeit ab 1937 ist nicht überliefert. Insgesamt, so die Schätzungen der Forschung, starben im Geltungsbereich des GzVeN über 5 000 Menschen im Verlauf des Eingriffs oder an den Folgen der Sterilisation.[65]

Bei den im Aktenbestand dokumentierten Todesfällen handelt es sich um einen männlichen Patienten sowie vier Frauen. In der Tat barg der operative Eingriff bei weiblichen Patientinnen ein deutlich höheres Risiko als bei Männern, auch reichsweit starben vor allem Frauen bei der Durchführung der Sterilisation. Nach den im Reichsjustizministerium ermittelten Zahlen waren 1934 bei annähernd gleichviel unfruchtbar gemachten Frauen und Männern 79,4 Prozent der während oder nach Ausführung der Sterilisation verstorbenen Patienten weiblich, 1935 stieg der Anteil auf 83,2 und 1936 sogar auf 89 Prozent.[66]

Im Fall der angeblich an erblicher Fallsucht erkrankten 31-jährigen Emma L. aus Finsterwalde[67] hatten sowohl sie selbst, als auch ihr Ehemann und der

63 BLHA Br. Pr. Rep. 45 D Luckau Nr. 187, o. Bl. Insbesondere sollte auf eine bereits bestehende Unfruchtbarkeit geachtet und der Eingriff, sofern noch die Zeit sei, unterlassen werden. Die im amtlichen Gesetzeskommentar zum GzVeN beschriebene Methode der Tubenknotung sei, so der Minister, keineswegs zwingend vorgeschrieben, vielmehr sollte der Arzt die von ihm am besten beherrschte Operationstechnik anwenden.
64 BAB R 1501 Reichsministerium des Innern Nr. 5585, Bl. 165f.
65 Gisela Bock, die in ihre Angaben zu den Sterbefällen die Zahl der Selbstmorde im Anschluss an die Unfruchtbarmachung mit einbezieht, geht von rund 6 000 Todesopfern der Sterilisationspolitik aus, siehe Bock, Zwangssterilisation im Nationalsozialismus, S. 381.
66 BAB R 1501 Reichsministerium des Innern Nr. 5585, Bl. 165.
67 BLHA Br. Pr. Rep. 5 N Cottbus Nr. 277.

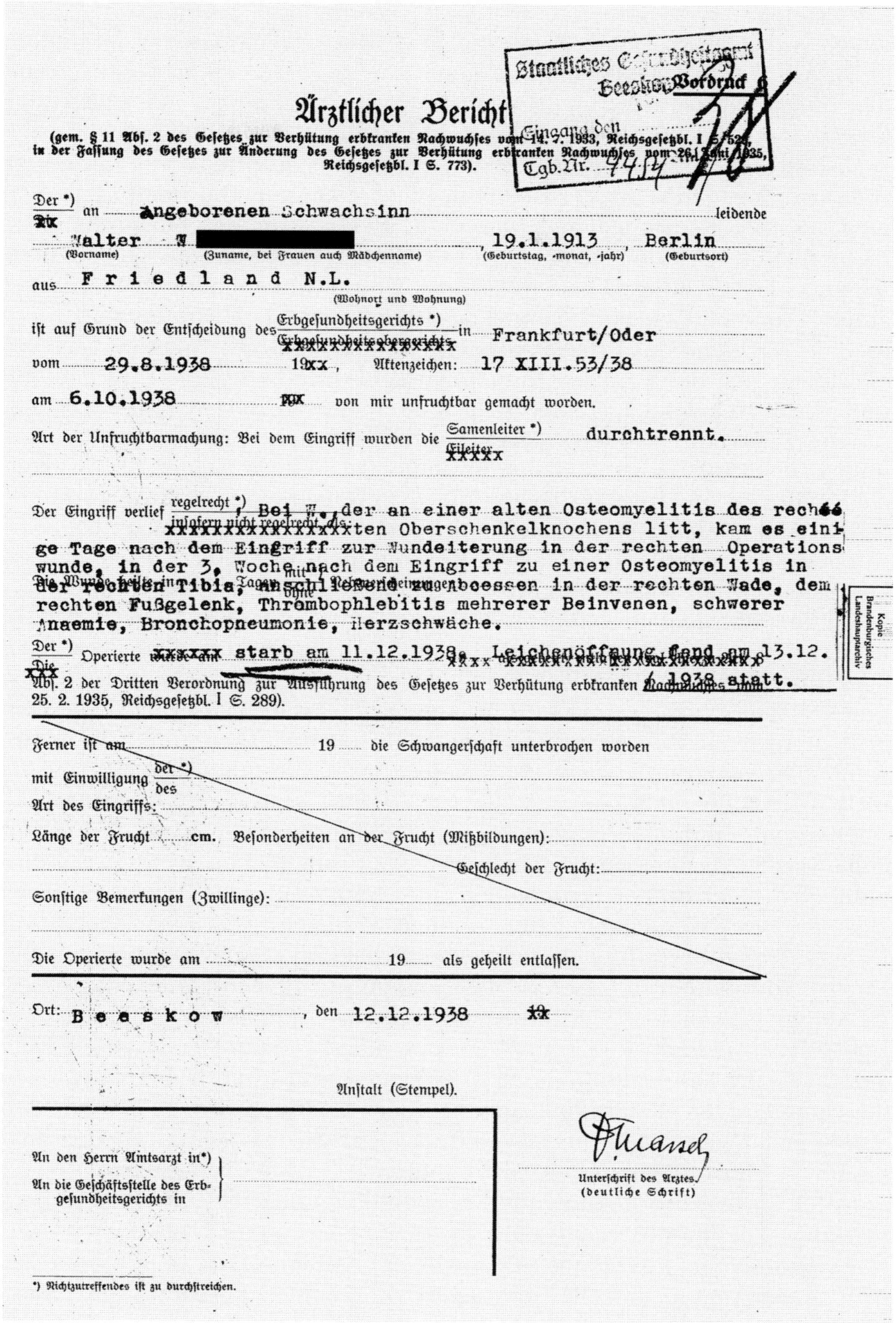

Staatliches Gesundheitsamt Beeskow — Vordruck 6
Eingang den
Tgb.Nr.

Ärztlicher Bericht

(gem. § 11 Abs. 2 des Gesetzes zur Verhütung erbkranken Nachwuchses vom 14. 7. 1933, Reichsgesetzbl. I S. 529, in der Fassung des Gesetzes zur Änderung des Gesetzes zur Verhütung erbkranken Nachwuchses vom 26. Juni 1935, Reichsgesetzbl. I S. 773).

Der *) ~~Die~~ an angeborenen Schwachsinn leidende

Walter W. [redacted], 19.1.1913, Berlin
(Vorname) (Zuname, bei Frauen auch Mädchenname) (Geburtstag, -monat, -jahr) (Geburtsort)

aus Friedland N.L.
(Wohnort und Wohnung)

ist auf Grund der Entscheidung des Erbgesundheitsgerichts *) ~~Erbgesundheitsobergerichts~~ in Frankfurt/Oder

vom 29.8.1938 ~~19~~, Aktenzeichen: 17 XIII.53/38

am 6.10.1938 ~~19~~ von mir unfruchtbar gemacht worden.

Art der Unfruchtbarmachung: Bei dem Eingriff wurden die Samenleiter *) ~~Eileiter~~ durchtrennt.

Der Eingriff verlief regelrecht *) ~~insofern nicht regelrecht, als~~; Bei W., der an einer alten Osteomyelitis des rechten Oberschenkelknochens litt, kam es einige Tage nach dem Eingriff zur Wundeiterung in der rechten Operationswunde, in der 3. Woche nach dem Eingriff zu einer Osteomyelitis in der rechten Tibia, anschließend zu Abscessen in der rechten Wade, dem rechten Fußgelenk, Thrombophlebitis mehrerer Beinvenen, schwerer Anaemie, Bronchopneumonie, Herzschwäche.

~~Die Wunde heilte in ... Tagen mit/ohne Nebenerscheinungen.~~

Der *) ~~Die~~ Operierte ~~wurde am~~ starb am 11.12.1938. Leichenöffnung fand am 13.12.1938 statt. ~~Abs. 2 der Dritten Verordnung zur Ausführung des Gesetzes zur Verhütung erbkranken Nachwuchses vom 25. 2. 1935, Reichsgesetzbl. I S. 289).~~

~~Ferner ist am ... 19 ... die Schwangerschaft unterbrochen worden~~
~~mit Einwilligung der *) des~~
~~Art des Eingriffs:~~
~~Länge der Frucht ... cm. Besonderheiten an der Frucht (Mißbildungen):~~
~~Geschlecht der Frucht:~~
~~Sonstige Bemerkungen (Zwillinge):~~
~~Die Operierte wurde am ... 19 ... als geheilt entlassen.~~

Ort: Beeskow, den 12.12.1938

Anstalt (Stempel).

An den Herrn Amtsarzt in *)
An die Geschäftsstelle des Erbgesundheitsgerichts in

Unterschrift des Arztes.
(deutliche Schrift)

*) Nichtzutreffendes ist zu durchstreichen.

Kopie Brandenburgisches Landeshauptarchiv

Ärztlicher Bericht des Krankenhauses Beeskow über die Unfruchtbarmachung des Walter W., der zwei Monate nach der Operation an den Folgen des Eingriffs verstarb.

behandelnde Hausarzt bereits bei der Vernehmung durch das Amtsgericht Finsterwalde am 19. Oktober 1934 auf das Vorliegen eines schweren Herzfehlers hingewiesen. Das Ehepaar bat daher, von einer Operation, die die Betroffene möglicherweise nicht überstehen würde, abzusehen. Der zuständige Kreisarzt in Luckau, der den Antrag auf Unfruchtbarmachung gestellt hatte, verneinte jedoch ein derartiges Leiden: „Frau L. ist nochmals von mir untersucht worden. Ein schwerer Herzfehler liegt nicht vor. Die Herzfunktion ist nicht gestört. Es ist lediglich der erste Herzton an der Spitze mitunter undeutlich ... Für den Fall, dass das Gericht den Beschluss auf Unfruchtbarmachung fasst, werde ich bei Einweisung in das Krankenhaus den Arzt darauf aufmerksam machen, eine Prüfung des Herzens vor der Operation vorzunehmen."[68] Nachdem das Erbgesundheitsgericht Cottbus am 7. Dezember 1934 die Unfruchtbarmachung der Emma L. beschlossen hatte, legte ihr Ehemann unter Hinweis auf den Krankheitszustand seiner Frau, Beschwerde gegen diesen Beschluss ein. Diese wies das Erbgesundheitsobergericht Berlin jedoch als unbegründet zurück, da die Patientin seiner Ansicht nach eindeutig an erblicher Fallsucht im Sinne des GzVeN litt.[69] Ob wegen eines etwa vorliegenden Herzleidens die Sterilisation ausgeführt werden könne oder nicht, lag nach Auffassung des Erbgesundheitsobergerichts nicht in seiner Entscheidungskompetenz. Am 6. August 1935 wurde Emma L. im Städtischen Krankenhaus in Cottbus unfruchtbar gemacht. Postoperativ traten laut ärztlichem Bericht bei der Patientin starke Erregungszustände auf; sie verstarb neun Tage nach dem Eingriff infolge einer doppelseitigen Pneumonie und hochgradiger Herz- und Kreislaufschwäche im Krankenhaus. Ob die Patientin im Vorfeld des Eingriffs eingehend von den behandelnden Krankenhausärzten auf ihren Gesundheitszustand untersucht worden war, lässt sich aus der Überlieferung nicht erschließen.

Ebenso dramatisch erscheint der Fall der taubstummen Frieda H. aus Lindena. Das Erbgesundheitsgericht Cottbus hatte am 24. Mai 1935 sowohl ihre als auch die Sterilisation ihrer beiden taubstummen Geschwister angeordnet. Auch die Beschwerde beim Erbgesundheitsobergericht Berlin scheiterte. Mit Unterstützung ihrer Mutter weigerten sich alle drei Geschwister jedoch, den Eingriff vornehmen zu lassen, so dass im Februar 1936 ihre polizeiliche Einweisung in das Städtische Krankenhaus Cottbus erfolgte. Laut ärztlichem Bericht trat bei der Patientin Frieda H. postoperativ ein stuporöser Geisteszustand auf. Da sie die Nahrungsaufnahme verweigerte, wurde sie drei Wochen nach der Operation am 9. März 1936 auf die innere Abteilung verlegt. Der Versuch einer künstlichen Ernährung scheiterte jedoch, Frieda H. starb fünf Tage später am 14. März 1936 im Alter von 36 Jahren.

In den übrigen drei dokumentierten Todesfällen sind als Todesursache doppelseitige Pneumonie (Städtisches Krankenhaus Cottbus), Erysipel (Städtisches Krankenhaus Wittenberge) sowie eine Osteomyelitis mit zusätzlicher Bronchopneumonie und Herzschwäche (Krankenhaus Beeskow) genannt.

68 Kreisarzt Luckau an Erbgesundheitsgericht Cottbus vom 6.11.1934, in: BLHA Br. Pr. Rep. 5 N Erbgesundheitsgericht Cottbus Nr. 277.
69 Beschluss des Erbgesundheitsobergerichts Berlin vom 8.7.1935, in: ebd.

Über weitere Todesfälle im Zusammenhang mit durchgeführten Unfruchtbarmachungen berichtete Landesmedizinalrat Dr. Baumann am 8. Dezember 1936 an den brandenburgischen Oberpräsidenten. Danach waren seit Einführung des GzVeN bis zum 31. März 1936 unter den Patienten der brandenburgischen Landesanstalten insgesamt sechs Todesfälle bei Operationen zu verzeichnen. Nach Baumann handelte es sich dabei um ein männliches und fünf weibliche Opfer, was er mit dem weitaus gefährlicheren Eingriff bei Frauen begründete. Gleichzeitig sah er in den Zahlen ein Indiz dafür, „dass unsere Operationstechnik bei den männlichen Erbkranken in unsern Anstalten selbst nicht ganz schlecht sein kann; denn der eine männliche Todesfall ereignete sich in einem Krankenhaus in Forst".[70] Der Direktor der Landesanstalt Potsdam, Dr. Hans Heinze, gibt in seinem Bericht über die Durchführung des GzVeN in der Anstalt Potsdam insgesamt zwei Todesfälle von Patientinnen für den Zeitraum zwischen dem 1. Januar 1934 und dem 31. März 1936 an.[71]

Die in den obigen Fallbeispielen geschilderten Komplikationen psychischer Natur wie Erregungszustände und Nahrungsverweigerung sind auch in anderen Sterilisationsakten vermerkt. In zwei Fällen[72] überwiesen die Krankenhäuser die Patienten im Anschluss an die Durchführung der Unfruchtbarmachung in eine geschlossene psychiatrische Einrichtung. Angeblich machte der postoperative psychische Zustand diesen Schritt erforderlich. So musste der am 19. August 1935 sterilisierte Patient Gerhard R. laut ärztlichem Bericht sechs Tage nach dem Eingriff wegen einer akuten Paranoia zunächst auf die Isolierabteilung des Städtischen Krankenhauses Frankfurt/Oder und anschließend in die Landesanstalt Landsberg verlegt werden. Im anderen Fall ließ der stuporöse Zustand der Patientin Gertrud G. im Anschluss an die Sterilisationsoperation angeblich eine Entlassung nicht zu, sie wurde in die Landesanstalt Neuruppin eingewiesen. Darüber hinaus wird in den ärztlichen Operationsberichten mehrfach auf die starke Unruhe der Patienten verwiesen, die durch Reißen an den Operationsnähten und -klammern den Wundheilungsprozess verzögerten oder eine Sekundärnaht notwendig machten.

Als somatische Komplikationen während des Krankenhausaufenthaltes sind in den Akten festgehalten:

bei männlichen Patienten

- Hämatombildung an der Wunde oder am Hodensack
- Vereiterung der Operationswunde
- Osteomyelitis
- Lungenentzündung
- Angina
- Scharlach
- Herzschwäche

70 Baumann an Oberpräsidenten vom 8.12.1936, in: BLHA Rep. 55 Provinzialverwaltung Abt. VII b Nr. 13, Bl. 52.
71 Heinze an Baumann vom 28.11.1936, in: ebd., Bl. 56.
72 BLHA Br. Pr. Rep. 5 N Erbgesundheitsgericht Neuruppin Nr. 59, Erbgesundheitsgericht Frankfurt/Oder Nr. 25.

bei weiblichen Patienten
- sekundäre Eiterung der Bauchdecke
- verzögerte Wundheilung
- Fadeneiterung
- Bronchitits
- Lungenentzündung
- Herzstörungen
- Scharlach
- Erysipel
- Kiefernhöhlenvereiterung

Zum Teil verlängerten die aufgetretenen Komplikationen den vorgesehenen Krankenhausaufenthalt von 6 – 8 Tagen bei männlichen und 12 – 14 Tagen bei weiblichen Patienten erheblich: In zwei Fällen, in denen die Klinik eine Scharlacherkrankung diagnostiziert hatte, konnten die Kranken erst nach zwei Monaten entlassen werden. Der Klinikaufenthalt einer Patientin, bei der gleichzeitig mit der Unfruchtbarmachung eine Schwangerschaftsunterbrechung vorgenommen wurde, dauerte infolge einer postoperativen Bronchopneumonie und zusätzlichen Kiefernhöhlenvereiterung fast drei Monate.[73]

Insgesamt sind bei 319 durchgeführten Sterilisierungen von männlichen Patienten in 20 Fällen psychische und/oder somatische Komplikationen – zum Teil mit Todesfolge – dokumentiert, was einem Anteil von 6,3 Prozent entspricht. Der Anteil von leichten bis lebensbedrohlichen Komplikationen vor, während und nach dem operativen Eingriff lag bei weiblichen Kranken bei 8 Prozent (bei 22 von insgesamt 275 Patientinnen). Auch der Direktor der Landesfrauenklinik berichtete im Februar 1935 vor der Berliner Medizinischen Gesellschaft von verschiedenen Wund- und Heilungskomplikationen, die bei den bisher ausgeführten 350 Sterilisationen beobachtet wurden. Dazu zählten die leichte Thrombophlebitis eines Beines, fünf teilweise größere Hämatome der Bauchdecken sowie neun Bauchdeckenabszesse oder zumindest ausgedehntere Sekundärheilungen; in einem Fall war es im Anschluss an die Operation zunächst zu einer Grippe, später zu einer doppelseitigen fieberhaften Lungenerkrankung gekommen.[74]

Nicht enthalten, weil in der Regel nicht in den Sterilisationsakten dokumentiert, sind in diesen Angaben diejenigen Fälle, in denen sich die physischen oder psychischen Folgen der Sterilisation erst nach der Entlassung aus dem Krankenhaus zeigten. Nur vereinzelt finden sich in den ausgewerteten Einzelfallakten Berichte über Spätfolgen einer Unfruchtbarmachung, nämlich dann, wenn es im Verwandten- oder Bekanntenkreis bereits zu Sterilisationen aufgrund des GzVeN gekommen war. So hieß es in der Beschwerde einer Mutter, die sich am 11. Juni 1935 gegen die vom Erbgesundheitsgericht Cottbus angeordnete Unfruchtbarmachung ihres Sohnes Paul B. wandte: „Mein Sohn Karl B. ist bereits unfruchtbar gemacht worden. Er hat erhebliche Nachteile hiervon. So hat er von dem Eingriff ein Blasenleiden zurückbehalten, welches er vorher nicht hatte. Ich habe hieraus erhebliche Mehrarbeit mit ihm und auch

73 BLHA Br. Pr. Rep. 5 N Erbgesundheitsgericht Prenzlau Nr. 31.
74 Ottow, Zur Klinik der gesetzlichen Unfruchtbarmachung der Frau, S. 589.

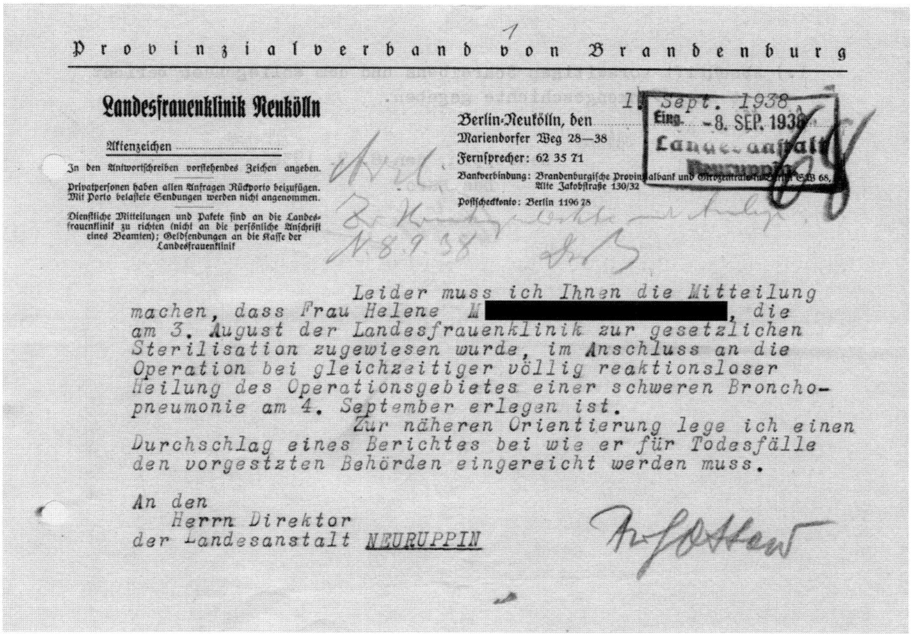

Provinzialverband von Brandenburg

Landesfrauenklinik Neukölln

Aktenzeichen ....

In den Antwortschreiben vorstehendes Zeichen angeben.

Privatpersonen haben allen Anfragen Rückporto beizufügen. Mit Porto belastete Sendungen werden nicht angenommen.

Dienstliche Mitteilungen und Pakete sind an die Landesfrauenklinik zu richten (nicht an die persönliche Anschrift eines Beamten); Geldsendungen an die Kasse der Landesfrauenklinik

Berlin-Neukölln, den 1. Sept. 1938
Marienborfer Weg 28—38
Fernsprecher: 62 35 71
Bankverbindung: Brandenburgische Provinzialbank und Girozentrale Berlin SW 68, Alte Jakobstraße 130/32
Postscheckkonto: Berlin 1196 78

Eing. -8. SEP. 1938
Landesanstalt Neuruppin

Leider muss ich Ihnen die Mitteilung machen, dass Frau Helene M[redacted], die am 3. August der Landesfrauenklinik zur gesetzlichen Sterilisation zugewiesen wurde, im Anschluss an die Operation bei gleichzeitiger völlig reaktionsloser Heilung des Operationsgebietes einer schweren Bronchopneumonie am 4. September erlegen ist.

Zur näheren Orientierung lege ich einen Durchschlag eines Berichtes bei wie er für Todesfälle den vorgesetzten Behörden eingereicht werden muss.

An den
Herrn Direktor
der Landesanstalt NEURUPPIN

Mitteilung über den Tod der Neuruppiner Patientin Helene M. nach der Sterilisationsoperation in der Brandenburgischen Landesfrauenklinik.

Verminderung in seiner Arbeitskraft. Aber auch körperlich leidet er auch heute noch unter den Folgen des Eingriffs. Er ist immer müde und schlapp, und bringt den Willen zur Arbeit nicht mehr so als früher auf."[75] Auch eine im Juni 1937 im Städtischen Krankenhaus Cottbus unfruchtbar gemachte Frau klagte laut Bericht ihres Lebenspartners vom 26. Februar 1938 an den Regierungspräsidenten, dass sie nicht mehr so arbeiten könne wie früher, insbesondere „jetzt nicht mehr so heben könnte als vor der Operation"[76].

Die Dunkelziffer ist in diesem Bereich vermutlich ziemlich hoch. In einer 1999 vorgelegten Studie über zwangssterilisierte, ehemalige Patientinnen der I. Universitätsfrauenklinik in München berichteten die betroffenen Frauen über erhebliche psychische Traumatisierungen, langanhaltende Schmerzen im Operationsbereich, notwendige Nachoperationen und eine dauerhafte Verminderung ihrer körperlichen Leistungsfähigkeit.[77] Bereits im Juni 1935 hatte der Reichs- und Preußische Minister des Innern in einem streng vertraulichen Rundschreiben an die Ober- und Regierungspräsidenten festgestellt, dass unfruchtbar gemachte Personen nach der Entlassung aus der Krankenanstalt über Nachwirkungen der Unfruchtbarmachung und damit zusammenhängende Beeinträchtigung der Arbeitsleistung oder sogar Arbeitsunfähigkeit geklagt und sich in ärztliche Behandlung begeben hätten.[78]

75 BLHA Br. Pr. Rep. 5 N Erbgesundheitsgericht Cottbus Nr. 87.
76 Ebd., Nr. 289.
77 Horban, Gynäkologie und Nationalsozialismus, S. 68ff.
78 Rundschreiben des Reichs- und Preußischen Minister des Innern vom 15.6.1935, in: BLHA Br. Pr. Rep. 45 D Kreisarzt Luckau Nr. 187, o. Bl.

Nicht immer war der ärztliche Eingriff im Sinne des Gesetzes tatsächlich erfolgreich. So befindet sich unter den Sterilisationsakten auch ein Fall, bei dem eine Frau aus Schönborn sechs Jahre nach Durchführung der Zwangssterilisation im Alter von 30 Jahren zur Freude der ganzen Familie offensichtlich schwanger wurde.[79] Weitere Schwangerschaften nach durchgeführten Unfruchtbarmachung meldeten die Gesundheitsämter in Brandenburg/Havel, Potsdam und Sorau, um zugleich anzufragen, ob man die Betroffenen aufgrund gesetzlicher Bestimmungen zur Wiederholung des Eingriffs auffordern könne.[80] Bei den genannten Beispielen handelt es sich nicht um brandenburgische Einzelfälle. Streng vertraulich forderte der Reichsminister des Innern am 9. August 1937 von den Landesbehörden und nachgeordneten Dienststellen Berichte über die durchgeführten Eingriffe, die Methoden sowie die Versagerquote und die entsprechenden Gründe hierfür.[81] Das Reichsgesundheitsamt erhielt den Auftrag, einen Bericht über die zwischen 1934 bis 1937 aufgetretenen Versagerfälle bei operativen Sterilisationen anzufertigen, der jedem Gesundheitsamt sowie den zugelassenen Ärzten 1943 zur Verfügung gestellt wurde.[82]

79 BLHA Br. Pr. Rep. 5 E Amtsgericht Cottbus Nr. 344.
80 BLHA Br. Pr. Rep. 5 E Amtsgericht Potsdam Nr. 441 Bl. 71, 346; Rep. 45 D Kreisarzt Westhavelland Nr. 1 Bl. 153ff; Rep. 5 E Amtsgericht Guben Nr. 38, Bl. 188.
81 BLHA Br. Pr. Rep. 45 D Kreisarzt Luckau Nr. 187.
82 Runderlass des Reichsinnenministers vom 25.3.1943, in: BLHA Br. Pr. Rep. 45 D Kreisarzt Luckau Nr. 187.

Reaktionen der Landbevölkerung

Trotz der Bemühungen auf allen Staats- und Parteiebenen, die Öffentlichkeit mit Hilfe einer umfassenden Propaganda von der Notwendigkeit der Erbgesundheitspolitik zu überzeugen, stieß das GzVeN nicht nur bei den Betroffenen und ihren Angehörigen durchaus auf Kritik und Widerstand. Dies gilt nicht nur für katholisch gebundene Kreise, die sich an der zurückhaltenden bzw. ablehnenden Haltung der katholischen Kirche zum Sterilisationsgesetz orientierten, sondern für die deutsche Bevölkerung insgesamt, die durch bekannt gewordene Todesfälle und Verfahrensverstöße im Zusammenhang mit der Durchführung des GzVeN aufgeschreckt wurde.[1] Besondere Probleme – gerade im ländlichen Raum – bereitete die Verletzung der Schweigepflicht und das weitgehend formalisierte Begutachtungs- und Gerichtsverfahren, das bei der Diagnose „angeborener Schwachsinn" hauptsächlich auf den Ergebnissen einer Intelligenzprüfung anhand eines normierten Fragenkatalogs beruhte.

Geheimhaltung des Verfahrens

Am 18. Mai 1935 forderte der Kammergerichtspräsident Berlins, Heinrich Hölscher, auf Veranlassung des Reichsjustizministers von den Landgerichtspräsidenten seines Bezirks einen Bericht über die bisherigen Erfahrungen mit der im GzVeN verankerten Schweigepflicht für die an dem Verfahren und der Ausführung der Sterilisation beteiligten Personen.[2] Aus der Antwort des Landgerichtspräsidenten in Neuruppin vom 25. Juli 1935[3] geht hervor, dass die Geheimhaltung des Verfahrens in der dörflich und kleinstädtisch geprägten Provinz Brandenburg durchaus ein Problem darstellte. Der Landgerichtspräsident gab an, dass er in seiner früheren Tätigkeit als Erbgesundheitsrichter leider habe erfahren müssen, dass Sterilisationsverfahren „namentlich in kleinen Städten und Dörfern nicht geheim gehalten worden" seien. In keinem einzigen ihm bekannten Fall sei dies allerdings auf den Bruch der Schweigepflicht bei den beteiligten Amtspersonen, insbesondere den Justizbeamten, zurückzuführen, „vielmehr war es durchweg die Umgebung des Erbkranken, insbesondere die Nachbarn oder Mitbewohner des Hauses, die namentlich aus einer längeren Abwesenheit des Erbkranken in Verbindung mit seiner vorgängigen

1 Einen derartigen Widerstand registrierten auch die Anstaltsdirektoren für die Provinz Brandenburg und begründeten dies mit der allgemeinen Furcht der Familien vor möglichen Nachteilen, wenn Angehörige als „erbkrank" eingestuft wurden. Siehe Niederschrift über die Konferenz der Anstaltsleiter am 15. Januar 1936 im Landeshaus in Berlin, in: BLHA Rep. 55 Provinzialverband Abt. I Nr. 218, Bl. 218ff.

2 BLHA Br. Pr. Rep. 12 A Landgericht Neuruppin Nr. 1268 Bl. 15.

3 Ebd., Bl. 20.

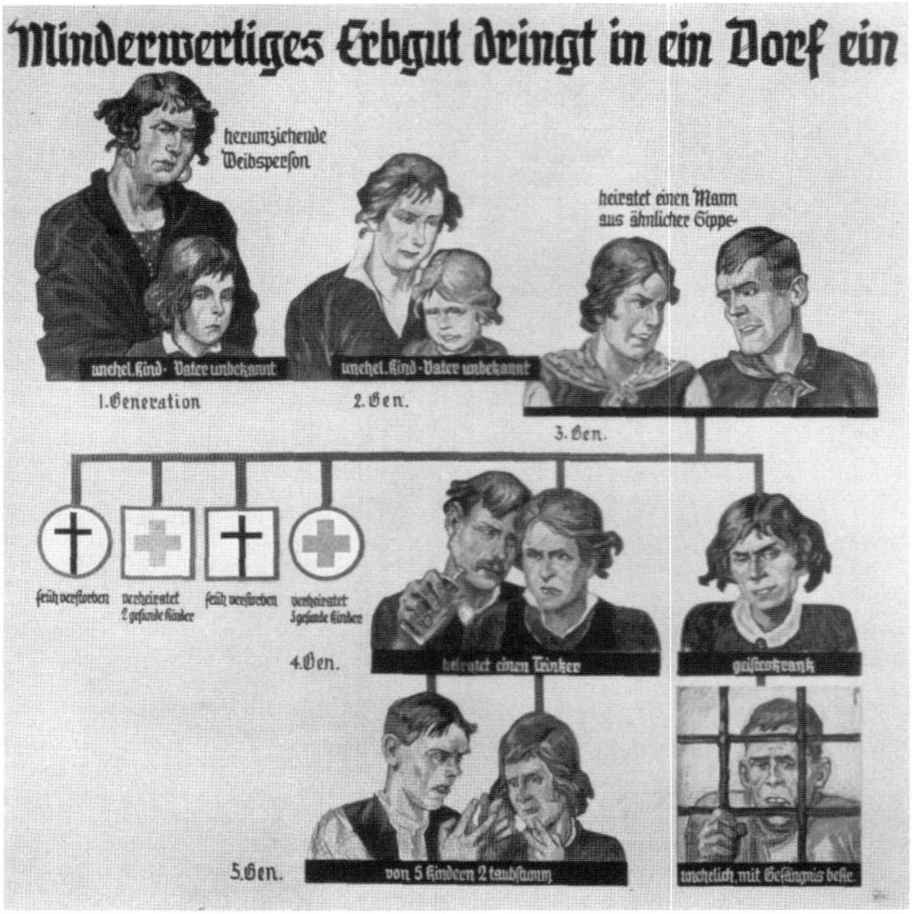

Ausstellungsbild des Reichsnährstandes.

Vorladung vor Gericht – 2 Umstände, die sich in so kleinen Verhältnissen nicht verbergen lassen – den Schluß zogen, hier sei ein Verfahren vor dem Erbgesundheitsgericht anhängig oder anhängig gewesen und der Erbkranke unfruchtbar gemacht worden". Der Landgerichtspräsident verwies darauf, dass die ledigen Burschen eines Dorfes diesen Schluss sofort zögen, „wenn einer von ihnen oder ein junges Mädchen ohne ersichtlichen Grund einen Tag in die Stadt des Amtsgerichts oder hierher zum Landgericht fährt und dann später 10–14 Tage abwesend ist."

Noch weniger, so der Landgerichtspräsident, sei ein Bekanntwerden des Verfahrens zu vermeiden, wenn der Erbkranke zwangsweise zur Unfruchtbarmachung vorgeführt werden müsse oder wenn die Familie des Betroffenen aus Sorge, Aufregung oder Ärger selbst über das Verfahren spreche.

Als konkretes Beispiel führte er den Fall eines jungen Mannes an, dessen Arbeitgeber bei der Einstellung den Nachweis der Erbgesundheit verlangt habe, „ein Vorgehen, das sich mit dem Bestreben, die Unfruchtbarmachung geheim-

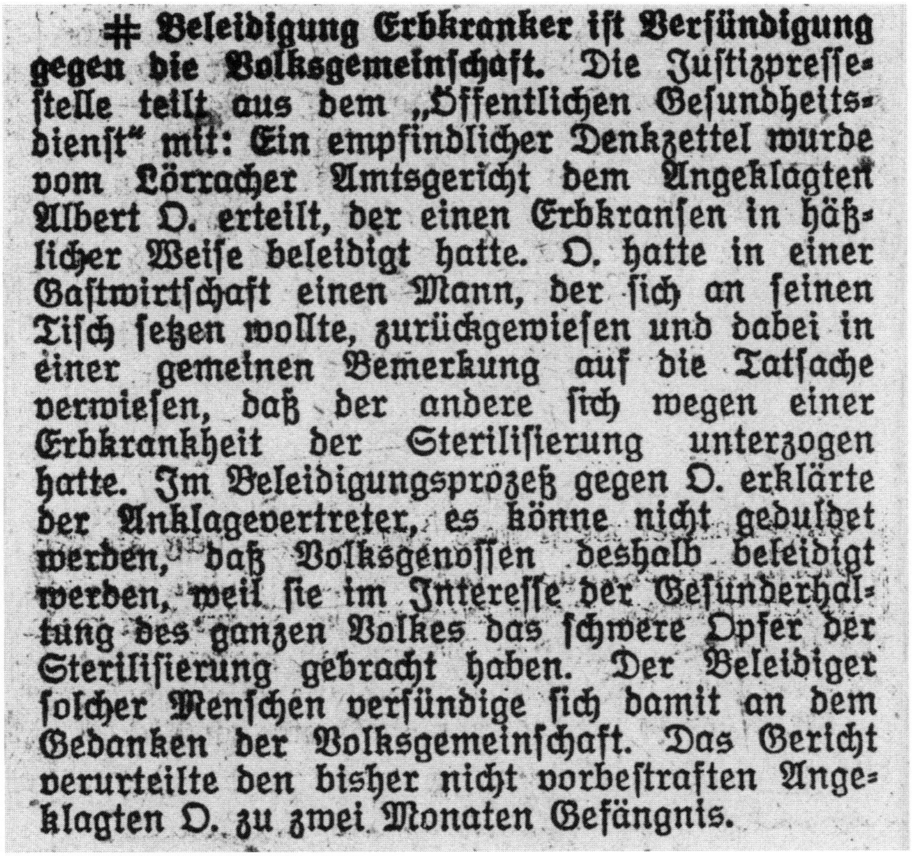

Beleidigung Erbkranker ist Versündigung gegen die Volksgemeinschaft. Die Justizpressestelle teilt aus dem „Öffentlichen Gesundheitsdienst" mit: Ein empfindlicher Denkzettel wurde vom Lörracher Amtsgericht dem Angeklagten Albert O. erteilt, der einen Erbkransen in häßlicher Weise beleidigt hatte. O. hatte in einer Gastwirtschaft einen Mann, der sich an seinen Tisch setzen wollte, zurückgewiesen und dabei in einer gemeinen Bemerkung auf die Tatsache verwiesen, daß der andere sich wegen einer Erbkrankheit der Sterilisierung unterzogen hatte. Im Beleidigungsprozeß gegen O. erklärte der Anklagevertreter, es könne nicht geduldet werden, daß Volksgenossen deshalb beleidigt werden, weil sie im Interesse der Gesunderhaltung des ganzen Volkes das schwere Opfer der Sterilisierung gebracht haben. Der Beleidiger solcher Menschen versündige sich damit an dem Gedanken der Volksgemeinschaft. Das Gericht verurteilte den bisher nicht vorbestraften Angeklagten O. zu zwei Monaten Gefängnis.

Zeitungsartikel in der Potsdamer Tageszeitung vom 22. April 1937.

zuhalten nicht vereinbaren lässt.“ Wirksame Mittel, um eine größere Wahrung der Geheimhaltung zu erreichen, sah der Landgerichtspräsident auch nach Rücksprache mit dem jetzigen Erbgesundheitsrichter nicht.

Eine ähnliche Auffassung vertrat auch der Vorsitzende des Potsdamer Erbgesundheitsgerichts[4] und regte an, dass örtliche Parteileitungen, Bürgermeister oder auch die Provinzpresse hier aufklärend über den Sinn des Gesetzes und das Opfer des Betroffenen wirken sollten. Auf sein Betreiben erschien am 22. April 1937 in der Potsdamer Tageszeitung unter der Überschrift „Beleidigung Erbkranker ist Versündigung gegen die Volksgemeinschaft“ ein Bericht über einen Prozess vor dem Amtsgericht Lörrach, bei dem der Angeklagte wegen Beleidigung eines „Erbkranken“ eine zweimonatige Gefängnisstrafe erhalten hatte. Der kurze Artikel hob besonders die Erklärung des Anklagevertreters hervor, wonach Beleidigungen von Volksgenossen, die im Interesse der

4 Lehmann an den Landgerichtspräsidenten Potsdam vom 29.7.1935, in: BLHA Br. Pr. Rep. 12 A Landgericht Potsdam Nr. 441, Bl. 70.

Gesunderhaltung des ganzen Volkes das schwere Opfer der Sterilisierung gebracht hätten, nicht geduldet werden könnten.[5]

Das Geheimhaltungsproblem war auch ein zentraler Punkt in der Kritik, die der Amtsvorsteher des Ortes Golzow bei Belzig am 16. Juli 1936 an der Handhabung des GzVeN auf dem Lande gegenüber dem Potsdamer Erbgesundheitsgericht vorbrachte: „Geheim bleibt auf dem Dorfe nichts, auch wenn der Betroffene als nicht erbkrank befunden wird, wird doch in der Familie eine große Unruhe getragen. Im Übrigen bleibt, wie das nun einmal auf dem Dorfe ist, an diesem Menschen für lange Zeit etwas hängen, er wird zum Mindesten lächerlich gemacht."[6] Um vorschnelle Verdächtigungen und Gerede im Dorf zu vermeiden, empfahl er, regelmäßig zunächst bei der Ortspolizeibehörde anzufragen, bevor man den Betreffenden zur amtsärztlichen Untersuchung vorlade. In seinem Antwortschreiben vom 27. Juli 1936 lehnte der Vorsitzende des Erbgesundheitsgerichts, Amtsgerichtsrat Lehmann, jede Mitverantwortung der Gerichte oder der Gesundheitsämter „für das Bekanntwerden eines derartigen Verfahrens" mit dem Hinweis ab, dass hierfür „in den allermeisten Fällen die Betroffenen selbst verantwortlich zu machen sind, die die Schreiben des Amtsarztes wie auch des Erbgesundheitsgerichts Bekannten und Verwandten zeigen, die von sich aus auch für Weiterverbreitung sorgen".[7] Selbst wenn gelegentlich von Dorfbewohnern aus reiner Gehässigkeit oder Dummheit Anzeige erstattet würde, so könne der zuständige Amtsarzt nicht umhin, derartigen Mitteilungen nachzugehen. Dies geschehe jedoch in der schonendsten Weise, „da sich die Amtsärzte zweifellos auch über die unerwünschten Folgen eines Bekanntwerdens einer im Hinblick auf das Gesetz zur Verhütung erbkranken Nachwuchses erfolgenden Untersuchung auf dem Lande klar sind."

Offensichtlich war die Geheimhaltung der Verfahren ein weit verbreitetes Problem bei der Durchführung des GzVeN. In seinem Runderlass vom 9. Mai 1935 hatte der Reichsjustizminister bereits auf Vorfälle dieser Art verwiesen und angeordnet, eine Verwendung von Briefumschlägen mit den Aufdrucken „Erbgesundheitsgericht" oder „Erbgesundheitsobergericht" zu unterlassen. Ferner sollten Auskunftspersonen und Zeugen ausdrücklich auf ihre Verschwiegenheitspflicht hingewiesen werden. Die Maßnahmen müssten, so der Minister, den örtlichen Verhältnissen angepasst sein, dabei sei insbesondere zu beachten, dass die Geheimhaltung in ländlichen Bezirken erheblich mehr gefährdet sei als in der Großstadt. Daher sollten in ländlichen Bezirken die Beratung mehrerer Fälle aus derselben Gemeinde am gleichen Tage vermieden werden.

Derartige Anweisungen liefen selbstverständlich ins Leere, wenn die Öffentlichkeit beispielsweise aufgrund von Pannen bei der Postzustellung[8] oder Namensverwechselungen[9] von Sterilisationsverfahren gegen einzelne Dorfbewohner erfuhr oder Anstaltsärzte innerhalb der psychiatrischen Einrichtung ihre Schweigepflicht gegenüber anderen Patienten nicht beachteten. So

5 Pressedezernent beim Landgericht an Vorsitzenden des Erbgesundheitsgerichts Potsdam vom 19. April 1937, in: BLHA Br. Pr. Rep. 5 E Amtsgericht Potsdam Nr. 441, Bl. 48.
6 BLHA Br. Pr. Rep. 5 E Amtsgericht Potsdam Nr. 102, Bl. 27.
7 Vorsitzender des Erbgesundheitsgerichts Potsdam vom 27.7.1936, in: BLHA Br. Pr. Rep. 5 E Amtsgericht Potsdam Nr. 102 Bl. 30.
8 BLHA Br. Pr. Rep. 5 N Erbgesundheitsgericht Neuruppin Nr. 83.
9 BLHA Br. Pr. Rep. 5 N Erbgesundheitsgericht Potsdam Nr. 25.

beschwerte sich der Vater eines in der Landesanstalt Eberswalde betreuten Patienten, dass seinem Sohn im Beisein von Mitkranken das Merkblatt zur Unfruchtbarmachung übergeben worden sei. Erbost fragte er an, wie diese Handlungsweise in Einklang zu bringen sei mit der gleichzeitig an ihn ergangenen Anweisung, das Verfahren geheim zu halten.[10] Eine ähnliche Beschwerde äußerte die Mutter einer Betroffenen aus Lübben, die sich durch den offenen Umgang mit Unterlagen des Erbgesundheitsgerichts auf dem dortigen Polizeiamt „tief verletzt" fühlte. Sie verwies auf die Diskrepanz zwischen der zugesicherten „strengsten Diskretion" und ihren eigenen Erfahrungen „auf dem Polizeiamt einer kleinen Stadt, wo so ein Schreiben öffentlich herumliegt und jeder Schreiber Einblick nehmen kann".[11]

Die auf ministerieller Ebene angemahnten Maßnahmen zur Geheimhaltung der Verfahren dürfen jedoch nicht darüber hinwegtäuschen, dass die im GzVeN verankerte Schweigepflicht nicht nur dem Schutz der Betroffenen diente, sondern auch die Anonymität des anzeigenden Arztes oder auskunftswilliger Informanten sichern sollte. Laut Erlass des Reichsinnenministers vom 26. November 1934 beschwerten sich viele im Medizinalbereich tätige Personen, die Anzeigen aufgrund des GzVeN erstattet hatten oder als Zeugen und Sachverständige in Sterilisationsverfahren auftraten, über dadurch erlittene Nachteile, nachdem ihre persönliche Mitarbeit an dem Verfahren bekannt geworden war. Für den Reichsinnenministers war es daher mit der Schweigepflicht unvereinbar, wenn der Antragsteller dem Betroffenen oder dessen Angehörigen Auskunft darüber erteilte, wer die Anzeige erstattet hatte. Analog hierzu wies der Reichsjustizminister die Erbgesundheits(ober)gerichte in seinem Erlass vom 7. Dezember 1934 an, in den Sterilisationsbeschlüssen möglichst auf die namentliche Nennung der als Zeugen befragten Ärzte zu verzichten. Damit trug er den seiner Ansicht nach berechtigten Wünschen der betroffenen Ärzteschaft Rechnung, die im Falle einer Bekanntgabe der beteiligten Mediziner nicht nur eine Beeinträchtigung des Vertrauensverhältnisses zwischen Arzt und Patient, sondern auch eine Schädigung ihrer Praxis fürchtete.[12]

Auch die vollständige Akteneinsicht für Betroffene erschien aus ministerieller Sicht im Interesse einer reibungslosen Durchführung des GzVeN problematisch. So gab der Reichsjustizminister in seinem Runderlass vom 4. Dezember 1936 zu bedenken, „daß eine regelmäßige vollständige Offenlegung der Akten besonders in kleinen örtlichen Verhältnissen leicht dazu führen kann, daß die Bevölkerung den Personen, auf deren Auskünfte das Gericht in besonderem Maße angewiesen ist, allmählich nicht mehr das genügende Vertrauen entgegenbringt und mit ihren Mitteilungen in einer die Durchführung des Gesetzes erschwerenden Weise zurückhält"[13]. Ähnliche Bedenken äußerte in Brandenburg der Leiter des Gesundheitsamtes in Nauen (Kreis Osthavelland) und drang gegenüber dem Erbgesundheitsgericht Potsdam auf eine schärfere

10 Karl F. an Erbgesundheitsgericht Prenzlau vom 18.8.1939, in: BLHA Br. Pr. Rep. 5 N Erbgesundheitsgericht Prenzlau Nr. 25.
11 Gertrud B. an Erbgesundheitsgericht Cottbus vom 25.4.1938, in: BLHA Br. Pr. Rep. 5 N Erbgesundheitsgericht Cottbus Nr. 194.
12 Reichs- und preuß. Justizminister an Oberlandesgerichtspräsidenten vom 7.12.1934, in: BLHA Br. Pr. Rep. 12 A Landgericht Neuruppin Nr. 1268, Bl. 12.
13 BLHA Br. Pr. Rep. 12 A Landgericht Neuruppin Nr. 1268, Bl. 74.

Überwachung der Schweigepflicht. Er verwies auf ihm bekannt gewordene Fälle, bei denen Zeugen in Sterilisationsverfahren wegen ihrer Aussagen Unannehmlichkeiten hatten, wenn der Erziehungsberechtigte sein Recht auf Akteneinsicht „missbrauchte“ und den Zeugen wegen seiner Aussage zur Rechenschaft ziehen wollte. Der Leiter des Gesundheitsamtes fürchtete, dass bei einem weiteren Bekanntwerden des Rechtes der Akteneinsicht für Erziehungsberechtigte, die Zeugen sich mit ihren Aussagen äußerst zurückhalten würden.[14] In seiner Antwort bat der Vorsitzende des Erbgesundheitsgerichts Potsdam, bei etwaigen Verstößen gegen die Schweigepflicht die zuständige Staatsanwaltschaft zu verständigen, und sicherte dem Amtsarzt zu, zukünftig die gesetzlichen Vertreter auf ihre Schweigepflicht und die Folgen bei einer Verletzung derselben hinzuweisen.[15]

Ohne Erfolg blieb dagegen die Bitte des Amtsarztes des Kreises Rathenow-Westhavelland, Dr. David, „im Interesse der zweckentsprechenden Durchführung der Familien-Erhebungen“ zukünftig von einer wörtlichen und ausführlichen Mitteilung des Sterilisationsbeschlusses an die Betroffenen abzusehen. David befürchtete wachsende Schwierigkeiten bei zukünftigen Ermittlungen, wenn den Betroffenen und ihren Angehörigen die “vielfachen Beanstandungen“, die bei der Erhebung der Familiengeschichte notiert würden, im Gerichtsbeschluss wörtlich mitgeteilt würden: „Sowohl der untersuchende Arzt, als auch die mit der Familien-Ermittlung beauftragten Fürsorgerinnen werden von der Bevölkerung, wenn immer wieder alle Einzelheiten den Angehörigen mitgeteilt werden, schwer angefeindet, stossen auf Widerstand und werden für die Zukunft kaum in der Lage sein, überhaupt von den Angehörigen Auskunft zu erhalten.“[16]

Mit Schreiben vom 6. Juli 1935 lehnte das Erbgesundheitsgericht Potsdam das Ansinnen des Amtsarztes jedoch ab und verwies ihn auf die Ausführungsverordnung vom 25. Februar 1935, wonach eine Zustellung des Beschlusses unter Fortlassen der Gründe nur bei den Betroffenen selbst möglich sei, in allen sonstigen Fällen müsse der vollständige Beschluss zugestellt werden.

Bevölkerung und Intelligenzprüfung

Auf Unverständnis und Widerspruch nicht nur bei der Landbevölkerung, sondern auch bei den vor Ort agierenden Partei- und Amtswaltern stieß auch die Bedeutung der meist nach einem starren Muster durchgeführten Intelligenzprüfung und der früheren Schulleistungen für die Diagnose „angeborener Schwachsinn“.

So gab der Bürgermeister und Ortsbauernführer der Gemeinde Schacksdorf (1939: 1223 Einwohner) gegenüber dem Erbgesundheitsgericht Cottbus am 13. Oktober 1936 eine von allen Gemeinderäten unterschriebene Erklärung zu

14 Leiter des Gesundheitsamtes Nauen an Erbgesundheitsgericht Potsdam vom 7.6.1939, in: BLHA Br. Pr. Rep. 5 E Amtsgericht Potsdam Nr. 441, Bl. 264.
15 Vorsitzender des Erbgesundheitsgericht Potsdam an Amtsarzt Nauen vom 9.6.1939, in: ebd., Bl. 264.
16 Amtsarzt David vom 29.6.1935 an Erbgesundheitsgericht Potsdam, in: BLHA Br. Pr. Rep. 5 E Amtsgericht Potsdam Nr. 101, Bl. 261.

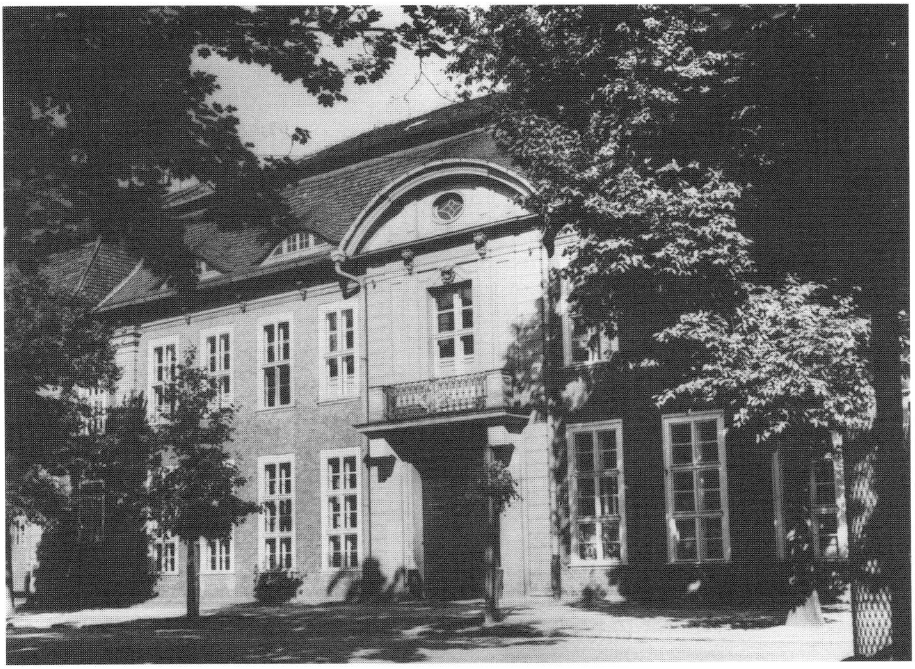

Das Erbgesundheitsgericht Potsdam tagte im Potsdamer Amtsgericht in der Lindenstraße 54/55. Aufnahme um 1937.

Gunsten des Dorfbewohners Walter F. ab, in der er die unzureichenden Schulleistungen des 21-jährigen mit der von den Eltern bereits in Kindertagen erzwungenen Mitarbeit in der Landwirtschaft und dem völlig unfähigen und sehr alten Dorflehrer begründete. Der Bürgermeister verwies darauf, dass die vom Gericht bemängelte fehlende Berufsausbildung des Betroffenen nicht erforderlich gewesen sei, da Walter F. das väterliche Gut übernehmen sollte. Seine landwirtschaftlichen Arbeiten verrichte dieser wie jeder andere Bauer und wisse darüber im selben Umfang Bescheid wie die ortsansässigen Bauernjungen: „Alles in allem kann ich immer nur betonen – wie auch jeder andere Ortseinwohner – dass Walter F. niemals an angeborenem Schwachsinn leiden kann; sondern dass seine jetzige nicht allzugrosse Schlauheit auf den erzieherischen Einfluss seitens der Stiefmutter aus den Kindheitstagen des Walter F. herrühren."[17]

In Trebbus (368 Einwohner) beschwerte sich der Erbhofbauer Richard S. – unterstützt vom Ortsbauernführer und Bürgermeister – über die vom Erbgesundheitsgericht Cottbus angeordnete Anstaltsbeobachtung seines Angestellten Albin B. während der Erntezeit. Richard S. zeigte sich über den Beschluss des Erbgesundheitsgerichts verwundert, da er dem Auftritt des betroffenen Landarbeiters vor Gericht persönlich beigewohnt hatte und Albin B. seiner Ansicht nach alle auf dem Hof anfallenden Arbeiten ebenso beherr-

17 BLHA Br. Pr. Rep. 5 N Erbgesundheitsgericht Cottbus Nr. 287.

sche wie er, Richard S., selbst: „Wenn er an angebornem Schwachsinn leiden sollte, so hätte sich das doch in den langen Jahren seines Hierseins einmal irgendwie zeigen müssen."[18]

In dem bereits zitierten Schreiben an das Erbgesundheitsgericht Potsdam machte der Ortsvorsteher in Golzow (957 Einwohner) seine grundsätzliche Kritik an der Handhabung des GzVeN auf dem Lande auch an der mangelnden Berücksichtigung der noch sehr rückständigen Verhältnisse fest und warb unter Hinweis auf die schlechten Schulbedingungen um ein größeres Verständnis für die Landbevölkerung, die von außen stehenden Personen häufig für dumm gehalten würde, nur weil sie sich weder mündlich noch schriftlich gut ausdrücken könnte: „Das mag auch manchem Arzt so gehen, der mehr städtische Verhältnisse gewöhnt ist. Man muss sich vergegenwärtigen, dass es auf dem Lande viele Menschen gibt, die nach ihrer Schulzeit nur selten einmal etwas lesen oder schreiben." Selbst im näheren Umkreis von Berlin, so sein Einwand, seien viele Menschen noch nie mit der Bahn gefahren, und der Glaube an Hexen sei noch in allen Dörfern der Mark „bis vor die Tore von Berlin" weit verbreitet. Er verwies er auf die Gefahr, dass das GzVeN gerade auf dem Land dazu missbraucht werden könnte, den persönlichen Feind zu schädigen, und fuhr warnend fort: „Dadurch wird dieses Gesetz, über das ohnehin schon soviel Unsinn geredet wird, und das doch eine der besten Taten des Dritten Reiches ist, in Misskredit gebracht, und das Ansehen des Staates und der Bewegung geschädigt." Um dieser Gefahr vorzubeugen, so sein Vorschlag, sollte bei Ermittlungen im Zusammenhang mit dem GzVeN regelmäßig zunächst die Amtsvorsteher befragt werden, „dass sie ein objektives Bild geben können, dass m. E. auch für den untersuchenden Arzt, der die ihm vorgeführten Menschen und ihre näheren Verhältnisse ja garnicht kennt, von grosser Bedeutung sein muss." [19]

Die Kritik des Amtsvorstehers auf den Punkt gebracht lautete: Die Amtsärzte und die Gerichte kennen die ländlichen Verhältnisse zu wenig und gehen daher bei der Durchführung des GzVeN mit falschen Vorstellungen über die Schul- und Allgemeinbildung der Landbevölkerung in die Ermittlungen. Ganz offensichtlich erreichten derartige Klagen auch den Reichsinnenminister, der daraus die Konsequenzen zog. In seinem Erlass vom 7. Januar 1937 übte er deutliche Kritik an den Ärzten wegen ihrer allzu schematischen Anwendung des in der Durchführungsverordnung vom 5. Dezember 1933 vorgeschlagenen Intelligenzprüfungsbogens, der doch lediglich als Richtlinie dienen sollte.[20] Der Minister bemängelte, dass die Fragen oft nicht genügend dem Berufsleben und der Umwelt des Betroffenen entnommen seien. Gerade bei der Beurteilung der Diagnose „angeborener Schwachsinn" sei der Bewährung im Leben besondere Bedeutung beizumessen. Es sei Aufgabe des Arztes, im Rahmen der Intelligenzprüfung festzustellen, wie der Betroffene Fragen, die Beruf und Leben täglich an ihn stellten, beantworte: „Dabei werden für die Beurteilung der Gesamtpersönlichkeit die Lebensführung, die Entwicklung der sittlichen All-

18 Ebd., Nr. 268.
19 Amtsvorsteher Golzow an Erbgesundheitsgericht Potsdam vom 16.7.1936, in: BLHA Br. Pr. Rep. 5 E Amtsgericht Potsdam Nr. 102, Bl. 27–29.
20 Erlass des Reichsminister des Innern vom 7.1.1937, in: BLHA Br. Pr. Rep. 12 A Landgericht Neuruppin Nr. 1268, Bl. 79.

gemeinvorstellungen, die Einsicht in die Ordnung der menschlichen Gesellschaft oft entscheidend sein müssen." Aufgrund der negativen Erfahrungen mit dem bisherigen Fragenkatalog kündigte der Minister die Einführung eines neuen Intelligenzprüfungsbogens[21] an, der keine vorgegebenen Fragen mehr enthielt. Vielmehr sollten die Ärzte, aufbauend auf ihren bisherigen Erfahrungen, fortan selbständig Fragen formulieren, die sich eingehend mit dem Berufsleben und der Umgebung des zu Untersuchenden sowie seiner Bewährung im Leben beschäftigten.

Trotz derartiger Ermahnungen kam es auch weiterhin zu Beschlüssen, die nach allgemeiner Ansicht die Bewährung im Beruf und die für den Betroffenen ungewohnte Anhörung vor dem Erbgesundheitsgericht nicht ausreichend berücksichtigen. So stieß die vom Erbgesundheitsobergericht Berlin am 10. März 1943 angeordnete Unfruchtbarmachung der 19- bzw. 22-jährigen Schwestern Alma und Frieda A., die beide als Hausgehilfinnen in landwirtschaftlichen Betrieben in Göllnitz (448 Einwohner) bzw. Massen (1 176 Einwohner) arbeiteten, auch in den Reihen örtlicher Parteistellen auf vollkommenes Unverständnis. Nach Bekanntgabe des Beschlusses hatte der Leiter des Amtes für Volksgesundheit im Kreis Luckau aufgrund des Einspruchs des Amtsvorstehers und Pflegers der beiden Mädchen im Beisein der Kreisleiter von NSDAP und NSV bei den jungen Frauen eine Intelligenzprüfung vorgenommen und war gemeinsam mit den anderen Anwesenden zu der Überzeugung gelangt, dass beide nicht schwachsinnig seien, auch nicht leichten Grades. In einem Schreiben an die Gauamtsleitung des Amtes für Volksgesundheit in Berlin begründete er das unsichere Auftreten der Mädchen vor dem Erbgesundheitsobergericht mit der für sie höchst ungewohnten Situation: „Die Mädchen, auf dem Lande groß geworden, waren am Tage des Urteils zum ersten Mal in einer Großstadt, standen unter dem Eindruck der Folgen eines großen Fliegerangriffs und waren naturgemäß durch die ganze Gerichtsverhandlung stark befangen."[22] Der Kreisleiter verwies zudem auf die positive Beurteilung der beiden durch ihre Arbeitgeber und auf die kurze Verhandlungsdauer von 20 Minuten für beide Mädchen, die nach seiner Auffassung für einen derartig folgenschweren Beschluss kaum ausreichend bemessen war. Die Bemühungen des Gauamtsleiters des Amtes für Volksgesundheit um eine Wiederaufnahme des Verfahrens verliefen indessen erfolglos. Seine Einwände, nach der Untersuchung des Kreisamtsleiters läge bei den Mädchen kein Schwachsinn vor, auch seien die Unterschiedsfragen häufig so schwierig, dass sie selbst von intelligenten Leuten kaum beantwortet werden könnten, rechtfertigten nach Ansicht des Erbgesundheitsgericht Cottbus keine Wiederaufnahme des Verfahrens.[23] Beide Mädchen wurden am 19. November 1943 im städtischen Krankenhaus Cottbus sterilisiert.

21 Muster des neuen Intelligenzprüfungsbogens in: BLHA Br. Pr. Rep. 12 A Landgericht Neuruppin Nr. 1268, Bl. 80f. Die Ärzte sollten zukünftig die von ihnen selbst formulierten Fragen unter den vorgegebenen Rubriken „Orientierung, Schulwissen, Allgemeines Lebenswissen, Spezielle Fragen aus dem Beruf, Urteilsfähigkeit, Kombinationsfähigkeit, Geschichtserzählung und Sprichworterklärung und Gedächtnis und Merkfähigkeit" sowie die dazugehörigen Antworten des Betroffenen vermerken.
22 Kreisamtsleiter im Amt für Volksgesundheit Hafemann an die Gauamtsleitung des Amtes für Volksgesundheit vom 6.5.1943, in: BLHA Br. Pr. Rep. 5 N Erbgesundheitsgericht Cottbus Nr. 250.
23 Erbgesundheitsgericht Cottbus an Gauleitung des Amtes für Volksgesundheit vom 13.9.1943, in: ebd.

Unterstützung der Sterilisationspolitik

Die oben dargestellte Kritik an der Praxis der Sterilisationsverfahren – auch von Verwaltungsbehörden und NSDAP-Anhängern – darf nicht darüber hinwegtäuschen, dass die Durchführung des GzVeN auch auf Unterstützung aus der Bevölkerung traf. Leider lassen die nur vereinzelt in den Erbgesundheitsgerichtsakten überlieferten Anzeigen keine Aussagen darüber zu, wie häufig Hausärzte, Gemeindefürsorgerinnen oder Amtsvorsteher Personen beim zuständigen Amtsarzt anzeigten, die ihrer Ansicht nach an einer „Erbkrankheit" im Sinne des GzVeN litten oder zumindest verdächtigt wurden, an einer derartigen Erkrankung zu leiden.

Bemerkenswert ist in diesem Zusammenhang das Vorgehen des Potsdamer Polizeipräsidenten, der das Erbgesundheitsgericht Potsdam um Prüfung bat, ob bei dem in Nowawes wohnenden Marokkaner Misaud H., der mit einer deutschen Frau drei Kinder hatte, eine Sterilisation oder Entmannung „aus rassischen Gesichtspunkten" möglich sei. Das Erbgesundheitsgericht Potsdam lehnte am 17. Juni 1935 ein Eingreifen jedoch rundweg ab, da es seiner Auffassung nach weder für eine Sterilisation noch für eine Entmannung des Misaud H. eine gesetzliche Grundlage gab. Um „die durch H. ausgehende Gefahr der rassischen Verschlechterung" aufzuhalten, empfahl das Erbgesundheitsgericht, Misaud H. mit einer sofortigen Ausweisung zu drohen, falls er Vater eines weiteren mit einer deutschstämmigen Frau erzeugten Kindes würde.[24]

Der Potsdamer Polizeipräsident gab sich mit dieser Empfehlung nicht zufrieden, sondern bat am 9. Oktober 1935 um eine erneute Stellungnahme des Gerichts. Dabei wandte er sich ausdrücklich gegen die vorgeschlagene Ausweisung angesichts der damit verbundenen Belastung der Staatskasse. Vielmehr hielt er nach der Verkündung der Nürnberger Rassegesetze und „unter Berücksichtigung des heutigen Rechtsempfindens" eine Sterilisierung für zulässig, „denn es erscheint mir ebenso unmöglich, farbiges wie Judenblut mit deutschem Blute vermischen zu dürfen". Der Polizeipräsident warb für die Unfruchtbarmachung und den weiteren Verbleib Misaud H.s im Inland, da ansonsten der Staat für die bereits gezeugte Nachkommenschaft aufzukommen hätte.[25] Das Potsdamer Erbgesundheitsgericht blieb jedoch bei seiner ablehnenden Stellungnahme.[26] Derartige Eingriffe, so das Gericht, seien weder durch das GzVeN noch durch das Gesetz zum Schutze des deutschen Blutes und der deutschen Ehre vom 15. September 1935 gedeckt, da letzteres nur die Eheschließung und den außerehelichen Geschlechtsverkehr zwischen Juden – nicht allgemein fremdrassigen Personen – und deutschen Staatsangehörigen verbiete.

24 Erbgesundheitsgericht Potsdam an Polizeipräsidenten Potsdam vom 17.6.1935, in: BLHA Br. Pr. Rep. 5 E Amtsgericht Potsdam Nr. 101 Bl. 252.
25 Ebd., Bl. 348.
26 Erbgesundheitsgericht Potsdam an Polizeipräsidenten Potsdam vom 23.10.1935, in: BLHA Br. Pr. Rep. 5 E Amtsgericht Potsdam Nr. 101, Bl. 349.

Lübben, den 29. A p r i l 1939.

In der Familie Karl P[redacted] sind 8 Kinder vorhanden gewesen. Ein Kind hatte die Frau Anna geb. Lettkow vor der Ehe. Von den ehelichen Kindern sind 5 Kinder verstorben.

Die Ehefrau des P[redacted] ist hier bekannt als geistig beschränkte Person, da sie in der Schule aus der untersten Klasse entlassen worden ist.

Der Ehemann macht auch nicht gerade einen intelligenten Eindruck. Ob das Mädchen Else, geboren am 15. 6. 1925, Lübben in der Hilfsschule war, ist hier nicht bekannt. Es ist aber zu vermuten, daß sie geistig nicht so vorgebildet ist, da hier von der Gemeindeschwester Vorstellungen erhoben worden sind, um die Unfruchtbarmachung ins Auge zu fassen.

Ich habe aus diesem Grunde es für notwendig gehalten, die erforderlichen Maßnahmen einzuleiten, um erst einmal Unterlagen für die Prüfung, ob die Maßnahmen notwendig sind, zu schaffen.

Es handelt sich um eine Familie, die nach meiner Ansicht nur darauf ausgeht, die öffentliche Fürsorge in Anspruch zu nehmen ohne selbst etwas zu tun, um für den Unterhalt zu sorgen.

Der Bürgermeister
als Ortspolizeibehörde

Bericht über eine Familie Karl P., die nach Auffassung der Lübbener Ortspolizeibehörde „nur darauf ausgeht, die öffentliche Fürsorge in Anspruch zu nehmen".

Sorgen um eine ordnungsgemäße Durchführung des GzVeN machte sich offensichtlich auch die Landesbauernschaft Kurmark, die die Kreisbauernschaft Lübben mehrfach aufforderte, umgehend die Unfruchtbarmachung der dort als Landarbeiter tätigen Fürsorgezöglinge in die Wege zu leiten.[27] Diese bildeten nach Ansicht der Landesbauernschaft eine „nicht zu unterschätzende Gefahr“, daher sollte die Kreisbauernschaft bei eventuell auftretenden Schwierigkeiten die Landwirte, bei denen die Fürsorgezöglinge untergebracht waren, zur Kündigung der Verträge mit dem Berliner Jugendheim „Tannenhof“ veranlassen.

Aktive Unterstützung fand das GZVeN, wie bereits festgestellt,[28] vor allem bei den Hilfsschullehrern, die sich gegenüber den Amtsärzten oder den Gerichten ausführlich über ihre (ehemaligen) Schüler äußerten und zum Teil auch Sterilisationsempfehlungen aussprachen.

Darüber hinaus zählten auch die örtlichen Verwaltungsbehörden zu den Befürwortern des Sterilisationsgesetzes, insbesondere seiner Anwendung bei sozial schwachen Familien. Ihre Unterstützung war im wesentlichen ökonomisch motiviert, entweder weil die Betroffenen und ihre Angehörigen bereits öffentliche Fürsorge bezogen, oder weil sie im Falle einer Schwangerschaft der öffentlichen Fürsorge zur Last zu fallen drohten.[29]

Vereinzelt finden sich schließlich auch unter den Angehörigen glühende Verfechter der nationalsozialistischen Erbgesundheitspolitik, die bereit waren, ihre Familie – sogar das Leben ihres Kindes – dem Wohl der Volksgemeinschaft zu opfern. So stimmte der Ehemann einer in der Landesanstalt Eberswalde befindlichen Patientin dem Sterilisationsantrag des Anstaltsdirektors ausdrücklich zu, „da ich als verantwortungsvoller Nationalsozialist und Parteigenosse den Segen des diesbezüglichen Gesetzes zum Wohle der Deutschen Rasse erkenne und glücklich bin, dass mein von meiner Ehefrau am 20.11.1936 geborenes Kind nach 8 Tagen wieder starb“[30]. In einem weiteren Fall hielt es ein Mann aus Ullersdorf „für seine Pflicht“, seinen an „Jugendirrsein“ erkrankten Bruder beim Erbgesundheitsgericht Frankfurt/Oder als „erbkrank“ anzuzeigen. Nach einer ausführlichen Beschreibung des Krankheitsverlaufes schloss er den Brief mit den Worten: „Da dieser hoffnungslose Fall nur eine Last für die Angehörigen ist und eine Last für die Allgemeinheit werden kann, wäre es das Beste, wenn dieser Mensch für immer entschlafen würde. Ich bitte das Erbgesundheitsgericht hierzu Stellung nehmen zu wollen und ersuche umgehend eine Gegenäußerung.“[31]

27 Kreisbauernschaft Lübben an Kreisarzt Lübben vom 16.4.1935 u. 25.5.1935, in: BLHA Br. Pr. Rep. 5 N Erbgesundheitsgericht Frankfurt/Oder Nr. 46.
28 Vgl. S. 116ff.
29 Siehe Dokument S. 185.
30 Kurt H. aus Dessau an das Erbgesundheitsgericht Prenzlau vom 18.6.1938, in: BLHA Br. Pr. Rep. 5 N Erbgesundheitsgericht Prenzlau Nr. 39.
31 Paul P. an das Erbgesundheitsgericht Frankfurt/Oder vom 11.12.1934, in: BLHA Br. Pr. Rep. 5 N Erbgesundheitsgericht Cottbus Nr. 5.

Nationalsozialistische Deutsche Arbeiterpartei 1000(3..)

Gauleitung [redacted] Mark Brandenburg

Briefanschrift
Berlin W 35, Gauhaus Kurmark, Kurmärkische Straße 1

Fernsprecher: für Ortsgespräche B 1, Kurfürst 3625/26
für Ferngespräche B 1, Kurfürst 9641

NATIONAL-SOZIALISTISCHE D.A.P.

Postscheckkonto:
Nationalsozialistische Deutsche Arbeiterpartei, Gauleitung Kurmark Berlin W 35, Kurmärkische Str. 1. Konto Nr. 143208

Bankkonto:
Brandenburgische Provinzialbank
und Girozentrale Berlin, Konto Nr. 20127

Amt für Volksgesundheit
Gauamtsleitung
Dr. med. F. Ideler

Dr.I./Kl.

Gerichtsbehörden 10 Mai 43 8-10 Berlin-Charlottenburg 1 Tegeler Weg

Berlin-Grunewald, den 7. 5. 43
Hubertus-Allee 22
Fernsprecher 977551

An das
Erbgesundheitsobergericht
beim Kammergericht
Berlin - Charlottenburg 1
Tegeler Weg 17 - 20

Betrifft: Unfruchtbarmachung der
Frieda und Alma A[redacted]
aus Massen/Niederlausitz.

Az.: br.17/43

2 Wg 20/43 (Alma A[redacted])

In der Sitzung vom 10.3.43 wurde die Unfruchtbarmachung der Hausgehilfinnen Frieda A [redacted], geboren am 8. Mai 1921, und Alma A [redacted], geboren am 19. Juni 1924, beschlossen.

Der Kreisamtsleiter des Amtes für Volksgesundheit, Pg. Dr. Hafemann, Luckau, hat in Gegenwart des Kreisleiters des Kreises Luckau und des Kreisamtsleiters der NSV. nochmals eine Nachprüfung vorgenommen. Danach kommt er zu dem Ergebnis, daß ein Schwachsinn in dem Maße nicht besteht, um eine Sterilisation zu rechtfertigen. Abschrift des Schreibens des Pg. Dr. Hafemann mit Anlagen füge ich bei. Das Erbgesundheitsgericht in Cottbus hat keinen Schwachsinn festgestellt.

Ich möchte Sie bitten, mir mitzuteilen, auf Grund wel= cher Untersuchung der Schwachsinn der beiden Mädchen am 10. 3. 43 festgestellt wurde. Ich halte es nicht für so wichtig, daß ein Mäd= chen auf dem Lande weiß, wieviel 9:3 ist. Die Unterschiedsfragen sind häufig so schwierig, daß Sie von intelligenten Leuten auch kaum beant= wortet werden können.

Für eine baldige Rückäusserung wäre ich Ihnen dankbar.

Heil Hitler !

Dr. Ideler

Gauamtsleiter

Beschluß erlassen am 10. 3. 4 3
die Akten sind am 26. 3. 4 3
an d. Erbgesundheitsgericht
in Cottbus zu 5 XIII 47/42
gesandt. vorgelegt ...
B. d. 10.5.43 G.

Der Gauleiter des Amtes für Volksgesundheit der Mark Brandenburg äußert sein Unverständnis über die angeordnete Unfruchtbarmachung der Schwestern Alma und Frieda A.

Beilage zum Teltower Kreisblatt.

Nr. 200 — Berlin, Mittwoch, den 28. Ernting/August — 1935

Träger der Zukunft nur ein erbgesundes Volk

Reichsminister Dr. Frick eröffnet den Kongreß für Bevölkerungswissenschaft

Der Lebensquell unseres Volkes

In der mit den Fahnen von 32 Nationen geschmückten Aula der Berliner Universität wurde der Internationale Kongreß für Bevölkerungswissenschaft feierlich eröffnet. Die Internationale Vereinigung für Bevölkerungswissenschaft wurde 1928 in Paris gegründet; sie hielt ihren zweiten Kongreß 1931 in London ab und tritt jetzt in Berlin zu ihrer dritten Tagung zusammen. Zweck der Vereinigung ist die gegenseitige Unterstützung in der wissenschaftlichen Untersuchung der bevölkerungspolitischen Probleme. Die vielen hundert aus dem Ausland gekommenen Wissenschaftler werden gerade im nationalsozialistischen Deutschland außerordentlich wertvolle Studien machen und zahlreiche Anregungen mitnehmen können, zumal ihnen jede Gelegenheit geboten wird, die Maßnahmen der Reichsregierung auf dem Gebiet der Erb- und Rassenpflege und ihre Auswirkungen kennenzulernen.

Reichsminister Dr. Frick, der Schirmherr dieses Kongresses, eröffnete die Beratungen mit einer Begrüßungsansprache. Nach Begrüßungsworten an die Kongreßteilnehmer, und nach einem Hinweis auf die besondere Bedeutung dieser Tagung, gab der Minister einen Überblick über die Bevölkerungspolitik in Deutschland. Er führte dabei u. a. folgendes aus:

Der Bevölkerungswissenschaft ist es zu danken, daß wir heute über die Bewegung der Bevölkerung in fast allen Staaten der Welt ziemlich genau unterrichtet sind. Leider ist das Bild, das sich gerade für die Kulturnationen hier zeigt, wenig erfreulich. Zwar sind die Sterblichkeitsziffern dank den Fortschritten der medizinischen Wissenschaft stark gesunken, aber dafür haben sich wieder die wichtigeren Geburtenziffern so vermindert, daß viele Staaten sich ernst- [...]

rung im Kampfe gegen die Erbkrankheiten an. Das ist nicht richtig. Vielmehr betrachtet die nationalsozialistische Regierung das Gesetz zur Verhütung erbkranken Nachwuchses nur als eine Art Notmaßnahme, die zunächst einmal die akute Gefahr bannen soll. Die Grundlage der Erb- und Rassenpflege im deutschen Volke wird vielmehr in einer sorgfältigen Eheberatung gesucht werden müssen. Die Vorarbeiten auf diesem Gebiete sind so weit gediehen, daß von den neuerstandenen staatlichen Gesundheitsämtern die freiwillige Eheberatung bereits ausgeübt und eine gesetzliche Regelung dieser Frage folgen wird.

Die Eheberatung

ermöglicht es aber nicht nur, die Erbkrankheiten zu bekämpfen, sondern sie setzt uns auch in die Lage, den hochwertigen Erbgesunden in mancher Hinsicht zu bevorzugen.

Es ist uns der Vorwurf gemacht worden, wir trieben einen besonderen Rassekult und verletzen durch unsere eugenischen Maßnahmen die Gebote christlicher Nächstenliebe. Wenn es jedoch nicht vermessen war, in die ursprüngliche Weltordnung derart einzugreifen, daß durch die Fortschritte der Wissenschaft vielen Kranken ein langes Leben ermöglicht wird, das unter den ursprünglichen Verhältnissen ihnen nicht zufallen würde, kann es auch kein Unrecht sein, zu verhindern, daß aus dieser den Kranken vermittelten Wohltat eine Plage für die Gesunden werde. Das deutsche Volk will nichts anderes, als seinen Bestand im Rahmen der anderen Völker behaupten und seinen Teil zur Weiterentwicklung menschlicher Kultur und Gesittung leisten.

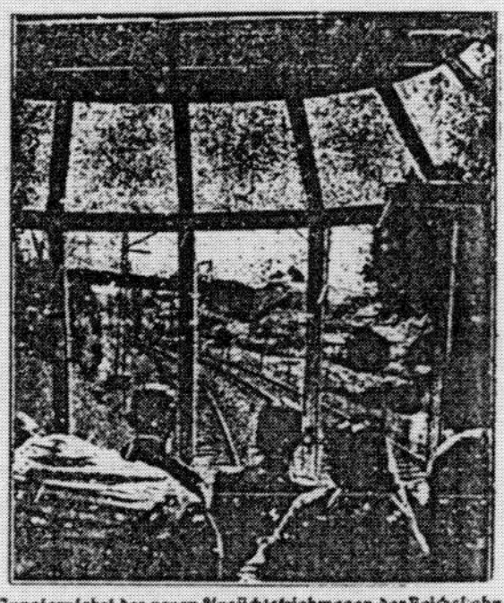

Jungfernfahrt der neuen Aussichtstriebwagen der Reichsbahn
Auf der Strecke von München nach Berchtesgaden fand am Montag die Jungfernfahrt des neuen Aussichts-Triebwagens der Reichsbahn statt. (Weltbild-M)

Bericht im Teltower Kreisblatt über die Eröffnung eines Bevölkerungskongresses in Berlin im August 1935.

Die Erbgesundheitsgerichte und das „Ehegesundheitsgesetz“

Ein zweiter Aufgabenbereich erwuchs den Erbgesundheitsgerichten mit dem Gesetz zum Schutze der Erbgesundheit des deutschen Volkes (Ehegesundheitsgesetz)[1], das am 18. Oktober 1935 beschlossen wurde und bereits zwei Tage später in Kraft trat. Das Ehegesundheitsgesetz und das Gesetz zum Schutze des deutschen Blutes und der deutschen Ehre (Blutschutzgesetz) vom 15. September 1935, das die Eheschließung zwischen „Juden und Staatsangehörigen deutschen und artverwandten Blutes“ verbot, stellten nach den Erläuterungen des Ministerialrates im Reichsjustizministerium, Dr. Ernst Brandis, die „beiden großen Gesetzgebungswerke des Jahres 1935 dar, die das deutsche Eherecht auf eine völlig neue Grundlage gestellt und das Fundament zu einer umfassenden Ehereform im Sinne des nationalsozialistischen Staates gelegt haben“[2].

In diesen Sätzen wird deutlich, dass die Ehe im Nationalsozialismus keineswegs eine Privatangelegenheit zwischen zwei Personen darstellte. Sie galt vielmehr als „Grundlage und Keimzelle der Volksgemeinschaft“ und war daher vor allem unter dem Gesichtspunkt ihres Wertes für das „Volksganze“ zu betrachten, entsprechend der von Hitler in „Mein Kampf“ vertretenen Forderung, die Ehe könne nicht Selbstzweck sein, sondern müsse „dem einen größeren Ziel der Vermehrung und Erhaltung der Art und der Rasse dienen“.[3] Damit hatte sie sich auch den nationalsozialistischen Grundsätzen der Erbgesundheitspflege unterzuordnen. In Fortführung des Sterilisationsgesetzes verbot das Ehegesundheitsgesetz in § 1 Absatz 1 eine Eheschließung, wenn

- einer der Verlobten an einer mit Ansteckungsgefahr verbundenen Krankheit litt, die eine erhebliche Schädigung der Gesundheit des anderen Teiles oder der Nachkommen befürchten ließ,
- einer der Verlobten entmündigt war oder unter vorläufiger Vormundschaft stand,
- einer der Verlobten ohne entmündigt zu sein, an einer „geistigen Störung litt, die die Ehe für die „Volksgemeinschaft“ unerwünscht erscheinen ließ,
- einer der Verlobten an einer Erbkrankheit im Sinne des Gesetzes zur Verhütung erbkranken Nachwuchses litt. Dieses Eheverbot galt allerdings nicht, sofern der andere Partner bereits unfruchtbar war.

1 RGBl 1935 I, S. 1246.
2 Ernst Brandis, Die Ehegesetze von 1935. Gesetz zum Schutze des deutschen Blutes und der deutschen Ehre. Gesetz zum Schutze der Erbgesundheit des deutschen Volkes (Ehegesundheitsgesetz), Berlin 1936, S. 3.
3 Adolf Hitler, Mein Kampf, S. 275f., zitiert nach Ganssmüller, Die Erbgesundheitspolitik, S. 132.

Ferner forderte das Ehegesundheitsgesetz in §2 bei künftigen Eheschließungen die Vorlage eines „Ehetauglichkeitszeugnisses" des Gesundheitsamtes. Das Inkrafttreten dieser Bestimmung wurde allerdings mit Rücksicht auf die damit verbundene Mehrbelastung der Gesundheitsämter zunächst auf unbestimmte Zeit verschoben. Während der Übergangszeit sollte ein Ehetauglichkeitszeugnis nur in Zweifelsfällen verlangt werden (§8). Der Reichsinnenminister bzw. von ihm ermächtigte Stellen konnten zudem Befreiungen von den Gesetzesvorschriften bewilligen (§6).

Um das Ehetauglichkeitszeugnis zu erhalten, mussten sich beide Verlobte einer ärztlichen Untersuchung unterziehen, die nur der zuständige Amtsarzt oder ein vom Reichsärzteführer hierfür zugelassener praktischer Arzt vornehmen durfte.[4] Darüber hinaus hatte das Gesundheitsamt Ermittlungen über die Erbgesundheit des Paares anzustellen. Bei Verweigerung des Ehetauglichkeitszeugnisses stand es den Verlobten offen, das Erbgesundheitsgericht anzurufen, in dessen Bezirk das Gesundheitsamt seinen Sitz hatte.[5] Gegen dessen Beschluss war analog zu dem im GzVeN geregelten Verfahren wiederum Beschwerde beim Erbgesundheitsobergericht möglich. Die Beschwerde konnte jeder der Verlobten sowie der Leiter des Gesundheitsamtes einlegen. Der Gerichtsbeschluss, dass ein Ehehindernis nicht vorliege, ersetzte das Ehetauglichkeitszeugnis. In Abweichung zum Verfahren beim GzVeN wurde im Ehegesundheitsverfahren jedoch kein Pfleger bestellt, auch war eine zwangsweise Vorführung der Verlobten vor das Erbgesundheitsgericht nicht zulässig.

Mit Beginn des Zweiten Weltkrieges wurde die Anwendung des Ehegesundheitsgesetzes im Hinblick auf die Kriegssituation erheblich eingeschränkt. Nach der Verordnung vom 31. August 1939[6], die auch für die Durchführung des GzVeN eine Zäsur markiert, sollten Untersuchungen auf Ehetauglichkeit „im allgemeinen" nicht mehr stattfinden. Das Ehetauglichkeitszeugnis durfte nur noch versagt werden, „wenn besonders schwere Schäden für die Volksgesundheit oder die Reinheit des deutschen Blutes oder ein Verlust wertvollen Erbgutes zu befürchten sind". Die Gesundheitsämter waren angewiesen, auch „in unklaren bzw. Grenzfällen" das Ehetauglichkeitszeugnis auszustellen. Im Gegenzug wurde die Möglichkeit zur Anrufung der Erbgesundheitsgerichte in Ehegesundheitssachen abgeschafft. Bei Versagung des Ehetauglichkeitszeugnisses konnten sich die Betroffenen nur noch mit einem Befreiungsgesuch an die zuständigen höheren Verwaltungsbehörden wenden.[7] Bis Kriegsende wurden die Voraussetzungen, die für eine derartige Befreiung vorliegen mussten, mehrfach geändert und zum Teil erleichtert; dies traf insbesondere für Wehrmachtsangehörige zu, die mit ministeriellem Schnellbrief vom 2. September 1939 generell von den Vorschriften des §1 Absatz 1 Buchstabe d des Ehegesundheitsgesetzes befreit wurden. Eine Ausnahmeregelung für Wehr-

4 § 2 der Ersten Durchführungsverordnung vom 29.11.1935, in: RGBl. 1935 I, S. 1419.
5 § 11 der Ersten Durchführungsverordnung vom 29.11.1935, in: ebd., S. 1420.
6 Verordnung zur Durchführung des Gesetzes zur Verhütung erbkranken Nachwuchses und des Ehegesundheitsgesetzes vom 31.8.1939, in: RGBl. 1939 I, S. 1560f.
7 Durch § 30 der Ersten Durchführungsverordnung vom 29.11.1935 wurde die Befreiungsbefugnis auf die höheren Verwaltungsbehörden übertragen. Diese waren bei ihren Entscheidungen an die vom Reichsminister des Innern im Einvernehmen mit dem Stellvertreter des Führers erlassenen Richtlinien gebunden.

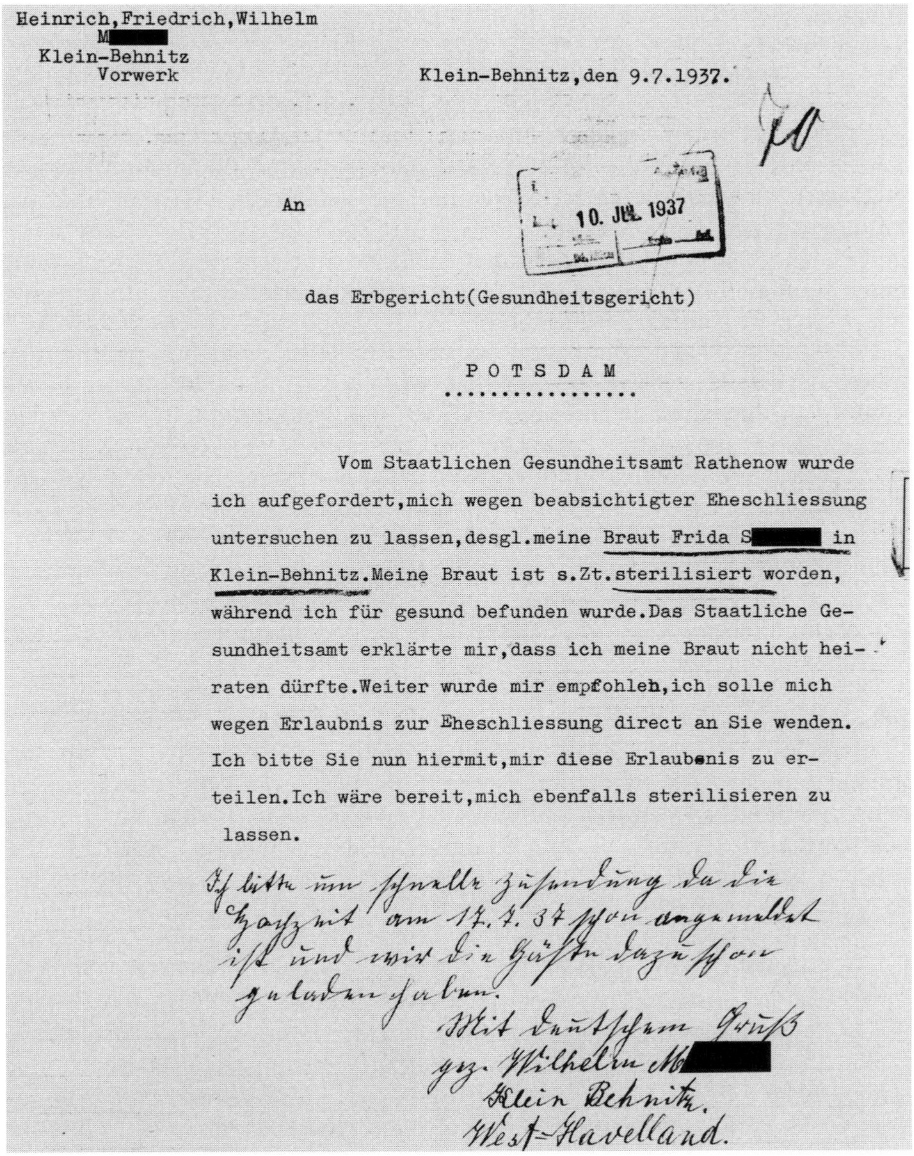

Heinrich,Friedrich,Wilhelm
M[redacted]
Klein-Behnitz
Vorwerk

Klein-Behnitz,den 9.7.1937.

10. JUL. 1937

An

das Erbgericht(Gesundheitsgericht)

POTSDAM

....

Vom Staatlichen Gesundheitsamt Rathenow wurde ich aufgefordert,mich wegen beabsichtigter Eheschliessung untersuchen zu lassen,desgl.meine Braut Frida S[redacted] in Klein-Behnitz.Meine Braut ist s.Zt.sterilisiert worden, während ich für gesund befunden wurde.Das Staatliche Gesundheitsamt erklärte mir,dass ich meine Braut nicht heiraten dürfte.Weiter wurde mir empfohlen,ich solle mich wegen Erlaubnis zur Eheschliessung direct an Sie wenden. Ich bitte Sie nun hiermit,mir diese Erlaubnis zu erteilen.Ich wäre bereit,mich ebenfalls sterilisieren zu lassen.

Ich bitte um schnelle Zusendung da die Hochzeit am 17.7.37 schon angemeldet ist und wir die Gäste dazu schon geladen haben.

Mit deutschem Gruß
gez. Wilhelm M[redacted]
Klein Behnitz.
West-Havelland.

Heinrich M. bittet das Erbgesundheitsgericht Potsdam um die Erlaubnis zur Eheschließung mit seiner sterilisierten Braut.

machtsangehörige sah auch die Zweite Durchführungsverordnung zum Ehegesundheitsgesetz vom 22. Oktober 1941[8] vor, nach der alle Heiratswilligen beim Standesamt zukünftig statt eines Ehetauglichkeitszeugnisses eine so genannte Eheunbedenklichkeitsbescheinigung vorlegen mussten.

Entgegen den Vorschriften des Ehegesundheitsgesetzes, das nur bei begründeten Zweifeln des Standesbeamten die Vorlage eines Ehetauglichkeits-

8 RGBl. 1941 I, S. 650.

zeugnisses vorsah[9], verlangten die Standesämter zumindest in einzelnen Landkreisen Brandenburgs regelmäßig ein derartiges Zeugnis von den Verlobten.[10] Trotzdem spielten Beschwerden wegen Versagung des Ehetauglichkeitszeugnisses im Gerichtsalltag der brandenburgischen Erbgesundheitsgerichte offensichtlich nur eine untergeordnete Rolle. So waren nach einem Bericht des Erbgesundheitsgerichts Potsdam zwischen Januar und Oktober 1937 dort 546 Sterilisationsverfahren und lediglich 12 Ehegesundheitssachen anhängig, im gleichen Zeitraum des Jahres 1938 zählte man 270 Verfahren wegen Unfruchtbarmachung gegenüber sechs Verfahren wegen Verweigerung des Ehetauglichkeitszeugnisses.[11] In den überlieferten Einzelfallakten des Potsdamer Bestandes „Erbgesundheitsgerichte“ finden sich lediglich acht „Ehegesundheitssachen“ aus den Jahren 1936 bis 1939, die bis auf eine Ausnahme vor dem Erbgesundheitsgericht in Cottbus verhandelt wurden. Nur in einem Fall entschied das zuständige Erbgesundheitsgericht zu Gunsten der Verlobten, viermal lehnte es die Erteilung des Ehetauglichkeitszeugnisses ab, dreimal fassten die Erbgesundheitsrichter keinen Beschluss, sei es, weil die Verlobten ihren Antrag zurückzogen, oder ein parallel geführtes Sterilisationsverfahren die Entscheidung des Erbgesundheitsgerichts überflüssig machte.

In zwei der acht Verfahren hatten die Gesundheitsämter die Erteilung des Ehetauglichkeitszeugnisses unter Hinweis auf § 1 Absatz 1 Buchstabe c des Ehegesundheitsgesetzes verweigert. Nach ihrer Auffassung lag bei einem der Heiratswilligen eine „geistige Störung“ vor, die „die Ehe für die Volksgemeinschaft unerwünscht erscheinen“ ließ. Als „geistige Störungen“, die ein Eheverbot nach sich zogen, deuteten die zuständigen Amtsärzte in Luckau bzw. Lübben die früheren homosexuellen Neigungen eines Verlobten[12] bzw. das Vorhandensein einer symptomatischen Epilepsie[13], die beim Bräutigam zu seiner Entlassung aus dem Militärdienst geführt hatte. Ob das Erbgesundheitsgericht dieser Einschätzung gefolgt wäre, lässt sich im erstgenannten Fall nicht feststellen, da die Verlobung noch vor der entscheidenden Sitzung des Erbgesundheitsgerichts gelöst und der Antrag auf Erteilung des Ehetauglichkeitszeugnisses zurückgezogen wurde. Der amtliche Kommentar zum „Blutschutz- und Ehegesundheitsgesetz“ definierte so genannte „geschlechtliche Verirrungen“ eines Partners jedenfalls nicht grundsätzlich als „geistige Störung“, sondern verlangte angesichts des „in Frage kommende[n] Fragenkomplex[es]“ eine genauere Prüfung, ob es sich um „leichte Abwegigkeiten“ oder „um eine so schwere Störung der normalen und für das Bestehen der Volksgemeinschaft unerläßlichen seelisch-geistigen Funktionen“ handelte, ähnlich wie bei der Rauschgiftsucht.[14]

In der Frage, wie die symptomatische Epilepsie des Bräutigams zu bewerten sei, entschied das Erbgesundheitsgericht Cottbus nach Anhörung des Betrof-

9 § 3 der Ersten Durchführungsverordnung des Ehegesundheitsgesetzes vom 29.11.1935, in: RGBl. 1935 I, S. 1419.
10 Amtsarzt Kreis Weststernberg Devrient an Obermedizinalrat Huwe vom 30.12.1937, in: BLHA Br. Pr. Rep. 3 B Regierung Frankfurt/Oder Abt. I Med Nr. 1040, o. Bl.
11 BLHA Br. Pr. Rep. 5 E Amtsgericht Potsdam Nr. 441 Bl. 215.
12 BLHA Br. Pr. Rep. 5 N Erbgesundheitsgericht Cottbus Nr. 373.
13 Ebd., Nr. 374.
14 Arthur Gütt, Herbert Linden, Franz Maßfeller, Blutschutz- und Ehegesundheitsgesetz, 2. Aufl., München 1937, S. 70.

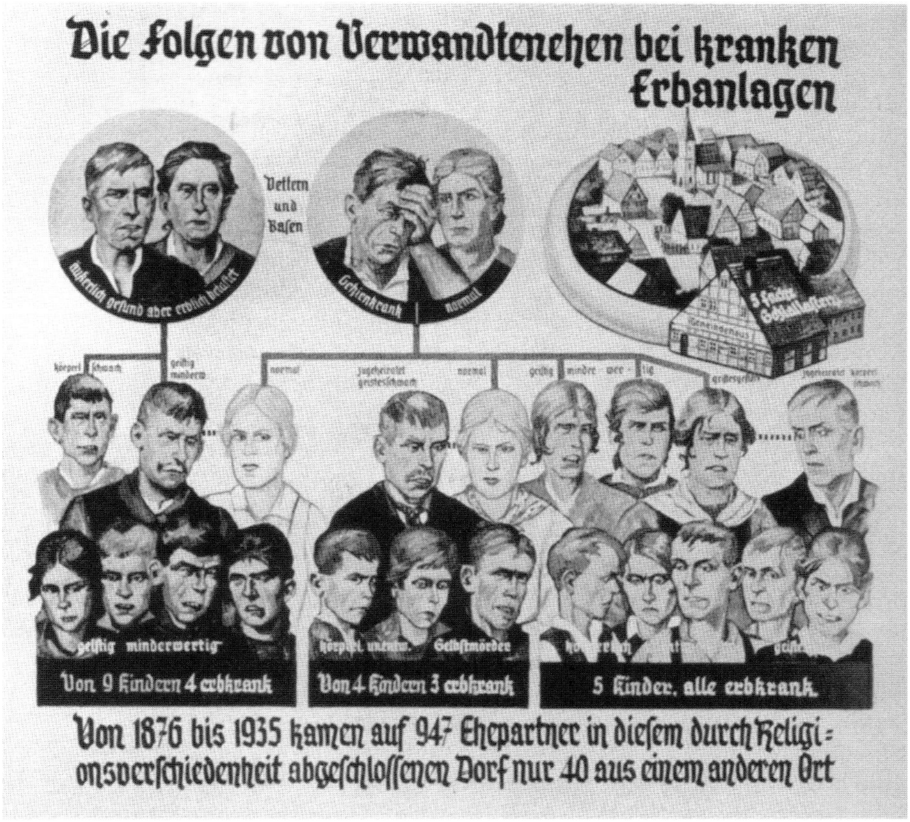

Ausstellungsbild des Reichsnährstandes.

fenen in seiner Sitzung vom 30. Juli 1938, dass eine geistige Störung, die eine geordnete Eheführung zweifelhaft erscheinen ließe, nicht festzustellen sei.[15]

In den sechs übrigen Ehegesundheitssachen hatten die zuständigen Gesundheitsämter die Versagung des Ehetauglichkeitszeugnisses mit dem Vorliegen einer Erbkrankheit im Sinne des GzVeN bei einem der Verlobten begründet, was nach § 1 Absatz 1 Buchstabe d des Ehegesundheitsgesetzes ein Ehehindernis darstellte. In zwei Fällen war jeweils die Braut bereits zwei Jahre vor der Verweigerung des Ehetauglichkeitszeugnisses aufgrund des GzVeN unfruchtbar gemacht worden. In derartigen Fällen bestand nach dem amtlichen Kommentar zum Ehegesundheitsgesetz bei der Feststellung des Erbleidens grundsätzlich eine Bindung an die frühere Entscheidung im Sterilisationsverfahren.[16] Entsprechend verfuhr das Erbgesundheitsgericht Cottbus bei der Verweigerung des Ehetauglichkeitszeugnisses für die bereits sterilisierte 32-jährige Wirtschafterin Maria H., die den 53-jährigen Otto A. aus Lübben ehelichen wollte. Obwohl Otto A. versicherte, dass in seinem Alter Kinder nicht

15 BLHA Br. Pr. Rep. 5 N Erbgesundheitsgericht Cottbus Nr. 374.
16 Gütt, Linden, Maßfeller, Blutschutz- und Ehegesundheitsgesetz, S. 77f.

mehr in Frage kämen und er infolge einer Kriegsverletzung in absehbarer Zeit zudem erblinden würde, wies das Erbgesundheitsgericht seine Beschwerde wegen Versagung des Ehetauglichkeitszeugnisses zurück. Es begründete seine Entscheidung mit dem Hinweis, seine Verlobte leide an einer „Erbkrankheit“ und sei deswegen unfruchtbar gemacht worden. Da nach den Vorschriften des Ehegesundheitsgesetzes die Ehe mit einer „erbkranken“ Person verboten sei, und es keinen Anhaltspunkt gäbe, dass der Beschwerdeführer Otto A. selbst unfruchtbar sei, habe das Gesundheitsamt Lübben das Ehetauglichkeitszeugnis zu Recht versagt.[17] Im ähnlich gelagerten Fall der ebenfalls sterilisierten 40-jährigen Charlotte D. kam es dagegen nicht zu einem Gerichtsbeschluss, da die Betroffene zunächst die Aussetzung des Verfahrens beantragte, um beim Reichsinnenminister eine Befreiung von den Vorschriften des Ehegesundheitszeugnisses zu erwirken, und nach Scheitern dieser Initiative ihre Beschwerde zurückzog.[18]

Insgesamt dreimal verhandelten die zuständigen Erbgesundheitsgerichte Cottbus und Prenzlau die Verweigerung des Ehetauglichkeitszeugnisses und den Antrag auf Unfruchtbarmachung parallel. Diese gleichzeitige Bearbeitung von beiden Verfahren war vom Gesetzgeber ausdrücklich erwünscht. Nach dem amtlichen Kommentar zum Ehegesundheitsgesetz sollte der Amtsarzt, solange über die Erbkrankheit eines Ehebewerbers noch nicht entschieden war, regelmäßig das Ehetauglichkeitszeugnis verweigern, wenn er vom Vorliegen einer Erbkrankheit überzeugt war. Außerdem war der Amtsarzt verpflichtet, sofort den Antrag auf Unfruchtbarmachung nach dem GzVeN zu stellen. Bei Anrufung des Erbgesundheitsgerichts wegen Verweigerung des Ehetauglichkeitszeugnisses durch den Betroffenen war „nach Möglichkeit auf eine beschleunigte Anrufung hinzuwirken, damit das Erbgesundheitsgericht sowohl über die Unfruchtbarmachung wie über die Ehetauglichkeit gleichzeitig entscheiden kann. Größter Wert sollte darauf gelegt werden, daß über beide Sachen in einer Sitzung entschieden wird, damit Zeit und Aufwand gespart wird, und der Betroffene sofort eine endgültige Entscheidung über beide Fragen erhält.“[19] Allerdings gingen die Kommentatoren davon aus, dass der Betroffene schon aus Gründen der Kostenersparnis in der Regel davon absehen werde, das Erbgesundheitsgericht wegen Versagung des Ehetauglichkeitszeugnisses anzurufen, „denn mit der Entscheidung auf den Antrag auf Unfruchtbarmachung erhält er – jedenfalls im praktischen Endergebnis – gleichzeitig auch die Entscheidung über seine Ehetauglichkeit“[20].

Es ist wahrscheinlich, dass in den vorliegenden drei Fällen, in denen beide Verfahren gleichzeitig beraten wurden, die amtsärztliche Untersuchung auf Ehetauglichkeit den Anlass für den Antrag der zuständigen Amtsärzte auf Unfruchtbarmachung bildete. Wie vom Gesetzgeber gefordert, beriet das Erbgesundheitsgericht Cottbus zweimal sowohl die beantragte Sterilisation als auch die Versagung des Ehetauglichkeitszeugnisses in derselben Sitzung. Dabei entschied das Erbgesundheitsgericht beide Male jeweils auf Unfruchtbarma-

17 Beschluss vom 10.7.1936, in: BLHA Br. Pr. Rep. 5 N Erbgesundheitsgericht Cottbus Nr. 247.
18 Ebd., Nr. 382.
19 Gütt, Linden, Maßfeller, Blutschutz- und Ehegesundheitsgesetz, S. 78.
20 Ebd.

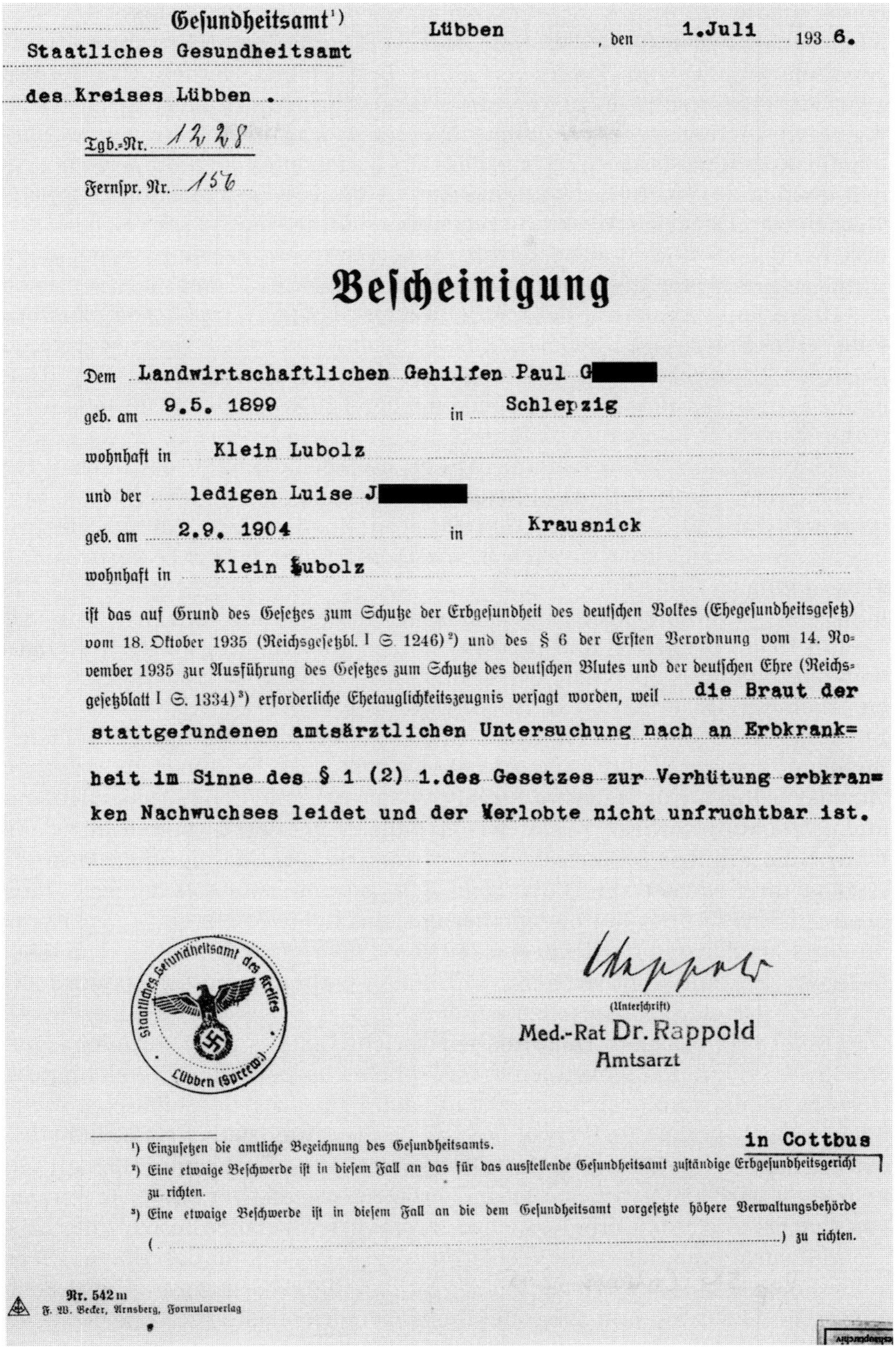

Gesundheitsamt[1] Staatliches Gesundheitsamt des Kreises Lübben. Lübben, den 1. Juli 1936.

Tgb.-Nr. 1228

Fernspr. Nr. 156

Bescheinigung

Dem Landwirtschaftlichen Gehilfen Paul G[redacted]

geb. am 9.5. 1899 in Schlepzig

wohnhaft in Klein Lubolz

und der ledigen Luise J[redacted]

geb. am 2.9. 1904 in Krausnick

wohnhaft in Klein Lubolz

ist das auf Grund des Gesetzes zum Schutze der Erbgesundheit des deutschen Volkes (Ehegesundheitsgesetz) vom 18. Oktober 1935 (Reichsgesetzbl. I S. 1246)[2]) und des § 6 der Ersten Verordnung vom 14. November 1935 zur Ausführung des Gesetzes zum Schutze des deutschen Blutes und der deutschen Ehre (Reichsgesetzblatt I S. 1334)[3]) erforderliche Ehetauglichkeitszeugnis versagt worden, weil die Braut der stattgefundenen amtsärztlichen Untersuchung nach an Erbkrankheit im Sinne des § 1 (2) 1. des Gesetzes zur Verhütung erbkranken Nachwuchses leidet und der Verlobte nicht unfruchtbar ist.

Staatliches Gesundheitsamt des Kreises Lübben (Spreew.)

(Unterschrift)

Med.-Rat Dr. Rappold
Amtsarzt

[1]) Einzusetzen die amtliche Bezeichnung des Gesundheitsamts.

[2]) Eine etwaige Beschwerde ist in diesem Fall an das für das ausstellende Gesundheitsamt zuständige Erbgesundheitsgericht in Cottbus zu richten.

[3]) Eine etwaige Beschwerde ist in diesem Fall an die dem Gesundheitsamt vorgesetzte höhere Verwaltungsbehörde (.......) zu richten.

Nr. 542 m
F. W. Becker, Arnsberg, Formularverlag

Bescheinigung über die Versagung des Ehetauglichkeitszeugnisses.

chung und Versagung des Ehetauglichkeitszeugnisses. Am Beispiel des Straßenarbeiters Friedrich B. soll diese enge Verknüpfung von Erb- und Ehegesundheitsverfahren im Folgenden näher beschrieben werden: Am 19. Mai 1938[21] erschien der 29-jährige Friedrich B. aus Siegadel auf der Geschäftsstelle des Erbgesundheitsgericht Cottbus, um einen Antrag auf Erteilung eines Ehetauglichkeitszeugnisses zu stellen, das ihm wegen einer angeblich angeborenen doppelseitigen Hüftgelenkverrenkung vom Amtsarzt in Lübben versagt worden war. Friedrich B. erklärte gegenüber dem Gericht, dass es sich bei seinem Leiden um eine erworbene Hüftgelenkverrenkung handele, die auf einen Unfall seiner Mutter während der Schwangerschaft zurückzuführen sei. Auch die Hüftgelenkverrenkung seiner Schwester sei nicht angeboren, sondern Folge eines Sturzes im Kindesalter. Dass sie an keiner Erbkrankheit leide, so Friedrich B., beweise die Bewilligung eines Ehestandsdarlehens bei ihrer Heirat. Er gab an, seit 1934 bei der Straßenmeisterei zu arbeiten und dieselben Arbeiten wie ein Gesunder auszuführen.

Drei Wochen nach Einreichung der Beschwerde beantragte der Amtsarzt in Lübben, der Friedrich B. das Ehetauglichkeitszeugnisses versagt hatte, nun seinerseits am 11. Juni 1938 beim Erbgesundheitsgericht Cottbus die Unfruchtbarmachung des Friedrich B. wegen schwerer erblicher körperlicher Missbildung.

Das Erbgesundheitsgericht Cottbus verhandelte in seiner Sitzung am 15. Juli 1938 sowohl den Antrag des Verlobten auf Erteilung des Ehetauglichkeitszeugnisses als auch den Antrag des Amtsarztes in Lübben auf Unfruchtbarmachung des Friedrich B. Nach Anhörung von Friedrich B. und seiner Braut, der Hausgehilfin Berta R., entschied das Gericht in der Ehegesundheitssache auf Versagung des Ehetauglichkeitszeugnisses. Es sah es als erwiesen an, dass beim Antragsteller und seiner Schwester eine doppelseitige Hüftgelenkverrenkung vorliege, zumal dies im Falle der Schwester bereits durch die Universitätsklinik in Berlin festgestellt worden sei: „Die Durchschlagskraft des Leidens im Wege der Vererbung zeigt sich dadurch, dass das gleiche Leiden bei der Schwester des Betroffenen besteht. Das Leiden stellt eine körperliche Missbildung dar und muss mit Rücksicht auf die Gefahr, dass das Leiden bei weiterer Vererbung mit schweren Störungen verbunden auftreten kann, als schwere Missbildung angesehen werden.“[22]

Parallel ordnete das Erbgesundheitsgericht Cottbus die Unfruchtbarmachung des Friedrich B. wegen schwerer erblicher körperlicher Missbildung an. Der Betroffene wandte sich umgehend nach Erhalt der Beschlüsse an einen Rechtsanwalt, der in seinem Namen zwei Beschwerden beim Erbgesundheitsobergericht Berlin einreichte, und zwar am 8. August 1938 in der Ehegesundheitssache und am 11. August 1938 im Verfahren wegen Unfruchtbarmachung. Um dem Beschwerdeführer Kosten zu ersparen, wurde auf Anregung des Erbgesundheitsobergerichts das Verfahren wegen Versagung des Ehetauglichkeitszeugnisses bis zur Erledigung der gleichlaufenden Erbgesundheitssache ausgesetzt. Der Gang zum Erbgesundheitsobergericht hatte für Friedrich B. jedoch keinen Erfolg: Am 7. September 1938 wies das Erbgesundheitsobergericht

21 BLHA Br. Pr. Rep. 5 N Erbgesundheitsgericht Cottbus Nr.24 und 244.
22 BLHA Br. Pr. Rep. 5 N Erbgesundheitsgericht Cottbus Nr. 244.

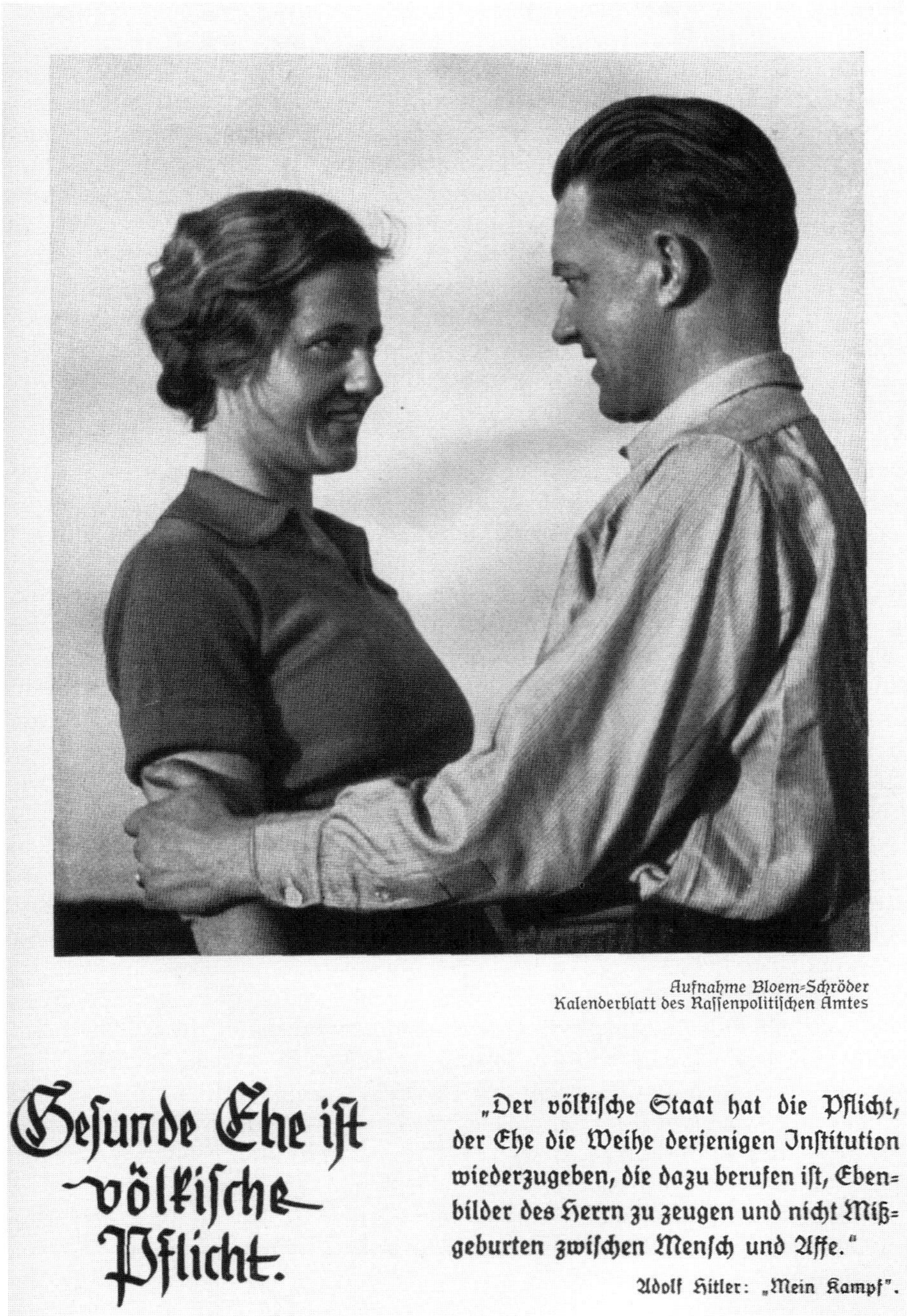

NS-Propaganda für das Ehegesundheitsgesetz, 1936.

Berlin seine Beschwerde gegen die Unfruchtbarmachung mit dem Hinweis zurück, es handele sich bei seinem Leiden um eine schwere erbliche körperliche Missbildung. Damit war auch eine Vorentscheidung über den Ausgang des noch laufenden Ehegesundheitsverfahrens gefallen. Noch am selben Tag zog Friedrich B. seine Beschwerde in dieser Angelegenheit zurück, er wurde am 28. September 1938 im städtischen Krankenhaus in Cottbus sterilisiert.

Positiv für die betroffenen Verlobten Fritz-Adolf H. und Gerda J. aus Eberswalde verlief dagegen die gleichzeitige Beratung der Verweigerung des Ehetauglichkeitszeugnisses und des Sterilisationsverfahrens durch das Erbgesundheitsgericht Prenzlau.[23] Hier lehnte das Erbgesundheitsgericht den Antrag des Amtsarztes in Eberswalde auf Unfruchtbarmachung der Braut am 15. März 1938 ab.[24] Die Versagung des Ehetauglichkeitszeugnisses durch den Amtsarzt war damit offensichtlich unbegründet, ein ausdrücklicher Beschluss des Erbgesundheitsgerichts Prenzlau in der Ehegesundheitssache erfolgte nicht mehr.

Die Beschwerdemöglichkeit beim Erbgesundheitsgericht wurde mit der Durchführungsverordnung vom 31. August 1939 aufgehoben. Fortan konnten betroffene Paare bei Verweigerung des Ehetauglichkeitszeugnisses lediglich eine Befreiung von den Vorschriften des Ehegesundheitsgesetzes bei den zuständigen Verwaltungsbehörden, d.h. in Preußen bei den Regierungspräsidenten, beantragen. Im Brandenburgischen Landeshauptarchiv sind insgesamt zehn Einzelfallakten überliefert, die derartige Verfahren beim Regierungspräsidenten Frankfurt/Oder dokumentieren. Die Grundlage für die Entscheidung des Regierungspräsidenten bildete dabei regelmäßig der „Bericht zum Antrag auf Befreiung von den Vorschriften des Ehegesundheitsgesetzes“, der von dem für den Wohnsitz der Braut zuständigen Gesundheitsamt abzufassen war. Der Regierungspräsident schloss sich grundsätzlich diesen Stellungnahmen an. Ein wesentlicher Punkt in dem Entscheidungsprozess bildete die Prüfung, ob die Ehe für die Volksgemeinschaft erwünscht war. So wurde Paaren, bei denen nur ein Partner ein Ehehindernis darstellte, der andere jedoch gesund und fortpflanzungsfähig schien, keine Ehegenehmigung erteilt, weil die Ehe mit einer unfruchtbaren Person den „Verlust wertvollen Erbgutes“ bedeutete. Dagegen genehmigte der Regierungspräsident durchaus solche Ehen, bei denen der Partner, bei dem kein Ehehindernis vorlag, in den Berichten des Gesundheitsamtes als „rassisch nicht vollwertig“ bezeichnet wurde.[25] Die Grundlage dieser Entscheidungspraxis bildete der Erlass des Reichsinnenministers vom 18. Februar 1939, wonach einem Antrag auf Befreiung unter anderem stattgegeben werden konnte, wenn „der Verlobte, bei dem kein Ehehindernis vorliegt, Träger nicht vollwertigen Erbgutes ist“[26].

Die Entscheidung, ob eine derartige Voraussetzung tatsächlich gegeben war, lag jedoch in der Kompetenz des Regierungspräsidenten. Dies zeigt der Fall des 36-jährigen Landarbeiters Paul K. aus Neutrebbin, der am 10. Juni 1940 das zuständige Gesundheitsamt des Kreises Lebus in Seelow (Mark) bat, beim Regie-

23 BLHA Br. Pr. Rep. 5 N Erbgesundheitsgericht Prenzlau Nr. 48.
24 Ebd., Nr. 47.
25 BLHA Br. Pr. Rep. 3 B Regierung Frankfurt/Oder I Med Nr. 1048.
26 Ganssmüller, Die Erbgesundheitspolitik des Dritten Reiches, S. 143.

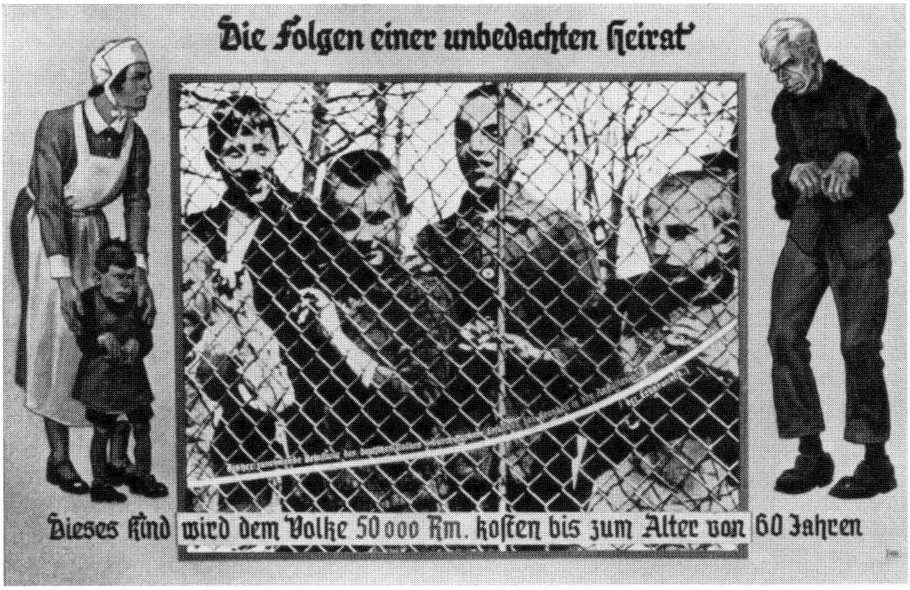

Ausstellungsbild des Reichsnährstandes.

rungspräsidenten eine Befreiung von den Vorschriften des Ehegesundheitsgesetzes zu erwirken.[27] Zugleich verwies er darauf, dass seine Braut Emilie D. aus Letschin (Kreis Lebus) 1934 aufgrund der Diagnose „angeborener Schwachsinn“ im Lutherstift in Frankfurt/Oder sterilisiert worden war. Laut Untersuchungsbericht des Amtsarztes in Freienwalde, der den Verlobten kurz vor der Antragstellung untersucht hatte, war der Bräutigam „rassisch nicht einwandfrei zu bestimmen“ und besaß nur eine mäßige Intelligenz „fast an der Grenze zum Schwachsinn“, weshalb der Amtsarzt die beabsichtigte Ehe mit der unfruchtbar gemachten Frau in seinem Untersuchungsbericht befürwortete.

Anders lautete dagegen die Stellungnahme des für den Antrag auf Befreiung tatsächlich zuständigen Amtsarztes des Kreises Lebus, der die Verlobte Emilie D. untersucht hatte. Dieser stellte in seinem Bericht an den Regierungspräsidenten vom 11. Juni 1940 klar, dass er trotz der Stellungnahme des Gesundheitsamtes Freienwalde Bedenken habe, den Antrag zu befürworten, „wenn nicht Erbkrankheit oder jüdisches Blut bei dem Ehepartner nachzuweisen ist“. Der Regierungspräsident schloss sich am 8. Juli 1940 der ablehnenden Haltung des Amtsarztes des Kreises Lebus an und verwies in seiner Entscheidung auf die brauchbaren Leistungen des Antragstellers als Landarbeiter: „Wenn auch nach Auffassung des Gesundheitsamtes Freienwalde die Intelligenz des männlichen Verlobten unter dem Durchschnitt liegt, so ist doch zu berücksichtigen, daß er Landarbeiter ist und wohl auch als solcher brauchbar ist. Durch seine Verheiratung mit einer unfruchtbar gemachten Partnerin wird daher der Volksgemeinschaft für die Landarbeit brauchbarer Nachwuchs verloren gehen. Der Antrag ist daher abzulehnen.“

27 BLHA Br. Pr. Rep. 3 B Regierung Frankfurt/Oder I Med Nr. 1059.

Dagegen genehmigte der Regierungspräsident Frankfurt/Oder die Ehe eines durch einen Unfall erblindeten Mannes mit einer seit Geburt blinden und aufgrund des GzVeN sterilisierten Frau, weil der Bräutigam wegen seiner Blindheit „praktisch von der Fortpflanzung ausgeschlossen“ sei und nur schwer eine „gesunde und erbgesunde Ehepartnerin“ finden würde.[28] Aus menschlichen und sozialen Gründen, so die Stellungnahme des Regierungspräsidenten vom 6. August 1940, sei diese Ehe zu billigen, „ohne daß aus ihr ein Schaden für das deutsche Volk erwächst“. Auch diese Entscheidung entsprach den vom Reichsinnenminister formulierten Voraussetzungen für eine Befreiung, wonach dem Antrag stattgegeben werden konnte, wenn „ein Verlobter an erblicher Blindheit oder erblicher Taubheit leidet und der andere Verlobte ebenfalls blind oder taub ist, ohne daß bei ihm ein Erbleiden nachgewiesen werden kann“[29].

Festzuhalten bleibt, dass den höheren Verwaltungsbehörden trotz der detaillierten ministeriellen Aufstellung von Befreiungsgründen Ermessensspielraum im Einzelfall blieb, weshalb der Reichsinnenminister in einem späteren Erlass vom 25. März 1941 die unterschiedliche Handhabung der Befreiungsmöglichkeiten zu vereinheitlichen suchte.[30] Zudem bestand für die Verlobten die Möglichkeit, bei einer Ablehnung ihres Antrags durch die höheren Verwaltungsbehörden sich an die übergeordnete Instanz, d.h. den Reichsinnenminister, zu wenden, der über den Antrag abschließend entschied. Über die quantitative Dimension der auf Reichsebene oder in der Provinz Brandenburg ausgesprochenen Eheverbote liegen keine Angaben vor.

Eine so genannte „Ehevermittlungsstelle für Unfruchtbargemachte“ lässt sich für die Provinz Brandenburg nicht nachweisen. Derartige Stellen waren auf Anregung der Reichsregierung und des Deutschen Gemeindetags[31] sowohl bei einzelnen Gesundheitsämtern als auch bei verschiedenen Gauämtern des Rassenpolitischen Amtes der NSDAP entstanden, um das mit der Einführung des Ehegesundheitsgesetzes verbundene Eheverbot für sterilisierte „Erbkranke“ zu mildern. Mit dem Hinweis, dass die Auswahl an geeigneten Bewerbern innerhalb des Bezirkes eines Gesundheitsamtes oft Schwierigkeiten bereite, richtete man 1941 beim Hauptgesundheitsamt der Stadt Berlin und bei der Gauleitung Sachsen der NSDAP (Rassenpolitisches Amt) sogar reichsweit agierende Ehevermittlungsstellen ein, für die das Reichsjustizministerium entsprechende Mittel zur Verfügung stellte.[32]

Nach dem Zweiten Weltkrieg galt das Ehegesundheitsgesetz als mit dem Kontrollratsgesetz Nr. 16 (Ehegesetz) vom 20. Februar 1946[33] unvereinbar und damit aufgehoben. Eine zunächst angestrebte bundeseinheitliche Neuregelung kam nicht zustande; lediglich das Land Württemberg-Baden verabschiedete am 14. März 1949 ein neues Gesetz „über die Vorlegung eines Gesundheitszeugnisses vor der Eheschließung“.[34]

28 BLHA Br. Pr. Rep. 3 B Regierung Frankfurt/Oder I Med Nr. 1056.
29 Ganssmüller, Die Erbgesundheitspolitik des Dritten Reiches, S. 143.
30 Ebd., S. 144.
31 Deutscher Gemeindetag an den Oberpräsidenten der Provinz Brandenburg vom 24.6.1936, in: BLHA Br. Pr. 55 C Landesanstalt Neuruppin Nr. 72, Bl. 208; Runderlass des Reichsministers der Justiz vom 23.1.1941, in: ebd., Bl. 268.
32 Runderlass des Reichsministers der Justiz vom 23.1.1941, in: BLHA Br. Pr. 55 C Landesanstalt Neuruppin Nr. 72, Bl. 268.
33 Amtsblatt des Kontrollrats in Deutschland, Nr. 4 vom 28.2.1946, S. 77–94.
34 Vossen, Gesundheitsämter im Nationalsozialismus, S. 466–468.

Die Radikalisierung der nationalsozialistischen Erbgesundheitspolitik: Sterilisation und „Euthanasie“ in der Provinz Brandenburg

Die auch gegen den Willen der Betroffenen durchgeführte Unfruchtbarmachung von so genannten erblich minderwertigen Bevölkerungsgruppen stellt nur einen Baustein im rassenhygienischen Programm des Nationalsozialismus dar. Die umfassenden Bestrebungen des NS-Regimes, „krankhafte Erbanlagen auszumerzen“, führten nicht nur zu rassenhygienisch indizierten Sterilisationen, zu Abtreibungen und Eheverboten aus eugenischen Gründen: Auch die Ermordung von über 300 000 psychisch kranken und geistig behinderten Menschen[1] im Rahmen der nationalsozialistischen „Euthanasie“-Verbrechen steht in der Kontinuität einer sich radikalisierenden nationalsozialistischen Erbgesundheitspolitik, wobei bei der Durchführung des „Euthanasie“-Programms noch andere Faktoren, insbesondere ökonomische Motive, eine wesentliche Rolle spielten.[2]

Die euphemistisch als „Euthanasie“, d.h. „Gnadentod“, bezeichnete Vernichtung so genannten lebensunwerten Lebens durch das NS-Regime[3] begann bereits im Sommer 1939 mit der Einführung einer Meldepflicht von geistig und körperlich behinderten Neugeborenen und Kindern, die nach einer entsprechenden ärztlichen Bewertung der Meldebögen unter dem Vorwand optimaler Betreuungsmöglichkeiten in so genannte Kinderfachabteilungen eingewiesen und dort getötet wurden.[4] Diese „Kindereuthanasie“, der zwischen 1939 und 1945 rund 5 000 behinderte Kinder zum Opfer fielen, organisierte der „Reichsausschuss zur wissenschaftlichen Erfassung erb- und anlagebedingter Leiden“ in Zusammenarbeit mit der Kanzlei des Führers, die mit der Durchführung des „Euthanasie“-Programms beauftragt war.

Unter der Leitung der Kanzlei des Führers stand auch der erste systematisch betriebene Krankenmord der Jahre 1940 und 1941, der kurz nach Ausbruch des Zweiten Weltkriegs mit einer zentral organisierten Erfassung bestimmter

1 Heinz Faulstich, Die Zahl der „Euthanasie“-Opfer, in: Andreas Frewer u. Clemens Eickhoff (Hg.), „Euthanasie“ und die aktuelle Sterbehilfe-Debatte. Die historischen Hintergründe medizinischer Ethik, Frankfurt am Main und New York 2000, S. 218–234. Eine aktuelle Auswahlbibliographie zur NS-„Euthanasie“, zusammengestellt von Christoph Beck, liegt vor in: Hübener (Hg.), Brandenburgische Heil- und Pflegeanstalten in der NS-Zeit, S. 403–474.

2 Hans Walter Schmuhl, Rassenhygiene, Nationalsozialismus, Euthanasie, S. 355ff.; ders., Die Patientenmorde, in: Angelika Ebbinghaus, Klaus Dörner (Hg.), Vernichten und Heilen. Der Nürnberger Ärzteprozeß und seine Folgen, Berlin 2001, S. 295–328 (S. 297ff.).

3 Wie schon bei der Sterilisation konnte das NS-Regime auch bei der Freigabe der Tötung von „unheilbar Blödsinnigen“, Dementen und psychisch Kranken an eine breite gesellschaftliche Debatte in der Weimarer Republik anknüpfen, die wesentlich von der Schrift „Die Freigabe der Vernichtung lebensunwerten Lebens“ des Strafrechtlers Karl Binding und des Psychiaters Alfred Hoche beeinflusst war. Die von Binding und Hoche vertretenen Ausmerzungsideen, die vor allem mit der wirtschaftlichen Belastung durch so genannte „Ballastexistenzen“ begründet wurden, stießen jedoch in der Weimarer Zeit nicht nur bei den Kirchen, sondern auch in der Ärzteschaft auf eindeutige Ablehnung.

4 Udo Benzenhöfer, „Kinderfachabteilungen“ und „NS-Kindereuthanasie“, Wetzlar 2000.

Patientengruppen in den Heil- und Pflegeanstalten des Deutschen Reiches begann. Zu melden waren alle Kranken, die sich länger als fünf Jahre in Anstaltsbehandlung befanden oder an Schizophrenie, „Schwachsinn“, Epilepsie und neurologischen Endzuständen litten und nicht oder nur mit „mechanischen Arbeiten“ zu beschäftigen waren. Ferner sollten kriminelle Geisteskranke und Patienten, die nicht die deutsche Staatsbürgerschaft oder nicht „deutschen oder artverwandten Blutes“ waren, angezeigt werden.[5] Auf der Grundlage dieser Meldungen wurden von Januar 1940 bis zum angeblichen „Euthanasie“-Stopp im August 1941 rund 70 000 psychisch Kranke und geistig Behinderte von ärztlichen Gutachtern selektiert und in den Gaskammern von insgesamt sechs hierfür umgebauten Tötungsanstalten ermordet. Diese sechs Tötungszentren, die nach außen als „Landes-Pflegeanstalten“ firmierten, befanden sich in Grafeneck bei Reutlingen, Brandenburg/Havel, Bernburg/Saale, Hartheim bei Linz, Sonnenstein in Pirna und Hadamar. Für die geheime Planung und Durchführung der Behindertenmorde schuf die Kanzlei des Führers eine besondere Verwaltungszentrale, die so genannte „Zentraldienststelle“, und weitere Tarnorganisationen, wie die „Gemeinnützige Krankentransport GmbH“ oder die „Reichsarbeitsgemeinschaft Heil- und Pflegeanstalten“. Abgeleitet von der Adresse der Organisationszentrale dieser Verbrechen in der Berliner Tiergartenstraße 4 ist die erste systematisch betriebene Krankenmordaktion in den Jahren 1940/41 heute unter dem Namen „Aktion T4“ bekannt. Als Legitimation für diese Verbrechen diente ein formloses Schreiben Hitlers, eine auf den Beginn des Krieges am 1. September 1939 rückdatierte „Führerermächtigung“, mit der der Leiter der Kanzlei des Führers , Philipp Bouhler, und Hitlers Leibarzt Karl Brandt „unter Verantwortung“ beauftragt wurden, „die Befugnisse namentlich zu bestimmender Ärzte so zu erweitern, daß nach menschlichem Ermessen unheilbar Kranken bei kritischster Beurteilung ihres Krankheitszustandes der Gnadentod gewährt werden kann“[6].

In einer zweiten, als „dezentrale Euthanasie“ bezeichneten Phase des „psychiatrischen Holocausts“ verloren bis Kriegsende weitere rund 87 000 Psychiatriepatienten gezielt durch Medikamentenmissbrauch, Nahrungsentzug und Mangelversorgung ihr Leben. Darüber hinaus starben mehr als 50 000 Menschen bei verschiedenen „Euthanasie“-Sonderaktionen und weitere 80 000 psychisch Kranke verhungerten in den vom Deutschen Reich besetzten Gebieten oder wurden brutal ermordet.

Auch in der Region Berlin-Brandenburg fielen tausende Patienten den „Euthanasie“-Verbrechen des NS-Regimes zum Opfer. In der Tötungsanstalt Brandenburg/Havel, einer ehemaligen Strafanstalt mitten im Stadtzentrum, wurden nach der so genannten Hartheim-Statistik, einer internen „T4“-Übersicht über die in den einzelnen Gasanstalten getöteten Personen, zwischen Januar und Oktober 1940 insgesamt 9 772 Menschen ermordet.[7] Die Opfer kamen vor allem aus Berliner und brandenburgischen Heil- und Pflegeanstalten, aber

5 Siehe Merkblatt zum Meldebogen, abgedruckt u.a. in: Ernst Klee, „Euthanasie“ im NS-Staat. Die „Vernichtung lebensunwerten Lebens“, 9. Aufl., Frankfurt am Main 1999, S. 93.
6 Götz Aly (Hg.), Aktion T4 1939–1945. Die „Euthanasie“-Zentrale in der Tiergartenstraße 4, Berlin 1987, S. 14f.
7 Ernst Klee (Hg.), Dokumente zur „Euthanasie“, 5. Aufl., Frankfurt am Main 1985, S. 232f.

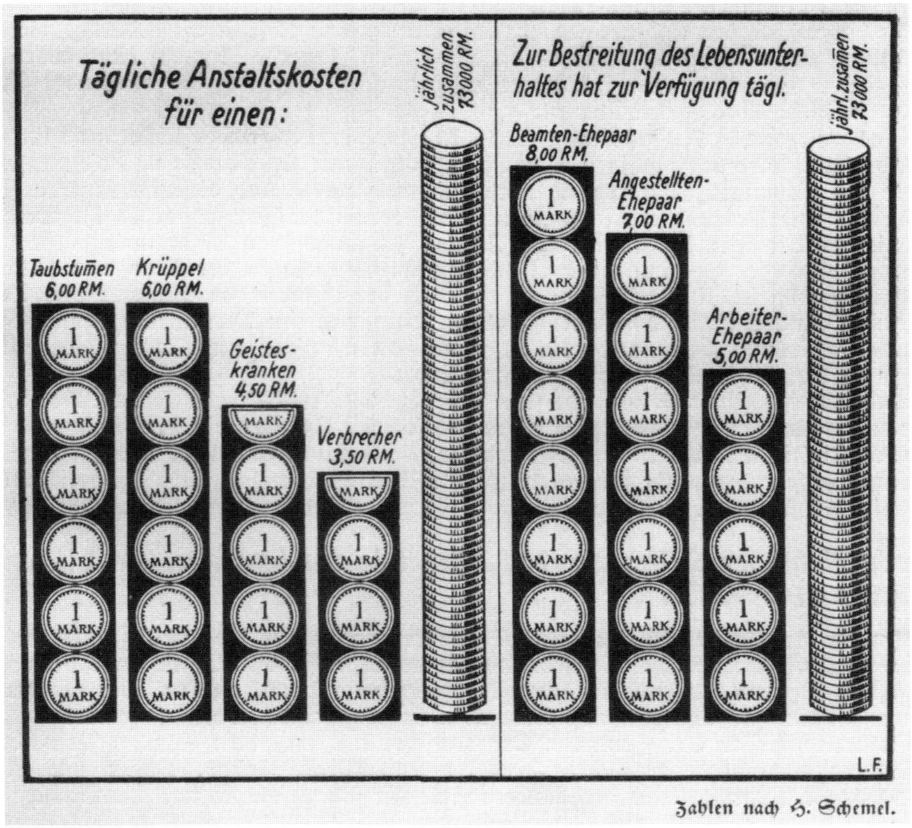

Graphik zur Darstellung der ökonomischen Belastung durch „Anstaltspatienten", 1933.

auch aus den Psychiatrieeinrichtungen der angrenzenden Regionen. Mehrere brandenburgische Landesanstalten wie Neuruppin, Görden und Teupitz fungierten zudem als so genannte Zwischenanstalten, in denen die zur Tötung vorgesehenen Patienten aus den umliegenden Einrichtungen vor ihrer Weiterverlegung in die „Euthanasie"-Anstalten zunächst gesammelt wurden.[8] Im Rahmen der „Aktion T4" dienten diese „Zwischenanstalten" nicht nur dem reibungslosen Ablauf der Patiententransporte in die Gaskammern, sondern auch der Verschleierung und Geheimhaltung der Mordaktion.

Zudem errichtete der „Reichsausschuss zur wissenschaftlichen Erfassung erb- und anlagebedingter Leiden" in der Landesanstalt Görden 1940 die erste „Kinderfachabteilung" im Deutschen Reich, die unter der Leitung des dortigen Anstaltsdirektors Dr. Hans Heinze stand.[9] Heinze zählte sowohl zu dem Gutachtergremium des „Reichsausschusses", als auch zu den Gutachtern der „Ak-

8 Dietmar Schulze, Zwischenanstalten der „Aktion T4" in Brandenburg, in: Thomas Beddies u. Kristina Hübener (Hg.), Dokumente zur Psychiatrie im Nationalsozialismus (= Schriftenreihe zur Medizin-Geschichte des Landes Brandenburg, Bd. 6), Berlin 2003, S. 191–205; Karen Bellin u. Dietmar Schulze, Die brandenburgische Landesanstalt Neuruppin als Zwischenanstalt, in: Hübener (Hg.), Brandenburgische Heil- und Pflegeanstalten in der NS-Zeit, S. 169–178.

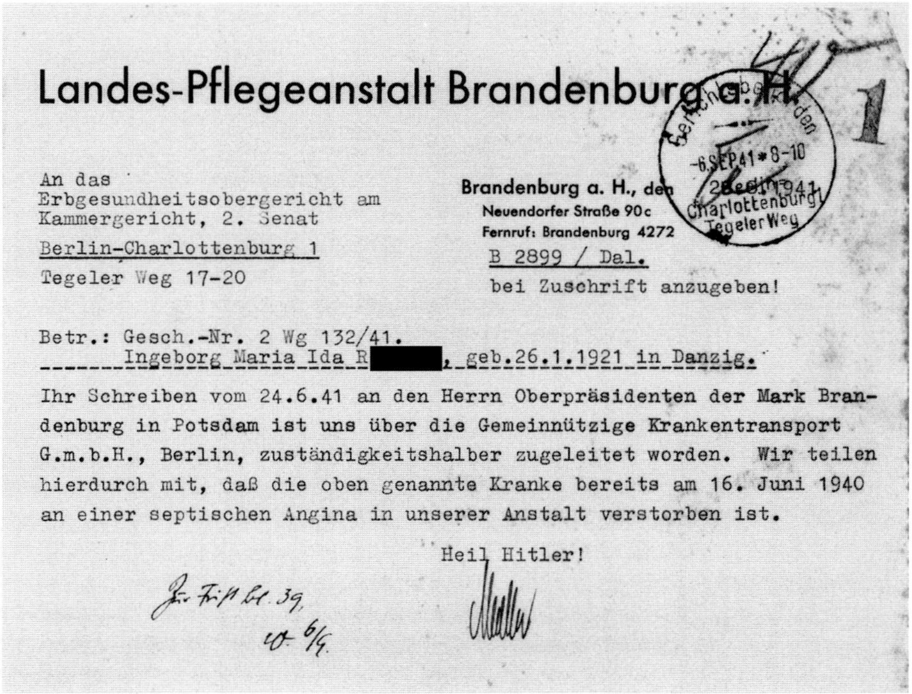

Landes-Pflegeanstalt Brandenburg a. H.

1

An das
Erbgesundheitsobergericht am
Kammergericht, 2. Senat
Berlin-Charlottenburg 1
Tegeler Weg 17-20

Brandenburg a. H., den
Neuendorfer Straße 90c
Fernruf: Brandenburg 4272

-6.SEP41 * 8-10
Charlottenburg
Tegeler Weg

B 2899 / Dal.
bei Zuschrift anzugeben!

Betr.: Gesch.-Nr. 2 Wg 132/41.
Ingeborg Maria Ida R[redacted], geb.26.1.1921 in Danzig.

Ihr Schreiben vom 24.6.41 an den Herrn Oberpräsidenten der Mark Brandenburg in Potsdam ist uns über die Gemeinnützige Krankentransport G.m.b.H., Berlin, zuständigkeitshalber zugeleitet worden. Wir teilen hierdurch mit, daß die oben genannte Kranke bereits am 16. Juni 1940 an einer septischen Angina in unserer Anstalt verstorben ist.

Heil Hitler!

Mitteilung der Tötungsanstalt Brandenburg/Havel über den Tod der Patientin Ingeborg R.

tion T4“, die allein auf der Grundlage der in den Heilanstalten ausgefüllten Meldebögen über das weitere Schicksal der Patienten entschieden.

Im gesamten Kriegsverlauf starben darüber hinaus nach bisherigen Schätzungen rund 7 000 Patienten in brandenburgischen Heil- und Pfleganstalten an Hunger, Mangelversorgung und tödlichen Medikamentendosen. Ferner wurden mehr als 2 000 brandenburgische Kranke im Rahmen von „Evakuierungsmaßnahmen“ in zum Teil weit entfernte Einrichtungen im Deutschen Reich verlegt; nachweislich fielen mehr als 1 000 dieser „Zwangsevakuierten“ der dezentral organisierten „Euthanasie“ in den Aufnahmeanstalten zum Opfer.[10]

Der mit dem „Euthanasie“-Programm vollzogene Schritt von der Verhinderung „unerwünschten Lebens“ zur Vernichtung „lebensunwerten Lebens“ lässt sich auch anhand der ausgewerteten brandenburgischen Sterilisationsakten nachvollziehen: In vier Akten[11] fanden sich Todesmitteilungen aus den bekannten Tötungsanstalten der „Aktion T4“. Sie stammten aus den Mordzentren Brandenburg/Havel und Bernburg und waren Reaktionen auf Anfragen

9 Thomas Beddies, Kinder und Jugendliche in der brandenburgischen Heil- und Pflegeanstalt Görden als Opfer der NS-Medizinverbrechen, in: Hübener (Hg.), Brandenburgische Heil- und Pflegeanstalten in der NS-Zeit, S. 129–154, S. 140ff.
10 Heinz Faulstich, Hungersterben in den brandenburgischen Landesanstalten, in: Hübener (Hg.), Brandenburgische Heil- und Pflegeanstalten in der NS-Zeit, S. 319–338.
11 BLHA Br. Pr. Rep. 5 N Erbgesundheitsgericht Prenzlau Nr. 113, Erbgesundheitsgericht Cottbus Nr. 130; LAB A Rep. 356 Erbgesundheitsgericht Berlin Nr. 46412, 46413.

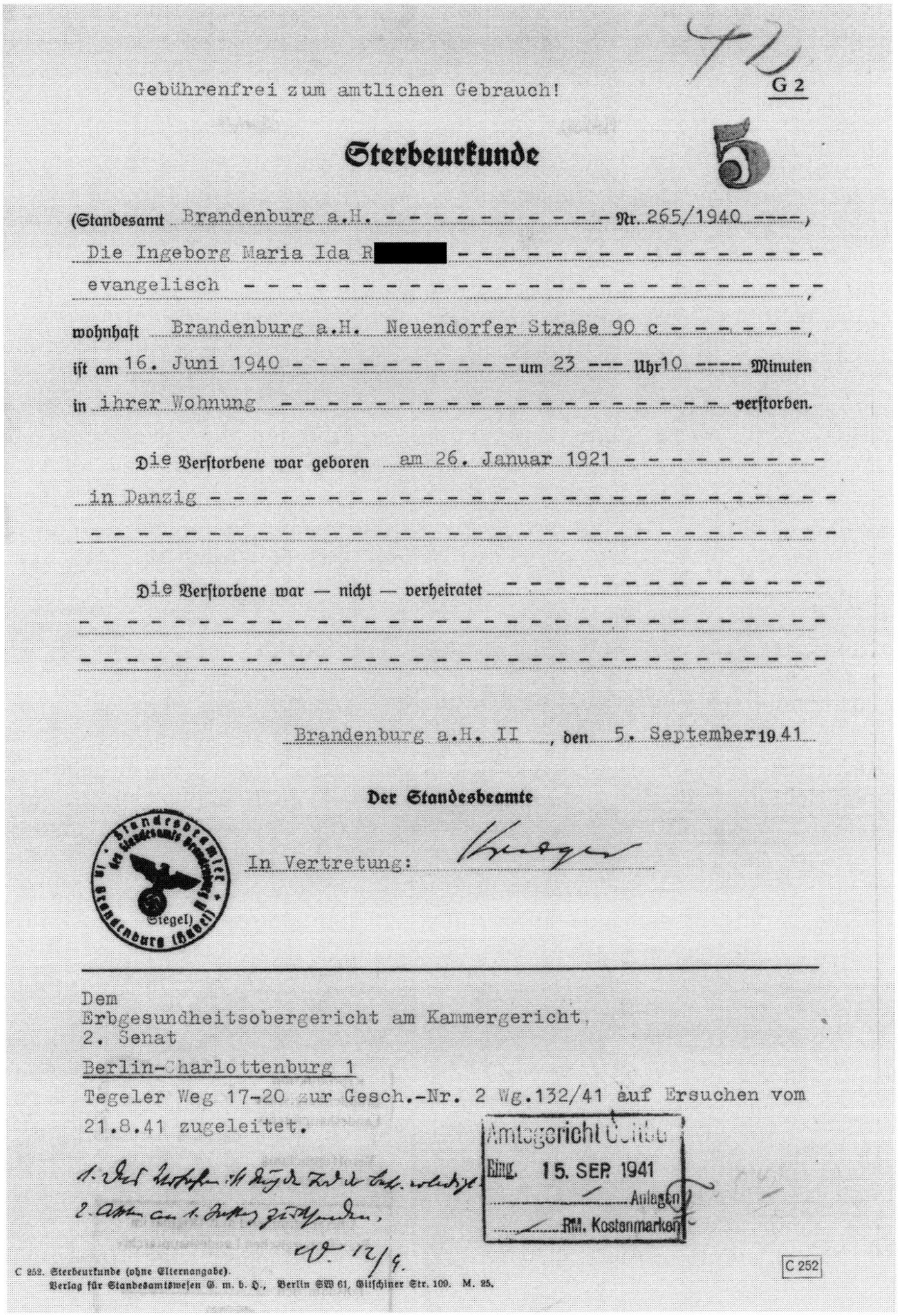
72

Gebührenfrei zum amtlichen Gebrauch!

G 2

Sterbeurkunde

5

(Standesamt Brandenburg a.H. Nr. 265/1940)

Die Ingeborg Maria Ida R[redacted]

evangelisch,

wohnhaft Brandenburg a.H. Neuendorfer Straße 90 c,

ist am 16. Juni 1940 um 23 Uhr 10 Minuten

in ihrer Wohnung verstorben.

Die Verstorbene war geboren am 26. Januar 1921

in Danzig

Die Verstorbene war — nicht — verheiratet

Brandenburg a.H. II, den 5. September 1941

Der Standesbeamte

In Vertretung: Krueger

(Siegel) Standesbeamter des Standesamts Brandenburg II Brandenburg (Havel)

Dem
Erbgesundheitsobergericht am Kammergericht,
2. Senat
Berlin-Charlottenburg 1
Tegeler Weg 17-20 zur Gesch.-Nr. 2 Wg.132/41 auf Ersuchen vom 21.8.41 zugeleitet.

Amtsgericht [illegible]
Eing. 15. SEP. 1941
Anlagen
RM. Kostenmarken

1. Das Verfahren ist durch den Tod der Betr. erledigt.
2. Akten an 1. Instanz zurücksenden.
12/9.

C 252. Sterbeurkunde (ohne Elternangabe).
Verlag für Standesamtswesen G. m. b. H., Berlin SW 61, Gitschiner Str. 109. M. 25.

C 252

Sterbeurkunde für Ingeborg R., ausgestellt von der Tötungsanstalt Brandenburg/Havel.

der zuständigen Erbgesundheits(ober)gerichte Prenzlau und Berlin zum ungeklärten Verbleib von brandenburgischen Psychiatriepatienten. In drei Fällen hatten die zuständigen Erbgesundheitsgerichte die Unfruchtbarmachung des Betroffenen angeordnet, die Ausführung der Sterilisation war jedoch aus Krankheitsgründen immer wieder verschoben worden. So datierte der Sterilisationsbeschluss des Erbgesundheitsgerichts Prenzlau bei der 1910 geborenen Patientin Frieda P. bereits vom 2. Oktober 1934; die Durchführung musste jedoch in den folgenden sechs Jahren wegen ihres psychischen Zustandes mehrfach ausgesetzt werden, während die Patientin im gleichen Zeitraum von der Landesanstalt Eberswalde, die den Sterilisierungsantrag gestellt hatte, zunächst in die Kückenmühler Anstalten bei Stettin, von dort in die Berliner Heilanstalten Buch und Wuhlgarten und zuletzt am 11. Oktober 1940 in die brandenburgische Provinzialanstalt Neuruppin verlegt wurde. Die Todesmitteilung erhielt das Erbgesundheitsgericht Prenzlau schließlich von der „Euthanasie"-Anstalt Bernburg/Saale, die unter Beifügung einer Sterbeurkunde angab, die Patientin sei am 7. Mai 1941 dort verstorben.[12] Auch bei den Psychiatriepatienten Wanda Z. und Kurt V. ließ der Gesundheitszustand nach Auskunft der Landesanstalt Eberswalde die Durchführung der angeordneten Unfruchtbarmachung jahrelang nicht zu. Beide Patienten wurden am 2. Juli bzw. 7. August 1941 mit einem Sammeltransport in die Tötungsanstalt Bernburg verlegt und dort ermordet.[13]

In einem weiteren Fall war der Sterilisationsbeschluss des Erbgesundheitsgerichts Cottbus nicht rechtskräftig geworden, da die Eltern der minderjährigen Inge R. (*1921) Beschwerde beim Erbgesundheitsobergericht Berlin eingelegt hatten.[14] Nachdem das Verfahren aufgrund der Verordnung vom 31. August 1939 zunächst eingestellt worden war, griff das Erbgesundheitsobergericht im Juni 1941 den Fall mit einer Anfrage an die Landesanstalt Lübben zum Verbleib und zum gegenwärtigen Krankheitszustand der Patientin Inge R. wieder auf. Der Anstaltsdirektor konnte hierzu keine Angaben machen, da die Kranken, so sein Antwortschreiben vom 9. Juni 1941, bei der kriegsbedingten Auflösung der Einrichtung mit einem Sammeltransport in eine unbekannte Anstalt verlegt worden seien. Auf Nachfrage gab der Oberpräsident der Provinz Brandenburg am 26. Juni 1941 an, die Betroffene sei auf Anordnung des Reichsverteidigungskommissars verlegt und die Anfrage des Gerichts an die hierfür zuständige Dienststelle, die Gemeinnützige Krankentransport GmbH, abgegeben worden. Die von dort zunächst gegebene Auskunft, die Patientin sei nach Hartheim gebracht worden, konnte jedoch bei der direkten Anfrage in Hartheim von dort nicht bestätigt werden. Noch zweimal wandte sich das Erbgesundheitsobergericht mit der dringenden Bitte um Auskunft über den tatsächlichen Verlegungs- und Sterbeort der Patientin an die Gemeinnützige Krankentransport GmbH. Erst am 16. August 1941 entschuldigte sich diese für die fehlerhaften Auskünfte und verwies auf die angebliche Landespfle-

12 BLHA Br. Pr. Rep. 5 N Erbgesundheitsgericht Prenzlau Nr. 113. Vermutlich war die Patientin jedoch bereits am Tag ihres Abtransportes aus der Landesanstalt Neuruppin, also am 22.4.1941, in Bernburg ermordet worden. Aus Tarnung und um sich an den Pflegegeldern zu bereichern, gaben die „Euthanasie"-Organisatoren regelmäßig ein späteres Todesdatum in den Sterbeurkunden an.
13 LAB A Rep. 356 Erbgesundheitsgericht Berlin Nr. 46412, 46413.
14 BLHA Br. Pr. Rep. 5 N Erbgesundheitsgericht Cottbus Nr. 130.

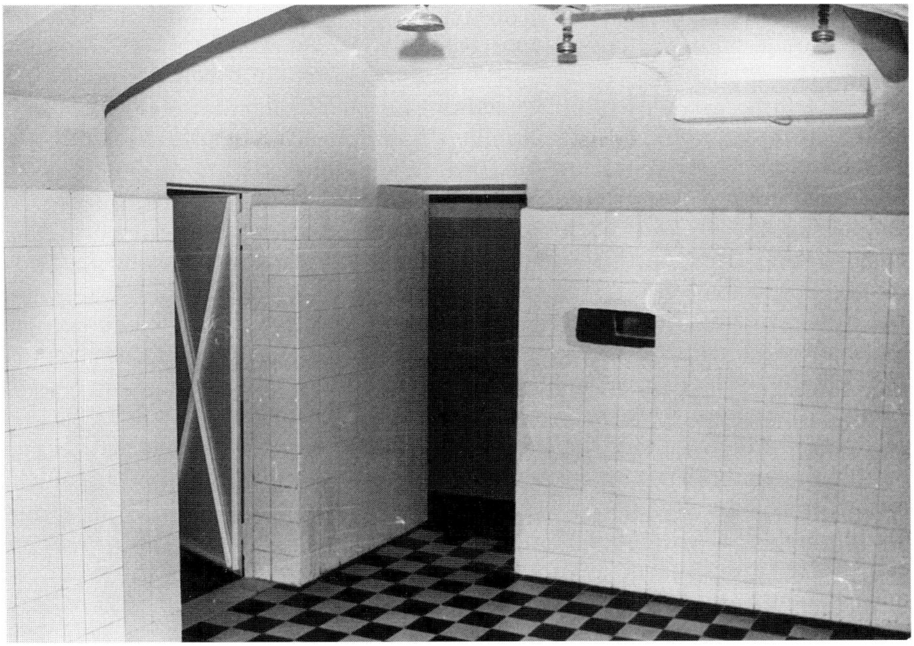

Gaskammer in der „Euthanasie"-Anstalt Bernburg, heute Gedenkstätte, 1990er Jahre.

geanstalt Brandenburg/Havel als tatsächliche Aufnahmeanstalt. Von dort erhielt das Erbgesundheitsobergericht schließlich am 25. August 1941 die Nachricht, die Patientin Inge R. sei bereits am 16. Juni 1940 an einer septischen Angina verstorben.

Bei den genannten vier Fällen handelt es sich nicht um die einzigen brandenburgischen Betroffenen der Zwangssterilisation, die später im Rahmen des „Euthanasie"-Programms ermordet wurden. Die Tötung von zwölf weiteren Psychiatriepatienten aus Brandenburg belegt ein Abgleich der ausgewerteten Sterilisationsakten mit dem Bestand R 179 im Bundesarchiv Berlin. Dieser Bestand umfasst knapp 30 000 Krankenakten der rund 70 000 Opfer, die 1940/41 im Rahmen der „Aktion T4" mittels Kohlenmonoxydgas ermordet wurden. Diese Akten, die den Patienten bei der Verlegung in die Tötungsanstalten mitgegeben wurden, galten seit Ende des Zweiten Weltkrieges als verschollen und wurden erst 1990 in einem Sonderarchiv des ehemaligen Ministeriums für Staatssicherheit der DDR in Berlin-Hohenschönhausen aufgefunden.[15]

Im Folgenden soll versucht werden, anhand der überlieferten Sterilisationsakten und der entsprechenden Krankengeschichten im Bestand R 179 Unterschiede und Gemeinsamkeiten in den Persönlichkeitsmerkmalen der betroffenen Patienten zu ermitteln, die Hinweise auf ihre Selektion und spätere Ermordung im Rahmen der „Aktion T4" geben können. Schließlich soll anhand des Anstaltsschicksals zweier Sterilisations- und „Euthanasie"-Opfer der

15 Die Überlieferungsgeschichte der Akten konnte mittlerweile weitestgehend rekonstruiert werden, vgl. Peter Sandner, Die „Euthanasie"-Akten im Bundesarchiv. Zur Geschichte eines lange verschollenen Bestandes, in: VfZ 47 (1999), S. 385-400.

Prozess der fortschreitenden Ausgrenzung, an dessen Ende der Weg in die Gaskammer stand, nachvollzogen werden.

Alle 16 ermittelten „Euthanasie"-Opfer befanden sich zum Zeitpunkt der Antragstellung im Sterilisationsverfahren in Anstaltsbehandlung: 14 in brandenburgischen Provinzialeinrichtungen, nämlich in Lübben (sechs Patienten) Eberswalde (vier Patienten), Sorau (zwei Patienten), Neuruppin (ein Patient) und Potsdam (ein Patient) und zwei in der privaten Heil- und Pflegeanstalt Dr. Wieners in Bernau. In 15 Fällen zeichneten auch die jeweiligen Anstaltsdirektoren für den Antrag auf Unfruchtbarmachung verantwortlich, wobei im Falle des Patienten Hans-Jürgen S. der Direktor der Landesanstalt Eberswalde seinen Antrag erst auf Bitten des Amtsarztes in Eberswalde stellte.[16] Lediglich der Sterilisationsantrag für die Landarbeiterin Wanda Z., die sich in der privaten Heil- und Pflegeanstalt Dr. Wieners in Bernau aufhielt, unterzeichnete der zuständige Amtsarzt in Niederbarnim.[17] Die Anträge stammen aus allen Jahren zwischen 1934 und 1939, der letzte als „dringend erforderlich" beschriebene Sterilisationsantrag datiert vom 19. Dezember 1939, und betraf eine angeblich entlassungsfähige Patientin der Landesanstalt Eberswalde.[18]

Sieben der Patienten befanden sich aufgrund der Diagnose „angeborener Schwachsinn" in Anstaltsbehandlung, neun Kranke litten laut ärztlichem Befund an der Geisteskrankheit „Schizophrenie". Alle Patienten galten zum Zeitpunkt der Antragstellung als fortpflanzungsfähig: Der jüngste der elf männlichen „Euthanasie"-Opfer war 16, der älteste 44 Jahre alt; das Alter der ermordeten Frauen lag zwischen 16 und 31 Jahren. Bis auf eine Ausnahme waren alle Betroffenen ledig. In der Dauer ihrer Hospitalisierung unterschieden sie sich zum Zeitpunkt der Antragstellung allerdings erheblich. Bei den fünf Patienten, deren Sterilisationsanträge bereits 1934 und im Januar 1935 gestellt wurden, handelte es sich um Kranke, die sich mindestens drei, höchstens 26 Jahre in dauernder Anstaltsbehandlung befanden (im Durchschnitt 10,6 Jahre). Bei den später eingereichten Anträgen handelte es sich in sieben Fällen um Patienten, die sich erst kurze Zeit, zum Teil weniger als einen Monat in der Anstalt aufhielten; vier weitere Kranke wurden bereits mindestens vier, höchstens 22 Jahre in geschlossenen psychiatrischen Einrichtungen betreut.

In acht Fällen wurde der Sterilisationsantrag ausschließlich mit der Diagnose begründet. In den übrigen Fällen führten die Antragsteller noch zusätzliche Erklärungen an. Lediglich bei einer Patientin verwies die Anstaltsleitung im Schriftverkehr mit dem Erbgesundheitsgericht ausdrücklich auf ihre Entlassungsfähigkeit und die dringliche Durchführung des Sterilisationsverfahren, bei fünf Patienten nannte man freiere Anstaltsbehandlung, Beurlaubung zur Familie oder Aussicht auf Familienpflege als zusätzliche Begründung für die Sterilisation, zweimal wurde die Möglichkeit einer späteren Entlassung zumindest in Erwägung gezogen.

16 Der Amtsarzt hatte eine Anzeige der Inneren Abteilung des Städtischen Krankenhauses Frankfurt/Oder erhalten, siehe BLHA Br. Pr. Rep. 5 N Erbgesundheitsgericht Prenzlau Nr. 131.
17 LAB A Rep. 356 Erbgesundheitsgericht Berlin Nr. 46413.
18 BLHA Br. Pr. Rep. 5 N Erbgesundheitsgericht Prenzlau Nr. 19.

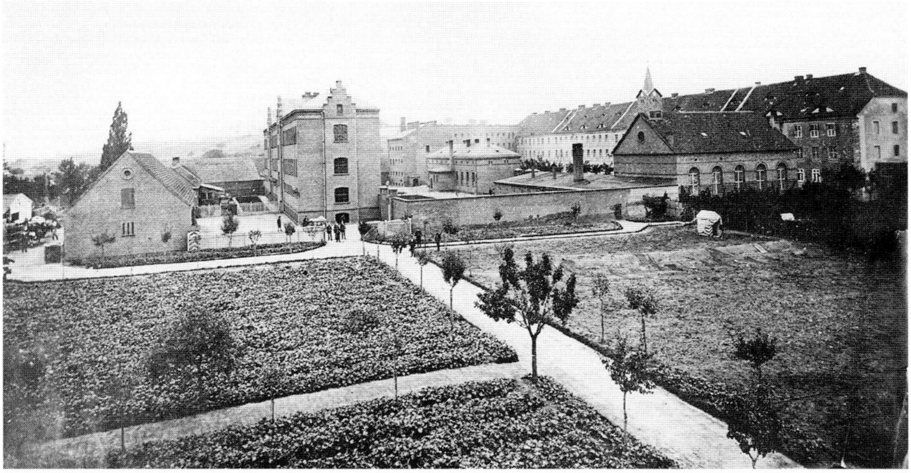

Die „Euthanasie"-Anstalt Brandenburg, in der 1940 mehr als 9000 Menschen ermordet wurden, war im ehemaligen Zuchthaus mitten im Stadtzentrum untergebracht. Aufnahme um 1870.

Tatsächlich wurde nur eine einzige Betroffene, die 28jährige Hausgehilfin Therese E. aus Angermünde, nach Durchführung der Sterilisation – offensichtlich aber nur kurzzeitig – aus der Anstaltsfürsorge entlassen. Einen nennenswerten Zeitraum außerhalb der Anstaltsmauern verbrachte darüber hinaus noch der Patient Emil F., der kurz nach seiner Sterilisation für 20 Monate in Familienpflege kam.[19] In einem weiteren Fall dauerte der Aufenthalt in Familienpflege – drei Jahre nach der Sterilisation – lediglich 17 Tage.[20]

Bei der Patientin Therese E. hatte die Eberswalder Anstaltsleitung die Unfruchtbarmachung wegen ihrer Entlassungsfähigkeit als dringend erforderlich bezeichnet. Sie befand sich seit dem 21. Juni 1939 in Anstaltsbehandlung, nachdem sie zunächst im Kreiskrankenhaus Angermünde wegen eines Magengeschwürs behandelt und wegen angeblicher Selbstmordabsichten und Verwirrtheitszustände von dort in die Landesanstalt Eberswalde verlegt worden war.[21] Die von hier aus geführten Recherchen ergaben, dass Therese E. bereits 1933 einen Nervenzusammenbruch erlitten und sich einer Behandlung in der bayerischen Anstalt Eglfing-Haar unterzogen hatte. Am 19. Dezember 1939 reichte die Landesanstalt Eberswalde einen Antrag auf Unfruchtbarmachung der 28-jährigen Patientin beim zuständigen Amtsarzt Dr. Müller in Eberswalde ein, der diesen am 6. Februar 1940 zusammen mit der Krankengeschichte, dem ärztlichen Gutachten und der Sippentafel an das Erbgesundheitsgericht Prenzlau weiterleitete. Als Pflegerin im Sterilisationsverfahren wurde ihre im bayerischen Miesbach wohnende Mutter bestellt; der Vater, ein angeblich bekannter völkischer Schriftleiter des Miesbacher Anzeigers, war bereits 1929 verstorben. Die Mutter hatte nichts gegen die Unfruchtbarmachung einzuwenden, sie hoffte vielmehr auf eine baldige Entlassung ihrer

19 BAB R 179 Nr. 22050. Als Grund für die Wiederaufnahme wird in der Krankenakte Erregung öffentlichen Ärgernisses (Exhibitionismus) genannt.
20 BAB R 179 Nr. 16299.
21 BLHA Br. Pr. Rep. 5 N Erbgesundheitsgericht Prenzlau Nr. 19.

Tochter, nachdem sie im Februar 1940 einen entsprechenden Hinweis der Anstaltsleitung erhalten hatte. Tatsächlich bat die Landesanstalt Eberswalde das Erbgesundheitsgericht Prenzlau mit Schreiben vom 22. Mai 1940 um Beschleunigung des Verfahrens, da die Patientin entlassungsfähig und die Gefahr der Fortpflanzung sehr groß sei. Erst am 18. Juni 1940 wurde die Erbgesundheitssache Therese E. ohne Ladung der Betroffenen oder der Pflegerin vor dem Prenzlauer Gericht verhandelt. In seiner Entscheidung schloss sich das Gericht der Diagnose der Landesanstalt Eberswalde an und fügte der Sterilisationsanordnung die übliche formelhafte Begründung hinzu: „Da die Schizophrenie zu den Erbkrankheiten im Sinne des § 1 des GzVeN gehört und mit grosser Wahrscheinlichkeit zu erwarten ist, dass Therese E. erbkranken Nachwuchs haben wird, ferner bei ihr wegen ihres Alters eine besonders große Gefahr der Fortpflanzung besteht, war, wie geschehen, zu beschließen."

Von Seiten der Mutter wurde keine Beschwerde eingelegt und Therese E. daraufhin am 21. September 1940 in der Landesfrauenklinik Neukölln sterilisiert. Laut ärztlichem Bericht heilte die Operationswunde in acht Tagen ohne Nebenerscheinungen, so dass die Patientin bereits am 5. Oktober 1940 wieder nach Eberswalde zurückverlegt werden konnte, von dort wurde sie am 1. November 1940 aus der Anstaltsbehandlung entlassen. Tatsächlich muss Therese E. schon kurz darauf erneut in einer psychiatrischen Einrichtung aufgenommen und von dort in eine der bekannten Tötungsanstalten der „Euthanasie"-Aktion verlegt worden sein. Weder der Ort noch das Datum ihrer erneuten Anstaltsaufnahme bzw. ihrer Ermordung lassen sich jedoch aus den überlieferten Quellen rekonstruieren.[22]

Für alle ermittelten Patienten waren schon aufgrund ihrer Krankheitsbilder (Schizophrenie bzw. angeborener Schwachsinn) die vom Reichsinnenministerium verschickten Meldebögen auszufüllen. Darüber hinaus lebten elf Patienten bereits länger als fünf Jahre in psychiatrischen Einrichtungen, im Durchschnitt lag die Dauer der Anstaltsbehandlung bei elf Jahren, sie reichte von lediglich knapp zwei Jahren bis zu 32 Jahren. Aufgrund der Aktenlage lässt sich nicht klären, ob sich alle „Euthanasie"-Opfer auf öffentliche Kosten in den Anstalten befanden. Über die Arbeitsfähigkeit der Patienten liegen nur unvollständige Angaben vor. Mindestens fünf Patienten wurden zuletzt nur geringe Arbeitsleistungen bescheinigt, vier weitere waren laut Krankengeschichte zu keiner Arbeit zu gebrauchen. Zwei Kranke galten noch 1939 oder 1940 als fleißige Arbeiter in der Feldkolonne oder in der Schlosserei, für die übrigen vier „Euthanasie"-Opfer liegen keine Angaben zur Arbeits- und Leistungsfähigkeit vor. Mithin kann festgestellt werden, dass die Patienten die vorgegebenen Selektionskriterien zum Teil mehrfach erfüllten. Alle litten an einer im Merkblatt aufgeführten meldepflichtigen Krankheit, elf Patienten zählten darüber hinaus zu den chronisch Kranken, die als „unheilbar" galten. Mindestens neun Opfer zeigten keine bzw. nur eine geringe Arbeits- und Leistungsfähigkeit.

Um so mehr muss daher auf den ersten Blick überraschen, dass die Anstaltsleitungen in allen Fällen ihre Unfruchtbarmachung beantragt hatten. Bei ge-

22 Die im Bestand R 179 überlieferte Patientenakte der Therese E. enthält keine Krankengeschichte, sondern nur den ärztlichen Bericht über die erfolgreiche Sterilisation in der Landesfrauenklinik Neukölln, siehe BAB R 179 Nr. 19802. Das alphabetisch geordnete Patientinnenbuch der Landesanstalt Eberswalde vermerkt lediglich ihre Entlassung am 1.11.1940.

nauerem Hinsehen zeigt sich allerdings, dass die Mehrzahl der untersuchten Kranken schon bei Antragstellung nicht zu der scheinbaren Hauptzielgruppe der Sterilisierungsmaßnahmen unter den Anstaltsbewohnern gehörte, nämlich zu den Psychiatriepatienten mit kurzen Aufenthaltszeiten.[23] Vielmehr zählten sie vorrangig zur Gruppe von Kranken, deren Sterilisation zwecks freierer Anstaltsbehandlung, Übergang in die Familienpflege oder regelmäßiger Beurlaubung zur Familie beantragt wurde. Dies traf in Brandenburg, wie bereits beschrieben, auf rund ein Drittel der sterilisierten Psychiatriepatienten zu.[24]

Auch wenn die wenigen zur Verfügung stehenden Sterilisations- bzw. Krankenakten eine allgemeingültige Aussage über das charakteristische Patientenprofil der zwangssterilisierten „Euthanasie"-Opfer kaum zulassen, so zeigen sie doch, dass es zwischen den Opfern von Zwangssterilisation und „Euthanasie" eine gemeinsame Schnittmenge gab, selbst wenn das GzVeN vor allem auf die entlassungsfähigen und fortpflanzungsgefährlichen Patienten zielte.[25] Eine Überschneidung beider Opfergruppen ergibt sich ganz offensichtlich dort, – wie es in der Mehrzahl der untersuchten Patientenschicksale der Fall war – wo eine Entlassung aus der Anstalt nach erfolgter Sterilisation grundsätzlich nicht beabsichtigt war. Dies soll abschließend anhand zweier Patientenbiographien nochmals verdeutlicht werden.

Der 1907 in Berlin geborene Willi L.,[26] von Beruf Amtsgehilfe, wurde 1931 auf Veranlassung des Bezirksamtes Friedrichshain in die Berliner Heil- und Pflegeanstalt Herzberge aufgenommen. Laut Krankenbericht litt er schon seit längerer Zeit unter Wahnideen und äußerte Verfolgungsvorstellungen, zudem hatte er angeblich seine Mutter mit dem Messer bedroht. Die ärztliche Untersuchung erbrachte die Diagnose „Schizophrenie". Willi L. fügte sich anscheinend zunächst gut in den Anstaltsbetrieb ein und galt bald als fleißiger Arbeiter; bereits 1934 wird er jedoch in der Krankengeschichte als interesselos und stumpf beschrieben, zur Arbeit war er angeblich nicht mehr zu bewegen. Es folgte die Verlegung in die Provinz: Am 23. April 1934 wurde er mit einem Sammeltransport in die brandenburgische Landesanstalt Neuruppin überführt. Der Versuch, ihn in der dortigen Anstaltslandwirtschaft mit Feldarbeit zu beschäftigen, misslang angeblich wegen „seiner verkehrten Handlungen"; lediglich für eine Tätigkeit unter Aufsicht auf der Station schien er geeignet. Dann besserte sich offensichtlich sein Zustand derartig, dass er 1936 zur Sterilisierung vorgeschlagen wurde. Der Deckel seiner Krankenakte ist mit einem roten Pluszeichen versehen, ein Zeichen, dass die Sterilisierung nicht als „vordringlich" oder „notwendig" betrachtet wurde, sondern lediglich als" wünschens-

23 Bernd Walter, Anstaltsleben als Schicksal. Die nationalsozialistische Erb- und Rassenpflege an Psychiatriepatienten, in: Norbert Frei (Hg.), Medizin und Gesundheitspolitik in der NS-Zeit, München 1991, S. 217–233 (S. 228ff).
24 Vgl. S. 109ff.
25 Nach den Forschungsergebnissen Bernd Walters waren acht Prozent der westfälischen „Euthanasie"-Opfer des Jahres 1941 auch sterilisiert. Bernd Walter, Anstaltsleben als Schicksal, S. 230. Von den 673 in Pirna ermordeten Psychiatriepatienten, deren Krankengeschichte Thomas Schilter für seine Untersuchung statistisch auswertete, waren mindestens 14,1 Prozent unfruchtbar gemacht worden. Siehe Thomas Schilter, Unmenschliches Ermessen. Die nationalsozialistische „Euthanasie"-Tötungsanstalt Pirna-Sonnenstein 1940/41 (= Schriftenreihe der Stiftung Sächsische Gedenkstätten zur Erinnerung an die Opfer politischer Gewaltherrschaft, Bd. 5), Leipzig 1999, S. 153.
26 BAB R 179 Nr. 6772.

wert", da die Entlassung des Patienten nicht sobald zu erwarten sei. Der damalige kommissarische Leiter der Landesanstalt Neuruppin, Dr. Herbert Meyer, begründete am 5. Oktober 1936 seinen Sterilisationsantrag beim zuständigen Erbgesundheitsgericht Neuruppin damit, dass der Patient einer freieren Behandlung zugeführt werden solle. Meyer wies darauf hin, dass Willi L. zurzeit nicht die Krankheitssymptome einer Schizophrenie aufweise, jedoch seien diese früher einwandfrei festgestellt worden. Das Erbgesundheitsgericht Neuruppin, das den Betroffenen in seiner Sitzung nicht selbst anhörte, nahm die Begründung Meyers ausdrücklich in seinen Beschluss vom 3. Dezember 1936 mit auf. Wörtlich heißt es dort: „L. befindet sich seit 1932 in Anstaltsbehandlung. Er leidet an Sinnestäuschungen und Neigung zu Verkehrtheiten und Wahnideen, Erscheinungsformen der Schizophrenie. Nach dem Inhalt der Krankengeschichte kann an der Richtigkeit der Beurteilung seines Zustandes kein Zweifel sein. Da L. einer freieren Behandlung zugeführt werden soll, musste seine Unfruchtbarmachung beschlossen werden."

Nur knapp drei Wochen, nachdem das Erbgesundheitsgericht Neuruppin die Sterilisation wegen der Diagnose Schizophrenie angeordnet hatte, fragte das Hauptgesundheitsamt der Stadt Berlin bereits an, ob der Patient Willi L. nach erfolgter Unfruchtbarmachung zur Entlassung kommen könne oder ob Familienpflege unter Anstaltsaufsicht vorgesehen sei. Eine solche Möglichkeit schloss die Anstaltsleitung in ihrem Antwortschreiben jedoch kategorisch aus: „Der Kranke Willi L. leidet an einer Geistesstörung mit Sinnestäuschungen und Neigung zu heftigen Erregungszuständen und verkehrten Handlungen. Er kann auch nach erfolgter Unfruchtbarmachung weder entlassen oder [in] Familienpflege gegeben werden. Die Sterilisierung erfolgt, um den Kranken in seinen ruhigen Zeiten als Einzelarbeiter innerhalb der Anstalt zu beschäftigen. Z.z. ist die Operation unmöglich, da in dem Befinden des Kranken eine wesentliche Verschlechterung eingetreten ist."

Eine Besserung des beschriebenen Erregungszustandes setzte laut Krankengeschichte noch im Dezember 1936 ein, so dass der Patient unter einer Evipannarkose schließlich am 19. Januar 1937 in der Neuruppiner Anstalt operiert und nach einem normalen Heilungsverlauf am 25. Januar 1937 wieder aus der chirurgischen Behandlung entlassen werden konnte.

Bereits im Februar 1937 kam es jedoch zu erneuten lang anhaltenden Erregungs- und Verwirrungszuständen; die Krankengeschichte hält fest, dass der Patient unter dem Einfluss von Sinnestäuschungen und Wahnideen stehe. Zwar trat gelegentlich eine Besserung seines Krankheitszustandes auf, und der Patient war in der Lage sich selbst zu versorgen und auf der Station und bei Zupfarbeiten mitzuhelfen, doch gab die Klinik in einem Bericht an den Pfleger des Patienten im März1939 an, dass der Betroffene voraussichtlich dauernder Anstaltspflege bedürfe. Eine Azoman-Kur im April 1939 konnte wegen eines Kollapses nicht durchgeführt werden.

Zugleich spiegeln die monatlichen Einträge in die Gewichtstabelle des Patienten die dramatische Verschlechterung der Lebensbedingungen wider, unter der die Anstaltspatienten im Verlauf der NS-Herrschaft zunehmend zu leiden hatten. Willi L., für den bei seiner Aufnahme 1934 ein Körpergewicht von 59,5 Kilogramm bei einer Größe von 1,57 Meter vermerkt wurde, wog bei der letzten Gewichtskontrolle am 1. August 1940 – knapp vier Wochen vor seiner

Ermordung – nur noch 42 Kilogramm. Für das gesamte Berichtsjahr 1940 enthält die Krankengeschichte lediglich drei kurze Einträge:

„19.4.: Liegt jetzt dauernd zu Bett. Laut meistens Nachts. Gibt keine Auskunft. Schmiert gerne und bohrt sich die Nase blutig. Verträglich, duldet die Belästigungen durch andere Kranke. Nahrungsaufnahme gut.

17.7. Nach Gm3. (Name der Station, A. H-W)

27.8. von Gemeinnütziger Krankentransport GmbH verlegt."

Es ist davon auszugehen, dass Willi L. an diesem Tag in die Tötungsanstalt Brandenburg/Havel verlegt und dort ermordet wurde.[27]

Auch die Krankenakte der 1904 in Finsterwalde geborenen Minna G.[28] ist mit einem roten Pluszeichen gekennzeichnet, d.h. die Sterilisation der Patientin galt lediglich als „wünschenswert". Minna G. wurde im März 1936 in der Landesanstalt Sorau aufgenommen, die Krankenakte vermerkt die Diagnose Pfropfhebephrenie, jedoch ist zusätzlich festgehalten, dass im Vordergrund des Krankheitsbildes schizophrene Symptome stünden, die Patientin wegen der „Erbkrankheit" Schizophrenie eingewiesen sei. In der Vorgeschichte zur Erkrankung wird mitgeteilt, dass die Patientin 1928 den Arbeiter Richard G. geheiratet und 1935 ein Kind geboren hatte. Nach der Geburt war sie angeblich auffällig geworden. Da sie bereits 1932 mit einem Sturz aus dem Fenster gedroht hatte, wurde Minna G. am 2. März 1936 nach heftigen Tobsuchtsanfällen ins Städtische Krankenhaus in Finsterwalde gebracht. Dort ging sie angeblich auf das Klinikpersonal los und unternahm einen Fluchtversuch, weshalb der leitende Arzt ihre Einweisung in die Landesanstalt Sorau verfügte. Bereits knapp vier Wochen nach ihrer Aufnahme in Sorau stellte die Anstaltsleitung am 30. März 1936 einen Antrag auf Unfruchtbarmachung der Patientin beim zuständigen Erbgesundheitsgericht Cottbus. Außer dem Hinweis auf die Diagnose „Schizophrenie" enthielt der Antrag keine weitere Begründung, warum die Betroffene sterilisiert werden sollte. Das ärztliche Gutachten verwies auf eine angebliche Geistesschwäche mehrerer Verwandter, zugleich wurde sie als wenig zugänglich, stumpf und gleichgültig beschrieben. Am 22. Mai 1936 tagte das Erbgesundheitsgericht Cottbus in der Landesanstalt Sorau und vernahm die Patientin. Aufgrund der Vorgeschichte und der eigenen Wahrnehmungen während der Vernehmung sah das Gericht die Diagnose „Schizophrenie" als bewiesen an und ordnete die Unfruchtbarmachung der Kranken an.

Bereits zu diesem Zeitpunkt wurde die Patientin in der Krankengeschichte als unselbständige und unsaubere Kranke beschrieben, die nicht zum Arbeiten zu bewegen sei. Nur drei Monate nach ihrer Einweisung in die Psychiatrie sah die Anstaltsleitung kaum noch Zeichen für eine positive Entwicklung des Krankheitsbildes. Auf die Anfrage des Kreiswohlfahrtsamtes Luckau, ob die Kranke nach Durchführung der Sterilisation nach Hause entlassen werden könne, antwortete der Direktor am 18. Juni 1936 ausdrücklich: „Wenn sich das Befinden der Kranken in nächster Zeit nicht noch wesentlich bessert, ist eine Entlassung nach der Sterilisation unwahrscheinlich." Die Unfruchtbarma-

27 Einen Transport mit männlichen Patienten aus der Landesanstalt Neuruppin in die Tötungsanstalt Brandenburg am 27. August 1940 hält auch das überlieferte Notizbuch des Leiters der Tötungsanstalt, Irmfried Eberl, fest, siehe HHStA Wiesbaden Abt. 631a Nr. 1611.

28 BAB R 179 Nr. 5759.

chung wurde am 8. Juli 1936 in der Brandenburgischen Landesfrauenklinik Neukölln ausgeführt, das Angebot des Schwagers, Minna G. könne sich auf seinem Gartengrundstück von der Operation erholen, lehnte die Anstaltsleitung jedoch umgehend ab. Eine Beurlaubung der Kranken könne, so die Begründung, wegen der notwendigen ärztlichen Nachbehandlung zurzeit nicht erfolgen, ferner sei noch nicht abzusehen, wie sich die Kranke nach der Entlassung aus der Landesfrauenklinik verhalte. Auf weitere Anfragen des Kreiswohlfahrtsamtes und der Provinzialverwaltung reagierte die Anstaltsleitung zunächst mit dem Hinweis, dass eine Entlassung in absehbarer Zeit unwahrscheinlich sei, aber schon am 20. September 1937 schloss sie diese gänzlich aus. Die Patientin wurde als stumpf, dement und läppisch beschrieben, sie bedürfe ständiger Aufsicht und Pflege.

In regelmäßigen Abständen erkundigten sich der Ehemann und die Geschwister nach dem Befinden der Patientin, auch nachdem sie am 4. September 1939 mit einem Sammeltransport von Sorau in die Anstalt Lübben verlegt wurde. Hier erfolgte am 10. November 1939 die Meldung der Patientin an die „Euthanasie"-Organisatoren. Der letzte Eintrag in der Krankengeschichte vor dem Transport in die Tötungsanstalt Brandenburg am 5. Juli 1940 stammt vom 20. Juni 1940. Darin wird die Patientin als stumpf, teilnahmslos und ohne wesentlichen Konnex mit ihrer Umgebung bezeichnet; sie sei nicht nützlich zu beschäftigen, dabei gutartig und läppisch, in ihrem Äußern sei sie schmuddelig und unsauber, der Ernährungszustand sei mäßig. Tatsächlich hatte die Patientin in den ersten drei Jahren ihres Anstaltsaufenthaltes bereits fünf Kilogramm ihres Körpergewichtes verloren, sie wog im Oktober 1939 bei einer Körpergröße von 1,42 Meter nur noch 37 Kilogramm.

Alle hier beschriebenen „Euthanasie"-Opfer starben nach heutigem Kenntnisstand in der Tötungsanstalt Brandenburg/Havel und nach deren Schließung im Oktober 1940 in der Nachfolgeeinrichtung in Bernburg. Es ist allerdings nicht völlig auszuschließen, dass der Patient Adolf M. in Grafeneck ermordet wurde. Der letzte Eintrag in seiner Krankengeschichte „4.4.40 … Muss nach Anstalt Zwiefalten verlegt werden"[29] diente entweder der Verschleierung des tatsächlichen Verlegungs- bzw. Todesortes oder weist auf eine möglichen Patiententransport vom brandenburgischen Sorau in die württembergische Anstalt Zwiefalten bei Marbach hin, die als Zwischenanstalt für das Mordzentrum Grafeneck fungierte.[30]

29 BAB R 179 Nr. 7746.
30 Eintragungen dieser Art finden sich noch in weiteren Patientenakten des Bestandes R 179 im Bundesarchiv (Diesen Hinweis verdanke ich Dr. Dietmar Schulze). Als Transportdatum ist hier der 9.4.1940 genannt. Auch unter den Verlegungsanzeigen, die die brandenburgische Landesanstalt Sorau an den zuständigen Oberstaatsanwalt in Berlin schickte, finden sich Hinweise auf einen möglichen Sammeltransport am 9.4.1940 in die württembergische Anstalt Zwiefalten. Siehe LAB A Rep. 358-02 Nr. 53708, 156332.

Zusammenfassung und Ausblick: Der Umgang mit Opfern der Zwangssterilisation nach 1945

In der vorliegenden Bearbeitung wurden die Umsetzung des Gesetzes zur Verhütung erbkranken Nachwuchses (GzVeN) und die Opfer der Sterilisationspolitik in der Provinz Brandenburg genauer untersucht. Als Grundlage dienten vor allem die im Brandenburgischen Landeshauptarchiv überlieferten Sach- und Einzelfallakten der brandenburgischen Erbgesundheitsgerichte, die jedoch nur einen Bruchteil der tatsächlich angefallenen Aktenmenge ausmachen.

Als Ergebnis ist zunächst festzuhalten, dass die praktische Durchführung des Sterilisationsgesetzes sowohl bei der Besetzung der Erbgesundheitsgerichte, der Mitwirkung der brandenburgischen Landesanstalten und der Gesundheitsämter den staatlichen Vorgaben und Forderungen entsprach – durchaus im Widerspruch zu dem im GzVeN festgelegten Anforderungsprofil. Anders als vom GzVeN verlangt, spielte nämlich die fachliche Qualifikation bei der Auswahl der nichtbeamteten ärztlichen Beisitzer keine Rolle, vielmehr wurden sie im Benehmen mit dem Nationalsozialistischen Deutschen Ärztebund bestellt und gehörten fast ausnahmslos der NSDAP an.

Bei ihrer Rechtsprechung orientierten sich die brandenburgischen Erbgesundheitsgerichte an die vom GzVeN und dem offiziellen Gesetzeskommentar vorgegebenen Kriterien, die angeblich auf gesicherten Erkenntnissen der Vererbungswissenschaften beruhten, in Wirklichkeit aber weit über den vererbungstheoretischen Wissensstand hinausgingen und die zu den verfolgten Zielen im Widerspruch stehenden Erkenntnisse oder Vererbungstheorien ignorierten. Mehr als zwei Drittel der untersuchten Einzelfälle betrafen so genannte „angeboren Schwachsinnige". Gerade hier zeigt sich, dass die Richter ersichtlich auch soziale Auffälligkeiten zur Entscheidungsgrundlage machten. Eine ähnlich rigorose Sterilisationspolitik wie sie z.B. der Leiter der brandenburgischen Landesanstalten Potsdam und Görden, Hans Heinze, verfocht, lässt sich anhand der überlieferten Beschlüsse für die brandenburgischen Erbgesundheitsgerichte jedoch nicht nachweisen.

Zu den brandenburgischen Sterilisationsopfern zählten ausweislich der überlieferten Einzelfallakten vor allem sozial Schwache aus niedrigen Einkommens- und Bildungsschichten. Auffällig erscheint die mangelhafte Schulbildung und die noch seltenere Berufsausbildung der meisten Betroffenen, die nicht nur von ihnen selbst, sondern auch von der Bevölkerung allgemein auf die rückständigen Schul- und Lebensverhältnisse in der stark landwirtschaftlich geprägten Provinz zurückgeführt wurden. Ein weiteres Reservoir für die Umsetzung des GzVeN bildeten so genannte gesellschaftliche „Randgruppen" wie Patienten in brandenburgischen Heil- und Pflegeanstalten und Fürsorgezöglinge. Ihre systematische Erfassung ging vor allem auf die rigorose Meldung und Antragstellung der sie betreuenden Einrichtungen zurück.

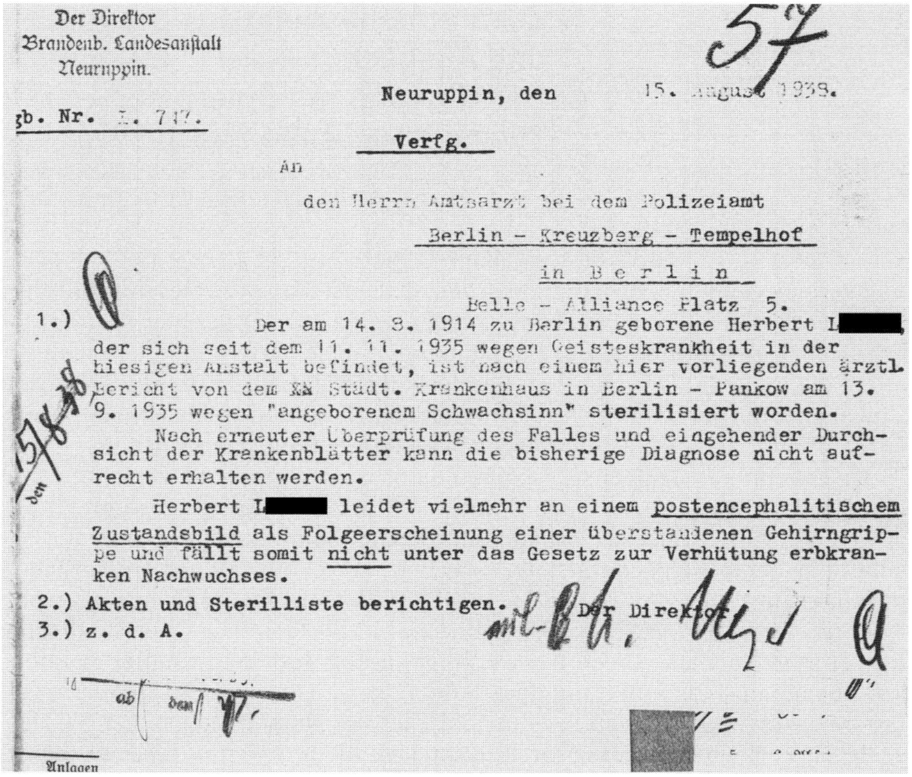

Der Direktor
Brandenb. Landesanstalt
Neuruppin.

gb. Nr. L. 717.

Neuruppin, den 15. August 1938.

Verfg.

An

den Herrn Amtsarzt bei dem Polizeiamt
Berlin - Kreuzberg - Tempelhof
in Berlin
Belle - Alliance Platz 5.

1.) Der am 14. 8. 1914 zu Berlin geborene Herbert L[redacted], der sich seit dem 11. 11. 1935 wegen Geisteskrankheit in der hiesigen Anstalt befindet, ist nach einem hier vorliegenden ärztl. Bericht von dem Städt. Krankenhaus in Berlin - Pankow am 13. 9. 1935 wegen "angeborenem Schwachsinn" sterilisiert worden.

Nach erneuter Überprüfung des Falles und eingehender Durchsicht der Krankenblätter kann die bisherige Diagnose nicht aufrecht erhalten werden.

Herbert L[redacted] leidet vielmehr an einem postencephalitischem Zustandsbild als Folgeerscheinung einer überstandenen Gehirngrippe und fällt somit nicht unter das Gesetz zur Verhütung erbkranken Nachwuchses.

2.) Akten und Sterilliste berichtigen. Der Direktor
3.) z. d. A.

Anlagen

Mitteilung über eine frühere Fehldiagnose, die zur Sterilisation des Neuruppiner Patienten Herbert L. führte.

Die Zahl der brandenburgischen Sterilisationsopfer lässt sich aufgrund der schlechten Überlieferungslage nur grob auf 10 000 bis 15 000 Personen schätzen. Lediglich zu den Auswirkungen der Sterilisationspolitik in den brandenburgischen Landesanstalten liegen relativ genaue Angaben für die Vorkriegszeit vor. In den psychiatrischen Anstalten wurden bis Ende 1939 mindestens 3 700 Anträge gestellt und mehr als 3 400 Sterilisationen durchgeführt. Rund ein Drittel der sterilisierten brandenburgischen Psychiatriepatienten zählte nicht zu den so genannten Kurzzeitpatienten, die vor allem durch das GzVeN erfasst werden sollten. Vielmehr entsprach ein nicht unerheblicher Teil dieser Kranken den Selektionskriterien (Krankheitsverlauf, Anstaltsdauer, Arbeitsleistung etc.) der „Euthanasie"-Organisatoren und fiel später den nationalsozialistischen Krankenmordaktionen zum Opfer.

Das Schicksal der übrigen Sterilisationsopfer ist im Einzelfall nicht bekannt, doch soll abschließend der allgemeine Umgang mit den Betroffenen des GzVeN nach Kriegsende aufgezeigt werden, der die langen Nachwehen des Gesetzes und die nach 1945 nicht abbrechende Diskriminierung der Zwangssterilisierten sichtbar werden lässt.

Das GzVeN zählte nicht zu den nationalsozialistischen Gesetzen, die die alliierten Besatzungsmächte mit dem Kontrollratsgesetz Nr. 1 vom 20. September 1945 aufhoben.[1] Daher erfuhr es in der Folgezeit eine durchaus unterschiedliche Behandlung in den verschiedenen Besatzungsgebieten. Die formelle Aufhebung des Sterilisationsgesetzes erfolgte nur in der sowjetischen Besatzungszone, in Bayern, Württemberg-Baden und Hessen[2]; in den übrigen Gebieten trat es lediglich faktisch außer Kraft, da die Westalliierten die Wiedereröffnung der nationalsozialistischen Erbgesundheitsgerichte verboten.[3] Unter dem Hinweis, dass den Gerichten zahlreiche Anträge auf Aufhebung von zu Unrecht ergangenen Sterilisationsbeschlüssen vorlägen, wurden in den westlichen Besatzungszonen zudem die Wiederaufnahme von Erbgesundheitsverfahren vor den wieder eröffneten Amtsgerichten zugelassen.[4] Diese Wiederaufnahmeverfahren fanden allerdings nach den Verfahrensgrundsätzen des GzVeN statt und wurden teilweise von Personen entschieden, die schon vor 1945 an Erbgesundheitsgerichten tätig gewesen waren.[5] Insgesamt setzten sich zwischen 1947 und 1965 knapp 4 000 Zwangssterilisierte der demütigenden Prozedur eines derartigen Wiederaufnahmeverfahrens aus, in dem sie nachweisen mussten, dass die bei ihnen vorgenommene Sterilisation nicht den Vorschriften des GzVeN entsprochen hatte. Nur in 26 Prozent der Fälle erreichten sie tatsächlich eine Aufhebung des Beschlusses, sei es, weil sie frühere Verfahrensfehler geltend machen konnten oder mit einer erneuten – für die Betroffenen entwürdigenden – ärztlichen Begutachtung belegen konnten, dass sie nicht „erbkrank" im Sinne des GzVeN waren. In den übrigen 74 Prozent der Wiederaufnahmeverfahren bestätigten die Amtsgerichte jedoch die früheren Beschlüsse.

In keinem dieser Fälle wurde die Rechtmäßigkeit des Sterilisationsgesetzes an sich in Zweifel gezogen. Mit dieser Haltung stand die deutsche Justiz allerdings nicht allein: Schon die westlichen Besatzungsbehörden hatten auf eine Verurteilung des GzVeN als verbrecherisch und genuin nationalsozialistisch verzichtet. Im Nürnberger Juristenprozess von 1947 stellte das Amerikanische Militärtribunal ausdrücklich fest, dass die „Weisheit und Anwendbarkeit" von Sterilisationsgesetzen „vernünftigerweise diskutierbar" sei und verfügte, dass „die Befürwortung, Inkraftsetzung oder Durchführung von Gesetzen hinsichtlich geisteskranker Personen oder von Trägern von Erbkrankheiten ein Verbrechen innerhalb der Zuständigkeit des Gerichtshof nicht darstellt, wenn die in Frage stehenden Gesetze entsprechende Vorkehrungen für den Schutz der Rechte der in Frage stehenden Personen auf juristischem Wege enthalten"[6].

1 Amtsblatt des Kontrollrats in Deutschland, Nr. 1 vom 29.10.1945, S. 6–8.

2 Bock, Zwangssterilisation im Nationalsozialismus, S. 245. Das GzVeN trat in der Bundesrepublik nach einer zehnjährigen Frist automatisch am 31.12.1968 außer Kraft, nachdem es 1958 nicht in die Sammlung des fortgeltenden Bundesrechts übernommen worden war, siehe Katja Neppert, Warum sind die NS-Zwangssterilisierten nicht entschädigt worden. Argumentationen der fünfziger und sechziger Jahre, in: Matthias Hamann u. Hans Asbeck (Hg.), Halbierte Vernunft und totale Medizin (= Beiträge zur Nationalsozialistischen Gesundheits- und Sozialpolitik 13), Berlin 1997, S. 199–226 (S. 204).

3 Ausführungsverordnung Nr. 1 zu Militärregierungsgesetz 2, in: Ruth Hemken (Hg.), Sammlung der vom Alliierten Kontrollrat und der Amerikanischen Militärregierung erlassenen Proklamationen, Gesetze, Verordnungen, Direktiven, 3. Aufl., Stuttgart 1946, Bd. 2., o.Bl.

4 Verordnung über die Wiederaufnahme von Verfahren in Erbgesundheitssachen vom 28.7.1947, in: Verordnungsblatt für die Britische Zone, 1947, Nr. 14 vom 1.8.1947, S. 110; Amtliche Begründung in: Zentraljustizblatt für die Britische Zone, 1947, S. 58.

5 Kramer, Ein ehrenhafter Verzicht auf Nachkommenschaft, S. 215.

6 Verfügung des Amerikanischen Militärtribunal im Fall III (Juristenprozeß) vom 2.7.1947, Protokoll, S. 4573, zitiert in: NJW 1947/48, S. 30.

Diese Grundeinstellung des Militärgerichts, die auf die (welt)weite Verbreitung eugenischen Gedankenguts verweist, machten sich in der späteren Bundesrepublik Deutschland auch diejenigen zu eigen, die eine Entschädigung der Opfer des nationalsozialistischen Erbgesundheitsgesetzes ablehnten. Bis in die siebziger Jahre wurden die nach den Vorschriften des GzVeN durchgeführten Sterilisationen weder vom Gesetzgeber noch von der herrschenden Meinung in Rechtsprechung und Lehre als rechtswidrig angesehen.[7] Vielmehr berief man sich darauf, dass auch demokratisch regierte Staaten wie Schweden, Dänemark und die USA Sterilisationsgesetze zur Verhütung „erbkranken" Nachwuchses erlassen hatten. Das Erbgesundheitsgesetz, so die gängige Argumentation, sei kein nationalsozialistisches Unrechtsgesetz, vielmehr habe es bereits vor 1933 eine breite gesellschaftliche Debatte über die Einführung eines Sterilisationsgesetzes gegeben, was der Gesetzentwurf des Preußischen Landesgesundheitsrates von 1932 beweise. Gegen den spezifisch nationalsozialistischen Charakter des GzVeN sprach nach vorherrschender Ansicht auch, dass die westlichen Besatzungsmächte nicht die Außerkraftsetzung des GzVeN angeordnet hatten.[8]

Aufgrund der in Rechtsprechung, Wissenschaft und Politik vorherrschenden Meinung wurden die nach dem GzVeN Zwangssterilisierten weder in den bundesdeutschen Entschädigungsgesetzen der fünfziger Jahre (Bundesergänzungsgesetz vom 18. September 1953[9] und Bundesentschädigungsgesetz vom 29. Juni 1956[10]) noch in späteren Novellen dieser Gesetze als Opfer der nationalsozialistischen Verfolgung anerkannt. Als solche galten nach §1 Absatz 1 des Bundesentschädigungsgesetzes (BEG), „wer aus Gründen politischer Gegnerschaft gegen den Nationalsozialismus oder aus Gründen der Rasse, des Glaubens oder der Weltanschauung durch nationalsozialistische Gewaltmaßnahmen verfolgt worden ist und hierdurch Schaden an Leben, Körper, Gesundheit, Freiheit, Eigentum, Vermögen, in seinem beruflichen oder in seinem wirtschaftlichen Fortkommen erlitten hat (Verfolgter)".[11] Auf diesen Paragraphen konnten sich lediglich die zwangssterilisierten Juden sowie Sinti und Roma berufen, nicht jedoch die überwiegende Mehrheit der Zwangssterilisierten, die aufgrund einer angeblichen „Erbkrankheit" während des NS-Regimes unfruchtbar gemacht worden waren. Nur für den Fall, dass die Betroffenen einen fehlerhaften medizinischen Eingriff oder eine Verletzung der Verfahrensvorschriften des GzVeN nachweisen konnten, hatten sie Anspruch auf einen Härteausgleich nach § 171 Absatz 4 Nr. 1 BEG oder einen Schadenersatz nach §5 Absatz 1 Nr. 1 des Allgemeinen Kriegsfolgengesetzes (AKG) vom 5. November 1957.[12] Auch diese Voraussetzungen trafen nur auf einen sehr kleinen Kreis der Zwangssterilisierten zu. Erst seit Ende 1980 konnten aufgrund einer Härteregelung der Bundesregierung auch die Opfer eines „rechtmäßigen" Sterilisationsverfahrens eine einmalige Beihilfe von 5000 DM beantragen.

7 Siehe im Folgenden vor allem Neppert, Warum sind die NS-Zwangssterilisierten nicht entschädigt worden, S. 205ff.
8 Link, Eugenische Zwangssterilisationen, S. 469.
9 BGBl. 1953 I, S. 1387ff.
10 BGBl. 1956 I, S. 559ff.
11 Ebd., S. 563.
12 Hermann-Josef Brodesser, Bernd Josef Fehn, Thilo Franosch, Wilfried Wirth, Wiedergutmachung und Kriegsfolgenliquidation. Geschichte – Regelungen – Zahlungen, München 2000, S. 162.

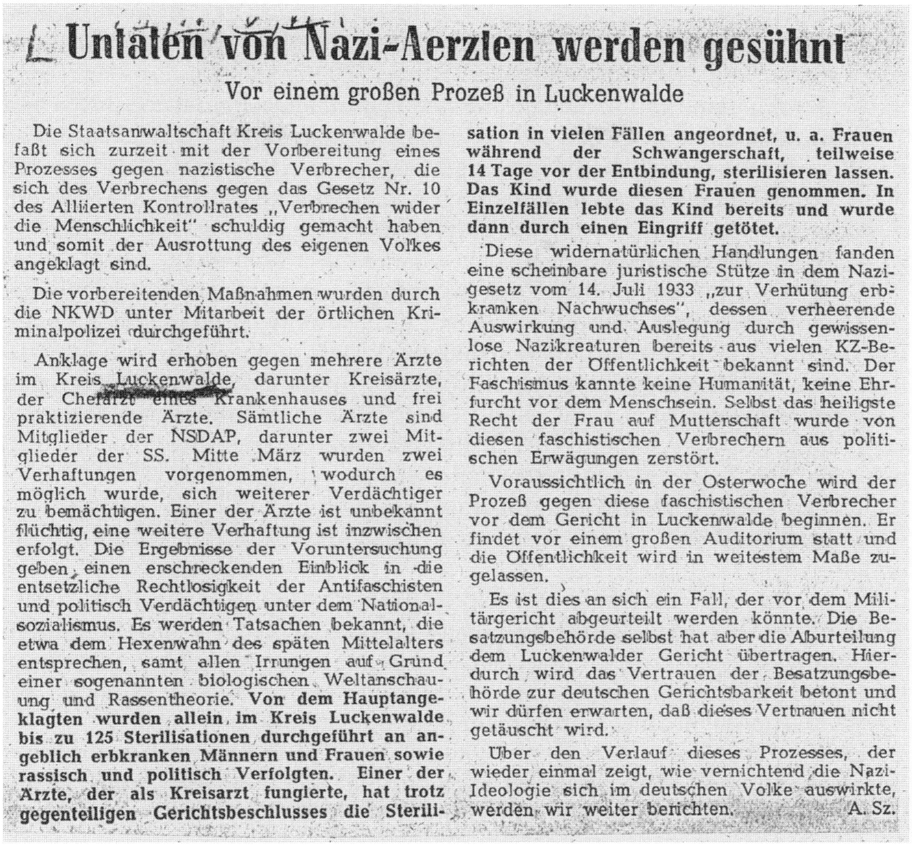

Untaten von Nazi-Aerzten werden gesühnt

Vor einem großen Prozeß in Luckenwalde

Die Staatsanwaltschaft Kreis Luckenwalde befaßt sich zurzeit mit der Vorbereitung eines Prozesses gegen nazistische Verbrecher, die sich des Verbrechens gegen das Gesetz Nr. 10 des Alliierten Kontrollrates „Verbrechen wider die Menschlichkeit" schuldig gemacht haben und somit der Ausrottung des eigenen Volkes angeklagt sind.

Die vorbereitenden Maßnahmen wurden durch die NKWD unter Mitarbeit der örtlichen Kriminalpolizei durchgeführt.

Anklage wird erhoben gegen mehrere Ärzte im Kreis Luckenwalde, darunter Kreisärzte, der Chefarzt eines Krankenhauses und frei praktizierende Ärzte. Sämtliche Ärzte sind Mitglieder der NSDAP, darunter zwei Mitglieder der SS. Mitte März wurden zwei Verhaftungen vorgenommen, wodurch es möglich wurde, sich weiterer Verdächtiger zu bemächtigen. Einer der Ärzte ist unbekannt flüchtig, eine weitere Verhaftung ist inzwischen erfolgt. Die Ergebnisse der Voruntersuchung geben einen erschreckenden Einblick in die entsetzliche Rechtlosigkeit der Antifaschisten und politisch Verdächtigen unter dem Nationalsozialismus. Es werden Tatsachen bekannt, die etwa dem Hexenwahn des späten Mittelalters entsprechen, samt allen Irrungen auf Grund einer sogenannten biologischen Weltanschauung und Rassentheorie. **Von dem Hauptangeklagten wurden allein im Kreis Luckenwalde bis zu 125 Sterilisationen durchgeführt an angeblich erbkranken Männern und Frauen sowie rassisch und politisch Verfolgten. Einer der Ärzte, der als Kreisarzt fungierte, hat trotz gegenteiligen Gerichtsbeschlusses die Sterilisation in vielen Fällen angeordnet, u. a. Frauen während der Schwangerschaft, teilweise 14 Tage vor der Entbindung, sterilisieren lassen. Das Kind wurde diesen Frauen genommen. In Einzelfällen lebte das Kind bereits und wurde dann durch einen Eingriff getötet.**

Diese widernatürlichen Handlungen fanden eine scheinbare juristische Stütze in dem Nazigesetz vom 14. Juli 1933 „zur Verhütung erbkranken Nachwuchses", dessen verheerende Auswirkung und Auslegung durch gewissenlose Nazikreaturen bereits aus vielen KZ-Berichten der Öffentlichkeit bekannt sind. Der Faschismus kannte keine Humanität, keine Ehrfurcht vor dem Menschsein. Selbst das heiligste Recht der Frau auf Mutterschaft wurde von diesen faschistischen Verbrechern aus politischen Erwägungen zerstört.

Voraussichtlich in der Osterwoche wird der Prozeß gegen diese faschistischen Verbrecher vor dem Gericht in Luckenwalde beginnen. Er findet vor einem großen Auditorium statt und die Öffentlichkeit wird in weitestem Maße zugelassen.

Es ist dies an sich ein Fall, der vor dem Militärgericht abgeurteilt werden könnte. Die Besatzungsbehörde selbst hat aber die Aburteilung dem Luckenwalder Gericht übertragen. Hierdurch wird das Vertrauen der Besatzungsbehörde zur deutschen Gerichtsbarkeit betont und wir dürfen erwarten, daß dieses Vertrauen nicht getäuscht wird.

Über den Verlauf dieses Prozesses, der wieder einmal zeigt, wie vernichtend die Nazi-Ideologie sich im deutschen Volke auswirkte, werden wir weiter berichten. A. Sz.

Bericht in der Zeitung Volkswille vom 13. April 1946 über einen bevorstehenden Prozess gegen mehrere Ärzte im Kreis Luckenwalde.

Anders als in weiten Teilen der westlichen Besatzungszonen wurde das GzVeN in der sowjetischen Besatzungszone bereits am 8. Januar 1946 „in Anbetracht des antidemokratischen Charakters und der faschistisch tendenziösen Auslegung der Lehre über die Erbkrankheiten" auf Befehl des Obersten Chefs der Sowjetischen Militärverwaltung aufgehoben.[13] Trotz dieser eindeutigen Verurteilung erreichten die Opfer der nationalsozialistischen Erbgesundheitspolitik jedoch weder in der sowjetischen Besatzungszeit noch in der späteren DDR die allgemeine Anerkennung als Verfolgte des NS-Regimes. Bereits die bis Ende 1946 in den verschiedenen Ländern der sowjetischen Besatzungszone erlassenen Richtlinien für die Anerkennung als „Opfer des Faschismus" (O.d.F.) berücksichtigten die im NS-Regime Zwangssterilisierten

13 Koordinierungsrat der medizinisch-wissenschaftlichen Gesellschaften der DDR (Hg.), Dokumentensammlung. Befehle der Sowjetischen Militäradministration in Deutschland zum Gesundheits- und Sozialwesen, Berlin1976, S. 34. Bereits im September 1945 hatte das Provinzialgesundheitsamt die Amtsärzte darauf aufmerksam gemacht, dass das GzVeN sowie das Ehegesundheitsgesetz nicht mehr gültig seien. Siehe BLHA Br. Pr. Rep. 55 C Landesanstalt Neuruppin Nr. 72, Bl. 294.

nicht – ebenso wenig wie beispielsweise die im Rahmen des nationalsozialistischen „Euthanasie"-Programms ermordeten Psychiatriepatienten oder Homosexuelle.[14]

Die ablehnende Haltung gegenüber den Opfern der nationalsozialistischen Erbgesundheitspolitik in der sowjetischen Besatzungszone spiegelt sich in den Sitzungsniederschriften des Hauptausschusses „Opfer des Faschismus" beim Magistrat der Stadt Berlin deutlich wider. Hier beriet man erstmals am 9. September 1946 über eine mögliche Anerkennung der im NS-Regime Zwangssterilisierten als „Opfer des Faschismus".[15] Dabei trat das Ausschussmitglied Prof. Havemann dafür ein, „wirklich strengstens zu unterscheiden zwischen den Fällen, die auch früher aus gesundheitlichen und sozialen Rücksichten sterilisiert wurden und denjenigen, die im Besitz ihres freien Willen waren und gegen diesen aus politischen Gründen sterilisiert wurden". Ein weiteres Mitglied, Dr. Corsing, stellte unter Hinweis auf die Sterilisationsgesetzgebung in anderen Ländern fest, dass die Frage der Sterilisation eine ärztlich und auch juristisch sehr umstrittene sei. Nach längerer Diskussion einigte man sich darauf, vor einer endgültigen Entscheidung über die rechtliche Anerkennung zunächst eine juristische sowie eine medizinische Stellungnahme einzuholen.

Am 11. Februar 1947 befasste sich der Hauptausschuss unter dem Tagesordnungspunkt „Ergänzungen der Anerkennungsrichtlinien" erneut mit den NS-Zwangssterilisierten.[16] Dabei lagen ihm auch die in Auftrag gegebenen Kurzgutachten vor, die sich zum einen aus juristischer, zum anderen aus medizinischer Sicht zur Frage der Anerkennung von Zwangssterilisierten als Opfer des Faschismus äußerten. So hieß es in der Stellungnahme aus der Rechtsabteilung des Magistrats der Stadt Berlin (Dr. Rabe): „Die Frage, ob Sterilisierte, insbesondere solche auf Grund der Nürnberger Gesetze, als Opfer des Faschismus anzusehen sind, ist weniger eine juristische als eine politische Frage des Ermessens. Ist man der Ansicht, dass der Eingriff – was er unzweifelhaft sein dürfte – eine schwere körperliche und seelische Schädigung aus politischen Gründen darstellt, die zugleich eine gewisse Diffamierung bedeutet, so wird man nicht anders können, als die Betroffenen als Opfer des Faschismus anzusehen. Die Folge hiervon wäre, dass man die in diesem Punkte bisher lückenhaften Richtlinien vom Mai 1946 ‚Wer ist Opfer des Faschismus' entsprechend abändern oder ergänzen müsste."

Zu einem gänzlich anderen Ergebnis gelangte der medizinische Sachverständige, Prof. Karl Bonhoeffer, der in seinem Gutachten vom 2. Oktober 1946 festhielt: „Das Gesetz zur Verhütung erbkranken Nachwuchses vom 15. Juli [sic] 1933 hat mit den Nürnberger Gesetzen nichts zu tun. Sollten unter Beziehung auf die Nürnberger Gesetze, wie es in dem Schreiben vom 20.9. heisst, tatsächlich Sterilisationen stattgefunden haben, so würde es sich um Gewaltmassnahmen gehandelt haben, die die Anerkennung als Opfer des Faschismus

14 Zu den Diskussionen um die Einführung einheitlicher Anerkennungskriterien für den O.d.F.-Status siehe vor allem Ralf Kessler und Hartmut Rüdiger Peter, Wiedergutmachung im Osten Deutschlands 1945–1953: grundsätzliche Diskussionen und die Praxis in Sachsen-Anhalt, Frankfurt am Main u.a. 1996, S. 42ff.
15 SAPMO DY 54 Ausschüsse „Opfer des Faschismus" V/277/1/45, Bl. 31ff.
16 Ebd., Bl. 36ff.

2

Abschrift

Übersetzung

Befehl

des Obersten Chefs der SMV und Obersten Befehlshabers der Sowjetischen Besatzungstruppen in Deutschland

Nr. 6

8. Januar 1946 Berlin

- - - - - -

Inhalt: Über die Aufhebung der nazistischen Gesetzgebung in der Sowjetischen Besatzungszone Deutschlands.

In Anbetracht des antidemokratischen Charakters und der faschistisch tendenziösen Auslegung der Lehre über die Erbkrankheiten befehle ich aufzuheben:

1) das Gesetz vom 14. Juli 1933 (Gesetzsammlung Band I Seite 529) "Gesetz zur Verhütung des erbkranken Nachwuchses",

2) die Rundverfügung des Innenministeriums vom 18. Juli 1940 über die Ausdehnung der Wirkung des genannten Gesetzes auf sogenannte "asoziale Gruppen".

3) Alle übrigen Anweisungen und Durchführungsbestimmungen zum Gesetz vom 14. Juli 1933

I. A.

Stellv. Oberster Chef der SMV und Oberster Befehlshaber der Sowj. Besatzungsgruppen in Deutschland

Armeegeneral W. Sokolowskij

Mitglied des Kriegsrates der SMV in Deutschland

Generalleutnant F. Bokow

Chef des Stabes der SMV in Deutschland

Generalleutnant M. Dratwin

Für die Richtigkeit: Der Chef der Stabskanzlei der SMV

Kapitän gez. Komow

F.d.R.d.U.
gez. Türksch.

Befehl des Obersten Chefs der Sowjetischen Militärverwaltung über die Aufhebung der nazistischen Gesetzgebung in der Sowjetischen Besatzungszone vom 8. Januar 1946.

rechtfertigen würden. Anders würde die Sache liegen, wenn die Sterilisierung im ordentlichen Erbgesundheitsgerichtsverfahren erfolgt ist. Hier würde meines Erachtens nur bei einem nachgewiesenen Verstoss gegen die gesetzlichen Bestimmungen unter Umständen die Anerkennung als O.d.F. in Betracht kommen."[17]

In der anschließenden Diskussion der beiden Stellungnahmen wurde zunächst festgestellt, dass bisher kein Zwangssterilisierter als Opfer des Faschismus anerkannt worden war. Während Dr. Landwehr grundsätzlich einen Beweis der antifaschistischen Einstellung des Antragstellers für die Anerkennung als Faschismusopfer verlangte, gab das Ausschussmitglied Dr. Ruth Lesser zu Bedenken, dass nach dem Gutachten Karl Bonhoeffers „die Sterilisation der Zigeuner unter die Richtlinien betreffend die Anerkennung als O.d.N.G." falle. Ein weiteres Ausschussmitglied, Karl Raddatz, wandte sich ausdrücklich gegen Bonhoeffers Stellungnahme, „denn die Sterilisation bedeutet einen Eingriff in die persönlichen Menschenrechte auf Grund einer nazistischen Gesetzgebung." Daher waren die Sterilisierten seiner Ansicht nach in ihrer Gesamtheit „im weiteren Sinne als O.d.F. anzusehen". Eine offizielle Anerkennung schied für ihn aus grundsätzlichen Erwägungen jedoch aus: „Alle diese Fälle, Sterilisierte und andere Kategorien von Geschädigten, sollen der besonderen Fürsorge überwiesen werden. Aber es gibt keine Möglichkeit, sie anzuerkennen auf Grund unserer Richtlinien." Mit dieser Position konnte er sich schließlich durchsetzen: Einmütig sprachen sich die Anwesenden gegen eine Erweiterung der Anerkennungskriterien zugunsten der Sterilisierten aus.

Dieser Umgang mit den Opfern der nationalsozialistischen Erbgesundheitspolitik fand seine Parallele beim Umgang mit den Tätern der NS-Zwangssterilisation. Ursprünglich sollten alle an den Erbgesundheitsgerichtsverfahren beteiligten Ärzten nach dem Willen der Sowjetischen Militäradministration strafrechtlich zur Verantwortung gezogen werden. Entsprechend hatte die Provinzialverwaltung Mark Brandenburg in einem Runderlass vom 12. Februar 1946 die Vornahme von Sterilisationen in der NS-Zeit als Verbrechen gegen die Menschlichkeit bezeichnet, die nach dem Kontrollratsgesetz Nr. 10 zu bestrafen seien. Ausdrücklich galt dies auch für diejenigen Fälle, „in denen die Sterilisation lediglich zwecks Verhütung von Erbkrankheiten vorgenommen worden ist".[18] Tatsächlich kam es in der Folgezeit zu Ermittlungen und Gerichtsverfahren gegen einzelne Ärzte in der sowjetischen Besatzungszone. So auch im brandenburgischen Cottbus, wo das Landgericht am 27. März 1946

17 Die Haltung Karl Bonhoeffers zum Sterilisationsgesetz wird unterschiedlich beurteilt. Siehe unter anderem Michael Seidel und Klaus Neumärker, Karl Bonhoeffer und seine Stellung zur Sterilisierungsgesetzgebung, in: Arbeitsgruppe zur Erforschung der Geschichte der Karl-Bonhoeffer-Nervenklinik (Hg.), Totgeschwiegen, S. 269–282. Dagegen vertritt Uwe Gerrens den Standpunkt, dass Bonhoeffer in seinem posthum veröffentlichten Artikel „Ein Rückblick auf die Auswirkung und die Handhabung des nationalsozialistischen Sterilisationsgesetzes" das GzVeN als nationalsozialistisches – und damit zu verfemendes Gesetz – klassifiziert hätte, siehe Gerrens, Medizinisches Ethos und theologische Ethik, S. 111ff. Der „Rückblick", der auf den Vortrag Bonhoeffers auf einer Tagung der Deutschen Zentralverwaltung für das Gesundheitswesen am 22./23.11.1946 in der sowjetischen Zone zurückgeht, ist veröffentlicht in: Der Nervenarzt, 20. Jg., 1949, S. 1–5.

18 Runderlass des Präsidenten der Provinzialverwaltung Mark Brandenburg vom 12.2.1946, in: BAB DQ 1 Ministerium für Gesundheitswesen der DDR Nr. 1611, o. Bl. Siehe im Folgenden auch Sabine Hanrath, Zwischen „Euthanasie" und Psychiatriereform. Anstaltspsychiatrie in Westfalen und Brandenburg: Ein deutsch-deutscher Vergleich (1945 – 1964) (=Westfälische Forschungen zur Regionalgeschichte, Bd. 41), Paderborn 2002, S. 202ff.

drei Mediziner wegen ihrer Beteiligung an Sterilisationen nach dem GzVeN zu Freiheitsstrafen zwischen vier und neuen Monaten verurteilte.[19] Die Richter sahen es als erwiesen an, dass die beiden Amtsärzte aus Cottbus, Dr. Ulrich H. und Dr. Paul C., im Rahmen ihrer Tätigkeit in rund 200 bzw. 10 bis 15 Fällen die Sterilisation von Personen auf Grund des GzVeN beantragt hätten. Dem Chefarzt der Frauenabteilung des städtischen Krankenhauses, Dr. Otto B., legte man die Verantwortung für die dort vorgenommenen Sterilisationsoperationen und die eigenhändige Durchführung von 16 bis 20 Unfruchtbarmachungen nach dem GzVeN zur Last. Nach Auffassung des Gerichts stellten diese Taten eindeutig Verbrechen gegen die Menschlichkeit dar, die nach dem Kontrollratsgesetz Nr. 10 vom 29. Dezember 1945 zu bestrafen waren. Den Einwand der Ärzte, sie hätten nur im Rahmen von gesetzlichen Vorschriften gehandelt, ließ das Gericht nicht gelten. Vielmehr stellte es sich auf den Standpunkt, dass „die Angeklagten sich bewusst sein mussten, dass mit einem Gesetz zur V.e.N., das in demokratisch regierten Ländern sich zum Segen für die Betroffenen auszuwirken vermag, unter dem Hitlerregime aus politischen und rassischen Gründen verbrecherische Missbräuche getrieben werden konnten und in unzähligen Fällen auch getrieben worden sind."

Das Urteil des Landgerichts Cottbus stieß ebenso wie der vorangegangene Runderlass der Provinzialverwaltung Brandenburg zur Verfolgung von Sterilisationen bei den neu errichteten Zentralbehörden der Justiz und des Gesundheitswesens auf erhebliche Bedenken.[20] Hier teilte man keineswegs den Standpunkt, dass es sich bei Sterilisationen nach dem GzVeN um Verbrechen gegen die Menschlichkeit handelte. Nach den Zentralbehörden hatten die daran beteiligten Ärzte recht- und gesetzmäßig gehandelt und durften daher für diese Handlungen auch nicht zur Rechenschaft gezogen werden. In internen Stellungnahmen wurde darauf verwiesen, dass auch demokratische Länder, die den Faschismus bekämpften, Sterilisationsgesetze erlassen hätten, und ein derartiges Gesetz in Deutschland schon vor 1933 in Erwägung gezogen worden sei. Sterilisationen, die auf Grund gesetzlicher Bestimmungen beantragt oder vorgenommen worden seien, dürften deshalb nach dem Kontrollratsgesetz nur dann verfolgt werden, wenn die Beteiligten das Gesetz in gewissenloser Weise angewendet hätten, um Menschen aus politischen oder rassischen Gründen unfruchtbar zu machen. Darüber hinaus erschien eine Strafverfolgung auch aus praktischen Erwägungen problematisch. So fürchteten die Zentralbehörden bei einer Verhaftung aller an Erbgesundheitsgerichtsverfahren beteiligten Ärzte eine ernsthafte Gefährdung der Gesundheitsversorgung in der sowjetischen Besatzungszone. Wie aus verschiedenen Briefen an die Zentralbehörden hervorging, hatten die bekannt gewordenen Verhaftungen bereits zu Unruhe nicht nur in der Ärzteschaft, sondern auch in der Bevölkerung geführt.[21] Zudem bestand die Gefahr einer Abwanderung von Medizinern in den Westen, um sich einer drohenden strafrechtlichen Verfolgung in der sowjetischen Besatzungszone zu entziehen.

19 Urteil des Landgerichts Cottbus vom 27.3.1946, in: ebd.
20 Abt. II, Dr. Holling, Aktenvermerk für Präsident Konitzer vom 21.3.1946, in: ebd.
21 BAB DQ 1 Ministerium für Gesundheitswesen der DDR Nr. 1611, o.Bl.

Mit diesen Argumenten intervenierte die Justizverwaltung auch bei der sowjetischen Militärbehörde, die daraufhin von der bisherigen Linie abrückten und entsprechend den Vorschlägen der Zentralverwaltung für Justiz lediglich auf eine Strafverfolgung von Zwangssterilisationen aus rassischen und politischen Gründen bestand.[22] Entsprechend erließen die verschiedenen Provinzial- und Länderregierungen in der östlichen Besatzungszone im Verlauf des Jahres 1946 Verordnungen zur Bestrafung von Zwangssterilisationen „aus politischen oder rassischen Gründen", von einer Unrechtmäßigkeit eugenisch indizierter Unfruchtbarmachungen war keine Rede mehr.[23] Infolge dieser Verordnungen wurden nur wenige Ärzte in der sowjetischen Besatzungszone wegen ihrer Beteiligung an der Durchführung des GzVeN verurteilt, und selbst diejenigen Ärzte, die wegen Zwangssterilisationen aus politischen Gründen strafrechtlich verfolgt wurden, konnten mit einer milden Behandlung rechnen.[24]

Der allein auf Unfruchtbarmachungen aus politischen und rassischen Gründen beschränkten Strafbarkeit von Sterilisationsverbrechen in der sowjetischen Besatzungszone entsprachen auch die am 10. Februar 1950 von der DDR-Führung im Einvernehmen mit dem Zentralvorstand der Vereinigung der Verfolgten des Naziregimes (VVN) verabschiedeten Richtlinien, die die Kriterien für eine Anerkennung als „Verfolgte des Naziregimes" abschließend regelten.[25] Im Gegensatz zu früheren Richtlinien wurden zwar erstmals auch Zwangssterilisierte als „Verfolgte des Naziregimes" (VdN) anerkannt; nach §1 Nr. 18 der Richtlinien jedoch nur solche Personen, die „aus politischen oder rassischen Gründen" sterilisiert wurden. Ausgeschlossen von der Anerkennung waren dagegen diejenigen Frauen, Männer und Kinder, die im Nationalsozialismus als „erbkrank" galten und aufgrund des GzVeN unfruchtbar gemacht worden waren. Auch in späteren Novellen fanden die Opfer des nationalsozialistischen Erbgesundheitsgesetzes keine Berücksichtigung; ebenso

22 Christian Meyer-Seitz, Die Verfolgung von NS-Straftaten in der Sowjetischen Besatzungszone (= Schriftenreihe Justizforschung und Rechtssoziologie, Bd. 3), Berlin 1998, S. 54f.

23 Daphne Hahn, Modernisierung und Biopolitik. Sterilisation und Schwangerschaftsabbruch in Deutschland nach 1945, Frankfurt am Main, S. 180f. Die Provinzialverwaltung Mark Brandenburg verabschiedete am 10.7.1946 die „Verordnung über die Verantwortlichkeit für zwangsweise Sterilisation aus politischen und rassischen Gründen in der Hitlerzeit", in: Verordnungsblatt der Provinzialverwaltung Mark Brandenburg Nr. 10 vom 26.7.1946, S. 179.

24 Meyer-Seitz, Die Verfolgung von NS-Straftaten in der Sowjetischen Besatzungszone, S. 55f. Infolge der Verordnung der Provinzialverwaltung Mark Brandenburg vom 10.6.1946 wurde beispielsweise der Haftbefehl gegen den früheren Amtsarzt in Luckau, Dr. Heinz M., aufgehoben. Auch eine nochmalige Überprüfung der Erbgesundheitsgerichtsakten im November 1946 brachte nach Ansicht des ermittelnden Staatsanwaltes in Luckau keine neuen Erkenntnisse: „Dass der beschuldigte Dr. M. Sterilisationen an völlig gesunden Menschen beantragt oder herbeigeführt hat, konnte aus diesen Akten des Kreisgesundheitsamtes Luckau nicht festgestellt werden. Die von dem beschuldigten Dr. M. beantragten Sterilisationen wurden eingeleitet auf Grund des GzVeN. Den durchgeführten Sterilisationen liegt stets ein Gerichtsurteil zugrunde." Damit waren diese Sterilisationen nach geltender Rechtslage in der sowjetischen Besatzungszone nicht zu verfolgen. Dr. Heinz M. wurde allerdings in seiner Eigenschaft als früherer Anstaltsarzt des Zuchthauses Luckau wegen unmenschlicher Behandlung der politischen Gefangenen am 17.7.1950 vom Landgericht Cottbus zu 15 Jahren Gefängnis verurteilt. Der Gerichtsbeschluss erging jedoch in seiner Abwesenheit: Heinz M. hatte sich bereits 1947 in die westlichen Besatzungszonen abgesetzt, siehe BLHA Rep. 212 Ministerium für Justiz / HA Justiz Nr. 1499. Auch das vor dem Schöffengericht in Luckenwalde anhängige Verfahren gegen den Kreisarzt des Kreises Jüterbog-Luckenwalde, Dr. Max L., und den Chefarzt des Johanniter-Krankenhauses in Jüterbog, Dr. Hans-Georg S., wurde nach der Bekanntgabe der Verordnung der Provinzialverwaltung vom 10.7.1946 eingestellt, siehe BAB DP 1 Ministerium der Justiz VA 21, Bl. 14.

25 Richtlinien für die Anerkennung als Verfolgte des Naziregimes, 10. Februar 1950, in: Gesetzblatt der DDR, Nr. 14, 18. Februar 1950, S. 92–94.

wenig kam es zu einer strafrechtlichen Verfolgung der an den nationalsozialistischen Erbgesundheitsverfahren beteiligten Personen.[26]

Erst nach der Wiedervereinigung konnten die in Ostdeutschland lebenden Opfer der nationalsozialistischen Erbgesundheitsgerichte ihren Anspruch auf die einmalige Zuwendung von 5 000 DM (seit 2002: 2 556,46 €) geltend machen, die den westdeutschen Zwangssterilisierten nach jahrzehntelangem Kampf um Entschädigung seit 1980 zugestanden wird.[27] Von 1980 bis einschließlich 2000 erhielten insgesamt 13 739 Opfer des nationalsozialistischen Erbgesundheitsgesetzes diese Einmalzahlung.[28] Seit 1988 erhalten Zwangssterilisierte zusätzlich aufgrund einer außergesetzlichen Härteregelung zum Allgemeinen Kriegsfolgengesetz (AKG-Härterichtlinien) eine laufende monatliche Beihilfe.[29] Erst am 25. August 1998 hob der Deutsche Bundestag die Beschlüsse der nationalsozialistischen Erbgesundheitsgerichte gemeinsam mit den nationalsozialistischen Unrechtsurteilen in der Strafrechtspflege auf.[30]

26 Annette Weinke, Die Verfolgung von NS-Tätern im geteilten Deutschland. Vergangenheitsbewältigungen 1949–1969 oder: Eine deutsch-deutsche Beziehungsgeschichte im Kalten Krieg, Paderborn 2002, S. 331.
27 Mit Kabinettsbeschluss vom 28.11.1990 erfolgte die Überleitung der Härteregelung für Zwangssterilisierte vom 3. Dezember 1980 auf das Beitrittsgebiet, siehe Brodesser, Fehn, Franosch, Wirth, Wiedergutmachung und Kriegsfolgenliquidation, S. 164.
28 Bundestags-Drucksache 14/9187 vom 30.5.2002, S.3.
29 Mit Kabinettsbeschluss vom 13.11.1990 wurden die AKG-Härterichtlinien rückwirkend zum 3.10.1990 auf das Beitrittsgebiet übergeleitet, siehe Brodesser, Fehn, Franosch, Wirth, Wiedergutmachung und Kriegsfolgenliquidation, S. 168. Zurzeit liegt die monatliche Beihilfe bei 61,36 Euro; zusätzlich können einkommensabhängig weitergehende laufende Leistungen bis zum Ausgleich der Notlagengrenze ohne amtsärztlichen Nachweis eines sterilisationsbedingten Gesundheitsschaden gewährt werden, siehe Bundestags-Drucksache 14/9187 vom 30.5.2002, S. 3.
30 BGBl. 1998 I, S. 2501.

Anhang

Übersicht über die Besetzung der brandenburgischen Erbgesundheitsgerichte und des Erbgesundheitsobergerichts Berlin, Stand 20.4.34*

Erbgesundheitsgericht Cottbus

Als Vorsitzender: Kurt Birkholz, Land- und Amtsgerichtsrat; stellvertretender Vorsitzender: Joachim Dietrich, Land- und Amtsgerichtsrat,
zu ärztlichen Mitgliedern:
als beamteter Arzt: Medizinalrat Dr. Erich Goetze, Kreisarzt in Cottbus,
als 1. Stellvertreter des beamteten Arztes: Dr. Otto Rappold, Kreisarzt in Lübben,
als 2. Stellvertreter des beamteten Arztes: Dr. Georg Heuer, Kreisarzt in Calau,
als für das Deutsche Reich approbierter Arzt: Dr. Walter Kühne, Chefarzt am Städtischen Krankenhaus, Cottbus,
als 1. Stellvertreter des approbierten Arztes: Dr. Georg Dobrick, Stadtarzt in Cottbus,
als 2. Stellvertreter des approbierten Arztes: Dr. Carl Schliack, Cottbus.

Erbgesundheitsgericht Frankfurt/Oder

als Vorsitzender: Tapper, stellvertretender Vorsitzender: Mönnich, Amtsgerichtsrat,
zu ärztlichen Mitgliedern:
als beamteter Arzt: Dr. Hans Müller, Kreisarzt in Frankfurt/Oder,
als 1. Stellvertreter des beamteten Arztes: Dr. Erich Erb, Kreisarzt in Königsberg (NM),
als 2. Stellvertreter des beamteten Arztes: Dr. Willy Devrient, Kreisarzt in Reppen,
als für das Deutsche Reich approbierter Arzt: Prof. Dr. Hans Ludwig Kowitz, Leiter am Städtischen Krankenhaus, Frankfurt/Oder,
als 1. Stellvertreter des approbierten Arztes: Dr. Walfried Gruenwaldt, Frankfurt/Oder,
als 2. Stellvertreter des approbierten Arztes: Dr. Herbert Stier, Frankfurt/Oder.

Erbgesundheitsgericht Guben

als Vorsitzender: Dr. Raatz, Amtsgerichtsrat, stellvertretender Vorsitzender Munkel, Amtsgerichtsrat,

* BAB 1501 Reichsministerium des Innern Nr. 126252, Bl. 16f, 30f.

zu ärztlichen Mitgliedern:
als beamteter Arzt: Dr. Erich Barten, Kreisarzt in Guben,
als 1. Stellvertreter des beamteten Arztes: Dr. Bruno Wessling, Kreisarzt in Sorau,
als 2. Stellvertreter des beamteten Arztes: Dr. Alfred Springfeld, Kreisarzt in Züllichau,
als für das Deutsche Reich approbierter Arzt: Dr. Eggert-Nikolaus Stahnke, Chefarzt des Städtischen Krankenhauses in Guben,
als 1. Stellvertreter des approbierten Arztes: Dr. Fritz Schmoeger, Oberarzt am Städtischen Krankenhaus Forst i. L.,
als 2. Stellvertreter des approbierten Arztes: Dr. Hans Zielke, Chefarzt am Gustav-Adolf Krankenhaus in Schwiebus.

Erbgesundheitsgericht Landsberg/Warthe

als Vorsitzender: Fischer Land- und Amtsgerichtsrat, stellvertretender Vorsitzender: Schwinne, Amtsgerichtsrat
zu ärztlichen Mitgliedern:
als beamteter Arzt: Dr. Fritz Scholz, Kreisarzt in Landsberg,
als 1. Stellvertreter des beamteten Arztes: Dr. Heinz Spranger, Kreisarzt in Friedeberg Neumark,
als 2. Stellvertreter des beamteten Arztes: Dr. Ludwig Thilo, Kreisarzt in Soldin,
als für das Deutsche Reich approbierter Arzt: Dr. Max Seyffert, Fichtwerder,
als 1. Stellvertreter des approbierten Arztes: Dr. Albert Schreuder, Landsberg/Warthe,
als 2. Stellvertreter des approbierten Arztes: Dr. Karl Deutschländer, Landsberg/Warthe.

Erbgesundheitsgericht Neuruppin

als Vorsitzender: Wilhelm Boeseke, Landgerichtsdirektor u. Amtsgerichtsrat, stellvertretender Vorsitzender: Fritz Spitzner, Landgerichtsrat,
zu ärztlichen Mitgliedern:
als beamteter Arzt: Dr. Julius Tietz, Kreisarzt in Neuruppin,
als 1. Stellvertreter des beamteten Arztes: Dr. Ludwig Federhen, Kreisarzt in Kyritz,
als 2. Stellvertreter des beamteten Arztes: Dr. Walter David, Kreisarzt in Rathenow,
als für das Deutsche Reich approbierter Arzt: Dr. Hans Schinck, Köritz b. Neustadt/Dosse,
als 1. Stellvertreter des approbierten Arztes: Dr. Karl Wilhelm Lüning, Neuruppin,
als 2. Stellvertreter des approbierten Arztes: Dr. Ernst Wetzel, Direktor des Kreiskrankenhauses Neuruppin.

Erbgesundheitsgericht Potsdam

als Vorsitzender: Walter Heynatz, Amtsgerichtsrat, stellvertretender Vorsitzender: Erich Germelmann, Land- und Amtsgerichtsrat,
zu ärztlichen Mitgliedern:
als beamteter Arzt: Dr. Alfred Weise, Kreisarzt in Potsdam,

als 1. Stellvertreter des beamteten Arztes: Dr. Viktor Guttwein, Kreisarzt in Teltow,
als 2. Stellvertreter des beamteten Arztes: Dr. Johannes Kühnlein, Kreisarzt in Niederbarnim,
als für das Deutsche Reich approbierter Arzt: Dr. Heinrich Pohlkötter, Werder/Havel,
als 1. Stellvertreter des approbierten Arztes: Dr. Walter Partke, Rehbrücke,
als 2. Stellvertreter des approbierten Arztes: Dr. Ludwig Tapper, Werder/Havel.

Erbgesundheitsgericht Prenzlau

als Vorsitzender: Walter Eichstädt, Amtsgerichtsrat, stellvertretender Vorsitzender Meissner, Amtsgerichtsrat,
zu ärztlichen Mitgliedern:
als beamteter Arzt: Dr. Kurt Rochs, Kreisarzt in Prenzlau,
als 1. Stellvertreter des beamteten Arztes: Dr. Georg Lüdicke, Kreisarzt in Angermünde,
als 2. Stellvertreter des beamteten Arztes: Dr. Hanns Brunow, Kreisarzt in Templin,
als für das Deutsche Reich approbierter Arzt: Dr. Franz Ideler, Gramzow,
als 1. Stellvertreter des approbierten Arztes: Dr. Erich Wienecke, Prenzlau,
als 2. Stellvertreter des approbierten Arztes: Dr. Gottfried Ideler, Prenzlau.

Erbgesundheitsobergericht Berlin

Vorsitzender: Dr. Georg Seeliger, Senatspräsident beim Kammergericht, stellvertretender Vorsitzender: Bürkle, Kammergerichtsrat,
zu ärztlichen Mitgliedern:
als beamteter Arzt: Staatsrat Ministerialrat Dr. Leonardo Conti, Preußisches Ministerium des Innern,
als 1. Stellvertreter des beamteten Arztes: Dr. Franz Redeker, Regierungs- und Medizinalrat, Polizeipräsidium Berlin,
als 2. Stellvertreter des beamteten Arztes: Prof. Dr. Eugen Fischer, Kaiser-Wilhelm-Institut für Anthropologie, menschliche Erblehre und Eugenik, Berlin,
als für das Deutsche Reich approbierter Arzt: Prof. Dr. Karl Bonhoeffer, Psychiatrische Universitätsklinik, Berlin,
als 1. Stellvertreter des approbierten Arztes: N.N.,
als 2. Stellvertreter des approbierten Arztes: Prof. Dr. Rudolf Thiele, Oberarzt der Wittenauer Heilstätten, Berlin,
als 3. Stellvertreter des approbierten Arztes: Privatdozent Dr. Kurt Pohlisch, Psychiatrische Universitätsklinik, Berlin.

Vorsitzende Richter und ärztliche Beisitzer an den brandenburgischen Erbgesundheitsgerichten mit Nachweis für das Jahr ihrer Tätigkeit*

Erbgesundheitsgericht Cottbus

Richter	Tätigkeitsnachweis für
Bache, Herbert	1935, 1938, 1942
Birkholz, Kurt	1934, 1935
Kraehmer, Gustav	1934–1943
Schmidt, Wilhelm	1935, 1937, 1944
beamtete ärztliche Mitglieder	
Baumgart, Otto, Spremberg	1938–1939
Gaumitz, Helmut, Calau	1939–1941
Goetze, Erich, Cottbus	1934–1937
Hammer, Ulrich, Cottbus	1941–1944
Heuer, Georg, Calau	1934–1938, 1943
Peters, Friedrich, Calau	1938–1940
Rappold, Otto, Lübben	1934–1937
Thiele, o.Vn., Lübben	1940–1941, 1943–1944
nichtbeamtete ärztliche Mitglieder	
Brednow, Walter, Cottbus	1944
Dobrick, Georg, Cottbus	1934–1935
Fischer, Paul, Cottbus	1941
Jonas, Adolf, Cottbus	1940–1944
Kühne, Walter, Cottbus	1934–1937
Meier, Leo, Spremberg	1938–1939
Neue, Heinrich, Cottbus	1936–1939
Schliack, Carl, Cottbus	1934–1940

Erbgesundheitsgericht Frankfurt/Oder

Richter	Tätigkeitsnachweis für
Held, Hans	1938, 1944
Mönnich, Otto	1934
Tapper, Konrad	1934–1938
beamtete ärztliche Mitglieder	
Devrient, Willy, Reppen	1935–1938
Erb, Erich, Königsberg NM	1935–1938
Müller, Hans, Frankfurt/Oder	1934–1938
Schneider, o.Vn.	1944

* Auf der Grundlage der ausgewerteten Einzelfallakten (BLHA Br. Pr. Rep. 5 N Erbgesundheitsgerichte).

nichtbeamtete ärztliche Mitglieder	
Grünwaldt, Walfried, Frankfurt/Oder	1935
Kowitz, Hans, Frankfurt/Oder	1934–1935, 1937, 1944
Meyer-Börnecke, Erich, Frankfurt/Oder	1935–1937
Stier, Herbert, Frankfurt/Oder	1935–1938

Erbgesundheitsgericht Guben

Richter	Tätigkeitsnachweis für
Latwesen, o.Vn.	1938
Munkel, Günter	1934–1935
Peltner, Gerichtsassessor	1937
Prawitz, Richard	1938, 1940

beamtete ärztliche Mitglieder	
Barten, Erich, Guben	1937
Krüger, Wilhelm, Guben	1937–1938, 1940
Langen, o.Vn.	1938
Wessling, Bruno, Sorau	1934–1935

nichtbeamtete ärztliche Mitglieder	
Schmoeger, Fritz, Forst i.L.	1934–1935, 1938
Stahnke, Eggert-Nikolaus, Guben	1934, 1938, 1940
Zielke, Hans, Schwiebus	1937–1938

Erbgesundheitsgericht Landsberg/Warthe

Richter	Tätigkeitsnachweis für
Fischer, o.Vn.	1936

beamtete ärztliche Mitglieder	
Scholz, Fritz, Landsberg/Warthe	1936

nichtbeamtete ärztliche Mitglieder	
Schreuder, Albert, Landsberg/Warthe	1936

Erbgesundheitsgericht Neuruppin

Richter	Tätigkeitsnachweis für
Boeseke, Wilhelm	1934–1935
Dalchow, o.Vn.	1939, 1944
Hennig, Ernst	1934–1939
Schlieper, o. Vn, Landgerichtsdirektor	1943
Schmidt, Ulrich	1935
Schultz, Ludwig	1935

beamtete ärztliche Mitglieder

Federhen, Ludwig, Kyritz	1934–1937
Hellermann, Walter	1938–1939
Tietz, Julius, Neuruppin	1934–1937, 1943–1944
Wolff, o.Vn., Rathenow	1939

nichtbeamtete ärztliche Mitglieder

Glau, Johannes, Löwenberg	1934–1936
Harmjanz, Reinhard, Neuruppin	1938
Roth, Heinz, Neuruppin	1936–1937, 1939
Schinck, Hans, Neustadt	1934–1937, 1939
Schleuss, Ernst, Neuruppin	1943–1944
Wilke, Willy, Perleberg	1936

Erbgesundheitsgericht Potsdam

Richter	Tätigkeitsnachweis für
Germelmann, Erich, Potsdam	1935
Heynatz, Walter, Potsdam	1934
Lehmann, o.Vn.	1935, 1937
Maschmann, o.Vn.	1935
Müller, Friedrich, Potsdam	1935
Roland, Gerichtsassessor	1937
Werner, o.Vn.	1939
Wetzel, Erhard, Potsdam	1937, 1938, 1941

beamtete ärztliche Mitglieder

Demohn, Gerhard, Brandenburg/Havel	1938, 1941
Guttwein, Viktor, Teltow	1934–1935
Henze, Ludwig, Bad Freienwalde	1939
Kühnlein, Johannes, Berlin	1934–1935
Manke, Otto, Bad Freienwalde	1937–1938
Reinhardt, Ernst, Belzig	1937
Springfeld, Alfred, Züllichau	1937
Weise, Alfred, Potsdam	1934–1935, 1938

nichtbeamtete ärztliche Mitglieder

Baumkötter, Walter, Potsdam	1938
Caspary, Otto, Potsdam	1935
Kammler, Werner, Potsdam	1941
Martin, Ernst, Potsdam	1937
Münster, Werner, Brandenburg/Havel	1935, 1938
Partke, Walter, Potsdam	1934
Frahm, Werner, Rehbrücke	1939
Sachse, Kurt, Teupitz	1937
Münster, Werner, Brandenburg/Havel	1937
Schultze, Fritz, Ragösen	1935
Starke, Georg, Potsdam	1937

Tapper, Ludwig, Werder/Havel	1934

Erbgesundheitsgericht Prenzlau

Richter	Tätigkeitsnachweis für
Eichstaedt, Walter	1934–1942
Görissen, Dr. Hans	1938
Habenstein, o.Vn., Gerichtsassessor	1936
Hampe, Alfred, Prenzlau	1937–1943
Meißner, Alfred	1934–1936
beamtete ärztliche Mitglieder	
Arnold, o.Vn.	1942–1943
Brunow, Hanns, Templin	1936–1937
Heupel, Anton, Prenzlau	1938–1939
Hoffmann, Erich, Angermünde	1937–1939
Lüdicke, Georg, Angermünde	1934–1935, 1937
Manke, Otto, Bad Freienwalde	1937–1942
Rochs, Kurt, Prenzlau	1934–1937, 1940
Zotz, Rainer, Prenzlau	1940–1943
nichtbeamtete ärztliche Mitglieder	
Bendix, Hugo, Prenzlau	1936–1942
Holtz, Friedrich, Prenzlau	1941–1943
Ideler, Franz, Gramzow	1934–1936, 1940, 1942
oder / und	
Ideler, Gottfried, Prenzlau	
Manke, Otto, Bad Freienwalde	1936
Modrow, Herbert, Prenzlau	1937–1940
Moog, Otto, Prenzlau	1934–1939, 1942
Ohnesorge, Hans, Prenzlau	1940–1941
Richter, o.Vn.	1937
Wienecke, Erich, Prenzlau	1935–1943

Quellen- und Literaturverzeichnis

Ungedruckte Quellen

Brandenburgisches Landeshauptarchiv (BLHA)

Rep. 5 N Erbgesundheitsgerichte
Rep. 2 A Regierung Potsdam Abt. I: Präsidialabteilung
Rep. 3 B Regierung Frankfurt/Oder Abt. I: Präsidialabteilung
Rep. 5 E Amtsgerichte
Rep. 12 A Landgerichte
Rep. 45 D Kreisärzte
Rep. 55 Provinzialverband Abt. I: Zentralabteilung
Rep. 55 Provinzialverband Abt. VII a: Landeswohlfahrts- und Jugendamt
Rep. 55 Provinzialverband Abt. VII b: Gesundheitsverwaltung
Rep. 55 Provinzialverband Abt.: IX: Wirtschaftsabteilung
Rep. 55 Provinzialverband Personalakten
Rep. 55 C Landesanstalten
Rep. 212 Ministerium für Justiz/HA Justiz
Rep. 250 Landratsämter 1945–1952

Bundesarchiv (BAB)

Unterlagen des ehemaligen Berlin Document Centers
R 36 Deutscher Gemeindetag
R 179 Kanzlei des Führers, Hauptamt II b („Euthanasie"-Patientenakten)
R 1501 Reichsministerium des Innern
R 3001 Reichsjustizministerium
DP 1 Ministerium der Justiz (DDR)
DQ 1 Ministerium für Gesundheitswesen (DDR)

Stiftung Archiv der Parteien und Massenorganisationen der DDR im Bundesarchiv (SAPMO)

DY 54 Ausschüsse „Opfer des Faschismus"

Geheimes Staatsarchiv Preußischer Kulturbesitz (GStAPK)

I. Hauptabteilung (HA)
Rep. 76 Kultusministerium
Rep. 84 a Justizministerium

Landesarchiv Berlin (LAB)

A Rep. 356 Erbgesundheitsgericht Berlin
B Rep. 212 Acc 3798 Gesundheitsamt Steglitz

Gedruckte Quellen

Amtsblatt des Kontrollrats in Deutschland.
Ärzteblatt für Berlin und Kurmark.
Bundesgesetzblatt.
Die Eugenik im Dienst der Volkswohlfahrt. Bericht über die Verhandlungen eines zusammengesetzten Ausschusses des Preußischen Landesgesundheitsrats vom 2. Juli 1932 (= Veröffentlichungen aus dem Gebiet der Medizinalverwaltung, 39 Bd., H. 5.), Berlin 1932.
Hemken, Ruth (Hg.), Sammlung der vom Alliierten Kontrollrat und der Amerikanischen Militärregierung erlassenen Proklamationen, Gesetze, Verordnungen, Direktiven, 3. Aufl., Bd. 2, Stuttgart 1946.
Koordinierungsrat der medizinisch-wissenschaftlichen Gesellschaften der DDR (Hg.), Dokumentensammlung. Befehle der Sowjetischen Militäradministration in Deutschland zum Gesundheits- und Sozialwesen, Berlin 1976.
Lautsch, Hermann, Hans Dornedden, Verzeichnis der deutschen Ärzte und Heilanstalten. Reichs-Medizinal-Kalender für Deutschland, Teil II: Ärztliches Handbuch und Ärzteverzeichnis, 58. Jg., Leipzig 1937.
Ministerialblatt des Reichs- und Preußischen Ministeriums des Innern.
Preußische Gesetzsammlung.
Preußisches Staatsministerium (Hg.), Handbuch über den Preußischen Staat für das Jahr 1934, 138. Jg., Berlin o.J.
Preußisches Staatsministerium (Hg.), Handbuch über den Preußischen Staat für das Jahr 1935, 139. Jg., Berlin o.J.
Reichs- und Preußisches Ministerium des Innern (Hg.), Grundsätze für die Errichtung und Tätigkeit der Beratungsstellen für Erb- und Rassenpflege, o.O., o.J. [Berlin 1935].
Reichsgesetzblatt.
Reichsjustizministerium (Hg.), Handbuch der Justizverwaltung, Berlin 1942.
Statistisches Amt der Stadt Berlin (Hg.), Statistisches Jahrbuch der Stadt Berlin, 11. Jg., 1935.
Statistisches Reichsamt (Hg.), Die Bevölkerung des Deutschen Reichs nach den Ergebnissen der Volkszählung 1933, H. 2: Geschlecht, Alter und Familienstand der Bevölkerung des Deutschen Reichs (= Statistik des Deutschen Reichs, Bd. 451,2), Berlin 1936.
Ders. (Hg.), Die Bevölkerung des Deutschen Reichs nach den Ergebnissen der Volkszählung 1933, H. 3: Die Bevölkerung des Deutschen Reichs nach der Religionszugehörigkeit (= Statistik des Deutschen Reichs, Bd. 451,3), Berlin 1936, S. 10.

Ders. (Hg.), Die Bevölkerung des Deutschen Reichs nach den Ergebnissen der Volkszählung 1933, H. 4: Die Ausländer im Deutschen Reich (= Statistik des Deutschen Reichs, Bd. 451,4), Berlin 1936.

Ders. (Hg.), Die Fürsorgeerziehung im Rechnungsjahr 1935, in: Vierteljahrshefte zur Statistik des Deutschen Reichs, 46 Jg., 1937, H. 1, S. 107–127.

Ders. (Hg.), Die Fürsorgeerziehung im Rechnungsjahr 1936, in: Vierteljahrshefte zur Statistik des Deutschen Reichs, 47 Jg., 1938, H. 1, S. 126–144.

Ders. (Hg.), Die Fürsorgeerziehung in Preußen im Rechnungsjahr 1934, in: Vierteljahrshefte zur Statistik des Deutschen Reichs, 45 Jg., 1936, H. 1, S. 125–145.

Ders. (Hg.), Volks-, Berufs- und Betriebszählung vom 16. Juni 1933. Berufszählung: Die berufliche und soziale Gliederung der Bevölkerung in den Ländern und Landesteilen, H. 4: Provinz Brandenburg (= Statistik des Deutschen Reichs, Bd. 454,4), Berlin 1936.

Verwaltungsberichte des Provinzialverbandes Brandenburg.

Walk, Joseph (Hg.), Das Sonderrecht für die Juden im NS-Staat, 2. Aufl., Heidelberg 1996.

Zentralinstitut für sozialwissenschaftliche Forschung der Freien Universität Berlin (Hg.), Gedenkbuch Berlins der jüdischen Opfer des Nationalsozialismus, herausgegeben im Auftrag der Senatsverwaltung für kulturelle Angelegenheiten, Berlin 1995.

Literatur

Adamy, Kurt, Kristina Hübener: Provinz Brandenburg – Gau Kurmark. Eine verwaltungsgeschichtliche Skizze, in: Dietrich Eichholtz (Hg.), Brandenburg in der NS-Zeit. Studien und Dokumente, Berlin 1993, S. 11–31.

Aly, Götz (Hg.): Aktion T4 1939–1945. Die „Euthanasie“-Zentrale in der Tiergartenstraße 4, Berlin 1987.

Amburger, Erik: Das Kammergericht und seine Präsidenten, o.O., o.J. [1955].

Arbeitsgruppe zur Erforschung der Geschichte der Karl-Bonhoeffer-Nervenklinik (Hg.), Totgeschwiegen 1933–1945. Zur Geschichte der Wittenauer Heilstätten. Seit 1957 Karl-Bonhoeffer-Nervenklinik, 3. erw. Aufl., Berlin 2002.

Arbeitskreis zur Erforschung der nationalsozialistischen „Euthanasie“ und Zwangssterilisation (Hg.): Beiträge zur NS-„Euthanasie“-Forschung 2002 (= Berichte des Arbeitskreises, Bd. 3), Ulm 2003.

Bauer, Karl Heinrich, Felix von Mikulicz-Radecki: Die Praxis der Sterilisierungsmethoden, Leipzig 1936.

Beddies, Thomas: Kinder und Jugendliche in der brandenburgischen Heil- und Pflegeanstalt Görden als Opfer der NS-Medizinverbrechen, in: Kristina Hübener (Hg.), Brandenburgische Heil- und Pflegeanstalten in der NS-Zeit, (= Schriftenreihe zur Medizin-Geschichte des Landes Brandenburg, Bd. 3), Berlin 2003, S. 129–154.

Beddies, Thomas: Kinder-„Euthanasie“ in Berlin-Brandenburg, in: Thomas Beddies, Kristina Hübener (Hg.), Dokumente zur Psychiatrie im Nationalsozialismus (= Schriftenreihe zur Medizin-Geschichte des Landes Brandenburg, Bd. 6), Berlin 2003, S. 219–248.

Beddies, Thomas, Kristina Hübener (Hg.): Dokumente zur Psychiatrie im Nationalsozialismus (= Schriftenreihe zur Medizin-Geschichte des Landes Brandenburg, Bd. 6), Berlin-Brandenburg 2003.

Bellin, Karen, Dietmar Schulze: Die brandenburgische Landesanstalt Neuruppin als Zwischenanstalt, in: Kristina Hübener (Hg.), Brandenburgische Heil- und Pflegeanstalten in der NS-Zeit, (= Schriftenreihe zur Medizin-Geschichte des Landes Brandenburg, Bd. 3), Berlin 2002, S. 169–178.

Benzenhöfer, Udo: „Kinderfachabteilungen“ und „NS-Kindereuthanasie“, Wetzlar 2000.

Ders.: Hans Heinze: Kinder- und Jugendpsychiatrie und „Euthanasie“, in: Arbeitskreis zur Erforschung der nationalsozialistischen „Euthanasie“ und Zwangssterilisation (Hg.), Beiträge zur NS-„Euthanasie“-Forschung 2002 (= Berichte des Arbeitskreises, Bd. 3), Ulm 2003, S. 5–51.

Bezirksamt Steglitz (Hg.): Steglitz im Dritten Reich, Berlin 1992.

Bock, Gisela: Zwangssterilisation im Nationalsozialismus. Studien zur Rassen- und Frauenpolitik, Opladen 1986.

Bonhoeffer, Karl: Die Unfruchtbarmachung der geistig Minderwertigen, in: Klinische Wochenschrift, 3. Jg., 1924, S. 798–801.

Bonhoeffer, Karl: Ein Rückblick auf die Auswirkung und die Handhabung des nationalsozialistischen Sterilisationsgesetzes, in: Der Nervenarzt, 20. Jg., 1949, S. 1–5.

Brandis, Ernst: Die Ehegesetze von 1935. Gesetz zum Schutze des deutschen Blutes und der deutschen Ehre. Gesetz zum Schutze der Erbgesundheit des deutschen Volkes (Ehegesundheitsgesetz), Berlin 1936.

Bremberger, Bernhard: „Die kinderreiche, erbgesunde rassisch wertvolle deutsche Familie – der einzige Wegweiser der deutschen Hebamme.“ Die Brandenburgische Landesfrauenklinik in Neukölln unter der Leitung von Prof. Benno Ottow (1933–1945), in: Der erste Schrei oder: Wie man in Neukölln zur Welt kommt. Begleitband zur Ausstellung des Heimatmuseums Neukölln, Berlin 2000, S. 24–28.

Brodesser, Hermann-Josef, Bernd Josef Fehn, Thilo Franosch, Wilfried Wirth: Wiedergutmachung und Kriegsfolgenliquidation. Geschichte – Regelungen – Zahlungen, München 2000.

Buske, Sybille: Die Debatte über „Unehelichkeit“, in: Ulrich Herbert (Hg.), Wandlungsprozesse in Westdeutschland. Belastung, Integration, Liberalisierung 1945–1980 (= Moderne Zeit. Neue Forschungen zur Gesellschafts- und Kulturgeschichte des 19. und 20. Jahrhunderts, Bd. 1), 2. Aufl., Göttingen 2003, S. 315–347.

Castel Rüdenhausen: Adelheid Gräfin zu, Kommunale Gesundheitspolitik in der Zwischenkriegszeit. Sozialhygiene und Rassenhygiene am Beispiel Gelsenkirchens, in: Norbert Frei (Hg.), Medizin und Gesundheitspolitik in der NS-Zeit, München 1991, S. 67–80.

Curth, Hermann: Bericht über 1000 eugenische Sterilisierungen, in: Zentralblatt für Gynäkologie, 60. Jg., 1936, S. 2033–2035.
Dalicho, Wilfent: Sterilisation in Köln auf Grund des Gesetzes zur Verhütung erbkranken Nachwuchses vom 14. Juli 1933 nach den Akten des Erbgesundheitsgerichts von 1934 bis 1943, Köln 1971.
Daum, Monika: Hans-Ulrich Deppe, Zwangssterilisation in Frankfurt am Main 1933 - 1945, Frankfurt am Main 1991.
Ebbinghaus, Angelika, Klaus Dörner (Hg.): Vernichten und Heilen. Der Nürnberger Ärzteprozeß und seine Folgen, Berlin 2001.
Eichholtz, Dietrich (Hg.): Verfolgung – Alltag – Widerstand. Brandenburg in der NS-Zeit. Studien und Dokumente, Berlin 1993.
Falk, Beatrice, Friedrich Hauer: Erbbiologie, Zwangssterilisation und „Euthanasie“ in der Landesanstalt Görden, in: Kristina Hübener (Hg.), Brandenburgische Heil- und Pflegeanstalten in der NS-Zeit, (= Schriftenreihe zur Medizin-Geschichte des Landes Brandenburg, Bd. 3), Berlin 2002, S. 79–104.
Faulstich, Heinz: Die Zahl der „Euthanasie“-Opfer, in: Andreas Frewer, Clemens Eickhoff (Hg.), „Euthanasie“ und die aktuelle Sterbehilfe-Debatte. Die historischen Hintergründe medizinischer Ethik, Frankfurt am Main und New York 2000, S. 218–234.
Ders.: Hungersterben in den brandenburgischen Landesanstalten, in: Kristina Hübener (Hg.), Brandenburgische Heil- und Pflegeanstalten in der NS-Zeit (= Schriftenreihe zur Medizin-Geschichte des Landes Brandenburg, Bd. 3), Berlin 2002, S. 319–338.
Fenner, Elisabeth: Zwangssterilisation im Nationalsozialismus. Zur Rolle der Hamburger Sozialverwaltung, Hamburg 1988.
Fink, Reinhold: Fürsorgeerziehung, in: Wohlfahrtspflege in den Brandenburgischen Provinzialanstalten, Düsseldorf o.J. [1931], S. 35–45.
Frei, Norbert (Hg.): Medizin und Gesundheitspolitik in der NS-Zeit, München 1991.
Frewer, Andreas, Clemens Eickhoff (Hg.): „Euthanasie“ und die aktuelle Sterbehilfe-Debatte. Die historischen Hintergründe medizinischer Ethik, Frankfurt am Main und New York 2000.
Friedrich, Georg: Aufgabe und Arbeitsplan des Landesaufnahmeheims, in: Die deutsche Sonderschule, 6. Jg., 1939, S. 565–567.
Fürstenberg, Doris: Aber gegen die Bezeichnung Erbkrankheit wehren wir uns. Die Beratungsstelle für Erb- und Rassenpflege im Gesundheitsamt Steglitz, in: Bezirksamt Steglitz (Hg.), Steglitz im Dritten Reich, Berlin 1992, S. 16–61.
Galton, Francis: Fortpflanzungs-Hygiene (Eugenik): Ihre Definition, ihr Zweck, ihre Ziele, in: Archiv für Rassen- und Gesellschaftsbiologie 2, 1905, S. 812–829.
Ganssmüller, Christian: Die Erbgesundheitspolitik des Dritten Reiches. Planung, Durchführung und Durchsetzung, Köln und Wien 1987.
Gauss, Josef: Die Unfruchtbarmachung durch Bestrahlung, Referat auf der 30. Tagung der Deutschen Röntgengesellschaft, abgedruckt in: Zentralblatt für Gynäkologie, 63. Jg., 1939, S. 2140–2141.

Gerrens, Uwe: Medizinisches Ethos und theologische Ethik. Karl und Dietrich Bonhoeffer in der Auseinandersetzung um Zwangssterilisation und „Euthanasie“ im Nationalsozialismus (= Schriftenreihe der Vierteljahrshefte für Zeitgeschichte, Bd. 73), München 1996.

Gütt, Arthur: Der öffentliche Gesundheitsdienst, Berlin 1935.

Gütt, Arthur, Ernst Rüdin, Falk Ruttke: Das Gesetz zur Verhütung erbkranken Nachwuchses vom 14. Juli 1933, München 1934.

Dies.: Das Gesetz zur Verhütung erbkranken Nachwuchses vom 14. Juli 1933, nebst Ausführungsverordnungen, 2. Aufl., München 1936.

Gütt, Artur: Herbert Linden, Franz Maßfeller, Blutschutz- und Ehegesundheitsgesetz, 2. Aufl., München 1937.

Hahn, Daphne: Modernisierung und Biopolitik. Sterilisation und Schwangerschaftsabbruch in Deutschland nach 1945, Frankfurt am Main 2000.

Hauf, Emil: Planvolle Fürsorgeerziehung durch heilpädagogische und erbbiologische Vorarbeit im Aufnahmeheim, in: Die deutsche Sonderschule, 2. Jg., 1935, S. 373–379.

Hamann, Matthias, Hans Asbeck (Hg.): Halbierte Vernunft und totale Medizin (= Beiträge zur Nationalsozialistischen Gesundheits- und Sozialpolitik 13), Berlin 1997.

Hanrath, Sabine: Zwischen „Euthanasie“ und Psychiatriereform. Anstaltspsychiatrie in Westfalen und Brandenburg: Ein deutsch-deutscher Vergleich (1945 - 1964) (= Westfälische Forschungen zur Regionalgeschichte, Bd. 41), Paderborn 2002.

Hennig, Jessika: Zwangssterilisation in Offenbach am Main 1934–1944, Frankfurt am Main 2000.

Herbert, Ulrich (Hg.): Wandlungsprozesse in Westdeutschland. Belastung, Integration, Liberalisierung 1945–1980 (= Moderne Zeit. Neue Forschungen zur Gesellschafts- und Kulturgeschichte des 19. und 20. Jahrhunderts, Bd. 1), 2. Aufl., Göttingen 2003.

Hiller, Chr.: Über Vererbung des Schwachsinns und Unfruchtbarmachung, in: Die deutsche Sonderschule, 1. Jg., 1934, S. 297–300.

Hinz-Wessels, Annette: Das Schicksal jüdischer Patienten in brandenburgischen Heil- und Pflegeanstalten im Nationalsozialismus, in: Kristina Hübener (Hg.), Brandenburgische Heil- und Pflegeanstalten in der NS-Zeit (= Schriftenreihe zur Medizin-Geschichte des Landes Brandenburg, Bd. 3), Berlin 2002, S. 259–286.

Hoffmann, Ute: Psychiatrie des Todes. NS-Zwangssterilisation und „Euthanasie“ im Freistaat Anhalt und in der Provinz Sachsen, Magdeburg 2001.

Horban, Corinna Theresia: Gynäkologie und Nationalsozialismus: Die zwangssterilisierten, ehemaligen Patientinnen der I. Universitätsfrauenklinik heute – eine späte Entschuldigung, München 1999.

Hübener, Kristina: Brandenburgische Heil- und Pflegeanstalten in der NS-Zeit, in: Dietrich Eichholtz (Hg.), Verfolgung – Alltag – Widerstand. Brandenburg in der NS-Zeit. Studien und Dokumente, Berlin 1993, S. 230–246.

Dies. (Hg.): Brandenburgische Heil- und Pflegeanstalten in der NS-Zeit (= Schriftenreihe zur Medizin-Geschichte des Landes Brandenburg, Bd. 3), Berlin 2002.

Dies.: Die Auswirkungen der „Machtergreifung“ auf das System der provinzialen Heil- und Pflegeanstalten, in: dies. (Hg.), Brandenburgische Heil- und Pflegeanstalten in der NS-Zeit (= Schriftenreihe zur Medizin-Geschichte des Landes Brandenburg, Bd. 3), Berlin 2002, S. 15–46.

Dies.: Die Landesanstalt Eberswalde 1933 bis 1945, in: dies. (Hg.), Brandenburgische Heil- und Pflegeanstalten in der NS-Zeit (= Schriftenreihe zur Medizin-Geschichte des Landes Brandenburg, Bd. 3), Berlin 2002, S. 179–194.

Dies.: Heilen, Pflegen, Töten. Brandenburgische Provinzialanstalten im Nationalsozialismus, in: Menora. Jahrbuch für deutsch-jüdische Geschichte 1993, S. 334–359.

Kaminsky, Uwe: Zwangssterilisation und „Euthanasie“ im Rheinland. Evangelische Erziehungsanstalten sowie Heil- und Pflegeanstalten 1933–1945, Köln 1995.

Kessler, Ralf, Hartmut Rüdiger Peter: Wiedergutmachung im Osten Deutschlands 1945–1953: grundsätzliche Diskussionen und die Praxis in Sachsen-Anhalt, Frankfurt am Main u.a. 1996.

Klee, Ernst (Hg.): Dokumente zur „Euthanasie“, 5. Aufl., Frankfurt am Main 1985.

Klee, Ernst: Das Personenlexikon zum Dritten Reich. Wer war was vor und nach 1945?, Frankfurt am Main 2003.

Klee, Ernst: Euthanasie“ im NS-Staat. Die „Vernichtung lebensunwerten Lebens“, 9. Aufl., Frankfurt am Main 1999.

Koch, Thomas: Zwangssterilisation im Dritten Reich: das Beispiel der Universitätsklinik Göttingen, Frankfurt am Main, 1994.

Kramer, Sabine: „Ein ehrenwerter Verzicht auf Nachkommenschaft“. Theoretische Grundlagen und Praxis der Zwangssterilisation im Dritten Reich am Beispiel der Rechtsprechung des Erbgesundheitsobergerichts Celle, Baden-Baden 1999.

Labisch, Alfons, Florian Tennstedt: Der Weg zum „Gesetz über die Vereinheitlichung des Gesundheitswesens“ vom 3. Juli 1934. Entwicklungslinien und -momente des staatlichen und kommunalen Gesundheitswesens in Deutschland, 2 Bde., Düsseldorf 1985.

Labisch, Alfons, Florian Tennstedt: Gesundheitsamt oder Amt für Volksgesundheit? Zur Entwicklung des öffentlichen Gesundheitsdienstes seit 1933, in: Norbert Frei (Hg.), Medizin und Gesundheitspolitik in der NS-Zeit, München 1991, S. 35–66.

Link, Gunther: Eugenische Zwangssterilisation und Schwangerschaftsabbrüche im Nationalsozialismus. Dargestellt am Beispiel der Universitätsfrauenklinik Freiburg u.a. 1999.

Maßfeller, Franz: Die Auswirkungen des Gesetzes zur Verhütung erbkranken Nachwuchses, in: Deutsche Justiz, 98 Jg., 1936, S. 780–782.

Meyer-Seitz, Christian: Die Verfolgung von NS-Straftaten in der Sowjetischen Besatzungszone (= Schriftenreihe Justizforschung und Rechtssoziologie, Bd. 3), Berlin 1998.

Mikulicz-Radecki, Felix von: Sammelstatistik über eugenische Sterilisierungen bei der Frau und daraus sich ergebende Richtlinien, in: Zentralblatt für Gynäkologie, 60. Jg., 1936, S. 1749–1759.

Müller, Joachim: Sterilisation und Gesetzgebung bis 1933 (= Abhandlungen zur Geschichte der Medizin und der Naturwissenschaften, H. 49), Husum 1985.

Neppert, Katja: Warum sind die NS-Zwangssterilisierten nicht entschädigt worden. Argumentationen der fünfziger und sechziger Jahre, in: Matthias Hamann, Hans Asbeck (Hg.), Halbierte Vernunft und totale Medizin (= Beiträge zur Nationalsozialistischen Gesundheits- und Sozialpolitik 13), Berlin 1997, S. 199–226.

Nowak, Kurt: „Euthanasie“ und Sterilisierung im „Dritten Reich“. Die Konfrontation der evangelischen und katholischen Kirche mit dem „Gesetz zur Verhütung erbkranken Nachwuchses“ und der „Euthanasie“-Aktion, Göttingen 1978, 3. Aufl., Göttingen 1984.

Ottow, Benno: Die grundlegenden Prinzipien der operativen Methodik der gesetzlichen Unfruchtbarmachung erbkranker Frauen, in: Zentralblatt für Gynäkologie, 60. Jg., 1936, S. 854–859.

Ottow, Benno: Vorläufiges über praktische Erfahrungen in der Erbgesundheitsgerichtsbarkeit und bei der Unfruchtbarmachung erbkranker Frauen, in: Zentralblatt für Gynäkologie, 58. Jg., 1934, S. 2290–2308.

Ottow, Benno: Zur Klinik der gesetzlichen Unfruchtbarmachung der Frau, in: Deutsche Medizinische Wochenschrift, 61. Jg.,1935, S. 585–590.

Ploetz, Alfred: Die Tüchtigkeit unsrer Rasse und der Schutz der Schwachen. Ein Versuch über Rassenhygiene und ihr Verhältnis zu den humanen Idealen, besonders zum Socialismus, Berlin 1895.

Pommerin, Reiner: Sterilisierung der Rheinlandbastarde, Düsseldorf 1979.

Richter, Ingrid: Katholizismus und Eugenik in der Weimarer Republik und im Dritten Reich. Zwischen Sittlichkeitsreform und Rassenhygiene (= Veröffentlichungen der Kommission für Zeitgeschichte Reihe B, Bd. 88), Paderborn u.a. 2001.

Riechert, Hansjörg: Im Schatten von Auschwitz: die nationalsozialistische Sterilisationspolitik gegenüber Sinti und Roma, Münster 1995.

Ristow, Erich: Erbgesundheitsrecht, Stuttgart und Berlin 1935; Nachtrag zu Erbgesundheitsrecht, Stand vom 1.7.1936, Stuttgart, Berlin 1936; Nachtrag II: Die Rechtsprechung der Erbgesundheitsgerichte, Stand vom 1.12.1938, Stuttgart und Berlin 1939.

Roesner: Die Fürsorgeerziehung im Jahre 1934/35, in: Deutsche Justiz, 98. Jg., 1936, S. 941f.

Rothmaler, Christiane: Sterilisationen nach dem „Gesetz zur Verhütung erbkranken Nachwuchses“ vom 14. Juli 1933. Eine Untersuchung zur Tätigkeit des Erbgesundheitsgerichtes und zur Durchführung des Gesetzes in Hamburg in der Zeit zwischen 1934 und 1944 (= Abhandlungen zur Geschichte der Medizin und der Naturwissenschaften, H. 60), Husum 1991.

Rudnick, Martin (Hg.): Aussondern – Sterilisieren – Liquidieren: die Verfolgung Behinderter im Nationalsozialismus, Berlin 1990.

Ders.: Behinderte im Nationalsozialismus. Von der Ausgrenzung und der Zwangssterilisation zur „Euthanasie“, Weinheim und Basel 1985.

Ders.: Zwangssterilisation – Behinderte und sozial Randständige, Opfer nazistischer Erbgesundheitspolitik, in: Rudnick, Martin (Hg.), Aussondern – Sterilisieren – Liquidieren: die Verfolgung Behinderter im Nationalsozialismus, Berlin 1990, S. 93–100.

Sandner, Peter: Die „Euthanasie"-Akten im Bundesarchiv. Zur Geschichte eines lange verschollenen Bestandes, in: Vierteljahrshefte für Zeitgeschichte, 47. Jg. 1999, S. 385–400.

Saretzki, Thomas: Der Reichsgesundheitsrat und der preussische Landesgesundheitsrat in der Weimarer Republik, Berlin 1999.

Schlichting, Heike, Jürgen Bohmbach: Alltag und Verfolgung. Der Landkreis Stade in der Zeit des Nationalsozialismus, Bd 2 (= Veröffentlichungen aus dem Stadtarchiv Stade, Bd. 23), Stade 2003.

Schmacke, Norbert, Hans-Georg Güse: Zwangssterilisiert – verleugnet – vergessen. Zur Geschichte der nationalsozialistischen Rassenhygiene am Beispiel Bremen, Bremen 1984.

Schmidt, Rudolf: Geschichte der Stadt Eberswalde, Bd. 2: Von 1740–1940, Eberswalde 1941.

Schmuhl, Hans Walter: Die Patientenmorde, in: Angelika Ebbinghaus, Klaus Dörner (Hg.), Vernichten und Heilen. Der Nürnberger Ärzteprozeß und seine Folgen, Berlin 2001, S. 295–328.

Ders.: Rassenhygiene, Nationalsozialismus, Euthanasie. Von der Verhütung zur Vernichtung „lebensunwerten Lebens" 1890 – 1945, 2. durchges. Aufl., Göttingen 1992.

Schütt, Eduard, Nathanael Wollenweber (Hg.): Der Arzt des öffentlichen Gesundheitsdienstes, Leipzig 1939.

Schulze, Dietmar: Zwischenanstalten der „Aktion T4" in Brandenburg, in: Thomas Beddies, Kristina Hübener (Hg.), Dokumente zur Psychiatrie im Nationalsozialismus (= Schriftenreihe zur Medizin-Geschichte des Landes Brandenburg, Bd. 6), Berlin 2003, S. 191–205.

Schwartz, Michael: „Proletarier" und „Lumpen". Sozialistische Ursprünge eugenischen Denkens, in: Vierteljahrshefte für Zeitgeschichte, 42. Jg., 1994, S. 537–570.

Schwartz, Michael: Sozialistische Eugenik. Eugenische Sozialtechnologien in Debatten und Politik der deutschen Sozialdemokratie 1890–1933 (= Forschungsinstitut der Friedrich-Ebert-Stiftung Reihe Politik- und Gesellschaftsgeschichte, Bd. 42), Bonn 1995.

Seidel, Michael, Klaus Neumärker: Karl Bonhoeffer und seine Stellung zur Sterilisierungsgesetzgebung, in: Arbeitsgruppe zur Erforschung der Geschichte der Karl-Bonhoeffer-Nervenklinik (Hg.), Totgeschwiegen 1933–1945. Zur Geschichte der Wittenauer Heilstätten. Seit 1957 Karl-Bonhoeffer-Nervenklinik, 3. erw. Aufl., Berlin 2002, S. 269–282.

Stürzbecher, Manfred: Der Vollzug des Gesetzes zur Verhütung erbkranken Nachwuchses vom 14. Juli 1933 in den Jahren 1935 und 1936, in: Öffentliches Gesundheitswesen 36, 1974, S. 350–359.

Ders.: Von der Sozialhygienischen Akademie zur Staatsakademie des öffentlichen Gesundheitsdienstes (1920–1944), in: Berliner Ärzteblatt, 82. Jg., 1969, S. 1055–1069.

Tornow, Karl: Gedanken zur Ausbildung des Sonderschullehrernachwuchses, in: Die deutsche Sonderschule, 4. Jg., 1937, S. 86–93.
Ulich, H.: „Erbstrom“ Ein Beitrag zur bevölkerungspolischen Aufklärung, in: Der Öffentliche Gesundheitsdienst, Teilausgabe A, 1. Jg., 1935/36, S. 132–133.
Vossen, Johannes: Gesundheitsämter im Nationalsozialismus. Rassenhygiene und offene Gesundheitsfürsorge in Westfalen 1900–1950 (= Düsseldorfer Schriften zur Neueren Landesgeschichte und zur Geschichte Nordrhein-Westfalens, Bd. 56), Essen 2001.
Walter, Bernd: Anstaltsleben als Schicksal. Die nationalsozialistische Erb- und Rassenpflege an Psychiatriepatienten, in: Norbert Frei (Hg.), Medizin und Gesundheitspolitik in der NS-Zeit, München 1991, S. 217–233.
Ders.: Psychiatrie und Gesellschaft in der Moderne. Geisteskrankenfürsorge in der Provinz Westfalen zwischen Kaiserreich und NS-Regime (= Forschungen zur Regionalgeschichte, Bd. 16), Paderborn 1996.
Weingart, Peter, Jürgen Kroll, Kurt Bayertz: Rasse, Blut und Gene. Geschichte der Eugenik und Rassenhygiene in Deutschland, Frankfurt am Main 1988.
Weinke, Annette: Die Verfolgung von NS-Tätern im geteilten Deutschland. Vergangenheitsbewältigungen 1949–1969 oder: Eine deutsch-deutsche Beziehungsgeschichte im Kalten Krieg, Paderborn 2002.
Winkler, Iris: Zwangssterilisation in Berlin, Magisterarbeit, Berlin, 1991.
Zabel, Marco: Die brandenburgischen Landesanstalten Lübben und Potsdam in der NS-Zeit, in: Kristina Hübener (Hg.), Brandenburgische Heil- und Pflegeanstalten in der NS-Zeit (= Schriftenreihe zur Medizin-Geschichte des Landes Brandenburg, Bd. 3), Berlin 2002, S. 105–128.

Abkürzungsverzeichnis

Abs.	Absatz
AKG	Allgemeines Kriegsfolgengesetz
ang.	angeborener
Art.	Artikel
BAB	Bundesarchiv Berlin-Lichterfelde
Bd., Bde.	Band, Bände
BEG	Bundesentschädigungsgesetz
BGBl.	Bundesgesetzblatt
Bl.	Blattnummer
BLHA	Brandenburgisches Landeshauptarchiv
BNSDJ	Bund Nationalsozialistischer Deutscher Juristen
bzw.	beziehungsweise
ders., dies.	derselbe, dieselbe
erbl.	erblich
ebd.	ebenda
f., ff.	folgende
GmbH	Gesellschaft mit beschränkter Haftung
GStAPK	Geheimes Staatsarchiv Preußischer Kulturbesitz
GVG	Gesetz über die Vereinheitlichung des Gesundheitswesens
GzVeN	Gesetz zur Verhütung erbkranken Nachwuchses
H.	Heft
HA	Hauptabteilung
Hg.	Herausgeber, Herausgeberin
i.S.	im Sinne
Jg.	Jahrgang
k.A.	keine Angabe
LAB	Landesarchiv Berlin
NJW	Neue Juristische Wochenschrift
NSDAP	Nationalsozialistische Arbeiterpartei
o.Bl.	ohne Blattnummer
O.d.F.	Opfer des Faschismus
O.d.N.G.	Opfer der Nürnberger Gesetze
o.O.	ohne Ort
o.Vn.	ohne Vorname
PrGS	Preußische Gesetzsammlung
RGBl.	Reichsgesetzblatt
S.	Seite
SA	Sturmabteilung
SAPMO	Stiftung Archiv der Parteien und Massenorganisationen der DDR
StGB	Strafgesetzbuch
T.	Teil
u.a.	und andere
usw.	und so weiter
VdN	Verfolgter des Naziregimes
VVN	Vereinigung der Verfolgten des Naziregimes
z.B.	zum Beispiel

Abbildungsnachweis

Archiv des Naemi-Wilke-Stifts in Guben: 150
Archiv der Ruppiner Kliniken GmbH, Neuruppin: 41, 113, 173, 216
Bauer, Karl Heinrich, Felix von Mikulicz-Radecki, Die Praxis der Sterilisierungsmethoden, Leipzig 1936: 160, 161
Baum, Matthias, Prenzlau: 147
Brandenburgisches Landeshauptarchiv, Potsdam: 22, 47, 54, 55, 57, 59, 78, 79, 83, 85, 115, 143, 165, 169, 177, 185, 187, 191, 195, 204, 205
Bundesarchiv Berlin: 87, 219, 221
Das Deutsche Führerlexikon 1934/1935, Berlin 1934: 155
Der Öffentliche Gesundheitsdienst 1939: 64
Gedenkstätte Bernburg: 207
Gütt, Arthur, Ernst Rüdin, Falk Ruttke, Das Gesetz zur Verhütung erbkranken Nachwuchses vom 14. Juli 1933, München 1934: 94
Landesarchiv Berlin: 135
Neues Volk: 30, 31, 111, 197
Potsdam-Museum, Potsdam: 65, 181
Stadtarchiv Brandenburg/Havel: 209
Stadtarchiv Cottbus: 46
Stadtarchiv Frankfurt/Oder: 137
Verwaltungsbericht des Provinzialverbandes Brandenburg 1937: 122
Volk und Rasse: 11, 13, 18, 20, 23, 25, 27, 37, 99, 176, 193, 199, 203
Wohlfahrtspflege in den Brandenburgischen Provinzialanstalten, Düsseldorf o.J. [1931]: 117, 120, 153

ARCHITEKTURDENKMAL UND BEISPIELHAFTER KRANKENHAUSBAU

Landesklinik Eberswalde (Hrsg.)

Gropius in Eberswalde

Der Martin-Gropius-Bau der Landesklinik Eberswalde

192 Seiten
163 teils farbige Abbildungen
gebunden
29,90 €
ISBN 3-89809-036-1

Der Martin-Gropius-Bau der Landesklinik Eberswalde, die ehemalige Irrenheil- und Pflegeanstalt, gilt als wichtigstes Frühwerk des Baumeisters Martin Gropius. Sie ist zugleich ein für die Architektur-, Medizin- und Sozialgeschichte einmaliges Denkmal. Der Komplex entstand im Blocksystem in den Jahren 1862 bis 1865 und wirkte bahnbrechend für die weitere Entwicklung des Krankenhausbaus in Deutschland.
Bis 1945 wurde der Gropius-Bau als Landesanstalt der Provinz Brandenburg betrieben, dann nutzte ihn die Rote Armee als Hospital. Nach aufwändigen Sanierungsarbeiten dient das jetzige Haupthaus der Landesklinik Eberswalde wieder als Fachkrankenhaus für Psychiatrie und Neurologie.
Der Band dokumentiert die Geschichte dieses Bauwerks. Probleme und Chancen seiner Nutzung als moderne Klinik werden exemplarisch gezeigt. Mit zahlreichen Plänen, einzigartigen Architekturfotos und einem Faksimile der Martin-Gropius-Schrift aus dem Jahr 1869.

EUTHANASIE IM DRITTEN REICH

Thomas Beddies / Kristina Hübener (Hrsg.)

Dokumente zur Psychiatrie im Nationalsozialismus

336 Seiten
ca. 300 Abb.
gebunden
27,90 €
ISBN 3-937233-00-8

Die Dokumentensammlung macht Entwicklungen innerhalb der Psychiatrie zwischen 1930 und 1945 nachvollziehbar. Ausgehend von der reformpsychiatrischen Bewegung in den zwanziger Jahren werden Archivalien und Fotos vorgestellt, die vor allem den Bruch mit bisherigen humanwissenschaftlichen Ansichten in der Medizin deutlich machen. Der Blick in die Krankenakten enthüllt individuelle Schicksale, die mehr als alle Statistiken die wahre Dimension der nationalsozialistischen „Euthanasie"-Verbrechen erkennen lassen.

Band 6 der Schriftenreihe zur Medizin-Geschichte des Landes Brandenburg. Herausgegeben vom Landesamt für Soziales und Versorgung für die Landeskliniken Brandenburg/Havel, Eberswalde, Lübben und Teupitz sowie für die Ruppiner Kliniken GmbH.